皮肤病临床诊疗策略

● 主编 刘晶晶 赵海纵 吴 玲 秦开利
　　　　夏树伟 罗雪姣 汤洪山

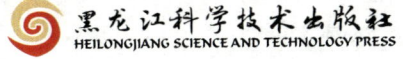

图书在版编目(CIP)数据

皮肤病临床诊疗策略/刘晶晶等主编. -- 哈尔滨：黑龙江科学技术出版社，2024.5
ISBN 978-7-5719-2391-4

Ⅰ. ①皮… Ⅱ. ①刘… Ⅲ. ①皮肤病－诊疗 Ⅳ. ①R751

中国国家版本馆CIP数据核字（2024）第094172号

皮肤病临床诊疗策略
PIFUBING LINCHUANG ZHENLIAO CELÜE

主　　编	刘晶晶　赵海纵　吴　玲　秦开利　夏树伟　罗雪姣　汤洪山
责任编辑	包金丹
封面设计	宗　宁
出　　版	黑龙江科学技术出版社
	地址：哈尔滨市南岗区公安街70-2号　邮编：150007
	电话：(0451) 53642106　传真：(0451) 53642143
	网址：www.lkcbs.cn
发　　行	全国新华书店
印　　刷	黑龙江龙江传媒有限责任公司
开　　本	787 mm×1092 mm　1/16
印　　张	23.5
字　　数	595千字
版　　次	2024年5月第1版
印　　次	2024年5月第1次印刷
书　　号	ISBN 978-7-5719-2391-4
定　　价	198.00元

【版权所有，请勿翻印、转载】

编委会

主 编

刘晶晶　赵海纵　吴　玲　秦开利

夏树伟　罗雪姣　汤洪山

副主编

刘　鹏　高培培　吴振涛　丁一芳

严文杰　张园园

编　委（按姓氏笔画排序）

丁一芳（中国人民解放军联勤保障部队第九八三医院）

刘　鹏（日照市皮肤病防治所）

刘晶晶（鱼台县人民医院）

汤洪山（德州市德城区中医医院/德州联合医院）

严文杰（桂林医学院附属医院）

杨　凯（十堰市人民医院/湖北医药学院附属人民医院）

吴　玲（黄冈市中医医院）

吴振涛（青州市皮肤病防治站）

张园园（潍坊市中医院）

罗雪姣（陆军军医大学士官学校附属医院）

赵海纵（鱼台县人民医院）

秦开利（平邑县中医医院）

夏树伟（安丘市皮肤病防治站）

高培培（天津市口腔医院）

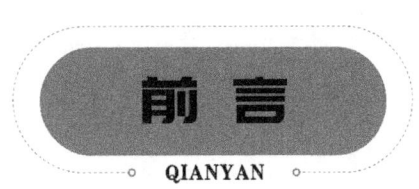

在广袤医学的领域中，皮肤病学是一门既古老又年轻的学科。说它古老，是因为人类对于皮肤疾病的认知与治疗可以追溯到古代文明时期；说它年轻，是因为随着科学技术的飞速发展，皮肤病学的研究与应用始终在不断更新与进步。本书《皮肤病临床诊疗策略》正是对这一领域知识与实践的全面总结与解读。

皮肤作为人体的最大器官，不仅具有保护、调节体温等功能，还具有感知外界状况的作用。当皮肤受到疾病侵袭时，不仅会影响个体的身体健康，还会对患者的心理状态产生深远的影响。因此，对于皮肤病的治疗，我们不能仅局限于症状的缓解，更需要深入了解疾病的成因、发展与转归，为患者提供更为精准、有效的治疗方案。

本书重点探讨了病毒性皮肤病、细菌性皮肤病、真菌性皮肤病、动物性皮肤病、物理性皮肤病等常见皮肤病的病因、发病机制、临床表现、诊断、鉴别诊断、治疗方法等。本书条理清晰，内容简明扼要、描述精练、逻辑性强，既将传统皮肤疾病纷繁复杂的浩瀚巨著进行浓缩提炼，又集中呈现了国内业界权威专家共同智慧汇合而成的共识、指南要点。因此，本书具有极高的理论价值和临床实用价值，可以为广大从事皮肤病专业的青年医师及其他相关专业人员提供专业指导和参考。

由于编者水平有限，加之皮肤病诊疗知识的日新月异，书中难免存在疏漏，望广大读者不吝指正，使本书日臻完善。书中提到的诊治方法、操作步骤等仅供参考，实际操作时需根据临床诊断的具体情况实施。

《皮肤病临床诊疗策略》编委会
2024 年 1 月

目录

第一章　皮肤的结构 …………………………………………………………… (1)
第一节　表皮 ………………………………………………………………… (1)
第二节　真皮 ………………………………………………………………… (4)
第三节　皮下组织与皮肤附属器 ………………………………………… (6)

第二章　皮肤的生理功能 ……………………………………………………… (9)
第一节　皮肤的感觉功能 ………………………………………………… (9)
第二节　皮肤的体温调节功能 …………………………………………… (14)
第三节　皮肤的分泌与排泄功能 ………………………………………… (20)

第三章　皮肤美容技术 ………………………………………………………… (22)
第一节　皮肤外科常用技术 ……………………………………………… (22)
第二节　强脉冲光与射频技术 …………………………………………… (27)
第三节　激光美容技术 …………………………………………………… (33)
第四节　注射美容技术 …………………………………………………… (45)
第五节　皮肤肿瘤切除术 ………………………………………………… (54)

第四章　皮肤病与性病的中医治疗 …………………………………………… (60)
第一节　皮肤病的中医辨证方法 ………………………………………… (60)
第二节　痤疮 ……………………………………………………………… (66)
第三节　黄褐斑 …………………………………………………………… (72)
第四节　梅毒 ……………………………………………………………… (79)
第五节　尖锐湿疣 ………………………………………………………… (90)
第六节　生殖道沙眼衣原体感染 ………………………………………… (95)
第七节　生殖器疱疹 ……………………………………………………… (101)

第五章　病毒性皮肤病 ………………………………………………………… (108)
第一节　单纯疱疹 ………………………………………………………… (108)

1

第二节　Kaposi水痘样疹 …………………………………………………………… (114)
　　第三节　水痘 ……………………………………………………………………… (115)
　　第四节　带状疱疹 ………………………………………………………………… (116)
　　第五节　幼儿急疹 ………………………………………………………………… (119)
　　第六节　麻疹 ……………………………………………………………………… (120)
　　第七节　风疹 ……………………………………………………………………… (123)
　　第八节　寻常疣 …………………………………………………………………… (124)
　　第九节　扁平疣 …………………………………………………………………… (126)
　　第十节　跖疣 ……………………………………………………………………… (128)
　　第十一节　传染性软疣 …………………………………………………………… (130)
　　第十二节　传染性单核细胞增多症 ……………………………………………… (131)
　　第十三节　手足口病 ……………………………………………………………… (132)

第六章　细菌性皮肤病 ……………………………………………………………… (140)
　　第一节　脓疱疮 …………………………………………………………………… (140)
　　第二节　毛囊炎、疖与痈 ………………………………………………………… (142)
　　第三节　化脓性汗腺炎 …………………………………………………………… (144)
　　第四节　丹毒 ……………………………………………………………………… (145)
　　第五节　蜂窝织炎 ………………………………………………………………… (147)
　　第六节　葡萄球菌性烫伤样皮肤综合征 ………………………………………… (148)
　　第七节　类丹毒 …………………………………………………………………… (150)
　　第八节　猫抓病 …………………………………………………………………… (151)
　　第九节　麻风 ……………………………………………………………………… (152)
　　第十节　皮肤炭疽 ………………………………………………………………… (157)
　　第十一节　皮肤结核 ……………………………………………………………… (160)
　　第十二节　非结核分枝杆菌感染 ………………………………………………… (164)

第七章　真菌性皮肤病 ……………………………………………………………… (167)
　　第一节　头癣 ……………………………………………………………………… (167)
　　第二节　体癣与股癣 ……………………………………………………………… (168)
　　第三节　手癣与足癣 ……………………………………………………………… (169)
　　第四节　甲真菌病 ………………………………………………………………… (171)
　　第五节　癣菌疹 …………………………………………………………………… (173)
　　第六节　花斑糠疹 ………………………………………………………………… (174)
　　第七节　马拉色菌毛囊炎 ………………………………………………………… (175)

第八节　孢子丝菌病 .... (176)
　　第九节　着色芽生菌病 .... (177)
　　第十节　足菌肿 .... (178)
第八章　动物性皮肤病 .... (179)
　　第一节　利什曼病 .... (179)
　　第二节　幼虫移行症 .... (181)
　　第三节　虫咬皮炎 .... (182)
　　第四节　螨虫皮炎 .... (183)
　　第五节　隐翅虫皮炎 .... (184)
　　第六节　毛虫皮炎 .... (185)
　　第七节　刺胞皮炎 .... (186)
　　第八节　蜂蜇伤 .... (188)
　　第九节　毒蛇咬伤 .... (190)
第九章　物理性皮肤病 .... (191)
　　第一节　光线性皮肤病 .... (191)
　　第二节　放射性皮炎 .... (196)
　　第三节　痱 .... (201)
　　第四节　火激红斑 .... (202)
　　第五节　冻疮 .... (202)
　　第六节　鸡眼与胼胝 .... (204)
　　第七节　压疮 .... (207)
　　第八节　手足皲裂 .... (207)
　　第九节　擦烂 .... (209)
　　第十节　摩擦性苔藓样疹 .... (210)
第十章　职业性皮肤病 .... (211)
　　第一节　职业性皮炎 .... (211)
　　第二节　职业性皮肤色素变化 .... (213)
　　第三节　职业性痤疮 .... (215)
　　第四节　职业性皮肤溃疡 .... (216)
第十一章　瘙痒性皮肤病 .... (217)
　　第一节　瘙痒症 .... (217)
　　第二节　痒疹 .... (221)
　　第三节　人工皮炎 .... (223)

3

第四节　寄生虫幻想症……………………………………………………………………(224)

第十二章　红斑鳞屑性皮肤病……………………………………………………………(225)
　　第一节　多形红斑……………………………………………………………………(225)
　　第二节　离心性环状红斑……………………………………………………………(227)
　　第三节　远心性环状红斑……………………………………………………………(228)
　　第四节　银屑病………………………………………………………………………(229)
　　第五节　副银屑病……………………………………………………………………(232)
　　第六节　玫瑰糠疹……………………………………………………………………(234)
　　第七节　毛发红糠疹…………………………………………………………………(236)
　　第八节　扁平苔藓……………………………………………………………………(238)
　　第九节　光泽苔藓……………………………………………………………………(240)
　　第十节　线状苔藓……………………………………………………………………(241)
　　第十一节　硬化性苔藓………………………………………………………………(242)
　　第十二节　红皮病……………………………………………………………………(243)

第十三章　大疱性皮肤病…………………………………………………………………(245)
　　第一节　天疱疮………………………………………………………………………(245)
　　第二节　副肿瘤性天疱疮……………………………………………………………(248)
　　第三节　大疱性类天疱疮……………………………………………………………(250)
　　第四节　瘢痕性类天疱疮……………………………………………………………(251)
　　第五节　妊娠类天疱疮………………………………………………………………(253)
　　第六节　疱疹样皮炎…………………………………………………………………(254)
　　第七节　线状 IgA 大疱性皮病………………………………………………………(255)

第十四章　皮炎湿疹类皮肤病……………………………………………………………(257)
　　第一节　接触性皮炎…………………………………………………………………(257)
　　第二节　特应性皮炎…………………………………………………………………(260)
　　第三节　神经性皮炎…………………………………………………………………(263)
　　第四节　自身敏感性皮炎……………………………………………………………(264)
　　第五节　脂溢性皮炎…………………………………………………………………(265)
　　第六节　嗜酸性粒细胞增多性皮炎…………………………………………………(266)
　　第七节　湿疹…………………………………………………………………………(268)

第十五章　荨麻疹类皮肤病………………………………………………………………(272)
　　第一节　荨麻疹………………………………………………………………………(272)
　　第二节　血管性水肿…………………………………………………………………(276)

第十六章　结缔组织病 ……………………………………………………………………… (278)

 第一节　红斑狼疮 …………………………………………………………………… (278)

 第二节　皮肌炎 ……………………………………………………………………… (285)

 第三节　硬皮病 ……………………………………………………………………… (289)

 第四节　混合性结缔组织病 ………………………………………………………… (293)

 第五节　干燥综合征 ………………………………………………………………… (295)

 第六节　成人 Still 病 ………………………………………………………………… (298)

第十七章　皮肤血管炎与血管病 ………………………………………………………… (301)

 第一节　变应性皮肤血管炎 ………………………………………………………… (301)

 第二节　过敏性紫癜 ………………………………………………………………… (302)

 第三节　结节性红斑 ………………………………………………………………… (304)

 第四节　青斑样血管病 ……………………………………………………………… (305)

 第五节　坏疽性脓皮病 ……………………………………………………………… (306)

 第六节　网状青斑 …………………………………………………………………… (308)

 第七节　肢端发绀症 ………………………………………………………………… (309)

 第八节　白塞病 ……………………………………………………………………… (310)

 第九节　色素性紫癜性皮肤病 ……………………………………………………… (312)

 第十节　急性发热性嗜中性皮病 …………………………………………………… (313)

第十八章　皮肤附属器疾病 ………………………………………………………………… (315)

 第一节　玫瑰痤疮 …………………………………………………………………… (315)

 第二节　斑秃 ………………………………………………………………………… (317)

 第三节　雄激素性秃发 ……………………………………………………………… (318)

 第四节　多毛症 ……………………………………………………………………… (319)

 第五节　多汗症 ……………………………………………………………………… (320)

 第六节　臭汗症 ……………………………………………………………………… (322)

 第七节　顶泌汗腺痒疹 ……………………………………………………………… (323)

 第八节　甲病 ………………………………………………………………………… (324)

第十九章　皮肤恶性肿瘤 …………………………………………………………………… (327)

 第一节　鳞状细胞癌 ………………………………………………………………… (327)

 第二节　基底细胞癌 ………………………………………………………………… (328)

 第三节　Bowen 病 …………………………………………………………………… (330)

 第四节　乳房 Paget 病 ……………………………………………………………… (331)

 第五节　恶性黑素瘤 ………………………………………………………………… (332)

第六节　皮肤淋巴瘤···（334）
　　第七节　卡波西肉瘤···（338）
　　第八节　隆突性皮肤纤维肉瘤··（340）
第二十章　性传播疾病··（341）
　　第一节　疥疮···（341）
　　第二节　淋病···（342）
　　第三节　生殖器念珠菌病···（345）
　　第四节　非淋菌性尿道炎···（349）
　　第五节　生殖道衣原体感染··（352）
　　第六节　生殖道支原体感染··（355）
　　第七节　阴虱病··（359）
　　第八节　滴虫病··（360）
参考文献··（362）

第一章 皮肤的结构

第一节 表　皮

表皮属于复层鳞状上皮，主要由两大类细胞构成，即角质形成细胞和树突状细胞，后者包括黑素细胞、朗格汉斯细胞和梅克尔细胞。角质形成细胞具有细胞间桥及丰富的胞质，用苏木精-伊红染色（简称 HE 染色）即可着色；树突状细胞需要特殊染色或组织化学方法，甚至电镜下才能被识别。此外，表皮内还有极少数的淋巴细胞，表皮借基底膜带与真皮相连接。

一、角质形成细胞

角质形成细胞由外胚层分化而来，是表皮的主要细胞成分，占表皮细胞总数的 80% 以上。角质形成细胞在分化过程中可产生角蛋白。角蛋白是一组中间丝蛋白，分布于所有上皮细胞（包括角质形成细胞），作为细胞骨架维系着细胞的结构。角蛋白分为Ⅰ型（酸性）和Ⅱ型（中性或碱性），两型角蛋白配对结合。细胞类型、组织类型、发育和分化阶段及疾病状态等因素决定哪种角蛋白被表达。根据角质形成细胞的分化阶段和特点可将表皮分为 4 层，由深至浅分别为基底层、棘层、颗粒层和角质层。在掌跖处，颗粒层与角质层之间还可见透明层。

（一）基底层

基底层位于表皮底层，由一层圆柱状细胞构成，其中包括表皮干细胞。基底层细胞排列整齐，呈栅栏状，细胞长轴与表皮-真皮交界线垂直。基底层的细胞胞质呈嗜碱性，胞核卵圆形，核仁明显，核分裂象较常见。电镜下可见胞质内有许多走向规则的张力细丝，直径约 5 nm，常与表皮垂直。基底层角质形成细胞表达角蛋白 K5/K14。基底层细胞底部借半桥粒与基底膜带相附着，借助桥粒形成细胞-细胞间的连接，借助缝隙连接形成细胞间的信息联系。

基底细胞内含有黑素，其含量与皮肤的颜色相一致。白皮肤的人基底细胞内仅含少量黑素颗粒；而晒黑或黑皮肤的人，其基底细胞内有大量黑素颗粒。通常黑素颗粒主要位于基底细胞核的上方，聚集或呈帽状排列；当数量较多时，可散布于胞质中。

角质形成细胞从基底层细胞开始分裂、分化成熟并最终从角质层脱落是一个精密调控的过程。正常情况下约 30% 的基底层细胞处于核分裂期，新生的角质形成细胞有序地逐渐向上移动，由基底层移行至颗粒层约需 14 天，再移行至角质层表面并脱落又需 14 天，共约 28 天，称为表皮通过时间或更替时间。

(二)棘层

棘层位于基底层上方,由4~8层多角形的角质形成细胞构成,因在组织切片中细胞呈棘刺样形态而命名。光镜下的"棘刺"富含桥粒结构,构成细胞间连接并可抵御机械损伤。由下至上,细胞轮廓由多角形渐趋向扁平状。棘层上部细胞质中散在分布直径为100~300 nm的包膜颗粒,称角质小体或Odland小体。角质小体是分泌型细胞器,能将脂质前体输送到角质细胞间隙。电镜下可见胞质内有许多张力细丝聚集成束,并附着于桥粒上。棘层角质形成细胞表达角蛋白K1/K10。

(三)颗粒层

颗粒层因富含深嗜碱性的透明角质颗粒而命名,可产生许多皮肤屏障相关蛋白。在角质层薄的部位颗粒层由1~3层梭形或扁平细胞构成,而在掌跖等部位颗粒层细胞可多达10余层,细胞长轴与皮面平行。透明角质颗粒中的主要成分包括前丝聚蛋白、角蛋白和兜甲蛋白。颗粒层细胞最后通过程序性的自毁过程分化为无生命的角质细胞。在该过程中,几乎所有细胞结构均被破坏。

(四)角质层

角质层位于表皮最上层,由5~20层已经死亡的扁平细胞构成,在掌跖部位可厚达40~50层。该层主要是由富含蛋白成分的角化细胞和将其包绕的细胞外脂质构成。角质层是皮肤抵御机械损伤、防止机体水分丢失和环境中可溶性物质透过皮肤的主要功能层。该层细胞无正常结构,细胞内不再有细胞核,胞质内结构(黑素、线粒体、内质网、高尔基复合体)通常已消失。角质层上部细胞间桥粒消失或形成残体,故易于脱落。

在掌跖部位,颗粒层与角质层之间还可见一透明带,也称透明层,因在光镜下细胞界限不清,HE染色阳性,胞质呈均质状并有强折光性而命名,由2~3层较扁平的细胞构成。

二、树突状细胞

(一)黑素细胞

黑素细胞起源于外胚层的神经嵴,位于表皮基底细胞层和毛囊。黑素细胞约占基底层细胞总数的10%,每平方厘米皮肤内有1 000~1 500个黑素细胞。人体日光暴露部位(如面部)、生理性色素较深的部位(如外生殖器)黑素细胞相对较多。HE染色切片中黑素细胞胞质透明、胞核较小,也称透明细胞;银染色及多巴染色显示细胞有较多树枝状突起。黑素细胞高尔基体内含有不同阶段的黑素体。黑素体内含酪氨酸酶,以酪氨酸为原料合成黑素。成熟的黑素体被组装并运输到周围的基底层和基底层上方角质形成细胞内。一个黑素细胞可通过其树枝状突起向周围10~36个角质形成细胞提供黑素,形成1个表皮黑素单元。在基底细胞,黑素体集聚在胞质中细胞核的上方,形成一个黑素帽,保护细胞DNA免受紫外线损伤。人体肤色的种族差异是由黑素体的数量和大小决定的,不同种族人群黑素细胞数量和分布无明显差异。

(二)朗格汉斯细胞

皮肤朗格汉斯细胞是起源于骨髓的树突状细胞,位于表皮层,主要分布在基底层上方和表皮中部。表皮内的朗格汉斯细胞无桥粒,可以游走,数量占表皮细胞总数的3%~5%;密度因部位、年龄和性别而异,一般面颈部较多而掌跖部较少。朗格汉斯细胞可以识别、摄取、加工并提呈抗原给T淋巴细胞。

HE染色切片下的朗格汉斯细胞也像黑素细胞一样胞质透明,胞核较小并呈分叶状。朗格汉斯细胞多巴染色阴性，氯化金染色及 ATP 酶染色阳性。电镜下细胞核呈扭曲状，胞质着色淡，线粒体、高尔基复合体、内质网丰富，并有溶酶体，无张力细丝、桥粒和黑素体，内有特征性的 Birbeck 颗粒，后者多位于胞核凹陷附近，长为 150～300 nm，宽约 40 nm，其上有约 6 nm 的周期性横纹，有时可见颗粒一端出现球形泡而呈现网球拍样外观。目前认为 Birbeck 颗粒来源于高尔基复合体或细胞膜结构，能携带抗原。

朗格汉斯细胞有多种表面标记，包括 IgG 和 IgE 的 FcR、C3b 受体、MHC Ⅱ 类抗原（HLA-DR、HLA-DP、HLA-DQ）及 CD4、CD45、S-100 等抗原。人类朗格汉斯细胞是正常皮肤内唯一的 CD1a 阳性细胞。

（三）梅克尔细胞

梅克尔细胞是位于表皮基底层内的触觉感觉细胞，多见于掌跖、口腔与生殖器黏膜、甲床及毛囊漏斗部，细胞有短指状突起，借助桥粒与周围的角质形成细胞连接，常固定于基底膜，不随角质形成细胞向上迁移。该细胞特异表达角蛋白 K20，胞质中含许多直径为 80～100 nm 的神经内分泌颗粒，胞核呈圆形，常有深凹陷或呈分叶状。梅克尔细胞在感觉敏锐部位（如指尖和鼻尖）密度较大，这些部位的神经纤维在临近表皮时失去髓鞘，扁盘状的轴突末端与梅克尔细胞基底面形成接触，构成梅克尔细胞-轴突复合体，可能具有非神经末梢介导的感觉作用。

三、角质形成细胞间、基底细胞与真皮间的连接

（一）桥粒

表皮角质形成细胞之间主要通过桥粒连接，其他连接方式还有黏附连接、空隙连接和紧密连接。桥粒是角质形成细胞间连接的主要结构，由相邻细胞的局部细胞膜呈卵圆形致密增厚而形成。电镜下桥粒呈盘状，为成对的纽扣样结构，直径为 0.2～0.5 μm，厚为 30～60 nm，其中央有 20～30 nm 宽的电子透明间隙，内含低密度张力细丝；间隙中央电子密度较高的致密层称中央层；中央层的中间还可见一条更深染的间线，为高度嗜锇层。构成桥粒的相邻细胞膜内侧各有一增厚的盘状附着板，长为 0.2～0.3 μm，厚约 30 nm。许多直径 10 nm 左右的张力细丝呈袢状附于附着板上，又折回到胞质内。另外，还有较细的丝（跨膜细丝）起于附着板的内部，伸到细胞间隙，与中央致密层的细丝交错相连。

构成桥粒的主要蛋白：①跨膜蛋白主要由桥粒芯糖蛋白和桥粒芯胶蛋白构成，它们形成桥粒的电子透明细胞间隙和细胞间接触层；②胞质内的桥粒斑蛋白是盘状附着板的组成部分，主要由桥粒斑蛋白和桥粒斑珠蛋白构成。

桥粒本身具有很强的抗牵张力，而相邻细胞间由张力细丝构成的连续结构网更加固了细胞间的连接。分化过程中，角质形成细胞间的桥粒可以分离，也可重新形成。桥粒结构的破坏可引起角质形成细胞相互分离，形成表皮内的水疱或大疱。

（二）半桥粒

半桥粒是基底层细胞与下方基底膜带之间的主要连接结构，系由基底层角质形成细胞真皮侧胞膜的不规则突起与基底膜带相互嵌合，形成类似于半个桥粒的结构，但其构成蛋白与桥粒有很大不同。电镜下半桥粒内侧部分为高密度附着斑，基底层细胞的角蛋白张力细丝附着于其上；胞膜外侧部分为亚基底致密斑。两侧致密斑与中央胞膜构成夹心饼样结构。致密斑中含大疱性类天疱疮抗原 1（BPAG1）、大疱性类天疱疮抗原 2（BPAG2）、整合素等蛋白。

(三)基底膜带

基底膜带位于表皮与真皮之间。光镜下,过碘酸希夫(PAS)染色为一条 0.5~1.0 μm 的紫红色均质带,银浸染法可染成黑色。皮肤附属器与真皮之间、血管周围也存在基底膜带。电镜下基底膜带由胞膜层、透明层、致密层和致密下层4层结构组成。

1.胞膜层

胞膜层主要由基底层角质形成细胞真皮侧的胞质膜所构成,厚约 8 nm,半桥粒横跨其间;半桥粒细胞侧借助附着斑与胞质内张力细丝相连接,另一侧借助多种跨膜蛋白(如 BPAG2、整合素 α6β4 等)与透明层黏附,在基底膜带中形成"铆钉"样的连接。

2.透明层

透明层位于半桥粒及基底层细胞底部细胞膜之下,厚为 35~40 nm,因电子密度低而显得透明。主要成分是板层素及其异构体组成的细胞外基质和锚丝,锚丝可穿过透明层达致密层,具有连接和固定作用。

3.致密层

致密层为带状结构,厚为 35~45 nm,主要成分为Ⅳ型胶原和少量板层素。Ⅳ型胶原分子间交联形成高度稳定的连续三维网格,是基底膜带的重要支撑结构。

4.致密下层

致密下层也称网板,与真皮之间互相移行,无明显界限,主要成分为Ⅶ型胶原。致密下层中有锚原纤维穿行,与锚斑结合,将致密层和下方真皮连接起来,维持表皮与下方结缔组织之间的连接。

基底膜带的 4 层结构除保证真皮与表皮紧密连接外,还具有渗透和屏障作用。表皮内没有血管,血液中的营养物质通过基底膜带渗透进入表皮;而表皮的细胞产物又可通过基底膜带进入真皮。基底膜带可看成是一个多孔的半渗透性滤器,一般情况下,基底膜带限制分子量>40 000 的大分子通过,但当其发生损伤时,炎症细胞及其他大分子物质也可通过基底膜带进入表皮。基底膜带结构的异常可导致真皮与表皮分离,形成表皮下水疱或大疱。如营养不良型大疱性表皮松解症就是由于Ⅶ型胶原蛋白基因突变而造成表皮下大疱形成。

(赵海纵)

第二节 真 皮

真皮由中胚层发育而来,主要由结缔组织构成,含有神经、血管、淋巴管、肌肉以及皮肤附属器。真皮的厚度是表皮的 15~40 倍。真皮结缔组织由胶原纤维与弹性纤维、基质以及众多细胞成分组成。胶原纤维和弹性纤维互相交织埋于基质内。胶原纤维、弹性纤维和基质都由成纤维细胞产生。网状纤维仅是幼稚的胶原纤维,并非独立的成分。

真皮由浅至深可分为乳头层和网织层。乳头层为凸向表皮底部的隆起,它与表皮突犬牙交错、呈波纹状彼此相连,含有丰富的血管和感觉神经末梢,胶原纤维较为纤细。网织层胶原纤维粗大、数量多,有较大的血管、淋巴管、神经穿行。

一、胶原纤维

成纤维细胞的粗面内质网合成胶原纤维,经糖蛋白集聚后形成胶原纤维,占真皮干重的70%。胶原纤维肉眼下是白色的,HE 染色呈浅红色,其直径为 2～15 μm。Ⅰ型胶原占真皮胶原纤维的80%左右。真皮乳头层、表皮附属器和血管附近的胶原纤维细小且无一定走向,其他部位的胶原纤维均结合成束;真皮中的胶原束随由上至下逐渐增粗,中下部胶原束的方向几乎与皮面平行,并互相交织在一起,在一个水平面上向各种方向延伸。因此,在组织切片中,可以同时看到胶原束的纵切面和横切面。胶原纤维的伸展性较差,但很坚韧,对平行拉力抵抗力很强。

二、网状纤维

网状纤维在胚胎时期出现最早,是新生的纤细的胶原纤维。HE 染色难以显示,但因其具有嗜银性,可用硝酸银溶液浸染加以显示呈黑色,故又称嗜银纤维。其直径仅为 0.2～1.0 μm,主要成分为Ⅲ型胶原。在正常成人皮肤中含量较稀少,主要分布在表皮下、汗腺、皮脂腺、毛囊和毛细血管周围。在创伤愈合、成纤维细胞增生活跃或有新胶原形成的病变中,网状纤维大量增生。

三、弹力纤维

弹力纤维与胶原纤维一样坚韧,但非常富有弹性,主要分布在头皮区、面部的真皮层和类如血管与肌腱等伸展性好的组织。HE 染色不易辨认,醛品红染色呈紫色。其直径为 1～3 μm,呈波浪状。弹性纤维在真皮下部最粗,缠绕在胶原纤维束之间,其排列方向和胶原束相同,与表皮平行。在表皮下的乳头体中,细小的弹性纤维几乎呈垂直方向上升至表皮下,终止于表真皮交界处的下方。

四、基质

基质为无定形物质,主要成分为蛋白多糖、糖蛋白和葡萄糖胺聚糖,充满于真皮胶原纤维和细胞之间。蛋白多糖和葡萄糖胺聚糖复合物具有很强的吸水性,能结合相当于自身体积数百倍至一千倍的水分子,在调节结合水、真皮可塑性方面发挥重要作用。基质参与细胞成分和纤维成分的连接,影响细胞的增殖分化、组织修复和结构重建。

五、细胞

真皮中的常驻细胞主要有 3 种:成纤维细胞、巨噬细胞和肥大细胞。它们主要分布在真皮乳头层、乳头层下的血管周围和胶原纤维束之间。成纤维细胞来源于中胚层,能合成、降解纤维和基质蛋白,以及合成多种其他蛋白成分,在真皮网络构建和表真皮的联系中发挥重要作用。巨噬细胞来源于骨髓,分化为循环中的单核细胞,然后移行到真皮分化为巨噬细胞,有吞噬、呈递抗原、杀菌、杀伤肿瘤细胞等作用。肥大细胞能合成和释放炎症介质,如组胺、肝素、胰蛋白酶等,参与Ⅰ型变态反应。此外,真皮中还含有少量真皮树突状细胞、朗格汉斯细胞、淋巴细胞等。

(秦开利)

第三节　皮下组织与皮肤附属器

一、皮下组织

皮下组织又称皮下脂肪层,位于真皮下方,向下与肌膜相连。皮下组织由疏松结缔组织及脂肪小叶构成,结缔组织包裹脂肪小叶,形成小叶间隔。皮下组织中含有血管、淋巴管、神经、外泌汗腺和顶泌汗腺等。其厚度随部位、性别、营养状况而异,在臀部和腹部较厚,而鼻部及胸骨部较薄。皮下组织具有提供皮肤弹力,参与脂肪代谢、糖代谢、贮存能量及内分泌等功能。皮下组织是激素转换的重要部位,如雄烯二酮在皮下组织中通过芳香化酶转化为雌酮;具有广泛生物学效应的瘦素在脂肪细胞中生成,作用于下丘脑代谢调节中枢,增加能量消耗、抑制食欲及脂肪合成,从而发挥调节体重的作用。

二、皮肤附属器

皮肤附属器包括汗腺、皮脂腺、毛发和甲,均由外胚层分化而来。

(一)汗腺

根据结构和功能不同,人体汗腺通常被分为外泌汗腺和顶泌汗腺。

1.外泌汗腺

外泌小汗腺也称小汗腺,为单曲管状腺(图1-1),由分泌部和导管构成。分泌部位于真皮深层和皮下组织,由单层细胞构成,呈管状排列并盘绕呈球形;导管由两层小立方形细胞构成,穿过真皮,直接开口于汗孔。外泌汗腺的分泌细胞有明细胞和暗细胞两种,前者可以启动汗液生成,后者可以主动吸收钠离子,使等渗的汗液在到达皮肤表面时变成低渗液体。汗腺周围有一层肌上皮细胞,其收缩有助于汗腺将汗液排入汗管,肌上皮细胞周围有基底膜围绕。汗液和血浆具有相似的电解质成分,只不过电解质浓度较低。在炎热环境下外泌汗腺会产生大量低渗性汗液,这种适应性反应使人体在最大限度降温的同时能保留钠。

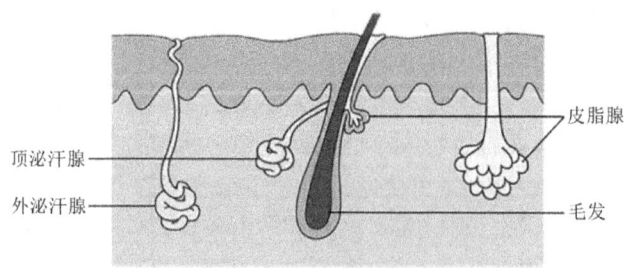

图1-1　汗腺、皮脂腺模式图

人体外泌汗腺数量有160万~400万个,几乎分布于整个人体表面,在手掌、前额、足底和腋窝尤为丰富,但唇红、甲床、包皮内侧、龟头、小阴唇及阴蒂等处无汗腺。外泌汗腺主要功能是调节体温,手掌、足底部位的汗腺还有提高触觉敏感度以及增加黏附性的作用。

发汗由胆碱能神经支配,受多种因素影响,其中热是主要的刺激因素,精神压力也可以引起出汗增加。

2.顶泌汗腺

顶泌汗腺也称大汗腺,由分泌部和导管组成(图1-1),主要分布在腋窝、乳晕、脐周、会阴部,偶见于面部、头皮和躯干。外耳道的耵聍腺、眼睑的睫腺和乳晕的乳轮腺也属于顶泌汗腺。分泌部位于皮下脂肪层,腺体为一层扁平、立方或柱状分泌细胞,其外有肌上皮细胞和基底膜带;导管的结构与外泌汗腺导管相似,但其直径约为外泌汗腺的10倍,开口于毛囊的漏斗部,偶尔直接开口于皮肤表面。顶泌汗腺的分泌主要受性激素支配,进入青春期后发育加速。顶泌汗腺也受交感神经系统支配,但神经介质为去甲肾上腺素。其分泌物无色无味,寄居于皮肤的菌群能够分解大汗腺液中的糖蛋白和脂肪,产生气味。目前人类大汗腺功能尚不明确。

(二)皮脂腺

皮脂腺产生皮脂,分泌到皮肤表面与水分(如顶泌汗腺分泌的汗液)混合乳化形成皮肤表面的皮脂膜。皮脂腺广泛分布于掌跖和指趾屈侧以外的全身皮肤。头面部及胸背上部等处因皮脂腺较多,称为皮脂溢出部位,腺体数量可达 $400\sim900/cm^2$。皮脂腺属于泡状腺体,由腺泡和较短的导管构成(图1-1)。腺泡无腺腔,外层为扁平或者立方形细胞,周围有基底膜带和结缔组织包裹。皮脂腺为全浆分泌腺,即腺体细胞破裂后细胞内成分全部经导管排出。导管由复层鳞状上皮构成,开口于毛囊上部,位于立毛肌和毛囊的夹角之间,立毛肌收缩可促进皮脂排泄。在颊黏膜、唇红部、妇女乳晕、大小阴唇、眼睑、包皮内侧等无毛皮肤区域,腺导管直接开口于皮肤表面。皮脂腺分泌皮脂量在婴幼儿期较多,少儿期较少;青春期后分泌量显著增加,但到中年后又逐渐减少。

(三)毛发与毛囊

毛发是由同心圆状排列的、角化的角质形成细胞构成。在有毛皮肤,不同部位毛发的长度、直径及颜色有所不同。头发、胡须、阴毛及腋毛称为长毛;眉毛、鼻毛、睫毛、外耳道毛称为短毛;面、颈、躯干及四肢的毛发短而细软、色淡,称为毫毛或毳毛;胎儿体表白色柔软而纤细的毛发为胎毛,于出生前脱落。毛发位于体表可见的部分为毛干,位于皮肤以内的部分为毛根。毛干由内向外(纵切面)依次为髓质、皮质和毛小皮。髓质是毛发的中心部分,毛发末端通常无髓质;皮质是毛发的主要构成部分,与毛发的物理、机械特征密切相关;在有色毛发中,黑素颗粒存在于皮质层细胞内;毛小皮为一层扁平而且重叠的角化细胞,包裹毛干的表皮部分直到体外的末端,保护皮质免受外界理化伤害。

毛囊位于真皮和皮下组织中,是毛发生长所必需的结构(图1-2)。不同部位毛囊的大小形状不同,但基本结构大致相同。皮脂腺开口于毛囊,自皮脂腺开口以上部分称为漏斗部;皮脂腺开口以下至立毛肌附着处之间部分,称为毛囊峡部;毛囊末端膨大部分呈球状,称为毛球。毛囊从内到外分3层,依次为内毛根鞘(IRS)、外毛根鞘(ORS)和结缔组织鞘,前两者起源于表皮,后者起源于真皮。

1.内毛根鞘

内毛根鞘包括3层:Henle层、Huxley层和鞘小皮层。其中鞘小皮层与毛干的毛小皮层直接相连,通过鞘小皮层将毛干固定于毛囊上。鞘小皮层细胞合成的角蛋白和毛透明蛋白,加强IRS对毛干的支持作用,同时影响并引导毛发向上生长。

2.外毛根鞘

外毛根鞘相当于表皮基底层和棘层延续而来,包含黑素细胞、朗格汉斯细胞和梅克尔细胞。外毛根鞘在立毛肌附着点和皮脂腺导管之间形成隆突区,目前认为隆突区存在毛囊干细胞。

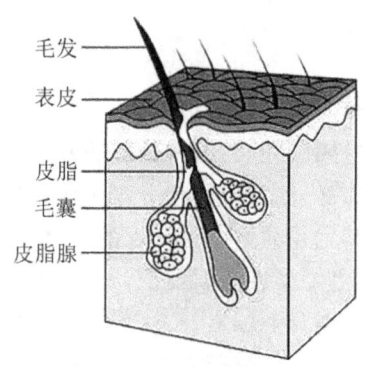

图1-2 毛发结构模式图

3.结缔组织鞘

结缔组织鞘包裹于外毛根鞘外面,分为内层、中层和外层3层。内层为一透明玻璃样薄膜,中层由显微组织构成,外层由疏松的胶原纤维和弹性纤维组成,与周围的结缔组织无明显界限。

毛球是毛发活跃生长的部分,其中央是真皮毛乳头。半球状包绕真皮毛乳头的角质形成细胞称为毛发基质,是毛发和内毛细胞根鞘生长和向上延伸的起点,黑素细胞也寄居于此,为毛发提供色素。毛球的最外层是外毛根鞘。

毛囊生长呈周期性,包括生长期、退行期和休止期。在生长期,毛球形成并包围毛囊真皮乳头,新的毛干形成并长出皮肤表面,此期可持续数年。毛发的长短和毛囊生长期密切相关,如头皮的毛囊生长期为2~8年,80%左右处于生长期;而眉毛的毛囊生长期仅2~3个月,因此眉毛相对于头发来说短很多。生长期结束后毛囊就进入退行期,退行期大部分毛囊角质形成细胞进入凋亡状态,部分黑素细胞也发生凋亡,黑素合成停止。毛囊真皮乳头收缩,向上移动至隆突区。如果毛囊真皮乳头不能在退行期到达隆突区,毛囊将停止周期性生长,头发也将脱落。进入休止期后,毛干形成杵状发并最终从毛囊脱落,毛囊真皮乳头处于静息状态。大多数人每天可脱落50~150根头发。头皮毛囊进入休止期2~3个月后会再次进入生长期。

毛发生长受雄激素、雌激素、甲状腺素、糖皮质激素等因素影响,其中效果最明显的是雄激素。睾酮以及其活性代谢物二氢睾酮通过作用于毛囊真皮乳头的雄激素受体发挥调节毛发生长的作用。

(四)甲

甲是人体最大的皮肤附属器,覆盖在指、趾末端伸侧面。甲的主要功能包括保护指(趾)尖,提高感觉辨别能力,辅助手指完成精细动作,搔抓以及美学功能。

甲主要由甲母质、甲床、甲板和甲廓等部分构成。甲的外露部分称为甲板,呈外凸的长方形,厚度为0.50~0.75 mm,甲近端的新月状淡色区称为甲半月;甲板周围皮肤称为甲廓;深入近端皮肤中的甲板部分称为甲根;甲板下方的皮肤称为甲床;其中位于甲根下方者称为甲母质,是甲板的生发结构。甲下真皮富含血管。指甲生长速度约为每3个月1 cm,趾甲生长速度为每9个月1 cm。疾病、营养状况、环境和生活习惯的改变均可影响甲的性状和生长速度。

(刘晶晶)

第二章

皮肤的生理功能

第一节　皮肤的感觉功能

正常皮肤内分布有感觉神经及运动神经,它们的神经末梢和特殊感受器广泛地分布在表皮、真皮及皮下组织内,以感知体内外的各种刺激,产生各种感觉,引起相应的神经反射,以维护机体的健康。

一、皮肤感觉分类

正常皮肤内感觉神经末梢分为3种,即游离神经末梢、毛囊周围末梢神经网及特殊形状的囊状感受器。它们能分别传导6种基本感觉,即触觉、压觉、冷觉、温觉、痛觉、痒觉。一般感知的感觉可以分为两大类:一类是单一感觉,如触觉、压觉、冷觉、温觉、痛觉、痒觉等,这种感觉是由于神经末梢或特殊的囊状感受器接受体内外单一性刺激引起的;另一类是复合感觉,如湿潮、干燥、平滑、粗糙、坚硬及柔软等。这些复合的感觉不是某一种特殊的感受器能完全感知的,而是由几种不同的感受器或神经末梢共同感知的,并由大脑皮质进行综合分析的结果。

二、皮肤感觉的电生理学

皮肤神经干接受电刺激后最大的有髓纤维首先起反应,刺激增大时较小的有髓神经起反应,随后无髓纤维起反应。最后刺激强度再增加,反应不再增强,这种刺激称为最大刺激。一种纤维受刺激后起的反应为"全"或"无"式。

神经干受最大刺激后用电极在隔一段距离的神经干上测得电位变化。A波由有髓纤维活动所致,传递速度为90米/秒。C波为无髓纤维活动所致,传递速度为1米/秒。一般说来较大的纤维传递冲动的速度比较小的纤维快。

三、皮肤感觉与神经传导的关系

有人认为皮肤感觉与脊髓的神经通路有密切关系。在脊髓前侧区切断神经通路时,痛觉、痒觉和温觉都消失而触觉仍不受影响。另有人认为神经的粗细和感觉也有关,神经较粗时,传导冲动速度较快,最易传导触觉及压觉;中等直径神经传导速度较慢,传导温觉较好;直径小于5 μm者传导痛觉及痒觉。有髓纤维传导的痛觉是局限性和刺痛性的,无髓纤维传导的是弥漫性灼痛。

人体病理性疼痛可能是由于无髓纤维伤害感受器活化之故。

四、皮肤感觉阈值

作用于皮肤的能量达到一定的程度,使皮肤感受器起作用,产生皮肤感觉,这一最低的程度的能量称为感觉阈值。它主要取决于感受器的阈值,但也受许多其他因素的影响。在某一特定部位,各种感觉阈值之间不一定有关,可相互不同,如指端对触觉极敏感,但对温觉相对不敏感。触觉、温觉、冷觉的阈值有个体差异,也随不同部位而有所不同。

皮肤温度是能改变各种感觉阈值的主要因素。众所周知,对某一温度的物体的感觉是冷还是热与接触该物体时的皮肤温度冷热有关。触觉和痛觉阈值也可因皮肤温度的改变而有所不同。许多其他局部因素,如该处以前受刺激的多少,刺激是否作用于心理敏感区,皮肤的厚度及局部出汗量等,都可影响结果。恐惧、焦虑、暗示和以往经验可改变痛觉阈值。性别、年龄对此也有影响,温度阈值在女子较低,而振动阈值则在男子较低。

各种感觉的阈值下肢比上肢高。用线接触手指有感觉,而接触足或小腿则无知觉;温度刺激手掌比足底更易感受。触觉阈值在指端、舌尖和口唇等处最低。这些部位差异很显著,可能与神经支配的密度不同有关。

五、皮肤感觉定位

对皮肤刺激的定位能力在不同个体之间有相当大的差异。一般说来,对触觉的定位比对其他感觉准确。触觉的定位在神经支配较密及相邻神经末梢有许多重叠的部位(如指端)较好,而在神经支配稀少的部位(如背部)较差。

对邻近两点刺激的区别能力可通过实践而改进,因疲劳或注意力不集中而减弱。皮肤温度也有影响,皮肤温暖对两点区别能力提高,皮肤冷却时减弱。某些部位刺激可扩散,如用棉花轻轻刺激口唇,可引起面部下部广泛的、长期的瘙痒感。虫咬后开始瘙痒是局限的,但以后可扩展到相当大的范围。

刺激皮肤某一特定点,偶尔可在远处也有感觉,此为牵涉性感觉。神经系统功能正常时,牵涉性感觉限于痛、痒和针刺,但在病理情况下触觉也可有牵涉性感觉。不仅皮肤上的刺激可引起牵涉性感觉,深部组织,不论是内脏、肌肉、骨骼,还是结缔组织的疾病和刺激,也可在皮肤上产生牵涉性痛。牵涉性感觉的发生机制有人用轴索反射来解释,也有人用以内脏和皮肤的感觉通路在脊髓或在脑中会聚来解释。大脑不能区别信息来自深部组织还是皮肤,并牵涉到皮肤,因为它习惯于从皮肤获得信息。

六、皮肤后感觉

感觉和刺激的时间不一定完全相符。刺激未去除时感觉可消退,这称为适应。感觉在刺激停止后可持续存在一段相当的时间,称为后感觉。人对衣服的压觉在穿着衣服后不久即消失,这就是适应。对冷热觉的适应也一样,如手置于 23 ℃环境中,久后不再感觉冷,置 40 ℃环境中过一段时间就没有温暖感觉。超过这些限度则不能完全适应。对痛觉能否适应,目前尚有争议。后感觉可以发生于各种感觉。皮肤的某些部位更易发生后感觉,如鼻、上唇周围、外耳道内等,但相似的刺激在眼睑、指端和手背就不易产生后感觉。

七、几种常见的皮肤感觉

(一) 触觉

触觉是微弱的机械刺激兴奋了皮肤浅的触觉感受器引起的。正常皮肤内感知触觉的特殊感受器有3种：在平滑皮肤处主要是 Meissner 小体，位于表皮突基底的为 Merkel 细胞，在有毛皮肤处则为 Pinkus 小体。这些感受器接受的外界刺激，实际上是一种机械能，如刺激毛发的末梢引起的感觉，主要是由于对毛囊周围末梢神经网的压力及毛发出口处皮肤受到牵拉变形的结果。

皮肤表面散布触点，触点的大小是不同的，有的直径可以大到 0.5 mm，其分布也不规则，一般指端腹面最多，头部有 300 个/cm^2，小腿外侧只有 7 个/cm^2。由于触点较大，故常常获得的感觉是复合感觉，而不易将两种以上的感觉区别开来。

(二) 压觉

压觉是指较强的机械刺激导致深部组织变形时引起的感觉。压觉是由皮肤内的 Pacini 小体传导的。这种感受器主要分布在平滑皮肤处，如手指、外阴及乳房等处，胰腺、腹后壁、浆膜及淋巴结等处也有。它常和其他的感受器或游离神经末梢共同感知各种复杂的复合感觉。

触觉与压觉两者在性质上类似，只是机械性刺激强度不同，可统称为触-压觉。

(三) 冷觉

冷觉一般认为是由皮肤内的 Krause 小体 (又称皮肤黏膜感受器) 传导的。主要分布在唇红、舌、牙龈、眼睑、龟头、阴蒂及肛门周围等处。在有毛皮肤及摩擦部位尚未发现这种感受器。但皮肤表面确有冷点存在，常成群分布，在 2 cm^2 内约有 33 个。冷点的数目一般和皮肤的温度变化成正比，皮肤温度越低，活动性冷点数目越少；反之，则冷点数目增多。

(四) 温觉

温觉有人称为热觉，它主要是由 Ruffini 小体传导。有人认为皮肤血管球上的游离神经末梢也参与活动。皮肤表面也有热点存在，但难以测定，在 2 cm^2 内约有 29 个。它也随皮肤温度的变化而减弱。

冷觉和温觉合称为温度觉，这起源于两种感觉范围不同的温度感受器，因为冷不能构成一种能量形式。冷感受器在皮肤温度低于 30 ℃时开始引起冲动发放，热感受器在超过 30 ℃时开始发放冲动，47 ℃时频率最高。一般皮肤表面冷点约较热点多 4~10 倍；冷点下方主要分布有游离神经末梢，由Ⅲ类纤维传导传入冲动；热感受器可能也主要是游离神经末梢，传导纤维以Ⅳ类为主。

(五) 痛觉

痛觉是由有可能损伤或已造成皮肤损伤的各种性质的刺激所引起。机体受到伤害性刺激时，往往产生痛觉。痛觉是一种复杂的感觉，常伴有不愉快的情绪活动和防卫反应，这对于保护机体是重要的。疼痛又常是许多疾病的一种症状，因此在临床上引起很大注意。

1. 皮肤痛觉与传导通路

伤害性刺激作用于皮肤时，可先后出现两种性质不同痛觉即快痛与慢痛。快痛是一种尖锐而定位清楚的"刺痛"，在刺激时很快发生，撤除刺激后很快消失。慢痛是一种定位不明确的"烧灼痛"；在刺激后 0.5~1.0 秒才能被感觉到，痛感强烈而难以忍受，撤除刺激后还持续几秒钟，并伴有情绪反应及心血管和呼吸等方面的变化。

一般认为痛觉的感受器是游离神经末梢。引起痛觉不需要特殊的适宜刺激，任何形式的刺激,只要达到一定强度有可能或造成组织损失时,都能引起痛觉,但其机制还不清楚。有人认为:这种游离神经末梢是一种化学感受器,当各种伤害性刺激作用时,首先引起组织内释放某些致痛物质(如 K^+、H^+、组胺、5-羟色胺、缓激肽、前列腺素等),然后作用于游离神经末梢产生痛觉传入冲动,进入中枢引起痛觉。

疼痛的二重性质说明在痛觉传导上存在着不同传导速度的神经纤维。实验证明,传导快痛的外周神经纤维主要是有髓鞘的 Aδ 类纤维,其兴奋阈值较低;传导慢痛的外周神经纤维主要是无髓鞘的 C 类纤维,其兴奋阈值较高。

痛觉的中枢传导通路比较复杂。痛觉传入纤维进入脊髓后,在后角更换神经元并发出纤维交叉到对侧,再经脊髓丘脑侧束上行抵达丘脑的体感觉核,转而向皮层体表感觉区投射。此外,痛觉传入冲动还在脊髓内弥散上行,沿脊髓网状纤维、脊髓中脑纤维和脊髓丘脑内侧部纤维,抵达脑干网状结构、丘脑内侧部和边缘系统,引起痛的情绪反应。

2.牵涉痛

内脏疾病往往引起身体远隔的体表部位发生疼痛或痛觉过敏,这种现象称为牵涉痛。例如,心肌缺血时,可发生心前区、左肩和左上臂的疼痛;胆囊病变时,右肩区会出现疼痛;阑尾炎时,常感上腹部或脐区有疼痛。发生牵涉痛的部位与真正发生痛觉的患病内脏部位有一定的解剖关系:它们都受同一脊髓段的后根神经所支配,即患病内脏的传入神经纤维和被牵涉皮肤部位的传入神经纤维由同一后根进入脊髓。因此,可以设想由某一内脏传入的神经和由某一皮肤区域传入的神经是在脊髓灰质内同一区域替换神经元的,亦即它们的脊髓中枢是在同一区域的。假如这两个中枢甚为接近,则由患病内脏传来的冲动将会提高相应的脊髓中枢的兴奋性,从而影响邻近的中枢,以致由皮肤传入的冲动能使相应的脊髓中枢发生更大的兴奋,由此上传的冲动也可能增强,这可能是痛觉过敏的原因。假如,由患病内脏和由皮肤区域进入脊髓的神经末梢投射到同一脊髓神经元,由同一上行纤维上传入脑,则在人的日常生活中经常能意识到的是来自皮肤的刺激。因此,此时的痛觉传入冲动虽然发源于患病内脏,但仍认为是来自皮肤,这可能是牵涉痛的原因。

(六)痒觉

迄今为止,从组织学上尚未发现有特殊的痒觉感受器。一般认为它和痛觉关系密切,可能是通过游离神经末梢或毛囊周围末梢神经网传导的。

痒觉发生机制是很复杂的,许多体内外因素,如机械性的搔抓、强酸、醋酸、甲酸、弱碱、甲基溴化物、芥子气、某些植物以及机体细胞受损后所产生的一些物质(如组胺、活性蛋白酶及多肽类物质)等,皆可引起痒感。

实验证明,皮肤内注射组胺后,20～30 秒内在注射局部皮肤会发生痒感。数分钟后其周围出现"痒皮肤"状态,痒感加剧,并持续较长时间。它和"自家痒感"不同,前者用力搔抓不止痒,后者轻轻摩擦或搔抓就可以止痒。

1.痒的生理学

痛和痒两者均为保护性机制,在生物进化生存中有重要的和互补的作用。痛觉可使之从可能有损伤的刺激处撤离,痒觉引起搔抓。低强度的,可能是长期作用的,有害的刺激侵袭皮肤最外层可引起痒,而更透入的或强烈的刺激则引起疼痛。热可使痒消失,但痛不消失。某些化学物质如吗啡可诱发或使痒加剧,但能使痛缓解。

痛觉的中心通道研究比痒觉的更为详细。痛觉的大门控制说仍占支配地位。痛觉冲动沿着大的有髓鞘纤维和无髓鞘纤维传递。大的有髓鞘纤维传递的痛觉是局限性和刺痛性；无髓鞘纤维需更强烈的刺激，所产生的痛觉是弥漫性灼痛。人体病理性疼痛可能是由于无髓鞘纤维伤害感受器活化之故。

信号到达脊髓在传递到更高级中枢去之前受其他传入冲动调整，此即为原来的大门控制学说的基础，这学说认为从较小的无髓纤维来的低阈值输入到大纤维中变慢或消失。这学说还没有完全成立，但对今后进一步研究很有价值。

痒和痛的生理学之间的相似点非常密切。有研究显示有局限性刺痒和弥漫性烧灼样痒存在，并相应由大的和小的神经纤维传递。大门控制学说可解释搔抓作为大纤维冲动，可减轻痒觉，它也可解释在同一皮区针刺可使痒觉消失。有人用经皮的电刺激刺激神经1～2分钟，把电极放在17例各种瘙痒性疾病患者的背部正常皮肤上，17例中14例有效，刺激后痒可缓解达1周之久。虽然电极仅置于背部，但全身痒觉均消失，这与经皮神经刺激治疗疼痛不同，后者仅能缓解所刺激的神经的疼痛区。还有人用止痛经皮刺激器，将电极放在皮肤最受刺激处，35例广泛性痒的患者中24人一开始就感全身痒缓解，其中7人痒全部消失。经皮神经刺激的长期应用似较不成功，他们总结认为此方法价值有限。

其他类型的反刺激如振动按摩法和冷的刺激也可使痒减轻。冷不是单纯作用于周围神经，或引起血管收缩之故而是通过中枢起作用，因在对侧致冷也可明显地减轻痒感。

众所周知的牵涉性痛有它的相应部分——牵涉性痒。有研究报告大约5个人之中有1人意识到搔抓某一痒处可在他处产生痒觉。这些牵涉性痒是局限性的、同侧的，可重复激发。痒的冲动自感觉神经到脊髓灰质后角，经脊髓丘脑束到下丘脑，再由下丘脑到大脑皮质，大脑皮质肯定对痒觉的感受有关，但目前尚无明显定位。中枢性痒的意义不肯定。

2.痒的心理学

心理性应力可使痒加剧。对应力的测定是困难的，因为绝大多数的致痒方法是不可靠的，且所激发的痒其持续时间较长。有人设计了一种可引起短期痒的可靠的电方法，并用此与最近生活上的经验来比较，作为心理学应力估量的方法。生活应力似对痒的绝对阈值无直接作用，但高应力者更易区分强弱刺激。他们认为有近期应力者的这种能力可看作全身性保护反应的一部分。既往有皮肤病史者，对痒的阈值降低，察觉痒的效能随经验而增加，但随厌烦下降。

痒的阈值不仅因部位不同而不同，且亦随人而异。有人研究了接触玻璃纤维的工人对痒反应的变异性，目的是要发现剧烈和长期痒和轻度痒的工人的区别。对其用包被及无包被的纤维做斑贴试验，并将它们在腕部摩擦，两组产生同样的临床炎症，但在工作时痒的人在做试验时也明显发痒，尽管两组对干燥皮肤、原发性刺激的反应，或其他痒的刺激，如毛织品衣服和热水浴的发生率无区别。换句话说，发痒的工人并无特殊的外观可见，所以无有价值的招工前试验可做，主要区别是在易感性。在人群中，痛的阈值的差异范围大，并有昼夜的变异性，这情况也见于瘙痒性疾病，如异位性湿疹。这对进一步研究痒的阈值的昼夜变化和经期变化是极有价值的。

3.搔抓和痒

搔抓和痒是不可分解地联系在一起的，甚至痒的标准定义也为"一种引起搔抓的不愉快感觉"，这就把搔和痒两者紧密地联系在一起。搔抓可测定而痒则不能测定。

有人研究了脊髓动物标本的搔抓反射，显示增加痒刺激强度几乎不影响搔抓反射的频率，但可增加搔抓动作的幅度。换而言之，搔抓不是一种"全或无"型反应。

4.痒的药理学

组胺在痛和痒之间提供了明显的联系,因为若高浓度做皮内注射可引起疼痛,而应用于表皮引起痒。但组胺致痒常在皮内注射处引起三联反应,主要反对组胺是全身发痒的原因是因为许多瘙痒性皮肤病并无三联反应,且临床给一般抗组胺制剂其止痒作用也极微弱,仅少数能缓解。异位性湿疹对两者均无反应。

有些血管活性物质可通过释放组胺而致痒。例如,前列腺素是一组有生物学活性的多不饱和脂肪酸,存在于许多动物组织中。在有些皮肤炎症中,特别是接触性湿疹和紫外线引起的红斑,可发现有前列腺素。它们本身能否致痒的问题一直在争论中。有人研究认为过去有学者未能引起痒是因为注射量太小,或注射容积太大。他们的研究显示前列腺素注射有两个血管反应相:初期反应,潮红伴瘙痒,可能由组胺释放所致,可被氯环素阻抑;继之以较小面积的暗红斑,持续数小时,此时该区痛觉过敏。潮红反应是由于肥大细胞释放组胺所致,但奇异的是前列腺素并同组胺可引起比想象更大的反应。有人研究发现前列腺素 E_1 可增加人体皮肤中组胺的痒和痛的作用,但本身不引起痛和痒。他们认为炎症皮肤的痒是局部合成的前列腺素使神经末梢对组胺致痒作用敏感的一种药理学协同作用。

皮肤中的肥大细胞经各种不同途径受刺激后,释放一系列生物学活性的化学性递质,包括组胺。在皮肤病中,这些递质的确切作用和它们的相互作用还不了解。肥大细胞除释放组胺外,也可释放包括胃促胰酶和胰蛋白酶样血管舒缓素在内的颗粒酶。这些化合物中只有少数进行了致痒方面的详细的研究。有人指出蛋白水解酶可引起痒而不一定需要释放组胺,皮肤病的痒可能是受损伤细胞释放蛋白水解酶的想法仍引人注意。有的学者报告肽链内断酶有致痒作用,血管舒缓素即强力的致痒物质。

从肥大细胞产生的可能致痒的递质还有血小板因子、慢反应物质、嗜酸粒细胞趋化因子、其他趋化因子和蛋白水解酶。色甘酸钠的治疗价值被认为是通过稳定肥大细胞的胞膜而抑制递质的释放。

P物质在中枢神经系统和外周神经,包括皮肤的外周神经中广泛存在。在皮内注射 10^{-6} M 低浓度的P物质即可致痒。这反应看来是通过组胺介导,因预先给予抗组胺药物可受抑制。

(吴 玲)

第二节 皮肤的体温调节功能

一、体温

人和高等动物机体都具有一定的温度,这就是体温。体温是机体进行新陈代谢和正常生命活动的必要条件。

(一)表层温度和深层温度

1.表层温度

人体的外周组织即表层,包括皮肤、皮下组织和肌肉等的温度称为表层温度。表层温度不稳定,各部位之间的差异也大。在环境温度为23 ℃时,人体表层最外层的皮肤温度,如足皮肤温度为27 ℃,手皮肤温度为30 ℃,躯干温度为32 ℃,额部温度为33～34 ℃。四肢末梢皮肤温度最低,越近躯干、头部皮肤温度越高。气温32 ℃以上时,皮肤温度的差别将变小。在寒冷环境中,随着气温下降,手、足的皮肤温度降低最显著,但头部皮肤温度变动相对较小。

皮肤温度与局部血液流量有密切关系。凡是能影响皮肤血管舒缩的因素(如环境温度变化或精神紧张等)都能改变皮肤的温度。在寒冷环境中,由于皮肤血管收缩,皮肤血流量减少,皮肤温度随之降低,体热散失因此减少。相反,在炎热环境中,皮肤血管舒张,皮肤血流量增加,皮肤温度因而上升,同时起到了增强发散体热的作用。人情绪激动时,由于血管紧张度增加,皮肤温度、特别是手的皮肤温度便显著降低。例如,手指的皮肤温度可从30 ℃骤降到24 ℃。当然,情绪激动的原因解除后,皮肤温度会逐渐恢复。此外,当发汗时,由于蒸发散热,皮肤温度也会出现波动。

2.深部温度

机体深部(心、肺、脑和腹腔内脏等处)的温度称为深部温度。深部温度比表层温度高,且比较稳定,各部位之间的差异也小。这里所说的表层与深部,不是指严格的解剖学结构,而是生理功能上所作的体温分布区域。在不同环境中,深部温度和表层温度的分布会发生相对改变。在较寒冷的环境中,深部温度分布区域缩小,主要集中在头部与胸腹内脏,而且表层与深部之间存在明显的温度梯度。在炎热环境中,深部温度可扩展到四肢。

体温是指机体深部的平均温度。由于体内各器官的代谢水平不同,它们的温度略有差别,但不超过1 ℃。在安静时,肝脏代谢最活跃,温度最高;其次,是心脏和消化腺。在运动时,则骨骼肌的温度最高。循环血液是体内传递热量的重要途径。由于血液不断循环,深部各个器官的温度会经常趋于一致。因此,血液的温度可以代表重要器官温度的平均值。

临床上通常用口腔温度、直肠温度和腋窝温度来代表体温。直肠温度的正常值为36.9～37.9 ℃,但易受下肢温度影响。当下肢冰冷时,由于下肢血液回流至髂静脉时的血液温度较低,会降低直肠温度。口腔温度(舌下部)平均比直肠温度低0.3 ℃,但它易受经口呼吸、进食和饮水等影响。腋窝温度平均比口腔温度低0.4 ℃,但由于腋窝不是密闭体腔,易受环境温度、出汗和测量姿势的影响,不易正确测定。

此外,食管温度比直肠温度约低0.3 ℃。食管中央部分的温度与右心的温度大致相等,而且体温调节反应的时间过程与食管温度变化过程一样。所以,在实验研究中,食管温度可以作为深部温度的一个指标。鼓膜温度的变动大致与丘脑温度的变化成正比。所以,在体温调节生理实验中,常常采用鼓膜温度作为脑组织温度的指标。

(二)体温的正常变动

在一昼夜之中,人体体温呈周期性波动。清晨2～6时体温最低,午后1～6时最高。波动的幅度一般不超过1 ℃。体温的这种昼夜周期性波动为昼夜节律或日周期。

女子的基础体温随月经周期而发生变动。在排卵后体温升高,这种体温升高一直持续到下次月经开始。这种现象很可能同性激素的分泌有关,实验证明这种变动同血中孕激素及其代谢产物的变化相吻合。

体温也与年龄有关。一般来说,儿童的体温较高,新生儿和老年人的体温较低。新生儿特别是早产儿,由于体温调节机制发育还不完善,调节体温的能力差,所以他们的体温容易受环境温度的影响而变动。

肌肉活动时代谢增强,产热量因而增加,结果可导致体温升高。

此外,情绪激动、精神紧张、进食、饮水等情况对体温都会有影响。环境温度的变化对体温也有影响。

二、体热平衡

机体内营养物质代谢释放出来的化学能,其中50%以上以热能的形式用于维持体温,其余不足50%的化学能则载荷于ATP,经过能量转化与利用,最终也变成热能,并与维持体温的热量一起,由循环血液传导到机体表层并散发于体外。因此,机体在体温调节机制的调控下,使产热过程和散热过程处于动态平衡,即体热平衡,维持正常的体温。如果机体的产热量大于散热量,体温就会升高;散热量大于产热量则体温就会下降,直至产热量与散热量重新取得平衡时才会使体温稳定在正常水平。

(一)产热过程

机体的总产热量主要包括基础代谢,食物特殊动力作用和肌肉活动所产生的热量。基础代谢是机体产热的基础。基础代谢高,产热量多;基础代谢低,产热量少。正常成年男子的基础代谢低,产热量少。正常成年男子的基础代谢率约为 170 kJ/(mm² · h)。成年女子约为 155 kJ/(m² · h)。在安静状态下,机体产热量一般比基础代谢率增高25%。这是由于维持姿势时肌肉收缩所造成的。食物特殊动力作用可使机体进食后额外产生热量。骨骼肌的产热量则变化很大,在安静时产热量很小,运动时则产热量很大。轻度运动如步行时,其产热量可比安静时增加3~5倍,剧烈运动时,可增加10~20倍。

人在寒冷环境中主要依靠寒战来增加产热量。发生寒战时,代谢率可增加4~5倍。内分泌激素也可影响产热,肾上腺素和去甲肾上腺素可使产热量迅速增加,但维持时间短,甲状腺激素则使产热缓慢增加,但维持时间长。

(二)散热过程

人体的主要散热部位是皮肤。当环境温度低于体温时,大部分的体热通过皮肤的辐射、传导和对流散热,一部分热量通过皮肤汗液蒸发来散发,呼吸、排尿和排粪也可散失一小部分热量。在环境温度为 21 ℃时,约70%的体热通过皮肤的辐射、传导和对流散热,约27%的体热通过皮肤水分蒸发散热;约2%的体热通过呼吸散热;约1%的体热通过排尿、排粪散热。

1.辐射、传导和对流散热

(1)辐射散热:机体以射线的形式将热量传给外界较冷物质的一种散热形式。以此种方式散发的热量,在机体安静状态下所占比例较大(约占总散热量的60%)。辐射散热量同皮肤与环境间的温度差以及机体有效辐射面积等因素有关。皮肤温度稍有变动,辐射散热量就会有很大变化。四肢表面积比较大,因此在辐射散热中有重要作用。气温与皮肤的温度差越大,或是机体有效辐射面积越大,辐射的散热量就越多。

(2)传导散热:机体的热量直接传给同它接触的较冷物体的一种散热方式。机体深部热量以传导方式传到机体表面的皮肤,再由皮肤直接传给同它相接触的物体,如床或衣服等。但由于此等物质是热的不良导体,所以体热因传导而散失的量不大。另外,人体脂肪的导热度也低,肥胖者皮下脂肪较多,女子一般皮下脂肪也较多。所以,他们由深部向表层传导的散热量要少些。皮肤涂油脂类物质,也可以起减少散热的作用。水的导热度较大,根据这个道理可利用冰囊、冰帽等给高热患者降温。

(3)对流散热:指通过气体或液体来交换热量的一种方式。人体周围总是绕有一薄层同皮肤接触的空气,人体的热量传给这一层空气,由于空气不断流动(对流),便将体热发散到空间。对流是传导散热的一种特殊形式。通过对流所散失的热量的多少,受风速影响极大。风速越大,对流散热量也越多。相反,风速越小,对流散热量也越少。

辐射、传导和对流散失的热量取决于皮肤和环境之间的温度差,温度差越大,散热量越多;温度差越小,散热量越少。皮肤温度为皮肤血流量所控制。皮肤血液循环的特点:分布到皮肤的动脉穿透隔热组织(脂肪组织等),在乳头下层形成动脉网;皮下的毛细血管非常弯曲,进而形成丰富的静脉丛;皮下还有大量的动—静脉吻合支,这些结构特点决定了皮肤的血流量可以在很大范围内变动。机体的体温调节机制通过交感神经系统控制着皮肤血管的口径,增减皮肤血流量以改变皮肤温度,从而使散热量符合于当时条件下体热平衡的要求。

在炎热环境中,交感神经紧张度降低,皮肤小动脉舒张,动-静脉吻合支也开放,皮肤血流量因而大大增加(据推算,全部皮肤血流量最多可达到心排血量的12%)。于是较多的体热从机体深部被带到体表层,提高了皮肤温度,增加了散热作用。

在寒冷环境中,交感神经紧张度增强,皮肤血管收缩,皮肤血流量剧减,散热量也因而大大减少。此时机体表层宛如一个隔热器,起到了防止体热散失的作用。

衣服覆盖的皮肤表层,不易实现对流,棉毛纤维间的空气不易流动,这类情况都有利于保温。增加衣着以御寒,就是这个道理。

2.蒸发散热

在人的体温条件下,蒸发1 g水分可使机体散失2.4 kJ热量。当环境温度为21 ℃时,大部分的体热(70%)靠辐射、传导和对流的方式散热,少部分的体热(29%)则由蒸发散热;当环境温度升高时,皮肤和环境之间的温度差变小,辐射、传导和对流的散热量减小,而蒸发的散热作用增强;当环境温度等于或高于皮肤温度时,辐射、传导和对流的散热方式就不起作用。此时,蒸发就成为机体唯一的散热方式。人体蒸发散热形式分为不感蒸发和可感蒸发。

(1)人体即使处在低温环境中,没有汗液分泌时,皮肤和呼吸道都不断有水分渗出而被蒸发掉,这种水分蒸发称为不感蒸发。这种皮肤水分的蒸发又称不显汗,即这种水分蒸发不为人们所察觉,并与汗腺的活动无关。在室温 30 ℃以下时,不感蒸发的水分相当恒定,有12~15 g/(m^2·h)水分被蒸发掉,其中一半是呼吸道蒸发的水分;另一半的水分是由皮肤的组织间隙直接渗出而蒸发。人体24小时的不感蒸发量为400~500 mL。婴幼儿的不感蒸发的速率比成人大,因此,在缺水时婴幼儿更容易造成严重脱水。不感蒸发是一种很有效的散热途径,有些动物如狗,虽有汗腺结构,但在高温环境下也不能分泌汗液,此时它必须通过热喘呼吸由呼吸道来增强蒸发散热。

(2)汗腺分泌汗液的活动称为发汗。发汗是可以意识到的有明显的汗液分泌。因此,汗液的蒸发又称为可感蒸发。

人在安静状态下,当环境温度达30 ℃时便开始发汗。如果空气湿度大,而且着衣较多时,气温达25 ℃便可引起人体发汗。人进行劳动或运动时,气温虽在20 ℃以下,亦可出现发汗,而且汗量往往是较多的。

汗液中水分占99%,而固体成分则不到1%。在固体成分中,大部分为氯化钠,也有少量氯化钾、尿素等。同血浆相比,汗液的特点:氯化钠的浓度一般低于血浆;在高温作业等大量出汗的人,汗液中可丧失较多的氯化钠,因此应注意补充氯化钠。汗液中葡萄糖的浓度几乎是零;乳酸浓度高于血浆;蛋白质的浓度为零。实验测得在汗腺分泌时,分泌管腔内的压力高达37.3 kPa

17

(250 mmHg)。表明汗液不是简单的血浆滤出液,而是由汗腺细胞主动分泌的。大量的乳酸是腺细胞进行分泌活动的产物。刚刚从汗腺细胞分泌出来的汗液与血浆是等渗的,但在流经汗腺管腔时,由于氯和钠被重新吸收,所以,最后排出的汗液是低渗的。汗液中排出的钠量也受醛固酮的调节。正因为汗液是低渗的,所以,当机体因大量发汗而造成脱水时,可导致高渗性脱水。

发汗是反射活动。人体汗腺接受交感胆碱能纤维支配,所以乙酰胆碱对小汗腺有促进分泌作用。发汗中枢分布在从脊髓到大脑皮质的中枢神经系统中。在正常情况下,起主要作用的是下丘脑的发汗中枢,它很可能位于体温调节中枢之中或其附近。

在温热环境下引起全身各部位的小汗腺分泌汗液称为温热发汗。始动温热性发汗的主要因素有:①温热环境刺激皮肤中的温觉感受器,冲动传入至发汗中枢,反射性引起发汗;②温热环境使皮肤血液被加温,被加温的血液流至下丘脑发汗中枢的热敏神经元,引起发汗。温热性发汗的生理意义在于散热。若每小时蒸发1.7 L汗液,就可使体热散发约4 200 kJ的热量。但是,如果汗水从身上滚落或被擦掉而未被蒸发,则无蒸发散热作用。

发汗速度受环境中温度和湿度影响。环境温度越高,发汗速度越快。如果在高温环境中时间太长,发汗速度会因汗腺疲劳而明显减慢。湿度大,汗液不易蒸发,体热因而不易散失。此外,风速大时,汗液易蒸发,汗液蒸发快,容易散热而使发汗速度变小。

劳动强度也影响发汗速度。劳动强度越大,产热量越多,发汗量越多。

精神紧张或情绪激动而引起的发汗称为精神性发汗,主要见于掌心、足底和腋窝。精神性发汗的中枢可能在大脑皮质运动区。精神性发汗在体温调节中的作用不大。

三、体温调节

恒温动物包括人,有完善的体温调节机制。在外界环境温度改变时,通过调节产热过程和散热过程,维持体温相对稳定。例如,在寒冷环境下,机体增加产热和减少散热;在炎热环境下,机体减少产热和增加散热,从而使体温保持相对稳定。这是复杂的调节过程,涉及感觉温度变化的温度感受器,通过有关传导通路把温度信息传达到体温调节中枢,经过中枢整合后,通过自主神经系统调节皮肤血流量、竖毛肌和汗腺活动等;通过躯体神经调节骨骼肌的活动,如寒战等;通过内分泌系统,改变机体的代谢率。

体温调节是生物自动控制系统的实例。下丘脑体温调节中枢包括调节点神经元在内,属于控制系统。它的传出信息控制着产热器官如肝、骨骼肌以及散热器官如皮肤血管、汗腺等受控系统的活动,使受控对象机体深部温度维持一个稳定水平。而输出变量体温总是会受到内、外环境因素干扰的(譬如机体的运动或外环境气候因素的变化,如气温、湿度、风速等)。此时则通过温度检测器皮肤及深部温度感受器(包括中枢温度感受器)将干扰信息反馈于调定点,经过体温调节中枢的整合,再调整受控系统的活动,仍可建立起当时条件下的体热平衡,收到稳定体温的效果。

(一)温度感受器

对温度敏感的感受器称为温度感受器。温度感受器分为外周温度感受器和中枢温度感受器。

1.外周温度感受器

在人体皮肤、黏膜和内脏中,温度感受器分为冷觉感受器和温觉感受器,它们都是游离神经末梢。当皮肤温度升高时,温觉感受器兴奋,而当皮肤温度下降时,则冷觉感受器兴奋。从记录温度感受器发放冲动中可看到,温觉感受器和冷觉感受器各自对一定范围的温度敏感,如记录大鼠阴囊温度感受器的发放冲动频率发现,冷觉感受器在 28 ℃时发放冲动频率最高,而温觉感受器则在 43 ℃时发放冲动频率最高。当皮肤温度偏离这两个温度时,两种感受器发放冲动的频率都逐渐下降。此外,温度感受器对皮肤温度变化速率更敏感。

内脏器官也有温度感受器。有人将电热器埋藏在羊腹腔内并加温至 43～44 ℃,观察到羊的呼吸频率和蒸发散热迅速增加,加热 3～5 分钟后,动物开始喘息,使下丘脑温度下降。说明内脏温度升高可引起的明显的散热反应。

2.中枢温度感受器

在脊髓、延髓、脑干网状结构及下丘脑中有温度感受器。

用改变脑组织温度的装置(变温管),对不麻醉或麻醉的兔、猫或狗等的下丘脑前部进行加温或冷却,发现在视前区——下丘脑前部加温,可引起动物出现喘息和出汗等散热反应,而局部冷却则引起产热增加。说明视前区——下丘脑前部本身就可调节散热和产热这两种相反的过程。用电生理方法记录视前区——下丘脑前部的神经元的单位放电,观察到视前区——下丘脑前部中存在着热敏神经元和冷敏神经元。前者的放电频率随局部温度的升高而增加。而后者的放电频率则随着脑组织的降温而增加。实验证明,局部脑组织温度变动 0.1 ℃,这两处温度敏感神经元的放电频率就会反映出来,而且不出现适应现象。

脊髓中也有温度敏感神经元。冷却轻度麻醉狗的颈、胸髓或胸腰髓,则动物出现皮肤血管收缩和寒战等体温调节反应。这时,切断被冷却部位的后根或高位切断脊髓,血管反应和寒战也不消失。加温脊髓,则引起皮肤血管舒张和热喘呼吸,寒战受到抑制。另外,据谓脊髓中传导温度信息的上行性神经元的纤维在前侧索中走行,它将信息传递给视前区——下丘脑前部。

延髓中也存在着温度敏感神经元。皮肤、脊髓及脑的传入温度信息都会聚于延髓温度敏感神经元;而延髓也接受来自视前区——下丘脑前部的信息,并且向视前区——下丘脑前部输送信息。

脑干网状结构也有对局部温度变化发生反应的神经元,它接受发自皮肤、脊髓的温度信息,并且向视前区——下丘脑前部输送温度信息。

(二)体温调节中枢

根据多种恒温动物脑的分段切除实验看到,切除大脑皮质及部分皮层下结构后,只要保持下丘脑及其以下的神经结构完整,动物虽然在行为方面可能出现一些欠缺,但仍具有维持恒定体温的能力。如进一步破坏下丘脑,则动物不再具有维持体温相对恒定的能力。这些事实说明,调节体温的基本中枢在下丘脑。下丘脑局部破坏或电刺激等实验观察到,视前区——下丘脑前部破坏,则散热反应消失,体温升高;刺激之,则引起散热反应,而且寒战受到抑制。而破坏下丘脑后部,体温下降,产热反应受抑制;刺激之,则引起寒战。据此得出结论:下丘脑前部是散热中枢,而下丘脑后部是产热中枢。但是,这两种实验方法比较粗糙,因此得出来的结论与较精确的实验方法观察到的结果不相等。

前已述及,视前区——下丘脑前部就有热敏神经元和冷敏神经元,分别调节散热和产热反应。下丘脑以外的脑组织也有类似的两种神经元存在。看来没有明确定位的产热中枢和散热中枢。体温调节是涉及多方输入温度信息和多系统的传出反应,因此是一种高级的中枢整合作用。视前区——下丘脑前部应是体温调节的基本部位。下丘脑前部的热敏神经元和冷敏神经元既能感受它们所在部位的温度变化,又能对传入的温度信息进行整合。因此,当外界环境温度改变时,可通过:①皮肤的温、冷觉感受器的刺激,将温度变化的信息沿躯体传入神经经脊髓到达下丘脑的体温调节中枢;②外界温度改变可通过血液引起深部温度改变,并直接作用于下丘脑前部;③脊髓和下丘脑以外的中枢温度感受器也将温度信息传递下丘脑前部。

通过下丘脑前部和中枢其他部位的整合作用,由下述3条途径发出指令调节体温:①通过交感神经系统调节皮肤血管舒缩反应和汗腺分泌;②通过躯体神经改变骨骼肌的活动,如在寒冷环境时的寒战等;③通过甲状腺和肾上腺髓质的激素分泌活动的改变来调节机体的代谢率。有人认为:皮肤温度感受器兴奋主要调节皮肤血管舒缩活动和血流量;而深部温度改变则主要调节发汗和骨骼肌的活动。通过上述复杂的调节过程,使机体在外界环境温度改变时能维持体温相对稳定。

调定点学说:此学说认为,体温的调节类似恒温器的调节,视前区——下丘脑前部有个调定点,即规定数值(如37℃)。如果体温偏离此规定数值,则由反馈系统将偏差信息输送到控制系统,然后经过对受控系统的调整来维持体温的恒定。通常认为视前区——下丘脑前部中的敏感神经元可能在体温调节中起着调定点的作用。例如,此学说认为:由细菌所致的发热是由于热敏神经元的阈值因受到致热原的作用而升高,调定点上移(如39℃)的结果。因此,发热反应开始先出现畏寒、寒战等产热反应,直到体温升高到39℃以上时才出现散热反应。只要致热因素不消除,产热与散热两个过程就继续在此新的体温水平上保持着平衡。应该指出的是,发热时体温调节功能并无障碍,而只是由于调定点上移,体温才被调节到发热水平。

(刘晶晶)

第三节 皮肤的分泌与排泄功能

皮肤的分泌与排泄功能主要通过汗腺和皮脂腺完成。

一、外泌汗腺

(一)外泌汗腺的分泌和排泄机制

外泌汗腺周围分布着丰富的节后无髓交感神经纤维,支配外泌汗腺分泌和排泄活动。神经末梢释放的神经介质主要是乙酰胆碱,后者作用于腺体明细胞分泌出类似血浆的超滤液,再通过导管对Na^+的重吸收变成低渗性汗液排出体外。

(二)影响外泌汗腺分泌的因素

影响因素包括温度、精神和饮食等。在室温下,只有少数外泌汗腺处于分泌活动状态,无出汗的感觉,此称不显性出汗。当气温高于31℃时,分泌性外泌汗腺增多,排汗明显,称为显性出汗。

大脑皮质活动,如恐慌、兴奋等可引起掌、趾、额、颈等部位出汗,称为精神性出汗。

进食辛辣、热烫食物可使口周、鼻、面、颈、背等处出汗,称为味觉性出汗。

(三)汗液的成分

正常情况下,汗液呈酸性(pH 4.5～5.5),大量出汗时,pH可达7.0。汗液为无色透明,水分占99.0%～99.5%,其他为无机盐如氯化钠、氯化钾、乳酸和尿素等,与肾排泄物部分相似。

(四)排汗的作用

(1)通过汗液排泄可有效地散热降温,以维持体温恒定。
(2)汗液的分泌和排泄可部分代替肾的功能。
(3)排出的汗液与皮脂形成乳状脂膜,对皮肤有保护作用。
(4)汗液使皮肤表面偏酸性,可抑制某些细菌的生长。
(5)部分药物如灰黄霉素、酮康唑可通过汗液分泌,发挥局部抗真菌作用。

二、顶泌汗腺的分泌和排泄机制

顶泌汗腺在青春期后的分泌活动主要受情绪的影响,其分泌呈脉冲式,肌上皮细胞的收缩有助于进行脉冲式分泌。感情冲动时顶泌汗腺的分泌和排泄有所增加,肾上腺素能类药物能刺激它的分泌,一般晨间分泌稍高,夜间较低。

顶泌汗腺液中除水外,还有脂肪酸、中性脂肪、胆固醇等。有些人的顶泌汗腺可分泌一些有色物质,呈黄、绿、红或黑色,使局部皮肤或衣服染色,称为色汗症。

三、皮脂腺

(一)皮脂腺的分泌和排泄机制

皮脂腺分泌方式是全浆分泌,即整个皮脂腺细胞破裂,将内容物排入管腔,然后再通过某种尚未阐明的机制分布于皮肤表面,形成脂质。

(二)影响皮脂腺排泄的因素

皮脂腺分泌直接受内分泌系统的调控,其分泌受雄激素、孕激素、肾上腺皮质类固醇、垂体激素、雌激素等调节。雄激素及长期大量应用糖皮质激素可使皮脂腺增生肥大,分泌活动增加,雌激素可抑制皮脂腺的分泌活动。此外,药物 13-顺维 A 酸等亦可抑制皮脂分泌,用于痤疮等治疗。皮脂腺的分泌活动受人种、年龄、性别、营养、气候及皮肤部位等因素影响。

(三)皮脂的成分

皮脂腺分泌的产物称皮脂,它含多种脂类混合物,如角鲨烯、蜡酯、甘油三酯、胆固醇酯、胆固醇和游离脂肪酸等。其中游离脂肪酸是由毛囊中痤疮丙酸杆菌和马拉色菌等微生物产生的酯酶将甘油三酯分解而成的。

(四)皮脂的作用

皮脂腺是全浆分泌,即整个皮脂腺细胞破裂,胞内物全部排入管腔,然后分布于皮肤表面,形成皮面脂质,润滑皮肤;另一方面脂膜中的游离脂肪酸对某些病原微生物生长起抑制作用。

(吴振涛)

第三章

皮肤美容技术

第一节 皮肤外科常用技术

一、皮肤的切开、闭合及活检术

皮肤的切开、闭合是皮肤外科领域最基本的技术。出于诊断目的获取一小块皮肤组织并送病理检查,该过程称为活检术。如果是为了治疗切取组织,通常叫做肿物切除,常被切除的良性肿物有色素痣、表皮囊肿(俗称粉瘤)等,恶性肿物则有基底细胞癌、鳞状细胞癌、乳房外 Paget 病、恶性黑素瘤等。

(一)活检术

活检术最常用的手段有环钻活检术与切除活检术。

1.环钻活检术

环钻由有锋利游离缘的圆柱状钢圈和手柄组成。环钻活检的过程:确认皮损范围和取材部位;碘伏消毒3遍;局部浸润麻醉;用一只手的两根手指绷紧皮损部位皮肤,另一只手(优势手)握住环钻,刺入皮肤,以一个方向旋转使环钻逐渐深入皮肤,移开环钻;用镊子轻轻夹住被钻的组织,另一只手用剪刀从半游离的组织基底水平剪断组织;将钻下的标本置入标本瓶;利用4-0(躯干四肢)或6-0(头面部)尼龙线或丝线间断缝合;外敷创可贴;往标本瓶中倒入10%甲醛溶液(没过标本即可),在标本瓶外标记患者信息。

2.切除活检术

一般应用15号或11号手术刀片。切除活检过程:确认皮损范围和取材部位;用记号笔或甲紫标记准备切除的轨迹;碘伏消毒3遍;局部浸润麻醉;手术刀垂直入刀刺入皮肤直达脂肪层,沿标记线切开全层皮肤,再水平离断标本;将钻下的标本置入标本瓶;彻底止血;利用4-0(躯干四肢)或6-0(头面部)尼龙线或丝线间断缝合;外敷创可贴;往标本瓶中倒入10%甲醛溶液(没过标本即可),在标本瓶外标记患者信息。

实施活检时,应尽量选择新鲜皮损,不要选择坏死、破溃或溃疡的组织;取材部位往往在皮损边缘(非正常皮肤);切割尽量一次到位,切忌反复拉锯式切割;用镊子抓捏标本时要轻柔,否则易破坏标本微观结构;要彻底止血,必要时加压包扎和增加随访次数。一般情况下,头面部4~6天拆线,躯干7天拆线,四肢和张力较大部位10~14天拆线。

(二)皮肤的切开

皮肤切开常使用 15 号或 11 号刀片配 3 号刀柄。前者俗称圆刀,适于较大皮损的连续平滑切割。11 号刀片有一尖锐的尖,常用于较小皮损或特殊部位的精细钝切。

皮肤切开一般要求垂直入刀,尽量刺入一步到位,不要反复拉锯式切割。为了切割精确,可先用记号笔描画切割轨迹,切割时为了避免血迹冲掉标记,可先用手术刀沿标记线划痕,再切透皮肤。

出于美观目的,切口的设计要遵循一些基本原则。

1. **松弛状态皮肤张力线**

切口的长轴要尽量与松弛状态皮肤张力线平行,这样设计有利于隐蔽瘢痕。

2. **皮肤美容单位**

将面部分割成数个区域,每个区域即为一个皮肤美容单位。当设计切口时,尽量不要让缝合轨迹跨越皮肤美容单位的边界。如果切口不得已涉及多个美容单位,闭合时要在每个美容单位内分别修复缺损。

3. **梭形切口设计**

梭形切口设计是最经典的肿物切除方法,其好处在于缝合轨迹为一平整直线,不会两端翘起,形成"狗耳"。标准的梭形切口长轴宽轴比为 1∶3。然而实际工作中,如果一味遵循 1∶3 的比例,往往发现有过多正常皮肤的损失,会增加切口的长度。故此建议先沿肿物外缘切除肿物,缝合后如果形成"狗耳"再予以修整。总之不同人体不同部位皮肤的质地、弹性都不同,所以形成"狗耳"的能力也不同。

4. **根据皮损性质决定切口设计**

有些肿物有明显的边界或囊壁,诸如脂肪瘤、表皮囊肿(俗称粉瘤),这时就不要一味地进行梭形切开,正确方法是在肿物上方直线形切开皮肤,然后用止血钳钝性剥离肿物。这样做不仅保证了肿物的完整去除,而且最大可能地减少了切口的张力,对于减轻瘢痕非常有意义。如果肿物没有明显边界,且累及皮肤全层,如色素痣等,最佳处理措施是梭形切除。如果肿物仅累及表皮,比如脂溢性角化(又称为老年斑或老年疣),则可以采用刮除法。这样做不伤及真皮层,大大减少了发生瘢痕的概率。

皮肤缺损闭合的方法和质量对于术后美观效果非常关键。对于全层皮肤切开的伤口,建议行内外两层缝合。内缝合是指在皮内或皮下缝合,常使用可吸收缝合线间断缝合,头面部常选择 6-0 缝合线,躯干四肢多用 4-0 缝合线,张力较大的部位可以选择 3-0 或更粗的缝合线。内缝合的目的是关闭皮下死腔和抵消张力,所以说内缝合之后理想的状态是切口两侧的组织紧密贴敷在一起,切口表面聚合形成一条直线。如果皮下有死腔存在,容易发生淤血、感染,进而影响愈合。如果内缝合未能充分抵消切口的张力,未来是靠外缝合拉紧皮肤,则瘢痕发生的概率会大大增加。外缝合可以选择尼龙线或丝线,粗细选择同内缝合线。外缝合有许多方法,诸如间断缝合、褥式缝合、皮内连续缝合、表面连续缝合等。连续缝合的好处在于速度快,皮内连续缝合更能隐藏线头外观好看。它的不足在于无法应对偶然事件所需要的间断拆线和缝合密度过大。间断缝合看起来比较耗时,但是它能根据张力和皮肤对合的需求进行必要的缝合,尽最大可能减少缝线反应。褥式缝合多用于皮肤非常松弛易形成内翻的部位,如阴囊皮肤、老年松弛皮肤等。回顾皮肤外科手术,间断缝合用得最多。这里想表述一个理念:切口张力由内缝合抵消,外缝合只起到调整皮肤对合的作用,应该根据需要间断实施,不要一味追求外缝合的均匀好看。

二、皮瓣成形术

皮瓣成形术是一种缺损修复的方法。所谓皮瓣，是指从缺损邻位或远位转移皮肤遮盖缺损，被转移的皮肤与供区相连。这个相连的部位被称为蒂。蒂是皮瓣成活的生命供给线，所以设计皮瓣时蒂不能过窄，不能过度扭转，否则就会因为营养不良而致皮瓣坏死。一般来说蒂的宽度不应小于皮瓣长度的1/4。

皮瓣有很多分类方法。根据蒂中是否有知名动静脉把皮瓣分为随意皮瓣和轴型皮瓣。随意皮瓣的蒂内没有知名动静脉，皮瓣成活主要依靠毛细血管网，所以对皮瓣蒂的要求较高。反之轴型皮瓣中因为含有知名动静脉血供好，所以该皮瓣的蒂可以适当窄一些，抗扭转能力也强一些。随意皮瓣操作相对容易一些，应用比轴型皮瓣更为普遍。另一种常用的皮瓣分类方法是根据皮瓣运动的形式进行划分。下面简要介绍几种常见形式。

（一）推进皮瓣

推进皮瓣顾名思义皮瓣是通过水平牵拉移动皮瓣覆盖缺损。标准推进皮瓣呈矩形，长边通常是短边长度的3~4倍。如果皮瓣无法充分覆盖缺损，可以在对侧再做一个推进皮瓣，即双向推进。牵拉皮瓣时皮瓣根部会产生扭曲，一般采用进行Burrow三角设计切除可以解决此问题。

（二）旋转皮瓣

旋转皮瓣的特点是皮瓣与缺损有一条公共边，以此边为轴顺时针或逆时针旋转覆盖缺损。旋转皮瓣的长边一般是短边的3~4倍。在长边远离缺损的一端常常设计Burrow三角以解决"狗耳"问题。

（三）易位皮瓣

易位皮瓣是通过皮瓣整体的位移覆盖缺损，运动形式较为复杂。易位皮瓣的刀口比较复杂，实施时要充分考虑刀口的走向，使其符合美容切口的要求。

皮瓣修复较为复杂，不仅要掌握理论，而且需要积累丰富的实践经验。

综上所述，缺损的修复方法多样。值得初学者注意的是修复方法越简单越好，越有利于患者的愈合和恢复美观，能直接缝合就不要做复杂皮瓣，切不可为炫耀而过度、不当应用皮瓣技术。

三、皮肤磨削术

皮肤磨削术历史悠久，曾在美容领域风靡。今天认为皮肤磨削术最主要的适应证是瘢痕，无论是痤疮后瘢痕，还是外伤所致瘢痕。临床实践证实，浅而界限清晰的瘢痕治疗效果较好；质地较软的碟形瘢痕能显现一定矫治效果，但很难完全治愈；对于较深的冰锥样瘢痕往往首先采用环钻切除缝合，然后再行磨削成形。有文献认为，手术或外伤所致的瘢痕，创伤缝合6周后是磨削治疗的最佳时机。目前还常用磨削术做白癜风表皮移植受区的处理。对于仅累及表皮的皮肤疾患，如表皮痣、慢性家族性良性天疱疮等，磨削术也可以作为治疗手段。磨削术技术有多种，各有优缺点，下面扼要介绍一下。

（一）机械磨削

机械磨削设备包括动力装置和磨削头，过去常利用牙科钻，目前有专门设计的皮肤科专用磨削设备。各种机械磨削的差异在于磨削头的质地。磨削头可以是金属丝、磨砂头和金属头。后两者最常用，它们可以被设计成各种大小型号和形状。磨砂头相对廉价，但是砂砾会在使用中脱落，寿命短。机械磨削适应证广，治疗效果明确。

(二)砂纸磨削

砂纸磨削有些像木匠打磨家具表面,即用消毒后的砂纸人工打磨皮肤。这种方法只适用于小面积浅细的小瘢痕,属于微调治疗。磨削时可以用砂纸包裹纱布卷或木块,这样便于操作。

(三)微晶磨削

微晶磨削机的作用原理:由于存在密闭真空的机内系统,磨削头上的正压出口可以喷出微晶砂(三氧化二铝多棱晶体),经与凹凸部平的皮肤碰撞后,产生磨削效应,最后微晶砂与组织碎屑一同又被处于同一磨削头上的负压口吸收。微晶砂的砂流量及负压均可调控,使用十分方便。由于微晶磨削损伤轻,又有利于保护手术操作人员,所以一度风靡,甚至有人误认为微晶磨削作为新技术新设备,可以取代其他的磨削技术。客观讲微晶磨削也存在缺陷,即磨削层次较浅,只适合于角质层或表皮浅层病变的治疗,从理论上讲诸如萎缩性瘢痕等很多疾患是无法通过微晶磨削治愈的。故此,目前许多皮肤美容外科医师又回归使用钻石头磨削机甚至是砂纸磨削。

(四)脉冲二氧化碳激光和铒激光磨削

脉冲二氧化碳激光磨削与铒激光磨削是近年出现的新技术,利用激光高能量定向治疗的原理,取得精细磨削效果。它们最大的优势是可以精细操作,最准确地把握术者想要磨削的层次,而且同时有止血效应。价格昂贵是该技术没有普及的最大瓶颈。

四、腋臭剥离术

腋臭是由于顶泌汗腺分泌物被细菌分解产生异味。腋臭不会威胁患者健康,但是能严重影响其社会生活,所以腋臭是否需要治疗,取决于患者是否觉得生活受到影响。值得注意的是腋臭为主观症状,所以患者的主观感觉会影响治疗效果,医师必须与患者沟通这一点。一般来说评价疗效应由与患者较为疏远的人进行。另外随访腋臭疗效,应在相对恒定的条件下,坚持一年。

腋臭治疗包括药物治疗,激光、电解等微创治疗,以及手术治疗。药物治疗主要机制是收敛、干燥和味道遮掩,只能短暂缓解症状。激光或电解治疗常作为辅助治疗使用。目前公认手术治疗是最彻底的方法。

腋臭治疗手术主要有以下几种术式。

(一)单纯皮肤组织切除

在腋窝区域做较大的梭形切除,然后单纯闭合。这种方法损伤大,术后瘢痕挛缩的可能性很大,严重者会影响上肢功能。目前基本淘汰这种术式。

(二)顶泌汗腺组织盲刮术

这种方法一度是腋臭治疗最普及的方法。具体过程是在腋窝区做一小切口,在脂肪浅层游离腋窝区皮肤,然后利用特制的刮匙反复搔刮被游离皮肤的真皮侧。这种方法切口小,操作简单,但由于是盲刮,所以有时疗效差强人意。

(三)顶泌汗腺可视条件下剪除术

近年多采用顶泌汗腺可视条件下剪除术治疗腋臭。优点在于切口小,治疗效果明确。该术式的切口有多种设计,各有利弊。限于篇幅这里仅介绍一种由中国医师改良发表在国际期刊上的术式——膨胀麻醉下双W微小切口可视剪除法治疗腋臭。

手术方法:患者平躺,待治疗侧上肢外展屈曲枕于头下,充分暴露腋窝区域。常规消毒、铺巾。在腋毛区上缘和下缘分别标记两个小W,长约2 cm,高约1 cm。将60 mL膨胀液(0.25%利多卡因溶液:1 mL 1∶1 000肾上腺素,10 mL 2%利多卡因,70 mL生理盐水)注射于整个腋毛区皮下。沿W标记切开全层皮肤,从两个W切口相向游离皮下层,注意皮肤底侧保留薄层脂肪,最终使腋毛区皮下完全通透。从两个切口分别翻转皮瓣修剪皮肤底层的脂肪及位于真皮深层的顶泌汗腺。从皮肤真皮侧观察顶泌汗腺表现为粟粒大向皮下方向突出的皮色突起。待修剪完毕后,用纱布及膨胀液冲洗擦拭修剪的区域,确保无明显出血后缝合W切口。在切口区域或整个手术区域敷一张油纱或其他防粘连敷料,然后利用植皮后的打包堆加压包扎方法在手术区域堆积纱布条,最后用弹力绷带固定。术后第3天换药1次,1周后拆线。嘱患者1个月内不要做上肢剧烈运动,更不要提重物。一般情况下建议患者分2次手术治疗双侧腋窝,因为双手臂同时加压包扎会严重影响生活。2次手术间隔时间1周以上。如果患者强烈要求,也可双侧同时手术。该术式的优点包括:①小W切口,而且位于腋毛区上下缘,瘢痕不明显。②膨胀液应用不仅起到麻醉作用,而且有助于止血和避免损伤局部血管、神经等组织结构。③可视条件下剪除顶泌汗腺,腋臭治疗效果明确可靠。④两个W位于腋毛区上下缘,当上臂自然下垂时,两个切口位于手术区域的最低端,有利于排出积液淤血,避免了血肿形成,手术后无须放置引流条,方便了患者。⑤打包堆加压包扎和弹力绷带联合应用,压迫止血、固定伤口效果好,比常用的8字绷带包扎方法更简便、更牢固。⑥这种手术设计有利于腋毛区皮瓣的翻转,主要体现在:有两个切口,可以从两端到中间翻转皮瓣;腋窝皮肤弹性较好,且膨胀液的使用也有助于腋毛区皮瓣翻转。

(四)吸脂术和内镜技术

从原理讲,吸脂术和内镜技术类似于盲刮和可视条件下剪除,只是变刮为吸,从翻转皮瓣暴露组织改为内镜下可视操作。由于吸脂术和内镜都需要特殊设备,所以目前并不普及。

五、毛发移植术

毛发移植是皮肤外科的经典术种之一,该技术由皮肤科医师建立并发展普及。

(一)毛发移植原理

毛发移植之父Norman Orentreich医师最早提出了毛发移植供区优势理论,具体内容就是枕部毛发不受雄性激素调节,一般不会脱落,对于雄性激素脱发的患者,即使将枕部毛发移植到受雄性激素调节的其他头皮区域,也不会发生脱落。正因为这一理论的建立,使得毛发移植治疗雄性激素脱发获得理论支持,而且为毛发移植赢得了广阔市场。当然毛发移植的良好效果还依赖于两个美学原理:①正常的头发密度远远大于人肉眼可分辨的密度,即在少于正常毛发数量的情况下,如果是均匀分布,仍有可能达到"浓密秀发"的效果;②头发美观效果与前额发际线密切相关,换言之,良好的发际线能在心理上部分满足患者对"浓密秀发"的需求。基于上述原理,为患者设计符合年龄特征自然美观的发际线,然后从枕部切取带毛发的皮片,将皮片分割后再把毛发均匀栽种于脱发区,就可以满足患者对"浓密秀发"的期待。

(二)毛发移植适应证

男性雄性激素性脱发是毛发移植的经典适应证。女性雄性激素脱发也可以采用毛发移植进行塑形。此外瘢痕性脱发、顽固性斑秃等都可以采用毛发移植恢复外观。毛发移植还可以用于眉毛、睫毛、阴毛的塑形。

(三)毛发移植基本过程

1.术前准备

毛发移植需要一个熟练的团队完成,通常由1名医师、1名护士、2~4名分离毛囊的技术人员组成。手术前,要计算患者受毛区面积和供毛区毛发密度,进而计算出枕部供区头皮的长宽一般来说,受区栽植密度为30～40根/cm²。术前要与患者有充分的沟通,让其对治疗效果有恰当的期待。患者应在术前洗头。

2.枕部供皮区制备

根据计算结果,在枕骨隆凸沿线切取一长条状头皮,一般宽度不要超过1.2 cm。切割时入刀方向要与毛流一致,且深切至脂肪中层,尽量减少皮片周缘毛囊的离断。彻底止血后间断缝合枕部缺损,同时加压包扎。此后患者可做短暂的休息。

3.毛囊单位处理

清洗切下的供区头皮,然后将其转移至分毛区。技术员负责将供区头皮分割成块,再分成片,最后分离出一根根独立的毛囊单位。整个过程中要注意保湿保温,最好将毛囊组织包裹在冰水浸湿的纱布中,分割过程也要不断滴淋冰水。

4.受毛区处理

患者重新躺在手术台上,麻醉后,根据设计用植毛刀在受毛区打孔。注意发际线上毛发不能过密过直。注意术中止血。打孔完毕后就可以将部分分离好的毛囊单位通过植毛镊插入先前打好的孔内。为了保证成活率,要求从供区头皮切割下来到完成毛发移植的时间应低于4小时。植完毛囊单位后,局部用生理盐水清洗,额部外裹弹力绷带防治颜面水肿。最后松松戴上一顶手术帽。

5.术后处理

术后3天内患者应半卧位,而且每天用生理盐水喷壶清洗血痂。2周枕部拆线。一般植入的毛囊3个月左右会进入退行期和休止期,故而植入的毛发会脱落。事先应告知患者不必紧张,这不意味着手术失败。半年到1年后,植入的毛囊会重新进入生长期,那时才是评判毛发移植效果的时候。

(刘 鹏)

第二节 强脉冲光与射频技术

一、强脉冲光技术及应用

强脉冲光(intense pulsed light,IPL)是特定光源所产生的宽光谱脉冲光,因为其强度高而称为强光,强光本质上不是激光,属于非相干光,其光源为一种高功率的光源(如氙灯等),通过滤光器的截止限制,筛选出连续波长的光用于治疗,在此波长区间内有多种波长的光,波长一般在500～1 200 nm。其治疗原理与激光类似,利用选择性光热作用理论,应用于血管性疾病、色素性疾病、瘢痕、痤疮、脱毛等的治疗称为强脉冲光治疗技术,简称强光治疗,又称光子治疗技术。目前临床上应用较多的光子技术有光子嫩肤技术、光子脱毛技术、光子痤疮技术等。

(一)光子嫩肤技术

光子嫩肤技术是一种以非相干的强脉冲光进行非损伤性的皮肤治疗及美容的新技术,属非剥脱性光子嫩肤治疗。该技术除了能起到嫩肤的作用外,还可以治疗部分色素性疾病和微血管疾病,具有微创、安全、有效的特点。

1.作用原理

与激光相似,IPL系统通过选择性光热作用产生疗效。血红蛋白的吸收峰为418 nm、542 nm和580 nm。而黑素在整个可见光谱(400~700 nm)中都吸收能量,在红外光谱(1 200 nm)中吸收系数低。激光发射单色光只针对一种色基不同,与激光不同的是,IPL系统可同时治疗色素和血管性疾病。另外,多色光作用于这些色基的主要和次要吸收峰,理论上可有更好的选择性能量吸收。IPL被用于治疗皱纹,作用机制为光诱导真皮胶原热变性,从而激活一系列程序化的炎症介质释放以及随后的胶原合成。

2.光子嫩肤技术的优势

(1)非创伤性的嫩肤技术。

(2)在单一疗程中可同时改善多种皮肤问题:可有效清除或减退各种色素斑和老年斑;祛除面部毛细血管扩张和红斑期酒渣鼻;减轻细小皱纹;收缩粗大毛孔;明显改善面部皮肤粗糙状况;减轻轻度的痤疮瘢痕;有效改善肌肤的质地与弹性,使面部皮肤变得光滑细腻、有弹性;还能去除面部多余毛发。

(3)全脸治疗:突破过去仅做病灶治疗的局限性、使美容效果达到全脸。

(4)无须休假:治疗后仅有轻微水肿、红斑,无其他不适感,治疗结束即可投入正常的工作和生活。

3.光子嫩肤技术的适应证和禁忌证

(1)适应证:①皮肤色素性病变,如雀斑、日光性雀斑痣、表皮型黄褐斑、日光性角化及一些继发性色素沉着等。②皮肤血管性改变,如毛细血管扩张、红斑期酒渣鼻、Civatte皮肤异色症等。③早、中期光老化和衰老所引起的皮肤质地改变,如毛孔粗大、松弛、细小皱纹等。与BOTOX注射疗法结合,可用来消退收缩性皱纹,改善面部轮廓。④还可用于激光去皱术和化学剥脱术后红斑的辅助治疗。

(2)禁忌证:①近1个月内晒黑的皮肤;②怀疑有皮损的部位(溃疡、炎症等)或皮肤癌患者;③孕妇、糖尿病患者、光敏感体质及近期服用光敏药物者、严重痤疮或瘢痕体质者;④上睑和男性的胡须部位;⑤不切实际的期望。

有学者认为光子嫩肤技术也可作为一种护肤美容技术,可在日常生活中不定期的应用,其保持皮肤年轻化的作用似乎大于其治疗作用。也有学者认为,其作用主要为美容治疗,5~6次为1个疗程,于疗程结束后的两年内无须继续治疗。如果将光子嫩肤作为一种日常皮肤保养而应用时,建议应用较温和的参数且避免过于频繁的应用。对于Ⅴ、Ⅵ型皮肤不推荐进行IPL治疗,疗效/风险比值偏低,预后往往可能不佳。

4.治疗技术

(1)术前准备:①对准备接受强光治疗的患者详细询问病史非常必要。术前仔细检查患者,判断光老化的严重程度及皮肤Fitzpatrick分型及主要病变。②所有医师治疗前需与患者仔细交流,医师明确患者所要解决的问题后,要告诉患者光子嫩肤术的风险,包括治疗时暂时性红斑和疼痛,以及要向患者解释开始时的变化较微弱,只有经过1~2次治疗后才能产生可见的改变。③治疗前必须签署治疗同意书、采集照片,治疗区域保持清洁。

(2)术中过程:①治疗期间无须全身麻醉或局部麻醉。②在治疗过程中一般主张使用冷却胶,因为充填在皮肤和探头之间的冷却胶有助于保护表皮,帮助强光均衡地照射到皮肤。③治疗头和皮肤应保持平行,其边缘和前一次治疗的边界要仔细排列,避免重复和不均衡的治疗,直到治疗区域完全覆盖。在过去的治疗中大多数医师将治疗探头与皮肤保持 1~2 mm 的距离而避免直接接触。但这种治疗技术已发生改变,现在的治疗是在皮肤上涂抹少量的冷却胶,而将治疗探头轻轻地放置在皮肤上进行治疗,但要避免按压。④理想的治疗参数需要个体化,不同的医师根据受试者 Fitzpatrick 分型、肤色、皮损性质、部位、密度等制订个体化治疗方案,恰当地选择波长、能量密度、脉冲数、脉宽、脉冲延迟时间、表面冷却等参数。⑤主张在正式治疗前进行耳前皮肤光斑试验性治疗,它有助于确定患者的理想治疗参数。光斑测试观察患者皮肤的即刻反应,患者有微热的感觉,照射后即刻至 1~2 分钟内皮肤出现轻微发红,色斑处轻微发黑,且 15~20 分钟后红斑基本消退至轻度潮红为度,以此能量依次进行全面治疗。

(3)术后处理:①局部外用冰块冷敷,可以减少不适感和水肿。②外用弱效的糖皮质激素可以减少水肿和红斑,如有表皮灼伤,外用抗生素软膏,每天 2 次。③对于有单纯疱疹病史的患者,应使用抗病毒药物预防复发。④嘱受试者 1 周内冷水柔和清洁皮肤,避免受热,禁止化妆,治疗期间注意避免日光暴晒,每天外用防晒霜(SPF≥30)及保湿霜。⑤禁服有光敏的药物如磺胺、维 A 酸等,间隔 3~4 周进行下一次治疗,每 5~6 次为 1 个疗程。

(4)并发症及其注意事项:如规范操作,很少引起并发症。光子嫩肤最常见、最主要的并发症是局部疼痛和皮肤暂时性潮红,且以有病变部位明显,多可在治疗后 1~2 小时内消失。局部结痂或水疱形成,多因治疗局部能量过高(或光斑反复重叠)所致。个性化的参数设置以及正确的操作可有效避免并发症的发生。另外,皮肤干燥常见于中、干性皮肤患者,可能与治疗后毛孔缩小,皮脂分泌减少有关,皮肤在治疗后两周内比较敏感,此期间应当减少外用产品对皮肤的刺激。

(二)脱毛技术

1.发展背景

人们对于更容易更有效地脱除毛发的方法的需求在持续提高。永久性毛发脱除的最终目标就是使毛囊基底部毛囊球周组织坏死和纤维变性。有人报道说在修复尿道下裂的尿道成形术中应用波长为 1 064 nm 的激光可使毛发脱除。也有报道称用极短脉宽的 1 064 nm 激光脱除毛发的效果很好;使用长脉冲而不是 Q 开关的红宝石激光对于选择性地破坏毛囊结构很有效。近又出现了更先进的激光脱毛系统,如强脉冲光、半导体激光及长脉冲 Nd:YAG 激光系统。

2.作用机制

基于选择性光热作用原理。在可见光到近红外光这一区域,黑素是毛囊中的自然作用靶,波长位于红色和近红外区域的强脉冲宽光谱,可被黑素选择性吸收,且可穿透至真皮深部。600~1 100 nm 波长的光完全可以选择性地加热深部的毛干、毛囊表皮和富含色素的基质,表皮中的黑素会竞争性地吸收能量。在脱毛过程中,毛干和毛囊黑素吸收了光能转化成热能,使毛发温度升高,当温度达到一定程度时,毛囊温度迅速升高直至凝固、坏死,毛发的结构发生了不可逆的损害,从而达到永久性去除毛发的效果。长效脱毛只有破坏毛囊(包括毛囊本身或供养毛球的血管)后才能保证,而毛干的损伤不足以达到长效脱毛的目的,因为不久新的毛发生长周期会变得更活跃,新的毛发又会出现。这就是光子脱毛区别于传统脱毛如镊子拔毛或蜡脱毛之处。毛发生长周期分为生长期、过渡期、休眠期,只有处于生长期的毛发才能有效地被去除,因为只有在生长周期毛发才能作为吸收光的靶目标。因此脱毛需要进行多次治疗。

3.术中操作要点

(1)术前准备:进行医患交流,排除禁忌患者:如术前 1 个月内接受日光浴的患者或正在服用光敏剂的患者;2 个月内采用其他方式脱毛者;妊娠、瘢痕体质者、癌症患者、糖尿病患者、癫痫患者;皮肤开放性伤口及皮肤感染者;敏感性皮肤等。介绍术中术后的注意事项。强脉冲光脱毛者应将所需脱毛部位的毛发剪除,一般建议保留 1 mm 毛发以利于热的传导,而激光脱毛者可将治疗部位毛发完全剔除。根据患者的痛阈大小也可以进行表面麻醉。

(2)参数调整灵活,根据不同部位毛发,毛囊大小,不同类型皮肤选用不同的滤光片,并调整脉宽及脉冲数。选择正确的脉宽和脉冲输出方式很重要。光热强脉冲光的脉冲宽度一般应<1/2毛囊的热弛豫时间(也称为热扩散时间)。表皮的热弛豫时间为9~10毫秒,而毛囊的热弛豫时间一般在30~100毫秒。应用光热强脉冲光脱毛时,脉冲宽度应在2~40毫秒。为尽可能减少因使用不当造成的热损伤,推荐选择多脉冲输出方式,即将单一脉冲所输出的能量,以 2 次或 3 次的脉冲释放,每两次脉冲之间留有10~200毫秒的间隔时间,使表皮有足够的时间散热,而毛囊由于受热后散热时间较表皮长,来不及散热而使热量积聚,温度升高,从而破坏毛囊,达到在不损伤表皮的前提下永久性脱毛的效果。

4.术后处理

术后即刻冷敷治疗部位,以减少局部不适感及水肿。脱毛术不良反应少见,可能出现毛囊炎、水疱、色素沉着或色素减退,瘢痕现象罕见,临床发现有同行反应病例。与激光脱毛仪相比,强脉冲光光斑大,治疗速度较快,由于为一段范围的强光,术后一过性不良反应较激光明显,主要表现为红斑、水疱、色素沉着、毛囊炎、结痂等,治疗效果稍差于激光。

5.脱毛的治疗效果

一般认为,激光脱毛的效果(如使毛囊永久性破坏的百分比)应和所使用的激光能量密度成正比。除此还受多种因素的影响,其中包括接受治疗求美者的皮肤类型和毛发颜色。具有浅色皮肤和深色毛发的人治疗效果要好于深肤色人的治疗效果。肤色深的人其激光脱毛的难点是,如何既要避免由于含有色素的表皮和真皮浅层对光的吸收而出现的表皮损伤,又要形成对表皮层下含色素的毛囊的选择性破坏。对于浅色毛发的人,使用比人类毛囊组织热扩散时间更长一点的脉冲宽度时,会收到更好的脱毛效果。现代的激光祛除毛发设备,多具有 20~40 毫秒的脉冲宽度。国内临床多使用 30 毫秒脉宽的激光器。为了降低高能量密度激光照射可能对局部表皮组织产生热损伤,脱毛过程中对局部表皮的及时辅助冷却具有重要的临床意义,尤其是在有色人种当中。

(三)光子痤疮技术

痤疮常采用局部外用、口服抗生素和维 A 酸等治疗,但疗程较长,口服药物不良反应较多。近年来应用光子治疗痤疮可快速、安全地减轻痤疮炎症,使痤疮的疗程明显缩短,为痤疮治疗开辟了新途径。

1.光子痤疮技术的治疗机制

APC 技术(光子痤疮治疗技术)是通过光子准确作用目标组织——内源性卟啉,破坏皮肤表面及腺体的痤疮丙酸杆菌,从而轻松而快速地达到治疗效果。原理如下:痤疮丙酸杆菌是在皮肤和皮脂腺滤泡中及在皮脂腺分布较多的皮肤区域中最常见的微生物。痤疮丙酸杆菌可以产生内源性的卟啉物质,其数量并不多。内源性卟啉的主要化合物是卟啉化合物Ⅲ。当这些细菌受到紫/蓝色光线的照射时(波长415 nm),其所产生的卟啉物质会增多,并在局部产生不稳定的单态氧。这种单态氧具有细胞毒性作用。它可以使痤疮丙酸杆菌发生不可逆的功能丧失和细菌的死亡。光子治疗的热作用使毛孔张开,可以使更多的氧进入毛孔,这也有助于杀灭各种厌氧菌。

2.光子痤疮技术的适应证、禁忌证

光子治疗痤疮的适应证:最适合于轻度至中度炎症性痤疮,无法接受口服药物治疗,或是传统疗法效果不佳的情况,可以尝试接受光子照射治疗。光子治疗可以用于各种肤色的皮肤及身体的各种部位(如面、颈、胸、背、肩等)和任何类型的皮肤。治疗期间还可以配合其他无光敏性的治疗方法,以提高疗效。

光子治疗痤疮的禁忌证:光敏性皮肤病(如日光性皮炎、红斑狼疮、卟啉症等);口服光敏性药物(如四环素类、灰黄霉素、磺胺类、萘啶酸、异丙嗪、克尿噻、氯丙嗪、雌激素等);孕妇。

3.光子痤疮技术的优点及疗效

(1)光子痤疮治疗的优点:光子治疗无痛苦,也无须休假,治疗时间短,只需传统治疗方法1/3的时间,就能达到60%的清除率,有良好的患者依从性;光子治疗后12周或更长的时间内都会使患者有明显的改善,同时可以联合应用其他疗法来延长痤疮的缓解期。

(2)光子痤疮治疗的疗效(单纯应用光子照射治疗的反应):经4周治疗后95.8%的患者有改善(病损清除率>20%);74.3%的患者反应较佳(病损清除率>50%);76%~81%的患者在治疗后的1~2个月的随访中效果非常理想。

二、射频在皮肤美容中的应用

射频也称为射频电流,是一种高频交流电磁波的简称。每秒变化<1 000次的交流电称为低频电流,>10 000次的称为高频电流,射频就是指这种高频电流。医学上把频率在0.5~8 MHz的交流高频电流称为射频电波。自1868年Darsonval首次将射频技术应用于活体组织后,射频技术便逐渐应用于神经学、心脏病学、肝脏肿瘤等临床领域,美国于2002年获FDA批准后,射频技术开始用于皮肤美容领域,具有祛皱、改善皮肤松弛、改善皮肤质量等效果,为皮肤年轻化技术的发展又提供了一个新的台阶。

(一)射频除皱紧肤的作用原理

1.作用原理

射频电流是受电阻的影响而转化为热能的。射频治疗是应用大功率的短波或微波作用于人体,人体组织是一个导电体,当射频电流经人体通过组织时,组织对射频电波的阻力,使组织内的水分子瞬间产生快速振荡,从而在电极之间产生一种急剧沿电力线方向的来回移动或振动。因各种离子的大小、质量、电荷和移动速度均不尽相同,在振动过程中互相摩擦或与周围的介质摩擦,产生热能选择性作用于真皮深层和深部的纤维隔,引起胶原纤维的收缩和新生胶原纤维沉积,并增加胶原纤维弹性。

2.影响因素

由于个体差异,不同的人有不同大小的电阻,根据欧姆定律,在一定的电压下,通过人体的电流因人体电阻的不同而不同。而人体电阻的大小主要受以下几种因素影响。

(1)皮肤的条件:角质层厚薄、干湿度及粗糙程度。

(2)电流的频率:在接触相同电流的条件下,电流频率高对人体的总阻抗小,电流频率低对人体的总阻抗大。

(3)接触条件:接触松紧度、接触面的大小、接触面的清洁度及耦合剂的存在。

(4)治疗部位的不同:人体内各种组织的导电能力主要取决于它们的含水量和相对密度。例如,肌肉、脑的含水量较大,阻抗就小;而肌腱和腱鞘、骨的含水量较小,肌腱和腱鞘是不良导体,脂肪和骨骼是最差的,则呈现的阻抗就大。

(5)其他因素:皮肤有无破损等。

(二)射频除皱紧肤术的适应证和禁忌证

1.适应证

适用于任何光学类型的松弛皮肤、皱纹、痤疮瘢痕等,特别是轻度松弛的薄皮肤。70%～80%的患者第一次治疗后即有轻微可感受到的皮肤改善,部分患者可达到激光换肤、面部提升术的效果。

2.禁忌证

(1)皮肤癌病史或疑有皮肤癌变倾向的患者。

(2)孕妇。

(3)治疗区域有破溃或感染的区域。

(4)装有心脏起搏器或除颤器的患者。

(5)治疗区域有金属置入的患者。

(三)射频用于皮肤科治疗特点

(1)与激光的作用原理不同,射频转化的热能产生于组织内部,发射极本身不发热,无电流通过人体,所以局部作用温度低而热效应高,减轻了对周围组织的损伤和细胞的破坏,特别是皮下脂肪液化性坏死少,有学者称为"选择性电热作用"。

(2)用于皮肤科无创伤性治疗:治疗后立刻引起真皮胶原收缩,见效快,治疗后效果持久,真皮胶原继续增生,多数可持续3～6个月,甚至达18～24个月,可调控其真皮层受热的深度;治疗后患者无须休息、不影响工作。

(3)操作方便:由于电极种类多,且可制成各种形状,工作面可以任意控制,灵巧精确,在身体任何部位均操作方便。此外,电极可重复使用,降低了成本。

(四)射频技术在皮肤美容科的临床应用

1.换肤和面部提紧术

射频技术可以拉紧面部松弛的皮肤和皱纹。有研究表明,使用RF治疗后额眉部皮肤有1～4 mm高度的提升,眶周、前额、眉间皱纹减少,并有上睑部皮肤的提紧。射频技术对于双手、双上肢、下肢、臀部、腹部、乳房的皮肤松垂和皱纹,以及减腹部膨胀纹(包括妊娠纹)等都有一定的疗效。有研究证明RF治疗使胶原立刻收缩,并继续诱发新的胶原产生,全部病例无不良事件发生。

2.痤疮治疗

研究表明,射频治疗后,皮肤收紧、皮肤毛孔缩小、痤疮减少。射频是一种新型的、安全有效的治疗严重性痤疮的替代疗法。作用原理可能是由于在射频治疗期间真皮热能作用后皮脂腺萎缩及其抗菌作用。

3.瘢痕修复

射频产生的热量可使瘢痕组织重塑。双极射频用于治疗痤疮萎缩性瘢痕,取得一定疗效,其中特别对冰屑状和隆起的瘢痕效果较好。

4.其他

射频技术可用于治疗血管瘤、毛细血管扩张和静脉曲张等疾病。有报道将射频和强脉冲光技术组合成新的脱毛系统,适用于各种肤色,特别是深色皮肤、铜色和白色毛发的脱毛,而这正是激光或强脉冲光脱毛的困难之处。此外,对激光脱毛后残留毛发的祛除,射频治疗也是一个好的弥补方法。

(五)不良反应及处理

射频治疗的并发症发生率非常低,不良反应和并发症的发生是由于射频能量和波形选择不正确,使组织损伤过多、切除过深导致瘢痕形成,或因能量不足致止血效果不满意。治疗的不良反应主要是瞬间红斑和轻微水肿,一般1~2天自行消退。偶会发生持续水肿(持续超过1周),用小量甲泼尼龙琥珀酸钠治疗。

射频技术用于改善皮肤皱纹是美容的一种全新理念,与其他除皱方法相比,它具有安全性高、不良反应极小、患者耐受性好的优点。目前射频技术在国外已有多年的临床应用,并取得显著疗效。虽然无创组织紧肤能产生满意的临床效果,但它并不等同于外科手术。作为医师,目标是应用射频技术在外形修复和除皱紧肤领域为患者提供更好的医疗服务,达到更好的效果。

(刘　鹏)

第三节　激光美容技术

一、激光美容学基础

(一)光的本质

光是电磁波的一种,电磁波谱从短波到长波排列依次为γ射线、X射线、紫外线、红外线、微波、无线波。

紫外线、可见光和红外线合称为光学谱。而可见光是人眼能感受到的光谱范围,只占光学谱的0.1%。各种光在本质上是相同的,都是由光子组成,具有波粒二象性。光子在一个周期内向前传播的距离称为波长,用λ表示,其值等于光速v与振动周期T的乘积,单位nm或μm,每一种激光器都有它特定的波长。可见光中红光波长最长,紫光的波长最短。频率用f表示,基本单位为"1/s",记做Hz(赫兹)。光子能量单位eV(电子伏特)。激光是一种特殊的光源,但与普通光源无本质差别,也为电磁波,具有波粒二象性。激光波相位一致、波长一定。

(二)激光产生的条件

激光的产生是具有一定条件的,即激光工作物质吸收外界能量,使其发生粒子数反转,越来越多的粒子在较高能级聚合,并向低能级跃迁,同时释放出光子,光子通过在谐振腔内的不断振荡放大形成激光。

1.原子能级的概念

原子是组成物质的基本单位,由带正电的原子核和带负电的电子构成,核外电子绕原子核不停地旋转运动。处于不同状态的原子具有不同的、不能连续变化的特定能量,这些特定能量值称为能级。原子的最低能级称为基态,除此以外的高能级称为激发态。根据能量最小原理,处于基态的原子最稳定;处于激发态的原子,因其能量较高而不稳定,它只能在激发态停留约10^{-8}秒(能级寿命)的时间。但有一些物质的能级中有些特殊的激发态,原子在其上停留时间可长达10^{-3}秒,这种特殊的激发态称为亚稳态。具备亚稳态能级结构的物质,就能用作激光器的工作物质。

2.原子的自发辐射、受激辐射、受激吸收及光放大

(1)自发辐射:在基态时,电子常处在最低能量水平,当以光子的形式吸收能量以后,电子能运动到距离原子核较远的轨道上。这就是一个激发状态,处于激发态的粒子是不稳定的,它们在激发态停留的时间一般都非常短。处于较高能级的粒子会自发地跃迁到较低能级,自动释放出1个光子的能量,恢复到静态,能量释放的这一过程称为自发辐射。

(2)受激辐射和光放大:当有电磁波(光子)从外部射于原子,入射的频率与原子的跃迁频率相同时,该入射波将驱使原子以一定的概率产生高能级向低能级的跃迁,同时能量差将以电磁波的形式释放出来,这一过程称为受激辐射。就辐射的特性而言,自发辐射属于随机过程,不受外来电磁场的影响,各个原子发射的电磁波并无确定的位相关系,而且具有各种可能的偏振方向和传播方向,各个原子自发辐射的波列彼此是不相干的;但受激辐射是受入射电磁波所"诱发",类似于"受迫"过程,因而与入射电磁波有同样的频率、位相、偏振状态和传播方向。受激辐射产生的电磁波与入射电磁波具有相同的模式,这是受激辐射最重要的特征。由于这一特性,受激辐射与入射电磁波相干叠加,产生光的放大作用。

(3)受激吸收:假定原子最初处于低能级。如果这个能级是基态,则只要原子不受到某种外来的激励,它将长期处在这个能级上。如果有外部电磁场作用于原子,则原子将按一定概率吸收外部电磁场的能量,而上升到高能级,这一过程称为受激吸收。

(三)粒子数反转、激活媒质及激光谐振腔

1.粒子数反转

(1)概念:在正常情况下,大多数的电子处在基态,受激状态的电子很少。如果要增加受激辐射的可能性,就要提高受激状态的电子比例,使处于受激状态的电子数多于处在基态的电子数,这一过程称为粒子数反转。

(2)反转条件:①选择具有亚稳态能级或长寿命态能级结构的工作物质;②要有强有力的激励能源,将工作物质中低能级的粒子抽运到高能级上去,然后再跃迁到亚稳态上,实现亚稳态对某一低能级间的粒子数反转。

2.工作物质——激活媒质

能造成粒子反转的物质为激光器的工作物质。它具有亚稳态能级。这种物质受激励后,就有可能使亚稳态的粒子数比基态的粒子数多,形成反分布状态。激光工作物质主要包括固体工作物质、气体工作物质、液体工作物质、半导体工作物质。谐振腔内的工作物质决定了激光器产生激光的波长。并非所有的物质都能实现粒子数反转。在能实现粒子数反转的物质中,也不是在该物质的任意两个能级之间都能实现粒子数反转。作为激光工作物质,必须具备两个条件:一是要有合适的能级结构,这是实现粒子数反转的基本前提;二是要具备必要的能量输入系统,以便不断地从外界供给能量,使该物质中有尽可能多的粒子在吸收能量后,从低能级不断地激发到高能级上去。这一能量供应过程称为"泵浦"。

3.激光谐振腔

要实现激光振荡输出,除了能够提供光放大的激光工作物质外,还必须具备正反馈、谐振和输出系统,这些功能由谐振腔来完成。激光谐振腔的作用包括:①为激光器的振荡提供必要的光反馈;②控制并限制激光的频率和方向,提高激光的单色性和方向性。工作物质中最初由于自发辐射而产生的少量光子在两个镜面上重复反射并通过工作物质。每通过一次就会迅速产生许多

相同的光子而在光学谐振腔内振荡,并在瞬息间不断增强这种作用,最后产生大量的一致性的光子流,即激光。

(四)激光的特性

激光具有高度的单色性、相干性、方向性和亮度。激光的这四条特性本质上可归结为一点,即激光具有很高的光子简并度,或者说,在任一稳定振荡模式内都包含有数目极大的光子。

1. 单色性

光源的单色性是指光源发出的光强按频率(或波长)分布曲线的狭窄程度,通常用谱线宽度描述。线宽越小,光源的单色性越好。激光的单色性较普通光源要好得多。激光高度单色性的原因有两个:一是激光为受激辐射;二是激光器的谐振腔具有选频作用。由于光的生物效应依赖于光的波长,使得良好的单色性在临床治疗上获得重要应用。

2. 相干性

相干光源是指频率相同、振动方向相同、位相差恒定的光源。把光的相干性分为时间相干性和空间相干性。时间相干性是空间同一点上不同时刻光场的相干程度,它与光源的单色性密切联系在一起。与普通光源相比,激光器任何一个稳定振荡模式的线宽都很窄,即有很高的单色性,因而其时间相干性也非常高。不过应当注意的是,多模激光器的不同振荡模式之间是不相干的。

3. 方向性

点光源发射的光束呈圆锥形,过圆锥轴线所在平面的两条母线间的夹角称为光束的发射角,而圆锥形光束的锥面所围成的空间称为光束的立体角。由于激光的发散角相当小,尤其通过透镜准直作用可进一步缩小它的发散角,所以激光具有很强的方向性。

4. 亮度

光源单位时间、单位立体角垂直照射在单位面积上的能量,叫作该被照射面上的辐射亮度。激光具有很高的亮度,原因有三:①激光在时间上的高度集中,脉冲激光的发光时间可为 10^{-15} s;②激光发散角极小;③激光光斑直径极小,经聚焦后可为 $0.1~\mu m$ 或更小。例如,1 mW 激光器的亮度可以达到 100 W 普通光源的 1 000 倍。

(五)激光的生物效应及影响因素

1. 激光的生物效应

激光和生物组织相互作用后所引起的激光与生物组织的任何变化,被称为激光的生物效应。激光的生物效应取决于激光的性能、生物组织的性质及激光与生物组织的作用时间和方式等。激光的强弱所产生的生物效应也不相同。一般认为激光可产生 5 种主要的生物效应:热生物效应、压强效应、光化效应、电磁效应、弱激光刺激效应。

(1)热生物效应:激光的热生物效应是指激光被生物吸收后转化成热能,使组织温度升高,性质发生变化,即产生热效应。生物的激光热效应机制为生物组织吸收激光能量后而使被照射处温度升高;温度升高至 38~40 ℃,有温热感觉;43~44 ℃时,皮下微血管扩张充血,出现热致红斑;47~48 ℃时,产生热致水疱,即有炎性渗出物潴留在皮内,致使表皮与真皮分离而形成水疱;55~60 ℃时,产生热致凝固,即受照射处很快会凝固坏死;略高于 100 ℃时,产生热致沸腾,即皮肤组织中的组织液沸腾而汽化;300~400 ℃时,产生热致炭化,即皮肤迅速炭化;超过 530 ℃,产生热致燃烧,可见火光;530 ℃以上产生热致气化,及组织由固体立即变成气体,并以极高的速度从组织射出,而使该处留下凹陷。通常连续性激光如二氧化碳激光即利用激光的热效应作组织气化与切割功能。在临床应用中,二氧化碳激光能量的输出及脉冲时间(脉宽)需非常谨慎掌握,否则极易造成损伤组织过深,产生瘢痕。

(2)压强效应:激光本身的辐射压力对生物组织产生的压强,即光压,称作一次压强;生物组织吸收强激光造成的热膨胀和相变以及超声波、冲击波等引起的压强,称二次压强。压强效应可改变生物细胞组织的形状,产生细胞、组织内部或之间的机械力,进而对细胞、组织产生相应影响。

(3)光化效应:一个处于基态的分子吸收了能量足够大的光子以后,受激跃迁到激发态,在它从激发态返回到基态,但又不返回其原来分子能量状态的弛豫过程中,多出来的能量消耗在它自身的化学键断裂或形成新键上,其发生的化学反应即为原初光化学反应。在原初光化学反应过程中形成的产物,大多数极不稳定,它们继续进行化学反应直至形成稳定的产物,这种光化反应称为继发光化反应,前后两种反应组成了一个完整的光化反应过程。这一过程大致可分为光致分解、光致氧化、光致聚合及光致敏化四种主要类型,光致敏化效应又包括光动力作用和一般光敏化作用。

(4)电磁效应:激光是一种电磁波,以电磁场的形式与生物组织作用。

(5)弱激光刺激效应:当低功率激光照射生物组织时,不对生物组织直接造成不可逆性的损伤,而是产生某种与超声波、针灸、艾灸等机械的和热的物理因子所获得的生物刺激相类似的效应,称为弱激光刺激效应。弱激光通过加强血液循环、调整功能、促进细胞生长、组织修复等作用达到治疗疾病的目的。氦氖激光、氩激光、二氧化碳激光等都能产生弱激光的组织刺激效应。

激光与生物组织相互作用的各种效应分类没有严格的界限,如在光化学效应中光热效应也起了很大的作用。激光热效应、光化学效应和机械效应通常是同时发生,并不是孤立存在的,对许多疾病的治疗和诊断都是综合效应的结果,只不过在特定的条件下,以某一生物效应为主要表现而已。

2.激光生物效应的影响因素

激光的生物效应取决于激光的性能、生物组织的性质及激光与生物组织的作用时间和方式。

(1)激光的性能主要包括波长、功率、激光的工作方式和模式等。

(2)生物组织的性质主要包括光学性质(反射率、透射率、吸收系数、散射系数等)、热学性质(热容量、热扩散率等)、机械性质(密度、弹性等)、电学性质(阻抗、介电常数等)等物理性质及生物性质(色素、含水量、血流量、不均匀性、层次结构等)。不同的生物组织具有不同的性质。

(六)激光剂量及治疗参数

激光医学剂量的度量最主要的目的是预测生物效应的结果,以达到正确控制激光照射人体组织的作用。

1.激光输出方式

激光有2种输出方式,即连续波和脉冲波,脉冲波又根据脉冲时间的不同分为长脉冲、短脉冲和超脉冲。连续激光在作用的时间内很少变动或没有变动;脉冲激光是有规律地变动;超脉冲激光能在很短的时间内产生特别高的能量,如Q开关激光。

2.物理剂量

物理剂量(D)等于激光束垂直照射到生物体单位面积上的功率(P/A)与照射时间(t)的乘积,即$D=(P/A)t\cos\theta$,单位是焦厘米$^{-2}$($J\,cm^{-2}$),即激光的能量密度,又称激光流量。物理剂量四要素为激光功率、受照面积、照射时间、入射角。

3.生物剂量

生物剂量是指生物体吸收激光能量后,根据所引起的生物组织反应的强弱程度进行分级,这种分级称为生物剂量。生物剂量因不同个体、同一个体不同部位、不同波长、不同工作方式而不同。

4.激光治疗参数

(1)波长:波长决定激光与组织相互作用的性质。

(2)吸收系数:每单位长度光子被吸收的概率,$\mu a(mm^{-1})$表示,μa越大,吸光能力越强。

(3)穿透深度:激光能量衰减到$1/e$时,激光穿透组织的深度,其中将原来光束强度衰减到$1/e$称为衰减距离,衰减到$1/10$称为消散距离。

(4)脉冲宽度:脉冲波峰值(P)降低至一半(P/2)时所对应的两个时刻差称为脉冲宽度。

(5)脉冲间隔:多(双)脉冲中两相邻脉冲宽度间的停顿时间称为脉冲间隔。

(七)皮肤的光学性质

1.人体皮肤组织的生色团

黑素细胞散在分布于表皮基底细胞间,含黑素颗粒。黄种人和白种人黑素细胞主要存在于基底层中,黑种人的黑素细胞密集分布于表皮各层。正常情况下,真皮中一般没有黑素细胞,无黑素颗粒沉积。色素性病变是指黑素细胞的数量、分布及黑素颗粒的密度、沉积位置出现异常。红细胞含有数百个血红蛋白分子。血管性皮肤病表现为真皮层甚至皮下组织毛细血管增生或血管扩张,导致病变处血红蛋白浓集。

2.皮肤中光的传播特性

皮肤的光学特性主要指皮肤对光的反射、散射、吸收和透射的规律。显然,若反射、散射和透射多了,则吸收就少,若吸收多了,则透射就少。研究表明,激光只有被生物组织吸收时才可能引起生物效应,而且一般只有透过皮肤一定深度时才可能对该处组织起作用。

3.皮肤对光的反射

皮肤对光的反射分为表面镜式反射、表面漫反射和皮肤内的后向散射,其反射率为上述三者的光强与入射光强之比。

(1)表面镜式反射:当皮肤表面的粗糙度存在着小于入射光波长的区域时,入射光照射到这种皮肤表面时,该区域将发生镜式反射,其反射角等于入射角。

(2)表面漫反射:当光所照射的皮肤表面存在着粗糙度远大于入射光波长时,该区域发生漫反射。

(3)皮肤内的后向散射:当光通过皮肤表面进入内部后,由于皮肤内复杂的层次和颗粒结构,将对光产生强烈的散射,其中一部分散射光必然返回表面形成漫反射,因其方向与入射光背道而驰,故称为后向散射光。因为体表的部位、皮肤颜色、表面粗糙程度的不同,组织中脂肪含量、含水量、血液微循环、血红蛋白含量等生物学方面的差异,所以皮肤对不同波长激光的反射不同。

4.皮肤对光的吸收

光通过介质后能量被衰减的现象叫介质对光的吸收,分为一般吸收和选择吸收。除真空外,光通过任何介质都要被吸收的现象称为一般吸收。其特点是吸收很弱,并且在给定波段内几乎是不变的,只随介质的厚度增加而增加。选择性吸收在临床上具有重要意义,如血液中的氧合血红蛋白富含对542 nm和578 nm光波段具有选择性吸收的色素分子,所以血液能对上述波长产生强吸收而形成特征吸收峰。

5.皮肤对光的透射

皮肤对光的透射分为弹道透射、蛇形折射和前向散射。其透射率为上述三者之和与入射光强相比。

(1)弹道透射光:非散射、相干信息光,光程最短。它沿入射线方向直线前进,并随组织厚度增加迅速衰减,穿透最浅。

(2)蛇形折射光:弱散射、轻微偏折光,部分相干信息光。由于皮肤组织复杂的层次结构而形成多次折射光,似蛇形前进,因而光程长,穿透较深。

(3)前向散射光:漫透射杂散光,非相干信息光。由于光子在组织内无序散射,轨迹迂回曲折,光程最长,穿透最深。

6.皮肤对光的散射

光通过不均匀介质时,出现偏离原传播方向而沿侧向传播的光,称为光的散射。皮肤有复杂的层次和结构,对光的散射尚待研究。在皮肤,散射主要是由于真皮胶原的原因,因为胶原分子的尺寸和近红外线的可见光的波长相似。散射很重要,因为它迅速减少能量密度,使靶色基的吸收成为可能,因此在组织上产生临床效果。波长增加,散射减弱,使其成为理想的媒介指向深层的皮肤结构,如毛囊。600~1 200 nm 的波长是通向皮肤的光窗,因为它们不仅散射少,而且在这个波长范围内限制了被生物体内的色基吸收。

4种作用方式中最重要的是吸收,绝大部分光子是被色基吸收的(95%),在其余3种作用中只损失小部分光子。光子携带足够的能量穿透表皮到达色基,色基吸收光子后产生光热作用导致温度升高,随后热量向含有色基的细胞(红细胞,黑素细胞)传导,引起后者的热损伤,最后破坏的细胞残余物质被人体免疫系统吸收清除。4%~7%的光会从皮肤上反射出来,因此在进行激光治疗时,患者和医师都需要佩戴护目镜。

(八)选择性光热作用理论

1.热弛豫和热弛豫时间

当组织靶目标吸收激光能量后,温度一定会升高,也必定会向周围邻近组织发生热的传导。那么靶目标的热向周围组织发生的这种热的传导的过程就是热弛豫,而衡量热弛豫速度的快慢就是热弛豫时间,实际上就是衡量组织冷却的快慢。热弛豫时间就是显微靶目标显著地冷却(温度降低一半时)所需要的时间。物体的热弛豫时间与物质大小的平方成正比。对于一个给定的物体及形状,体积减小一半,冷却时间将减少4倍。如体积减小1/10则冷却时间会减小100倍。因此,在选择合适的脉冲时间或照射时间以取得血管的选择性光热作用很重要。血管的大小是不同的,毛细血管热弛豫时间为10微秒,静脉可能为几百微秒,而成人鲜红斑痣的较大血管,热弛豫时间可达数十个毫秒。因此,对于典型的鲜红斑痣来说,血管呈现的热弛豫时间有很大的波动范围。因此不能认为血管只有一个单一固定的热弛豫时间。

2.选择性光热作用理论

要取得选择性光热作用效应,必须具备3个基本条件:①透入到皮肤的激光波长必须为理想的靶目标优先地吸收。②激光的照射时间必须短于或等同于靶目标冷却所需要的时间。③足够引起靶目标达到损伤温度的能量密度。

当激光满足这3个条件后,便可获得对数以万计的显微靶目标的选择性损伤,而无须激光对每个细小目标进行逐一照射。在选择性光热作用中可能会有几种热介导的损害机制发生,包括热变性、机械性损害以及热分解。皮肤色基可选择性地吸收特定波长的光,如果色基的吸收光谱是已知的,那么可以选择合适波长的激光,对色基进行照射以得到理想的组织治疗作用。皮肤中主要的色基是黑素、水和血红蛋白。

(九)常用的医用激光器

激光器种类繁多,分类方法也有很多种。按产生激光的工作物质不同,可以分为气体激光器、固体激光器、半导体激光器、液体激光器、化学激光器等。

按工作方式,激光器可分为连续和脉冲两大类。按激光技术,激光器可分为静态脉冲激光器、调Q激光器、锁模激光器,也可分为单模(单纵模和单横模)激光器和多模激光器。

1. 气体激光器

气体激光器以气体或金属蒸气为发光粒子,是目前种类最多、波长分布区域最宽、应用范围最广的一类激光器。气体激光器可以分为三大类:原子、分子、离子气体激光器。在原子气体激光器中,所采用的气体主要是氦、氖、氩、氪、氙等惰性原子气体。在分子气体激光器中,产生激光作用的是没有电离的气体分子。离子气体激光器是利用电离后的气体离子产生激光。

(1)氦氖(He-Ne)激光器:最早研制成功的气体激光器。这种激光器结构简单,操作方便,工作可靠,应用非常广泛。He-Ne激光器的输出激光波长有632.8 nm、543 nm、3.391 μm 和1.152 μm 等,目前最常用的波长是632.8 nm。其属于小功率激光,临床主要用于低功率照射。He-Ne激光照射引起的生物效应较为复杂,除了引起局部反应外还通过下丘脑-垂体-肾上腺皮质系统引起全身反应,主要有:①扩张血管加快血流,改善皮肤微循环;②增加细胞膜的通透性和酶的活性,促进了组织代谢;③镇痛;④抗炎;⑤增强细胞和体液免疫,调节机体免疫功能。He-Ne激光在皮肤科主要应用于皮肤黏膜溃疡如静脉曲张性溃疡、口腔溃疡和阿弗他溃疡等;He-Ne激光局部照射可改善血液循环、调节免疫,对斑秃有较好的疗效;对带状疱疹减轻疼痛也有一定的帮助。

(2)铜蒸气激光器和溴化铜激光:高频脉冲激光,有两个波长,511 nm 的绿光和 578 nm 的黄光。这两个波长都接近血红蛋白的吸收峰值 577 nm,可起到凝固血管的作用,又可使血管周边组织因有足够的冷却时间而不被损伤,因而是治疗鲜红斑痣和各型血管瘤的理想激光。临床上578 nm 的激光主要治疗鲜红斑痣、浅表草莓状血管瘤、静脉湖、血管角皮病、化脓性肉芽肿等血管性病变;511 nm 的绿光还可用于治疗色素性病变,如黑子、雀斑、雀斑样痣等。

(3)二氧化碳(CO_2)激光器:CO_2 激光波长为 10 600 nm,属远红外线,是目前获得连续输出功率最高的一种激光器,皮肤科常用输出功率是 3~50 W。输出方式:大功率治疗机用关节臂输出,小功率治疗机则用波导输出。CO_2 激光主要是热效应。组织对 CO_2 激光的吸收无选择性,CO_2 激光的能量主要是被细胞内外的水分所吸收,穿透极为表浅,达到精确的烧灼和切割病变组织。CO_2 激光可用于各种皮肤良性赘生物的治疗,如寻常疣、尖锐湿疣、毛发上皮瘤、汗管瘤、软纤维瘤、睑黄瘤、脂溢性角化病、各种色素痣等;对于局限性毛细血管扩张、蜘蛛痣、酒渣鼻等表浅毛细血管扩张性损害也有较好疗效;还可用于治疗浅表基底细胞癌。CO_2 激光可用于皮肤重建,超脉冲 CO_2 激光以其较小的热损伤和较高的脉冲能量,精确地控制治疗层次,有效防治瘢痕增生,从而增加了皮肤重建的安全性和疗效,更适合在皮肤整形美容中应用。

(4)氩离子(Ar^+)激光器:Ar^+ 激光器输出最强的两条谱线是 488.0 nm(蓝光)和 514.5 nm(绿光)。Ar^+ 激光器连续输出功率一般为几瓦到几十瓦,高者可达一百多瓦,是目前在可见光区连续输出功率最高的激光器。其波长恰好在血红蛋白和黑素吸收光谱的曲线峰值中,即光作用的靶组织是血红蛋白和黑素,临床上因此用于治疗皮肤血管增生和色素增多的皮肤病。因其可能有永久性色素减退和瘢痕形成的不良反应,近年仅偶用于治疗管径较粗的毛细血管扩张、血管淋巴样增生、Kaposi肉瘤和化脓性肉芽肿等,或在光敏剂配合下应用于鲜红斑痣的光动力学治疗。

(5)氮分子激光器:一种工作在紫外波段的脉冲气体激光器。其输出波长主要分布在近紫外光谱区,其中以337.1 nm激光谱线为最常用;输出激光脉冲的时间宽度较窄,一般为纳秒(10^{-9})数量级;输出激光的脉冲峰值功率也较高,可达兆瓦量级以上;输出脉冲重复率可达每秒几十到几百次。氮分子激光器的主要优点是输出为近紫外激光,脉冲功率较高。临床可用于银屑病、白癜风等皮肤病的治疗,也可以用于穴位照射和荧光诊断。

(6)准分子激光器:一种特殊类型并且主要工作在紫外波段的气体激光器,工作物质为准分子气体。准分子是一种不稳定的处于激发状态的复合分子,通常情况下它从产生到消失所经历的时间很短(几十纳秒量级)。可产生激光作用的准分子气体大体可分为惰性气体准分子(如Xe_2、Ar_2等),惰性气体原子与卤素气体原子结合而成的准分子(如XeF、KrF、XeCl等),以及金属原子与卤素原子结合而成的准分子(如HgCl、CuF等)。准分子激光器的主要优点是输出激光位于近紫外与真空紫外区,可获得较高功率和较大能量的脉冲激光输出,器件的能量转换效率较高。这种激光器的应用范围与氮分子激光器大致相同。临床上主要用于眼科的屈光不正等治疗,心血管疾病如冠心病、周围血管性疾病等治疗及白癜风、银屑病和过敏性皮炎等皮肤病的治疗。

2.固体激光器

固体激光器是将产生激光的粒子掺于固体基质中。工作物质的物理、化学性能主要取决于基质材料,其光谱特性则由发光粒子的能级结构决定,发光粒子的光谱特性受基质材料影响。

(1)宝石激光器:红宝石激光器工作物质是红宝石晶体。红宝石激光器中红宝石是三能级系统,阈值泵浦能量要比Nd:YAG高2~3个数量级。红宝石激光器的输出波长位于可见光范围,因而在动态全息、医学(如视网膜凝固)等方面应用较广。Q开关红宝石激光波长为694 nm,其有良好的光热分解效应,其光能仅为黑素吸收,而血红蛋白几乎无吸收,且对周边邻近组织几乎无损伤,是理想的治疗深在性色素性皮肤病的激光。Q开关翠绿宝石激光波长为755 nm,脉冲时间为100 ns。它的作用靶组织主要是黑素。Q开关翠绿宝石激光的穿透性较Q开关红宝石激光更深,适合治疗更深部的色素性损害。应用于太田痣的治疗时,组织真皮乳头层和中部的痣细胞消失而表皮无损伤。另外,长脉冲755 nm翠绿宝石激光、694 nm红宝石激光目前还用于激光脱毛。

(2)掺钕钇铝石榴石(Nd:YAG)激光器:Nd:YAG激光波长1 064 nm,近红外激光。因对组织无选择性吸收,在临床应用中易产生瘢痕,受到限制。脉冲钇铝石榴石激光是利用Q开关将连续波调制成脉冲波。脉冲倍频钇铝石榴石激光则是通过双重水晶玻璃将掺钕钇铝石榴石激光倍频后,产生532 nm光波,用Q开关调制成脉冲激光后用于治疗的。这两种钇铝石榴石激光的靶组织均是黑素和深色染料,脉冲钇铝石榴石激光是Q开关调制的脉冲波,根据"光热分离"理论及该激光自身穿透组织深的特性,作用于较深在的色素性皮肤病和深色染料的文身可取得较好疗效,而脉冲倍频钇铝石榴石激光产生532 nm光波,作用部位较脉冲钇铝石榴石激光表浅。

临床上脉冲钇铝石榴石激光主要是治疗太田痣等深在性色素性皮肤病和深色文身、各类血管瘤和其他损害较深大的各型皮肤良性或恶性肿瘤以及病毒性疣类。脉冲倍频钇铝石榴石激光则主要用于治疗鲜红斑痣和浅表的皮肤色素性损害,如咖啡斑、Becker 痣、雀斑等。治疗以皮损变为白色、灰白色或灰褐色,凝固坏死即可。或对肿瘤基底气化切割后再对残留面扫描照射,以清除残存的肿瘤细胞。治疗过程中要特别注意掌握照射剂量和控制好深浅度。术后应保持局部清洁,可涂抗生素软膏,防止感染。治疗后1~2天局部可有水肿,一般可自行消退。也可遗留暂时性的色素沉着或轻度萎缩性瘢痕。

(3)医用铒激光:医用铒激光设备是一种医学专用激光系统,激光介质为铒石榴石晶体材料,波长2 940 nm。与 CO_2 激光相比,铒激光可更加强烈地被水吸收,对潮湿的皮肤穿透只有几个微米,因而具有更加精确的皮肤剥蚀能力。临床可用于治疗痤疮瘢痕、色素痣、脂溢性角化病(老年斑)、黄瘤、汗管瘤、疣等皮肤病。也可用于面部除皱。铒激光对周围组织的损伤微小,其治疗精确性和安全性均优于超脉冲 CO_2 激光。手术部位为面部,主要为眶周、额部及颊部。

3.半导体激光器

半导体激光器以半导体为工作物质。常用的半导体材料有砷化镓(GaAs)、砷铝化镓(GaAlAs)、砷铟化镓(GaInAs)、碲锡铅(PbSnTe)等。半导体激光器具有体积小、效率高、造价低、结构简单等突出优点,但也存在激光谱线宽、发散角大等缺点。半导体激光器可用于脱毛,波长为800 nm,光斑方形,脉宽有30毫秒、100毫秒及自动设置3种,频率1~2 Hz,配有 Chillip 接触式冷却系统,操作方便快捷。半导体激光器目前用于脱毛效果较理想。

4.染料激光器

染料激光器是以有机染料为激活物质,溶于甲醇或水的激光器。激光器用液体染料,而不用气体或固体染料的理由:液体染料光学性能好,激活物质制作方便,可以像气体那样利用液体流动散热;液体染料能够自行修复,而固体染料遭受高强度的损失是永久的、不可能修复的;液体染料价格便宜,其频率特性可调,配比不同的染料可得到从紫外到近红外(0.2~$1.0~\mu m$)的激光。染料脉冲激光器的脉冲为微秒量级,峰值功率高,达到疗效所需能量比其他激光机体积小,在医学上得到广泛应用。根据输出的方式将染料激光分为有闪光灯泵脉冲染料激光和氩离子光泵可调染料激光。闪光灯泵脉冲染料激光被美国食品及药品管理局(FDA)批准用于治疗成人和儿童的鲜红斑痣和毛细血管扩张。皮肤科临床常用的是585 nm 和 595 nm 染料激光,适用于鲜红斑痣、毛细血管扩张、蜘蛛痣、浅表的草莓状血管瘤等。510 nm 色素性损害染料激光,脉冲时间为300 ns,临床上用于治疗浅表性皮肤色素性损害,如雀斑样痣、雀斑、咖啡斑、脂溢性角化病、继发性色素沉着等,亦可治疗 Becker 痣。

二、激光在皮肤美容中的应用

色素性皮肤病的激光治疗

(一)激光治疗色素性皮肤病的基本原理

选择性光热作用理论即根据不同组织的生物学特性,只要选择合适的激光参数(波长、脉冲持续时间、能量),就可以在保证最有效治疗病变部位的同时,对周围正常组织的损伤最小。要实现选择性光热作用,则必须满足3个重要条件。

1.透入皮肤的激光波长能被靶组织选择性优先吸收

就色素性疾病而言,黑素吸收峰值在280~1 200 nm 随波长增加而吸收减少。因激光在组织中的穿透深度与激光的波长成正比,所以治疗浅表色素性疾病如雀斑、黑子等,可选择波长较短的激光,如510 nm、532 nm 激光等;如果治疗真皮色素性疾病如太田痣、蓝黑色文身等,则必须选用波长较长的激光,如694 nm、755 nm、1 064 nm等,只有波长较长的激光才能有效到达真皮深层。

2.激光脉冲持续时间应小于或等于靶组织的热弛豫时间

色素性病变中黑素颗粒非常微小,其热弛豫时间仅为1秒。因此治疗色素性病变通常使用脉宽为纳秒级(ns,1秒=109纳秒)的激光,即Q开关激光。调Q技术即是实现压缩激光脉宽、提高激光峰值功率的方法,这种技术又称为Q开关技术。Q开关激光脉宽短至几个纳秒至几百个纳秒(1纳秒=10^{-9}秒),其激光峰值功率极高,可使一些细小颗粒如黑素、文身墨等骤然受热而发生瞬间爆破,而邻近的正常组织不被破坏。

3.激光的能量密度要足够引起靶目标达到损伤温度

实际临床应用时激光的能量密度需根据靶组织的性质、颜色深浅、大小厚薄和治疗时的反应等确定,治疗过程中应不断对激光能量进行调试和修正。如选择的激光能量过低达不到疗效,过高则有形成瘢痕的危险。

根据黑素异常沉积的部位,可大致将色素增加性皮肤病分为表皮色素增加性皮肤病和真皮色素增加性皮肤病。对于前者一般用波长较短的激光治疗,也可用波长较长的激光治疗;对后者则必须采用波长较长的激光进行治疗。

(二)表皮色素性疾病的治疗

表皮色素增加性皮肤病变中,色素异常表现形式较复杂,主要有:①色素细胞功能、形态异常而数量不增加,如雀斑;②色素细胞数量增加,如雀斑样痣、咖啡斑;③仅表现为噬黑素细胞增加,如黄褐斑、炎症后色素沉着。激光治疗对前两者疗效较好,而因全身或局部代谢异常所致如黄褐斑、炎症后色素沉着疗效不佳,甚至治疗后色素有加重可能。

1.雀斑

雀斑是一种与遗传、日晒、内分泌异常有关的色素增加性皮肤病,组织病理为表皮基底层黑素颗粒含量增多,但黑素细胞数量并不增加。激光是治疗雀斑的有效方法之一,应根据患者的发病年龄、部位、肤质、雀斑颜色的深浅,选择合适波长的激光制订个性化的治疗方案。Q开关倍频Nd:YAG激光,波长532 nm,脉宽5~10 ns,能量密度2.2~2.6 J/cm^2,光斑直径2~3 mm,频率2.5~5 Hz。Q开关红宝石激光,波长694 nm,固定脉宽30 ns,光斑直径3.5~6.0 mm,能量密度2.5~13.0 J/cm^2。Q开关翠绿宝石激光其波长为755 nm,脉宽50纳秒,能量密度6.0~8.0 J/cm^2,光斑直径2~4 mm。应用Q开关激光治疗后,皮损部位即刻呈灰白色(采用Nd:YAG激光治疗后,皮损局部还有出血点)。大部分经过1~2次的治疗即可痊愈,治疗间隔以2~3个月为宜。治疗后不良反应包括局部水肿、细小水疱或血疱形成,少数可出现暂时性的色素沉着和色素减退,个别能量密度过高时局部可出现永久性色素减退及点状凹陷性瘢痕。强脉冲光波长为560 nm,脉宽2.4~5.0纳秒,常选择2~3个脉冲,脉冲间隔15~30纳秒,能量密度用25~35 J/cm^2,光斑大小3.5 cm×0.8 cm。强脉冲光光斑大,效率高,治疗后大部分皮损颜色加深呈深褐色,约1周后皮损脱落而愈。强脉冲光最大的优点是术后不良反应小,一般不影响患者的工作和生活,但常需多次(2~5次)治疗,治疗间隔以3~4周为宜。此外由于其穿透深,可以作用到真皮层,刺激胶原纤维和弹性纤维重塑,消除细小皱纹,改善皮肤光泽,在治疗的同时达到美白、紧肤的效果,是目前治疗雀斑疗效肯定且较为安全的方法。值得注意的是,无论何种方法,雀斑治疗后应严格防晒,必要时口服维生素C、外用防晒霜及氢醌霜等,如防护得当皮损一般不会大量复发。

2. 咖啡牛奶斑

边缘规则的色素沉着斑,有时和多发性神经纤维瘤合并发生。组织病理示表皮内黑素总量增加,有散在的异常大的黑素颗粒,基底层黑素细胞数目也增多。可以用Q开关激光或强脉冲光治疗,方法与雀斑基本相同。经1~4次的治疗部分患者可取得满意的疗效,但部分患者愈后很快复发,因此疗效无法预料。有些患者即使应用了各种波长的激光多次治疗也无效,原因还有待进一步研究。咖啡斑的激光治疗可小区域试验性治疗。治疗时要注意能量密度不宜过大,少数患者可出现暂时性或永久性的色素减退。

3. 雀斑样痣

又称黑子,表现为棕黑色的斑点。组织病理示表皮中黑素增多,表皮突延长,表皮与真皮交界处黑素细胞增多,但不成团。基于美容需要,可应用Q开关激光或强脉冲光治疗,方法与治疗雀斑基本相同,但治疗次数较多,一般需2~4次,少数雀斑样痣治疗效果不理想。此外,还应注意能量过大可能会导致凹陷性瘢痕或色素减退。

4. 黄褐斑

黄褐斑是一种色素沉着皮肤病,表现为色素对称性沉着。轻者呈淡黄色或浅褐色,点片状散布于面颊两侧;重者呈深褐色或浅黑色,遍布于面部。病因十分复杂,尚不完全明确,现代医学认为黄褐斑与下列因素有关:主要原因是内分泌失调、紫外线照射、遗传因素,此外还与氧自由基、微量元素的含量、局部微生态环境、血液流变学、甲乙型肝炎、胆囊炎、酪氨酸功能障碍、化妆品、光毒性药物、抗癫痫药等有关。根据Wood灯对该病的观察,可将其分为表皮型、真皮型和混合型。表皮型:黑素沉积在表皮层和真皮的浅层,在乳头层上,用滤过紫外线(Wood)灯照射可清楚地显示出来。真皮型:黑素沉积在真皮中部和深部,用Wood灯照不出来。混合型:黑素沉积在表皮,也沉积在真皮,Wood灯检查后不十分清楚。

黄褐斑治疗效果与黄褐斑的Wood灯分型、治疗参数和治疗次数密切相关。但是光学治疗的理想参数、治疗的安全性尚需进一步研究。本病色素细胞功能紊乱,任何创伤性治疗均有可能使色素异常加重,以下是采用激光治疗黄褐斑的一些尝试。Q-开关短波长激光,如532 nm、694 nm、755 nm激光治疗后仅能获得一过性的色素减淡,但最终有可能会发生色素加深,故不推荐使用激光治疗。对于东南亚地区有人使用Q开关1 064 nm激光,采用低能量密度进行治疗,治疗时的临床终点是:患者仅有轻微的疼痛,皮损仅有轻微色素加深改变或没有明显的改变,皮肤没有潮红改变。但仍不能避免复发。新型IPL(Lumenis One)也采用低能量密度的OPT技术进行治疗。适当的避光有助于增加疗效。激光或者光子治疗由于存在复发甚至色素沉着等风险,因此仅作为二线治疗选择手段。点阵激光也被应用于黄褐斑的治疗,关于疗效,尚没有得到一致的认可,但是,新型点阵激光毕竟为黄褐斑治疗提供了一种新的治疗手段和选择。黄褐斑是因全身或局部代谢异常所致,其治疗后的复发也是一个棘手问题,需要综合治疗,包括内分泌调理、加强防晒、抗氧化治疗等。

(三)真皮色素性皮肤疾病的治疗

真皮色素增加性病变中色素沉积部位较深,一般在真皮乳头层以下,如太田痣、伊藤痣、颧部褐青痣等,因色素位置深,传统治疗手段疗效极不理想,往往治疗不彻底或留下瘢痕,目前Q开关激光是治疗真皮色素性皮肤病变唯一的理想方法。

1. 太田痣与伊藤痣

(1)太田痣是一种波及巩膜及同侧面部三叉神经分布区域的青褐色斑状损害,又称为眼上腭部褐青色痣。偶为双侧性(约10%)。组织病理示真皮上、中部胶原束间有呈树枝状、星形或梭形黑素细胞。波长694 nm红宝石激光:脉冲宽度25～40纳秒,能量密度为6～10 J/cm²,光斑直径3～5 mm。波长755 nm的翠绿宝石激光:脉冲宽度45～100纳秒,能量密度为6～10 J/cm²,光斑直径3～4 mm。波长1 064 nm的Nd:YAG激光:脉冲宽度4～10纳秒,能量密度为5～8 J/cm²,光斑直径2～4 mm。

能量密度的调整:以治疗后皮损部位即刻呈灰白色(气化变白)为宜,采用Nd:YAG激光治疗后,皮损局部还可有散在出血点。如红宝石激光或翠绿宝石激光治疗时可出现水疱、Nd:YAG激光治疗时出现表皮飞溅及密集出血点时应降低能量密度。治疗不良反应基本同雀斑,一般1～2周治疗部位脱痂而愈。术后应注意避光并适当使用遮光剂。经3～7次治疗绝大部分即可取得非常满意的效果,皮损色素越深者可能疗程越多。有人认为用不同波长的激光交替治疗可缩短疗程和减少不良反应,激光治疗间隔以3～6个月为宜,如有明显的色素沉着时,应待色素沉着消退后再进行下一次治疗,否则会影响激光的穿透力,太田痣激光治愈后未见复发报道。

(2)伊藤痣为一种类似太田痣的色素斑,分布于由后锁骨上神经及臂外侧神经支配的肩与上臂,又称肩峰三角肌褐青色痣。伊藤痣属太田痣的范畴,除分布部位不同外,两者的皮损表现及组织病理完全相同,有些病例可伴发太田痣。激光治疗同太田痣。

2.颧部褐青色痣

颧部褐青色痣为颧部对称分布的散在色素斑点,直径1～3 mm,呈灰褐、灰蓝或深褐色。不累及眼及上腭。本病比太田痣多见,绝大部分为女性,开始发病较晚(一般>10岁)。组织病理示表皮正常,主要变化在真皮上部,特别在乳头下部,胶原纤维间散在细小菱形黑素细胞,长轴与胶原纤维平行。

激光治疗同太田痣。1～2次治疗的效果可能不明显,经3～6次治疗大部分疗效满意。有人认为与内分泌,特别是子宫、卵巢病变有关,如子宫肌瘤、子宫内膜异位症、卵巢囊肿等,应先排除妇科病变、调整内分泌后,再行激光治疗,可获满意效果,但尚未有明确研究证实。

3.意外粉粒沉着症

意外粉粒沉着症是由于意外事故,致使某些有色粉粒进入皮肤,而形成播散性色素沉积。组织病理示:沉着的色素颗粒大小不一,且进入皮肤的随意性大,常常深达真皮深层甚至脂肪层。由于这些特殊性,因此往往需要对其进行综合治疗。

激光磨削气化的深度以恰好去除表皮为宜,此时可见有轻度的真皮收缩,生理盐水纱布擦除表层蛋白碎屑后可见到粉红色平滑的创面,这就是表皮和真皮乳头的分离面。激光磨削一方面可直接清除皮肤浅表层粗大的色素颗粒;另一方面亦使得位于真皮深层的色素颗粒与皮肤表面的距离缩小,便于Q开关激光进行治疗。一般需经过1～2次激光磨削及3～6次Q开关激光治疗方可获得满意的疗效。

(四)文身的激光治疗

文身是用各种颜色刺入皮肤,形成各种文字、图案等,组织病理示色素颗粒可见不同深度的真皮层,以真皮的浅、中层血管周围较多,同时可见吞噬有色素颗粒细胞。非专业的文身多为黑蓝色,专业文身可为各种颜色。治疗时所用的激光的颜色需与文身颜色互补,如红、棕色文身用绿色的532 nm激光治疗,绿蓝色文身用红色的694 nm或755 nm的激光治疗,而蓝黑色文身用红色的755 nm或近红外的1 064 nm的激光治疗。治疗文身一般使用较低的能量密度,治疗间隔以3个月为宜。非专业的蓝黑色文身经1～3次的治疗即可去除,而专业的彩色文身需经更多次的激光治疗,有时甚至需多达十几次的治疗。激光对表现为红棕色的含氧化铁等类的文身治疗较棘手,激光治疗后可使红色文身中的化合物变成黑色(原因可能是三氧化二铁还原成氧化亚铁所致),继发的黑素需要Q开关激光再行治疗,但有相当一部分是不可逆的,最后不能完全去除。因此对于红棕色的文身治疗前最好先做1～2个脉冲进行试验,如果出现黑变,则可对黑变部位再用Q开关激光试验治疗,以确保黑变的染料能够最终被清除。少数文身者在局部可引起变态反应,最常见于汞、铬及钴的化合物,可发生皮炎及文身肉芽肿,因此用一般的方法疗效较差。

  文身治疗效果主要取决于色料的成分及所作激光波长,临床上对文身色料不可能进行化学成分的分析及吸收光谱的测定,只能根据其颜色选择激光参数。面积大、部位多并不会严重地影响到激光治疗效果,只要所用的色料为纯色,色料位于真皮层以上,包括真皮层,其治疗效果是肯定的。如面部皮肤较薄,尤其是上、下睑部,其外伤性文身并不比躯干部位的文身更容易治疗。颜色变化可直接影响到文身的激光治疗效果。早期患者文身无论是何种颜色,主要采用Q 1 064 nm激光,其对黑色、蓝色及绿色文身治疗效果好,而对于红色效果较差,后期发现Q 755 nm对蓝色及绿色敏感,Q 532 nm对红色敏感。文身色料的成分直接影响到激光治疗效果,成分以铝、氧、钛、碳及有机物为主,不同物质有不同的吸收光谱,成分的不同显示文身颜色不同,所以临床上治疗应选择不同的激光参数。掩盖身体某些缺陷而进行的文身及较深度的文身都需要几次治疗才能达到理想的临床治疗效果。文身对波长有选择性,适当地增加能量密度有利于文身去除速度,减少治疗次数,但并不能增加激光对色料的敏感性。临床上Q 1 064 nm,Q 755 nm能量密度以5.5～8 J/cm^{2}较为适当。Q 532 nm能量密度以4～5 J/cm^{2}较为适当。3种激光治疗合适颜色的文身时疗效不随能量密度的增加而呈现显著区别,而与激光治疗频率无关,合理地选择波长及治疗参数可有效地去除文身又不留下瘢痕,治疗彩色文身必须同时使用几种波长的激光,并需要多次治疗。

(刘 鹏)

第四节 注射美容技术

一、肉毒素注射技术

(一)概述

  肉毒杆菌毒素(botulinum toxin,BT,简称肉毒素)是由革兰阳性厌氧肉毒梭形芽孢杆菌(Clostridium toxin,简称肉毒梭菌)产生的,是一种细菌外毒素,它与微生物分解肉类物质产生的肉毒素完全是两个不同的概念。根据肉毒杆菌毒素抗原性的不同可将其分为A、B、C、D、E、F、G 7个亚型,A、B、E、F 4种可引起中毒,其中又以A型的毒力最强。A型肉毒杆菌毒素(BTXA)分子量为90万道尔顿,属于高分子蛋白质。该毒素会被红细胞的血凝素结合而分离为两部分,即神经毒素和血凝素。

(二)作用机制

  肉毒杆菌毒素是从肉毒杆菌中分离出来的一种神经毒素。7个抗原型均能作用于纹状肌纤维处神经肌肉接点,阻断从突触前释放乙酰胆碱到神经肌肉连接,中断了神经对肌肉的传导而使肌肉麻痹。在已知亚型中，A型肉毒素临床效果最好。该毒素在自然状态下，是一种非毒性蛋白结合复合体，分子量为900 ku，而毒素本身的分子量仅为150 ku。结构中的其他部分是一种很大的保护性蛋白，即血凝素，通过非共价键与毒素结合，保持后者在酸性环境中的稳定。这种巧妙的结构能使摄入的毒素在肠道酸性环境中得到保护，当毒素离开肠道进入血流并回升pH后，该复合体解离，释放出游离的神经毒素，使之在纹状肌上施展功能。

在正常情况下肌肉收缩过程是：神经冲动—乙酰胆碱—终板电位—肌肉动作电位—肌肉收缩。

注射A型肉毒素阻断神经肌肉传导使肌肉麻痹，有以下3个步骤。

1.结合

注入后的肉毒素迅速结合在胆碱能神经末梢的受体部位。肉毒素的毒素肽链的重链结合在神经末梢的无髓鞘区域。

2.内转化（或称胞饮，也称定位）

肉毒素本身进入神经膜，此为胞饮，进入内转化为胞饮现象。

3.麻痹

乙酰胆碱被轻链阻断在胞质内，不能通过神经肌肉接点（NMJ），神经不再传递介质，肌肉就发生麻痹。

将肉毒素注入人体后，在红细胞作用下分离为神经毒素及血凝素，神经毒素在蛋白水解酶作用下，被切割为相对分子量约100 ku的重链（H链）和50 ku的轻链（L链），H链和L链由二硫键联结成为双链分子，形成3个主要功能区，即受体结合位点（H链羧基端）、通道形成区域（H链氨基端）和内在毒性部位（L链），L链具有代表锌肽内切酶特点的组氨酸基调。A型肉毒素特异作用于胆碱能运动神经元的突触前神经膜，在神经肌肉接头处，抑制钙离子介导的刺激性及自发性乙酰胆碱的释放，在胞饮作用之前分别对参与乙酰胆碱囊泡与神经细胞膜融合的3种蛋白裂解。A、E型肉毒素作用于突触相关膜蛋白（SNAP25），C型肉毒素作用于突触融合蛋白，而B、D、F、G型肉毒素则作用于囊泡相关膜蛋白（VAMP）。从而降低肌张力，缓解肌痉挛。A型肉毒素不阻断神经兴奋的传播。神经和肌肉都没有兴奋性和传导性的损伤，这种作用叫作化学去神经作用。

机体对抗化学去神经作用的主要方式为神经轴突芽生。在乙酰胆碱酶的作用下，运动神经轴突的末端旁生、芽出、分支，形成圆葱头形膨大。最后形成神经肌肉连接新的终板，在该处释放乙酰胆碱，令肌肉重新收缩。这种再生行为可以解释肉毒素作用时间的有限性，临床作用一般维持3～6个月。

（三）肉毒素的安全性和免疫性

作为毒素，A型肉毒杆菌毒素的半数致死剂量为2 500～3 000 U，而Botox每瓶仅含100 U，而且需要低温保存和注射使用，所以肉毒杆菌毒素应用于临床具有很好的社会安全性。另外A型肉毒杆菌毒素的作用机制决定了它的生物安全性。肌肉收缩需要神经终末的突触前膜释放神经传递物质乙酰胆碱，而BTXA是一种神经毒素，将其注射到神经处能抑制神经终末突触前膜释放Ach，从而造成肌肉麻痹，这种作用称为化学去神经术。注射BTXA后经3～6个月（平均4个月）新的突触可以重新生成，又能释放Ach了，这时除皱效果消失。从理论上讲，A型肉毒杆菌毒素的生物学作用是可逆的，即使发生不良反应，也是暂时可以恢复的。当然暂时的不良反应有时也会给患者造成巨大的痛苦，有病例报道颈部注射时误伤食管，结果数月后食管才恢复蠕动功能,功能恢复前患者只能靠鼻饲维持生命。

市面上供应的肉毒素为 A 型肉毒素。从理论来讲当患者对 BTA 产生抗体而无效的情况下可以改用 BTB 或 BTF。因为它们没有交叉血清型的免疫性。但是实际上发生这种情况的概率很小。例如,为治疗颈肌张力障碍每次注射肉毒素剂量达 100～1 200 U,其体内产生抗体的概率也只有 3%～5%。而用于美容除皱每次注射肉毒素的量平均为 25 U,所以现在尚无为美容除皱目的注射肉毒素产生抗体病例的报道。产生抗体有以下两种情况:①每次注射剂量＞100 U者;②开始在 1 个月内即增加数次注射者。

(四)适应证

(1)肉毒素治疗面部上 1/3 皱纹效果最佳,如额纹、眉间纹、鱼尾纹、鼻背部皱纹,适用于不愿意接受手术者、对手术有顾虑者、不适合做手术者,还可配合面部除皱术后仍有细小皱纹者。

(2)眉的整形眉不对称的矫正。

(3)抚平口周纹,口角整形。

(4)瘦脸、瘦腿针对面部咬肌肥大、小腿肌肉发达者,可达到使脸庞变瘦,小腿变细的效果。

(5)局部多汗症腋下、手掌、脚底的多汗症。

(6)腋下臭汗症即腋臭或狐臭。

(五)禁忌证

(1)重症肌无力者。

(2)患有神经肌肉疾病者。

(3)对人清蛋白或肉毒素过敏者。

(4)妊娠及哺乳期。

(5)在 1 周内有饮酒史者(包括啤酒)。

(6)2 周内服用过阿司匹林或其他解热镇痛药者。

(7)使用氨基糖苷类抗生素(如庆大霉素、链霉素等)者。

(8)精神不正常,自控能力差者。

(9)有严重心肝肾肺等疾病或结缔组织病患者。

(六)注射方法

产品准备:一瓶 Botox 含有 100 U,为放置在安瓿内的冻干粉,应在 -5 ℃ 的冰箱内保存。使用时从冰箱中取出,用生理盐水稀释立即应用。对 100 U 有许多稀释方法,在用于面部治疗时,大多数医师以 1～3 mL 生理盐水稀释肉毒素(100～33.33 U/mL)。相比较而言以小剂量稀释法更好,它可以避免注射后蔓延到其他部位肌肉中去。通常稀释为 2.5 mL,1 mL=40 U。Botox 生产商建议,肉毒素一旦再配剂,则应冷藏(2～8 ℃),并在 4 小时内用完。

在注射前患者应清洗面部,不要用化妆品。消毒面部后对注射点要做严密的设计和标记。

患者应取半坐位,直接入针将药物注射到皱纹间的肌肉,因为治疗操作很快,注射量又很小故不必用麻药。注射深度为进入皮肤数毫米,碰到肌膜处,切忌不可注射入血管内。按原定设计方案在每个点上分别进行注射,双侧注射部位一定要对称,注射剂量要精确。

注射之后轻轻压迫,但不要按摩,2～3 分钟后停止,可预防水肿和出血。此操作只在门诊情况下即可操作完成。

根据注射剂量的不同,一般在注射后 3～36 小时肌肉开始变软弱无力。为美容目的注射剂量在注射后 24 小时开始见到肌肉软弱无力。肌肉完全麻痹最明显的效果是在注射后 7～14 天。

(七)并发症与不良反应

注射用肉毒素虽然是一种神经毒素,只要掌握好剂量它是很安全的,肉毒素对人的半致死量(ID50)为 2 500~3 000 U。例如,一位体重 70 kg 的求美者的半致死量为 40 U/kg,而用于美容除皱的每次注射总量仅仅 25~50 U,因之与 ID 50 相差甚远,非常安全。可能发生的并发症有以下几种。

(1)睑下垂,注射额纹在眉上 1~1.5 cm。

(2)不对称的结果:两侧鱼尾纹注射剂量不对称可发生复视。因之要求注射部位准确,注射剂量准确,注射深浅也要准确。

(3)不充分的效果:主要问题还是注射剂量不准确,有的注射太深,有的注射太浅。

(4)面部缺乏表情,犹如歌舞伎样或呈扑克面孔,皮肤知觉也稍差。

(5)注射局部瘀斑、血肿、水肿、疼痛等,可于注射后局部做些冷敷可减少发生。

(6)注射肉毒素可能会发生过敏、皮疹。有报道患者注射 Dysport 4 周后在鼻尖部发生固定性药疹(FDE)。

(八)注意事项

1.术前

(1)注射前 2 周应禁止使用阿司匹林,以免注射部位产生淤血。

(2)不可与氨基糖苷类抗生素合用,将增加其毒性。

2.术中

(1)注射者应全面了解面部解剖及肌肉互动。充分了解肉毒素仅对动态皱纹有效,对光损伤或慢性衰老导致的静态皱纹无效。

(2)肉毒素是一种不稳定的毒素,因此应在再配剂时予以特别注意。盐水注入安瓿时应轻柔,以防配液时形成泡沫;同时,应避免摇晃安瓿。泡沫气泡可能导致毒素表面变性。

(3)肉毒素一旦再配剂,则应冷藏(2~8 ℃),并在 4 小时内用完。一般认为,新鲜配制的肉毒素溶液的功效更佳。

3.术后

(1)不能在注射部位进行冰敷或热敷。

(2)注射后 4 小时内应避免按摩、睡觉及头部前倾和运动,以免肉毒素扩散至其他部位。

(3)注射后至少 3 小时内要保持直立的姿势。

(4)注射后 24 小时内避免剧烈运动。

二、填充剂注射技术

(一)填充剂的概念

填充剂又称软组织填充剂,主要用于填平或淡化较深的皮肤皱褶,改善皮肤的缺损以及先天或后天因素造成的软组织发育不足和凹陷畸形。在临床上常用来除皱、祛疤、改善皮肤深凹洞,或丰唇、丰颊等。通俗地讲,无论是治疗目的还是美容目的,填充治疗的直接效果就是让萎缩面部的凹陷或皱纹膨隆充实。面部老化时,会出现面骨骨量的丢失、肌肉萎缩、皮下脂肪减少或异常堆积、真皮胶原含量降低等问题。从外观上看,主要表现为皱纹增多,面部表情线明显,异常凹凸、面部比例不协调且界限清晰。从美容角度说,重建面部对称和平滑的轮廓曲线,恢复面部组织容量和均衡的皮肤张力,成为填充治疗的目标。

理想的填充剂应有以下特点:安全并具有良好的生物相容性;稳定性好;能保持固定的体积和柔韧度;不会因吞噬而被清除;无游走性。

(二)填充剂的分类

根据填充剂的来源,可以将其分为异种生物来源产品(非人体来源)、同种生物来源产品(人体来源)、惰性物质产品。对于生物来源试剂,由于生产过程中可能涉及血液制品、病毒和细菌等微生物,故而一定要特别注意生物安全。相对来说,异种来源试剂比同种来源试剂更容易发生变态反应。对于惰性物质,其很难被代谢掉,故而引发了暂时性填充剂和永久性填充剂孰优孰劣的争论。

填充剂按持续时间的长短分为非永久性(短效性)、"半永久性"和永久性。非永久性成分通常为生物可降解物质,最终可被吸收或排出体外。这类填充剂可显著改善皮肤外观,但往往持续时间不长。而永久性填充剂通常含有生物不可降解性微粒,因此发生不良反应的概率更高些,而且部分并发症是以远期并发症的形式出现,如造成肉芽肿,即在注射部位周围出现小结节,但这种反应随着工艺技术的不断提升而逐渐减少。

另一种分类方法是根据作用的机制,分为替代性填充剂和刺激性填充剂。替代性填充剂如牛和人的胶原蛋白、透明质酸(HA),可以用来填补真皮和皮下组织的容量。刺激性填充剂通过刺激成纤维细胞来合成胶原,激发软组织的生长。

(三)常见的填充剂

1.透明质酸

(1)透明质酸的理化特性:透明质酸是广泛存在于自然界的一种酸性黏多糖,其分子结构是由相同的二糖单体重复排列而形成的无支链的直链多聚物,每个二糖单体由一个氨基葡萄糖分子和一个葡萄糖醛酸分子组成(图3-1),在空间呈螺旋形排列。其分子量在 5×10^5 和 6×10^6 道尔顿之间。当其溶液浓度在 0.5% 以上时就具有高度的黏弹性。透明质酸含有占重量 95% 以上的水。它是一种天然的保湿剂,其吸水量可达自身重量的 1 000 倍。透明质酸和其他多糖的区别在于:①不含有硫酸根;②不和蛋白质结合;③带有负电荷。

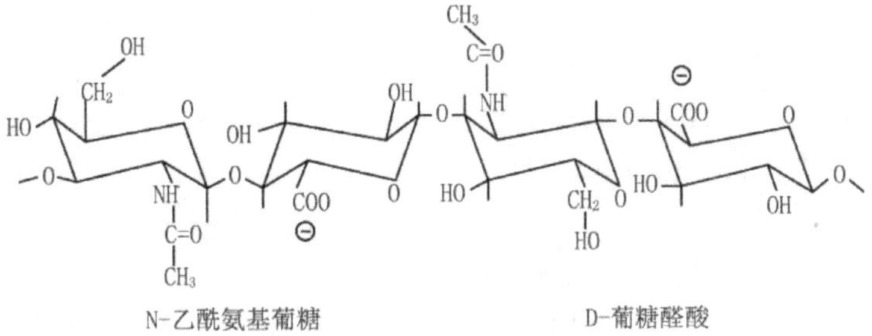

图 3-1 透明质酸的分子结构

(2)透明质酸的生物学特性:在所有的生物中,透明质酸的分子结构都是相同的,所以没有物种和组织的差异,没有免疫原性。在人体内透明质酸多存在于皮肤和结缔组织内,除了提供体积和容积以外,还是组织保持稳定和弹性的重要因素。在结缔组织内,透明质酸和水结合后形成具有黏弹性的细胞外基质,以提供胶原纤维、弹力纤维和细胞的埋入。人体的关节腔内大量含有透明质酸,用以关节的润滑,此外,它还存在于皮肤、玻璃体、血管和脐带内。70 kg 重的人体内仅含有干重 15 g 的纯透明质酸,每天有 1/3 的透明质酸要新陈代谢。自然状态的外源性透明质酸无法在组织内长久存留,会迅速被淋巴组织转移至肝脏,并在肝脏内降解为水和二氧化碳。不同组织内的透明质酸的半衰期不同,从几分钟(血液中)到 3 周(软骨),在皮肤内其半衰期不到 1 天。为了延缓降解速度,可使用交联技术将小分子的透明质酸交联成团,以增大其颗粒,颗粒越大,其降解的速度就越慢。

(3)透明质酸的医学用途:作为皮肤充填剂使用的透明质酸,具有 3 个独特的性质,即等容降解、动态黏稠度、透明质酸酶。

等容降解:一个团块内的部分分子降解后,剩余的分子可以吸收更多的水,以维持该团块的总体积不变。所以透明质酸的注射物的体积在组织内不会逐渐减小,临床上表现为充填部位的容积一直能够维持 95% 以上,直到最后完全被吸收。

动态黏稠度:透明质酸的黏稠度随着压力的增加或温度的增加而下降(图 3-2),所以在注射加压时,其黏稠度下降,可以顺利地通过细小的针头,而到达注射部位之后,压力解除,又可以回到较大的黏稠度,形成凝胶状。

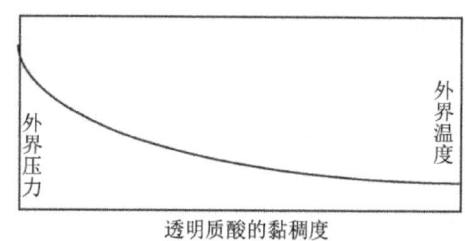

图 3-2 透明质酸的黏稠度和压力及温度的关系

透明质酸酶:一旦出现透明质酸注射过多,通过局部注射透明质酸酶可以很快地降解。如果希望彻底地消除注入的 HA,可以使用 150~320 U/mL 浓度(即 1 500 U 的透明质酸酶稀释到 4~10 mL 生理盐水中)的透明质酸酶,如果只是软化颗粒或者是小突起,可使用 15 U/mL 或更低浓度的制剂,注射后一般在 30 分钟以内就可以看到透明质酸团块的缩小。要注意在使用透明质酸酶之前应该做皮试。

(4)透明质酸类充填剂:早期有 4 种可供使用的透明质酸皮肤充填剂产品。①Restylane:使用量最大,最早使用在整形美容领域。提取并制备于链球菌发酵法,制造商瑞典 Q-Med 公司(现被法国高德美公司收购)。②Hylaform:提取并制备于鸡冠,制造商 INAMED/Genzyme 公司。③Captique:提取并制备于链球菌发酵法,制造商 Genzyme 公司。④Juvéderm:提取并制备于链球菌发酵法,制造商法国 Leaderm 公司。近年来比较常用的制剂是 Restylene 和 Juvéderm(表 3-1)。针对不同的充填需要,各种制剂均有不同的浓度或颗粒大小,比如最常用的 Restylane 制剂,其浓度均为 20 mg/mL,但有 4 种不同的颗粒大小和密度,用于不同部位和不同程度皱纹的充填(表 3-2)。大颗粒用于真皮深层和皮下组织,中颗粒主要用于真皮中层,小颗粒用于消除真皮浅层的皱纹。

表 3-1 目前国际上常用的 2 种透明质酸制剂

名称	Restylene	Juvéderm
来源	链球菌发酵	链球菌发酵
交联物质	环氧化物	环氧化物
交联率	1%	6%~8%

续表

名称	Restylene	Juvéderm
浓度	24 mg/mL	20 mg/mL
颗粒大小	250～400 U	非颗粒

表 3-2　4 种常用的 Restylane 制剂

名称	RestylaneFineLine	Restylane	RestylanePerlane	RestylaneSubQ
容积浓度	20 mg/mL	20 mg/mL	20 mg/mL	20 mg/mL
颗粒密(mL)	200 000	100 000	10 000	1 000
颗粒直径	150 μm	250 μm	1 000 um	10 000 um
适应证	细皱纹	皱纹唇	深沟唇面部	面部轮廓
注射深度	真皮浅层	真皮中层	真皮深层/皮下	皮下、肌肉下
针头大小	31-gauge	30-gauge	27-gauge	18-gauge

(5)透明质酸充填剂的优点：透明质酸具有无抗免疫原性、无须皮试、无须冷藏、非动物源性（提取自链球菌）、可吸收但是疗效长、无毒等诸多优点。一旦出现注射过多，通过局部注射透明质酸酶可以很快地降解。和胶原比较，透明质酸的主要优点是疗效长和免疫原性低（表 3-3），所以自上市使用以来，立刻成为最常用的皮肤充填剂。

表 3-3　透明质酸类充填剂和胶原类充填剂的比较

比较名称	透明质酸	胶原
免疫原性	无	有
来源	可以是非动物	动物
维持时间	6～12 个月	3～5 个月
皮试	无需	要
过矫程度	无需	150%～200%
变态反应比例	<0.4%	3%
保存方法	常温	冷藏

(6)透明质酸的使用方法和注意事项：临床使用的透明质酸制剂均为无色透明的凝胶，产品已经消毒封装在注射器内，常用剂量是每支 0.5 mL、1 mL、2 mL。一般不含有麻醉剂，尽管注射针头是 30G 的极细针头，但注射时仍会有所疼痛，可以采取表面麻醉或冰敷的方法减轻疼痛。注射前采用坐姿进行标记注射部位，注射时一般取仰卧位，一些特殊部位注射时需取坐位。注射可以采用点状、线状、扇形、交叉等方法，边退边注射。注射层次以真皮中层为主，根据具体情况可以调整至真皮浅层和真皮深层甚至皮下。在血管丰富的部位如眼周及颞部，可以使用钝针注射，以避免注入血管内。

常用的治疗部位和方法。①鼻唇沟：注射量要事先定好，因为注射后会肿胀，并影响到判断。一般深的鼻唇沟单侧注射量 0.7～1 mL，无须过矫。注意要注射到鼻唇沟的正中，不要偏离。②唇：上唇的浅皱纹最好使用激光、肉毒素、充填剂的联合治疗。深皱纹使用高密度的充填剂如 Restylane 效果很好。用点状的注射技术。如果是丰唇，就沿着唇线的真皮深层和中层注射，注射透明质酸前可以使用生理盐水做模拟注射。③眉间纹抬头纹：眉间纹首选肉毒素治疗，如果过深的眉间纹才使用透明质酸，也可以同时注射，必须注意不要注射到血管内。

透明质酸注射层次应该位于真皮层，如果注射过深甚至到达肌肉层，则可能会吸收过快而导致效果缩短；如果注射过浅则容易形成结节或肤色异常。注射时要注意动作轻柔，避开血管，尽量避免形成不必要的损伤，有研究表明损伤后的炎症反应会加速透明质酸的降解，缩短其持续时间。作为暂时性的皮肤充填剂，透明质酸常常需要再次注射，有报道再次注射所需要的量比第一次减少，随着时间的延长，两次注射之间的间隔也逐渐延长。注射后需要在注射部位使用透明胶布固定1～2天，以防止注射物移动。透明质酸的疗效的保持时间和注射部位有关系，活动的部位比如唇部，疗效持续时间短一些，3～6个月。而固定的部位持续时间较长，达到12个月。一次注射没有用完的制剂，可以贴上标签注明患者姓名后以供下次使用。

普遍认为透明质酸和其他皮肤充填剂或注射剂合用会提升治疗效果，有临床报道证实透明质酸结合肉毒素使用，效果比单独使用好。有动物试验证实透明质酸和成纤维细胞合用可以延长充填的时间，这一方法在临床上还可以用于鼻尖的充填。

(7)透明质酸制剂的安全性：任何皮肤充填剂在注射后都会产生局部的注射反应如肿胀、皮肤发红和瘀斑等现象，但如果注射后2周还没有消退，则应考虑是不良反应或并发症的可能。文献显示透明质酸不良反应的出现率仅0.06%，注射技术的提高可以大大减少不良反应的出现率。早期的不良反应包括皮肤色泽变化和变态反应，晚期的不良反应主要是结节形成、炎性肉芽肿和充填物移位等。导致这些不良反应的主要原因是感染和不当操作，比如注射的层次错误、注射的压力过大、注射量过多等。

尽管绝大多数的不良反应或并发症是一过性的或可逆的，但也要注意预防严重并发症的产生，比如慢性肉芽肿、脓肿、皮肤坏死、血管栓塞造成的失明或脑梗死等。皮肤坏死多见于鼻尖部，由于注射过多引起的皮肤张力过大而致皮肤坏死；有个案报道眼周注射时误注入血管内，导致血管栓塞而引起失明；偶见患者出现大量注射后的迟发性变态反应，可在大剂量注射的部位分次注射。

综上所述，透明质酸是目前首选的皮肤充填剂，但长期(8年以上)疗效和大剂量注射(比如目前许多国家已经禁止其应用于丰胸)可能产生的不良反应还有待于更持久和更大量的临床验证。今后如果出现更好的充填剂(比如组织工程手段制作的人类胶原蛋白制剂能够普及使用)，透明质酸制剂也将会被取代而退出舞台。

2.脂肪移植

长久以来，脂肪组织一直被当作填补身体软组织凹陷的材料。自抽脂手术发明后，脂肪移植更受欢迎。这一技术通过将身体其他部位(大部分情况下是腹部、臀部和大腿)的脂肪注射到需要的部位。大部分脂肪细胞可保存活力并在注射部位再生长。可用来治疗瘢痕、面部皱纹、丰胸等。使用自身的脂肪可以迅速填平皱纹或瘢痕，但疗效持续时间并不是很长。

脂肪移植术每次治疗持续2～3小时。术后需休息1～2天，疗效较为显著，效果可持续6个月到1年。在局麻下，可通过特制针头或吸管获取脂肪，通过过滤和清洗获得脂肪细胞，在局麻下注射这些脂肪细胞到所需要填充的部位。

在治疗时，无可避免地会出现瘀青、水肿、疼痛。由于部分脂肪细胞在移植后不能存活，30%～60%的脂肪细胞会被吸收，因此，治疗时需过量注射。而随着时间的推移，部分或全部的脂肪细胞又会移出注射填充的部位，或被身体逐渐吸收掉，故常需多次或反复治疗。

3.胶原蛋白

胶原是动物体内含量最丰富的蛋白质,占人体蛋白质总量的30%以上,构成了正常人体真皮的主体。Ⅰ型胶原蛋白占真皮层的80%~85%,而Ⅲ型胶原蛋白只占10%~15%。胶原蛋白是原始真皮填充剂之一(仅次于脂肪)。

(1)牛胶原蛋白填充剂:最早的胶原蛋白填充剂是由牛胶原纯化的。Zyderm产品由35 mg/mL Zyderm Ⅰ和65 mg/mL Zyderm Ⅱ牛胶原蛋白组成,稀释于含0.3%利多卡因的生理盐水中。它从核心螺旋体上去除了一个末端蛋白片段(端肽),从而降低异种来源产品的抗原性而减少过敏风险,但它同时破坏了胶原蛋白的稳定性,使效果维持3个月或更少。相对于Zyderm Ⅰ和Zyderm Ⅱ,Zyplast是应用戊二醛进行交联的牛胶原蛋白。当填充更深皱纹时,Zyplast表现出更少的免疫反应和更长的持续时间。总的来说,牛胶原填充效果维持时间一般不超过6个月,在上下唇等活动度大的部位只能维持3个月。

在注射牛胶原蛋白之前1个月需行过敏皮试。在患者前臂部位注射小剂量的胶原蛋白并在2~3天和2~4周后观察炎症反应,以排除3%~10%发展为局部高度变态反应的可能。大部分接受牛胶原蛋白皮试者无不良反应,这部分人随后可在面部注射胶原蛋白。需注意的是,即使皮试阴性也不意味着患者对胶原蛋白完全不过敏,仍有1%~4%的皮试阴性者在面部注射时或注射后会出现变态反应。

(2)猪胶原蛋白填充剂:双美Ⅰ号在2009年9月经我国药品监督管理局批准应用于临床,是目前我国唯一批准的注射用胶原蛋白。由台湾双美生物科技股份有限公司研制生产,已授权天津普瑞森医药贸易有限公司为其产品在中国内地地区总代理商。猪胶原蛋白填充剂是从无特定病原(specific pathogen free,SPF)猪的皮肤中提取出的Ⅰ型胶原,主要用于治疗颜面部皱纹。猪的胶原蛋白生物兼容性与人更接近,过敏比例应会相对降低。双美胶原蛋白具有独特的酶素处理与免疫修饰技能,有效去除可能致敏的端肽,去除端肽的胶原蛋白氨基酸序列,几乎与人体胶原蛋白相同,对人体已无免疫问题的疑虑。

(3)人胶原填充剂:又分为人尸体胶原、合成人胶原和自体人胶原。

Dermalogen是人类异体胶原基质,是由美国组织库协会认可的组织银行所提供的尸体皮肤组织分化而来的。Alloderm也来源于尸体皮肤,通过冻干过程被去除全部表皮层和真皮细胞,主要组织相容性抗原也被去除,未破坏的Ⅳ和Ⅶ型胶原蛋白、层粘连蛋白、弹力蛋白保留在余下的基质中。严格执行预防措施以防止病毒传播。Alloderm有能力结合进入周围组织,支持快速的再血管化,减少感染和排斥的风险。可以采用浅层或皮下注射治疗全层皮肤烧伤,外科缺损或痤疮瘢痕。提供一个三维模板,成纤维细胞和内皮细胞重新植入,形成不用再注射的永久性移植。Alloderm类似于自体移植,能够诱导已经去除的免疫反应。但变态反应也是可能的。Cymetra是Alloderm的一种注射形式,由尸源的胶原蛋白微粒组成,在使用之前粉剂需要被适当的配制。尸源性产品是禁忌在患者感染部位、庆大霉素过敏者和胶原蛋白血管性疾病者使用的。随着生物工程胶原产品的出现和应用,这些产品已逐渐丧失市场吸引力。

Cosmoderm是由皮肤成纤维细胞制造的高纯化的人胶原。Cosmoplast的成分与Comsoderm相似,但其胶原经过戊二醛交联,浓度更高,维持时间更长。使用前无须测试变态反应或仅需简单测试。这类产品属于组织工程技术制备合成的填充物,无须皮试。

Autologen是由拉皮、缩胸、缩腹等手术取得的皮肤中萃取而得到的自体胶原蛋白,并需要注射到同一供皮者身上。2英寸供体皮肤经过数周培养和处理,可得50~120 mg的胶原蛋白。

由于是自体来源，一般不会产生变态反应，效果可持续超过18个月。但费用昂贵，且只适合于同步进行前述手术的供皮者。Isolagen是由患者本人的皮肤培养而来的。在患者耳后通过环钻活检钻取少量皮肤组织后，在实验室内进行组织培养，促进成纤维细胞繁殖，合成大量胶原，然后再回输给患者。其优势在于通过患者自体培养得到的胶原，大大减少了排斥反应、变态反应的发生，也没有供体所导致的感染风险，注射后可维持更长的时间，而且成纤维细胞可以源源不断生产胶原。不良反应多与注射技术有关，注射过浅可造成表皮下形状不规则，淡色的胶原结节或粟粒疹样改变；注射过深则会减弱效果。很少有进行性急性溃疡性变态反应或形成慢性肉芽肿的报道，但有时会造成皮肤色素沉着、短暂红斑（多为轻度、无压痛或硬度改变、痤疮急性发作样改变）。Isolagen是面部绝好的回春剂：更有效，安全，相对持久。但由于处理复杂或费用高昂而难以普及。

胶原蛋白注射主要适用于纠正面部走向清晰的皱纹，也可用于丰唇，但不适用于全面部松弛的人群。胶原蛋白在体内维持时间不长，在6个月到1年，但许多接受注射者在4个月后效果就开始显著消退。有多种不同强度和计量的胶原蛋白注射材料可供选择。

注射胶原蛋白前可对局部进行冰敷，也可用注射或外用麻药来控制注射时的疼痛。操作时直接注射在面部皱纹、瘢痕和其他面部缺陷的下方，可根据不同的产品及其适应证来确定注射的皮肤层次。大部分接受注射者需休息1天。如出现红肿、水肿和疼痛，则需休息更长时间。在注射前1个月左右需预约做皮试。

对于有严重过敏史或自身免疫性疾病家族史者不适用胶原蛋白。对于皮试阴性的患者，也有在注射后1~2天在注射部位出现瘙痒、炎症甚至是溃疡的报道。极少情况下，可产生囊性肉芽肿反应（即无菌性脓肿，与血液中的牛胶原抗体有关）。若发生上述情况可相应给予抗组胺药物，局部外用或在皮损内注射类固醇激素，甚至切开、引流。另外，疱疹病毒和细菌感染，局部皮肤坏死以及由胶原注射入眼动脉而引起的失明也是罕见并发症。

由于胶原蛋白填充物皮试的不便和潜在的过敏风险，近年来，无须皮试、持续更久、过敏风险更低的透明质酸已经替代胶原蛋白的流行。

（刘　鹏）

第五节　皮肤肿瘤切除术

皮肤肿瘤按病理类型可分为表皮肿瘤；皮肤附属器肿瘤；皮肤囊肿；黑素细胞肿瘤；神经组织肿瘤；血管、平滑肌和脂肪组织肿瘤；纤维结缔组织肿瘤；组织细胞及淋巴细胞肿瘤；皮肤转移癌。每一种病理类型又分别有良性和恶性两大类。

一、皮肤良性肿瘤

临床常见的采用外科切除技术治疗的良性皮肤肿瘤，表皮肿瘤（脂溢性角化、日光性角化、角化棘皮瘤），皮肤附属器肿瘤（毛母质瘤、皮脂腺痣、汗孔瘤、乳头状汗管囊腺瘤），皮肤囊肿（表皮样囊肿、毛鞘囊肿），黑素细胞肿瘤（黑素细胞痣、蓝痣），神经组织肿瘤（神经纤维瘤、神经鞘瘤），血管、平滑肌和脂肪组织肿瘤（毛细血管瘤、化脓性肉芽肿、伴嗜酸性粒细胞增多的血管淋巴样增生、平滑肌瘤、脂肪瘤),纤维结缔组织肿瘤(皮肤纤维瘤、软纤维瘤)。

(一)适应证

(1)肿瘤有过度增殖进而发生恶变的可能。

(2)外形、美容方面的需要。

(3)肿瘤生长影响局部组织的功能或活动,或产生异物占位感、疼痛、瘙痒等不适。

(二)禁忌证

(1)患者拒绝手术治疗。

(2)患者有严重慢性疾病,不能耐受手术或影响伤口愈合的,包括严重心肺功能衰竭、凝血功能障碍、严重肝肾衰竭、药物控制不良的糖尿病或高血压、心理精神疾病的活动期、传染病的进行期、严重的系统感染或伤口附近有局部感染病灶等。

(3)患者无法接受手术可能有的风险和并发症,包括术后的瘢痕、术后可能的瘢痕性秃发、创面色素异常等。

(三)术前准备

1.手术器械

持针器1把,剪刀1把,有齿镊子1把,刀柄1把,蚊式直钳1把,蚊式弯钳1把,线剪1把。双极电凝仪。手术洞巾,乳胶手套,纱布若干。

2.术前谈话

(1)手术目的:清除肿瘤,恢复功能,消除症状,改善外形。

(2)手术风险:创面出血,术后感染,伤口不愈,麻醉意外,诱发系统异常。

(3)术后并发症:切口瘢痕,伴色素异常、组织移位、继发秃发可能。肿瘤复发、皮瓣皮片坏死可能。

3.术前检查

选择性检查血液常规、生化,传染病筛查等。

(四)手术方法选择及手术技巧

切除法适用于表皮肿瘤、皮肤附属器肿瘤、黑素细胞肿瘤等。沿肿块外缘2~3 mm做皮肤切口,切至真皮下后,在皮下结缔组织平面完整切除肿瘤。保护皮下血管神经,严格创面止血。拉拢创面后修剪伤口两端的多余皮肤(猫耳朵),最后分层缝合。

剥离法适用于皮肤囊肿、神经组织肿瘤以及血管、平滑肌和脂肪组织、纤维结缔组织肿瘤等。表皮来源的囊肿必须切除附着的表皮,真皮下肿瘤可以保留表皮。沿肿瘤边缘完整剥离,尽量保持肿瘤的包膜完整。创腔冲洗、止血,若创腔太大,可以放置引流。分层缝合。

创面修复若创面缺损太大,无法直接拉拢,可以考虑皮瓣修复或皮片植皮。

(五)手术步骤及注意事项

1.手术步骤

(1)常规消毒铺巾。

(2)0.5%~2%利多卡因局部浸润麻醉。

(3)切除、止血、缝合、包扎。

2.注意事项

(1)利多卡因的极量是400 mg/h,也就是5 mL包装的2%利多卡因4支。

(2)为了减少局麻药物毒性、延长局部浸润麻醉时间,局麻药中可加入适量肾上腺素。一般浓度为1:20万,一次最多30 mg。肢端或外生殖器部位尽量不加肾上腺素,避免末梢血管收缩造成组织坏死。

(3)皮下可应用吸收缝线减张缝合,表皮既可缝合,也可应用皮肤黏合剂。

(六)术后处理

(1)常规包扎,可视手术部位和术中出血情况决定是否加压。

(2)无菌伤口不必口服抗生素,但可外用抗生素软膏。污染或感染伤口,糖尿病等易感染体质,可以预防性口服抗生素。

(3)术后24~72小时,切口换药,嘱患者保持伤口清洁,定期换药。

(4)术后拆线时间根据不同的部位、伤口张力和患者自身身体情况决定,一般头面部5~7天,躯干7~10天,四肢10~14天。

(5)所有手术切除的组织,必须送病理检查。

(七)并发症及其处理

1.伤口感染对策

清创,引流,积极抗感染。

2.伤口血肿对策

清创,止血。去除低凝状态的系统原因。

(八)疗效判定

清除肿瘤,恢复功能,消除症状,改善外形。

二、皮肤恶性肿瘤

常见的皮肤恶性肿瘤包括表皮肿瘤(鲍温病、鳞状细胞癌、疣状癌、基底细胞癌),皮肤附属器肿瘤(外毛根鞘癌、皮脂腺癌、汗孔癌、帕哲病),黑素细胞肿瘤(原位恶性黑色素瘤、发育不良性黑素细胞痣、恶性黑素瘤、恶性蓝痣),神经组织肿瘤(恶性神经鞘瘤、Merkel细胞癌),血管、平滑肌和脂肪组织肿瘤(血管肉瘤、平滑肌肉瘤、脂肪肉瘤),纤维结缔组织肿瘤(隆突性皮肤纤维肉瘤、上皮样肉瘤)。

(一)适应证

手术是皮肤恶性肿瘤的首选治疗方法。经典的外科切除术和Mohs显微描记手术都可以作为术式选择。Mohs显微描记手术在保证完全切除肿瘤的基础上,更有效地减少了皮肤正常组织的缺失,进而减少了相邻器官功能的损伤。

(二)禁忌证

(1)手术无法完全切除肿瘤者。

(2)同良性肿瘤。

(三)术前准备

1.手术器械

剪刀2把,有齿镊子2把,刀柄2把,蚊式弯钳2把,余同良性皮肤肿瘤,为了保证无菌原则,肿瘤完整切除后,重新铺巾换手套,更换手术器械。

2.术前谈话

(1)手术目的:清除肿瘤,保留功能,改善症状,避免复发。

(2)手术风险:同良性肿瘤。

(3) 术后并发症：皮瓣皮片坏死、外形改变、组织器官功能损伤、肿瘤转移复发等可能。

3. 术前检查

由于皮肤恶性肿瘤和内脏恶性肿瘤之间的关系目前并不特别清楚，所以术前检查必须包括全身主要脏器功能及相应部位的局部淋巴结检查，并包括常规手术必需的肝炎、梅毒、艾滋病等的筛查检验。对应不同患者，还可以增加针对性的检查。

(四) 手术麻醉

一般以局部麻醉为主。当手术范围比较广、手术风险比较大、接受手术患者年龄很小的时候，建议全身麻醉并配备术中监护。当然全身麻醉的风险必须在术前告知患者并取得患者或授权家属的知情同意。

(五) 手术方法选择及手术技巧

1. 基底细胞癌

可进行 Mohs 显微描记手术或辅助术中冰冻切缘检查（CCPDMA），完整切除肿瘤是首选，切缘距肿瘤 4～10 mm，术后进行切缘的检查（POMA）。如果肿瘤邻近功能区域或初次手术后切缘阳性。如果伴有淋巴结转移，可同时行区域性淋巴结清除术。

对于无法手术的患者，可考虑放射治疗。

对于复发性基底细胞癌，如果是局部的复发，参照初次手术。如果是区域性复发或伴有远处转移，可考虑放射治疗或化疗。

术后患者需要终身、定期全身皮肤检查，一般可以每 6～12 个月 1 次。患者需要防护紫外线，并学习一些自我检查的方法。

2. 鳞状细胞癌

可进行 Mohs 显微描记手术或辅助术中冰冻切缘检查（CCPDMA），完整切除肿瘤是首选，切缘距肿瘤 4～10 mm，术后进行切缘检查（POMA）。如果肿瘤邻近功能区域或初次手术后切缘阳性、局部有可疑肿大的淋巴结，可行细针穿刺细胞学检查（FNA）或淋巴结活检，结果阳性者可考虑区域性淋巴结清除术或局部放疗。

对于无法手术的患者，可考虑放射治疗伴（或不伴）化疗。

术后前 2 年每 3～6 个月随访 1 次，后 3 年每 6～12 个月随访 1 次。以后每年随访。患者需要防护紫外线，并学习一些自我检查的方法。

3. 隆突性皮肤纤维肉瘤

该肿瘤的特点是形状高度不规则并常有指状延伸。手术切除是治疗的首选，努力做到切缘干净是手术的最高目标。

Mohs 显微描记手术、术后进行切缘检查（POMA）或辅助术中冰冻切缘检查（CCPDMA）都可以作为手术方法的选择。切缘一般为 2～4 cm，需扩大切除至肌肉筋膜或颅骨膜。对于较大缺损的修复，有时也可以延迟至切缘干净被证实以后进行。

对于切缘阳性或复发的肿瘤，如条件允许，可再行扩大切除。如条件不允许，可建议放射治疗或甲磺酸伊马替尼治疗。

隆突性皮肤纤维肉瘤的局部复发率很高，故首次术后需要每 6～12 个月随访 1 次。虽然其远处转移的发生很少见，但是任何新发现的可疑病灶，都需要再行活检。患者的自我检查需每月进行。

4.恶性黑色素瘤

(1)活检:早期黑色素瘤一定要完整切除可疑病灶,获取准确的 T 分期,除颜面部等特殊部位的肿瘤可以考虑全层切取活检以外,尽量避免局部活检或针吸活检。如果肿瘤巨大破溃,或已经明确发生转移,可进行病灶的穿刺或切取活检。

(2)扩大切除:早期黑色素瘤在确诊后应尽快行原发灶扩大切除手术。扩大切除的安全切缘是根据病理报告中的肿瘤浸润深度来决定的:病灶厚度≤1 mm 时,安全切缘为 1 cm;厚度在 1.01~2 mm 时,安全切缘为 1~2 cm;厚度>2 mm 时,安全切缘为 2 cm;当厚度>4 mm 时,有学者认为安全切缘应为 3 cm,但目前的循证医学证据还是支持安全切缘为 2 cm 就足够。

(3)前哨淋巴结活检(SLNB):对于厚度≥1 mm 或有溃疡的患者推荐做前哨淋巴结活检,可予完整切除的同时或分次进行。前哨淋巴结活检有助于准确获得 N 分期,如果发现前哨淋巴结阳性,一般应及时进行淋巴结清扫。但鹿特丹 Erasmus 大学肿瘤中心的前瞻性研究发现,如果前哨淋巴结的转移灶直径<0.1 mm,其长期生存与前哨淋巴结阴性患者无区别,因此建议这部分患者不需要进一步淋巴结清扫。

(4)淋巴结清扫:不建议行预防性淋巴结清扫。前哨淋巴结阳性或临床诊断为Ⅲ期的患者在扩大切除的基础上应行区域淋巴结清扫,要求受累淋巴结基部完全切除,腹股沟淋巴结清扫要求至少应在 10 个以上,颈部及腋窝淋巴结应至少清扫 15 个;在腹股沟区,如临床发现股线淋巴结转移数≥3 个,应行髂窝和闭孔区淋巴结清扫。如果盆腔影像学提示 Cloquet 淋巴结阳性则应当行髂窝和闭孔区淋巴结清扫。

(5)Mohs 显微描记切除手术恶性肿瘤:治疗原则是肿瘤学意义上的治愈,保留功能,恢复容貌。Mohs 显微描记手术在获取最大肿瘤学治愈率的同时,最大限度地减少了正常组织缺失,缩小了缺损的范围,最大限度地保留了功能,很好地实现了三大原则,成为皮肤恶性肿瘤治疗的金标准。

Mohs 手术医师必须是擅长皮肤肿瘤学、冰冻组织病理学和皮肤整形修复学多学科的专家,用以保证治疗的圆满完成。

术前准备同传统的切除手术。患处常规消毒铺巾,常规局部浸润麻醉。沿肿瘤的外缘 2~3 mm 斜向切入(<45°),深度可至真皮或皮下脂肪,完整切除肿瘤组织,切下的组织似碗状。然后进行肿瘤描记,共分 4 步。①把切下的组织分切成数块;②按照一定的顺序编号;③在各小块的边缘用红(20%红汞)、蓝(普鲁士蓝)、黑(印度墨水)按照上、下、左、右进行描记;④把以上各步骤在病史上作图记录。

描记后的数块组织送入实验室进行冷冻切片的制备,每块组织都是 100%的切缘检验(包括完整的底面和所有的边缘)。玻片制备完成后,在显微镜下按编号读片检查。一旦发现有切缘阳性的,在病史图示上逐一做好记录。并再次在标记部位外缘 2~3 mm 处切除肿瘤。如此反复切除、标记、制片、镜检,直至所有切缘都呈现阴性结果。

创面可以简单拉拢缝合,也可根据缺损大小、部位、邻近器官功能、患者自身情况进行植皮修复、皮瓣整复或二期愈合。

Mohs 显微描记手术时间较长,耗费略多,故患者需要进行术前评估。

(六)手术步骤及注意事项

同皮肤良性肿瘤。手术中严格无瘤原则。

(七)术后处理

同皮肤良性肿瘤。

(八)并发症及其处理

1.伤口感染

对策:清创、引流,积极抗感染。

2.伤口血肿

对策:清创、止血。去除低凝状态的系统原因。

(九)疗效判定

清除肿瘤,保留功能,改善症状,避免复发。

(刘　鹏)

第四章

皮肤病与性病的中医治疗

第一节 皮肤病的中医辨证方法

中医的"辨证"就是分析证候,掌握实质;"施治"就是根据对疾病本质的认识,按疾病的不同情况,采用不同的治疗方法。

下面简述中医对皮肤病的几种辨证原则。

一、四诊辨证

中医诊断主要是通过望、闻、问、切四诊来实现的。其中望诊里的舌象,切诊里的脉象在皮肤科运用较多,现简介如下。

(一)舌象

舌为心之窍,但五脏皆与舌有关。舌象可分舌质与舌苔两个方面。正常人的舌质略红而润,活动自如,不胖不瘦;舌苔薄白,不厚不腻,不滑不燥。一般认为舌质淡白,多为血虚或阳虚;舌质鲜红,多为心火上炎,热证或阴虚火旺;舌质绛红,多为邪热已入营分;舌质青紫或边有瘀斑,多属血瘀;舌体干枯、裂纹,出现芒刺,是津液亏耗或热盛伤阴;舌体淡胖,边有齿痕,为脾气虚或阳气虚;苔腻,多属湿;苔越厚腻,表示湿浊越重;苔薄白,多属表证;苔黄,多属热;苔黄腻,属湿热内蕴或肠胃积滞。

(二)脉象

正常人的脉象以不浮不沉,至数清楚,节律一致,一息四至到五至,力量柔和为准。浮脉多主表证;沉脉多主里证;迟脉多主寒证;数脉多主热证;滑脉主痰饮、蓄血、妊娠;涩脉主血少精伤、气滞血瘀;洪脉主阳盛火亢;细脉主气虚血少;弦脉主肝郁,气滞疼痛;紧脉主寒证剧痛等。

二、八纲辨证

八纲,即阴阳、表里、寒热、虚实,是辨证施治的基础,皮肤病的中医诊断,亦可以此为依据。

表里是指病位的深浅。表证病邪在表,病较轻。里证病邪在里,病较重。

寒热是指病证的两种不同性质,"寒者热之,热者寒之",为治疗提供依据。

虚实:辨别机体强弱与病邪的盛衰,邪气盛为实,正气压为虚,外感病为实,内伤病为虚。

阴阳是八纲的总纲。皮肤科辨阴阳,从病情急缓、部位深浅、皮损形态和色泽、痛痒程度而区别。

(一)阳证、表证、热证、实证

表现为急性、泛发性,瘙痒剧烈,变化快的皮肤病,如皮肤鲜红、灼热、肿痛,伴有口干口渴,尿短赤,便秘结,烦躁发热,面红,脉浮数,舌质红或舌尖红,苔黄腻。

(二)阴证、里证、寒证、虚证

表现为慢性、肥厚性,自觉症状较轻微,皮损色淡,炎性轻或无炎性,可伴有口淡,尿清长,便不干或溏,脉沉细,苔白滑。

三、卫气营血辨证

(一)卫分证

卫分指外感温热病的最初阶段,主要表现为发热、微恶寒、头痛口渴、脉浮数、苔薄白。

(二)气分证

卫分病不解,由里传入气分,表现为发热不恶寒,反恶热,气粗汗出,口渴引饮,小便黄,便秘,舌质红,苔黄燥,脉沉数。

(三)营分证

气分病不解,阴液亏耗,病邪传入营分。表现为高热不退,心烦不寐,神昏,谵语,口干不欲饮,舌红绛,脉细数,皮肤潮红、水肿、起疱甚或脓疱。

(四)血分证

营分不解,邪传血分。除表现营分证外,常有出血症状,如便血、鼻出血、皮肤血斑、血疱等,舌质深绛,脉数。

四、病因辨证

(一)内因

1.七情

中医认为喜、怒、忧、思、悲、恐、惊等情绪变化可影响脏腑,导致功能失调。这说明七情,即精神因素在皮肤病的病因学上的重要性。如斑秃患者,常可有精神创伤的病因。

2.饮食不节

过食肥甘厚味,容易生热、生湿、生痰,造成致病因素;暴饮暴食可使脾胃运化失常;过饮醇酒可致湿热内蕴;偏食可引起维生素类缺乏。

3.体质因素

所谓禀性,就是现代医学所指的遗传体质。《巢氏病源》记载"有禀性不耐者,见漆及新漆器,便着漆毒",就是说有些人对漆具有过敏体质,接触漆后发生接触性皮炎。

4.脏腑功能失调

中医认为诸痛痒疮皆属于心;肝失疏泄,易郁化火,产生肝经湿热证;诸湿肿满皆属于脾;肺胃内热熏蒸,可产生痤疮和酒渣鼻等。

(二)外因

外因包括六淫(风、寒、暑、湿、燥、火)、外伤、虫兽,其中六淫致病因素在皮肤病中颇为常见重要。

中医把六淫作为病因,一是根据自然界六种不正常气候环境对人的影响,二是把六种气候环境的自然现象和疾病的表现联系起来认识。

六淫致病有季节性,如春天多风证(如风疹块);夏天多湿证(如湿疹)、暑热证(疔疮肿毒);秋天多燥证(如手足皲裂);冬天多寒证(如冻疮)。六淫致病依患病部位来分,大致有以下规律性:①生于上部,即颈、面、头、面部者多属风,或风湿或风热,因风性上行。②生于下部,即前后阴与下肢者多属湿,或湿热或寒湿,因水性趋下。③生于中部,即胸腹、腰背者多属气郁火毒,因气火多发于中部。现选择其中重要的风湿火燥致病因素,分叙如下。

1.风证

风为春季的主气,春天多见风证。风为六淫之首,四季皆可有风邪伤人。风又为百病之长,因此风邪所致的疾病较多,并可与其他病邪结合而致病,如风湿(湿疹)、风寒(风寒型荨麻疹)、风热(风热型荨麻疹与多形性红斑)等。风证的特点往往表现为发病急,消退快,善行而数变,游走不定,如荨麻疹;风性趋燥,可表现有皮肤干燥、脱屑、瘙痒等症;风久留体内,可引起血燥血虚,如银屑病;风生升扬,发病多在人体的上部。全身可有发热、恶寒、脉浮、苔白薄等症。

2.寒证

寒为冬天的主气,感受寒邪,系阳气不足,卫气不固,气血凝滞,如冻疮、血管炎等。

3.暑证

暑为夏天的主气。暑邪所致的皮肤病有暑疖、痱子等。

4.湿证

湿为长夏六月的主气,因此长夏多湿病。湿证分外湿与内湿,前者是因气候与环境潮湿引起,后者是因脾运不健所造成。湿证还可与其他病邪结合而致病,如湿热、寒湿、风湿等。湿邪所致皮肤病的特点表现为湿性污浊黏腻,如湿疹的水疱和糜烂渗液属湿症,病程缠绵,不易速愈;湿邪致病常较广泛;湿性趋下,发病多在人体的下部,也可见于全身各部;全身可有头重如裹、胸闷体倦、口淡、苔腻、脉濡缓等。

5.火证(热证)

火和热只是程度上的不同,热极便生火,旺于夏季。多由风、寒、暑、湿、燥等外邪在体内转化而成。"热毒""火毒"常是化脓性皮肤病的致病因素。火证皮肤病的特点表现为患处红、肿、热、痛;全身可有发热、舌黄红、苔黄、脉数等。

6.燥证

燥为秋季的主气,因此秋季多燥病。由气候干燥引起的是外燥,因津血不足引起的是内燥。燥邪所致皮肤病的特点表现为伤津液,可见皮肤干燥、肥厚、脱屑、皲裂、瘙痒等。如皮肤瘙痒症、手足皲裂等;全身可有咽干唇燥、苔薄无津、脉涩等。

五、皮肤病局部症状和体征的辨证

(一)主观症状

1.痒

痒是皮肤病最常见的症状之一,引起痒的病因是风、湿、热、虫、血虚等,即风胜作痒(如荨麻疹)、湿胜作痒(如湿疹)、热性作痒(如漆性皮炎)、虫淫作痒(如疥疮)、血虚作痒(如银屑病)。

中医学认为,"风盛则痒""诸痒属虚",指出痒的常见病因是"风"与"血虚"。风性燥烈火可使皮肤干燥瘙痒;血虚不能荣养肌肤也引起瘙痒,风和血虚是相互联系的;血虚受风,风盛血燥,燥久血虚,互为因果。

2.疼痛

痛由气血瘀滞,经络阻塞不通所致,即"不通则痛,通则不痛"。临床要依寒热虚实及气血不同来辨证,虚痛喜按,实痛拒按,寒痛喜暖,热痛喜凉,气痛无定处,血瘀痛则痛有定处等。

3.麻木

麻木指知觉消失,亦称"不仁"。《金匮要略》上有"邪在于络,肌肤不仁",《黄帝内经》说:"营卫俱虚则不仁且不用",皆认为"不仁"多属气虚,系风痰入络而障碍营卫运行所致。

麻木主要见于麻风,也见于其他疾病,一般认为麻木成因多由:①气虚血虚所致,即"气虚则麻,血虚则木";②风盛血燥,肌肤失养也可致麻木。

(二)客观症状

1.斑

根据颜色来辨,色红属热,色白属寒。色红属血分病,即血热;色白属气分病,即气滞;色紫黑属血瘀。此外,皮肤发黑、肤色黑晦为伤肾。

2.丘疹

多由血热、风热所致。

3.水疱

多由湿热或热毒所致。

4.脓疱

多由热毒炽盛所致。

5.风疹块

白色为风寒,红色为风热。

6.结节

多由气血凝滞所致。

7.糜烂

多由湿热所致。

8.鳞屑

于急性病恢复期发生,为余热未清;于慢性病中发生,属血虚风燥,皮肤失养。

9.痂

脓痂属热毒未清,血痂由血热所致。

10.皲裂

中医认为"燥性则干、寒胜则裂",皲裂多由血虚、风燥、寒胜所致。

11.色素沉着

色素沉着多为褐色或黄褐色,由情志郁忧、气血不和所致。

12.脱发

发为血之余。一般脱发属血虚,大病后脱发亦属气血亏损,证见头发干枯、成片脱屑,由血虚受风、风盛血燥而不能营养肌肤所致。

13.发白和发黄

除老年白发外,一般的白发以肾阴肝血不足为主要原因。发黄者,头发枯黄不泽多因火炎血燥。前者可用滋肾阴补肝血药物,后者可用凉血润燥药物治疗。

六、脏腑辨证

(一)心

1.心阴虚(心血虚)

证见心烦神萎,多梦失眠,情志不舒,忧思过度,皮肤粗糙,瘙痒,唇舌色淡或舌质红,脉细数或细弱。如神经性皮炎、斑秃、皮肤瘙痒症等。

2.心阳虚(心气虚)

证见心悸气短,自汗,形寒肢冷,面色苍白,肢端青紫,舌淡或紫暗,脉细弱。如寒冷性荨麻疹、多汗症、硬皮病、肢端动脉痉挛现象等。

3.心火亢盛

证见心中烦热,口舌糜烂,皮肤鲜红、灼热、肿痛、红色斑疹及结节,尿短赤,舌绛苔黄,脉数,如舌炎、口腔炎、颜面丹毒、疖、痈、药疹、多形性红斑。

(二)肝

1.肝气郁结

肝的疏泄功能失常则出现肝气郁结,可有情绪波动、抑郁多怒,在肝经走向部位(如胸胁出现疼痛、痰核肿块小结),如慢性淋巴结炎、结节性血管炎、带状疱疹后遗神经痛等。

2.肝经湿热

肝经湿热为肝经行走部位出现的湿热证候,因肝失疏泄、湿热蕴结或肝郁化火所致。阴囊湿疹、女阴溃疡等为湿热下注所致;带状疱疹为湿热横窜所致。

3.肝血虚

"肝藏血,其华在爪",肝血不足,眼干目糊,肌麻甲枯,皮肤粗糙,如银屑病、鱼鳞病、反甲、脆甲病等。

(三)脾

1.脾运失健

"诸湿肿满,皆属于脾",湿邪为患多由脾虚所致,表现为皮肤糜烂渗液和瘙痒等,如急性湿疹、接触性皮炎等。

2.脾不统血

脾有统摄血液循经而行的功能,如脾气虚不能摄血,则称为脾不统血,可出现脾气虚的证候,如疲乏气短、面色无华、皮下出血、紫癜等。

(四)肺

(1)"肺合皮毛",风邪侵入人体,多出现肺经病证,表现为皮肤干燥、脱屑、瘙痒、风团等,如荨麻疹、皮肤瘙痒症等。

(2)肺热熏蒸皮肤,肺蕴邪热,常与脾胃湿热共同熏蒸致病,发病部位多偏上部,如单纯疱疹常由肺胃热熏蒸所致,寻常痤疮常由肺胃内热上熏颜面,血热郁滞所致,酒渣鼻常由肺胃积热上蒸、风寒外束血瘀凝结所致,脓疱疮常由肺经有热、脾经有湿、蕴蒸皮肤所致。

(五)肾

肾虚见证有腰脊酸痛,膝软无力,脱发,耳鸣耳聋等。

1.肾阳虚

除肾虚证外,还有"寒"象,证见怕冷肢凉,尿清长,舌淡而胖,脉沉细,皮肤顽硬、带肿、呈黑色或棕褐色,毛发枯悴,如硬皮病、肢端动脉痉挛现象、色素性皮肤病等。

2.肾阴虚

除肾虚证外,还有"内热"象,证见手足心热、颧红升火、尿短赤、盗汗、舌红而干、脉细数、皮肤红斑或色素沉着,如系统性红斑狼疮、色素性皮肤病等。

七、气血辨证

(一)气

气,一是指机体内流动着的富有营养的精微物质,如水谷之气等;二是指脏腑组织的活动能力,如五脏之气、六腑之气、经脉之气等。临床上所说的"气",多数是指脏腑功能失调引起的症状。

1.气虚

气虚是全身或某一脏腑的功能减退,表现有疲乏、语言低微、气短、自汗、脉细弱无力等,如久病和体质虚弱等。

2.气滞

气滞是人体某一部分脏腑病变,致气运行不畅,气滞常致血瘀。表现有气滞部位或脏器的疼痛和胀闷,皮肤有结节或斑块。如结节性血管炎、色素性皮肤病等。

(二)血

血除营养身体各部组织外,还管视物、步行、掌指的握撮活动及皮肤的感觉等。血的这些功能,必须在气的推动下,以及气血在心血管内正常运动的条件下,才能得到充分的发挥。以下是血出现功能障碍后的表现。

1.血虚

血虚指体内血液不足,导致肌肤失养。一般病程较长,可表现有皮肤干燥、脱屑、瘙痒,面色苍白,发甲不泽等。如斑秃、神经性皮炎等。

2.血热

血热指血分有热,血热妄行。表现有皮肤发红,感染化脓,舌质红苔黄等。如多形性红斑、结节性红斑、过敏性紫癜、疖、痈等。

3.血燥

血虚风盛则血燥,表现为"燥象",证见皮肤粗糙、皲裂、瘙痒等,如银屑病等。

4.血瘀

出血后血液停滞于体内,或血管中之血为病邪所阻,则出现血瘀。血瘀常伴有气滞,即气滞血瘀,表现有皮肤发红、发紫或发黑的斑疹、斑块、结节、溃疡或坏死等,疼痛,舌质发青,舌边色紫有瘀斑,脉细或涩。如冻疮、肢端动脉痉挛现象、酒渣鼻、硬皮病、血管炎、麻风的某一阶段等。

八、皮肤病部位与经络、脏腑和病邪特性的关系

(一)辨患部与经络关系

中医学认为,头部属督脉,项部属膀胱经,颜面眼睑属胃经,耳前属胆经,耳后属三焦经,耳道属肾经,鼻部属肺经,舌属心经,胸胁部属肝胆,乳房属胃经,乳头二阴属肝经。临床用引经药物如口舌疮疡用清心经实火的牛黄,胸胁部用清肝胆经湿热的龙胆草等,可取得较好疗效。

(二)辨患部与脏腑的关系

舌属心,目属肝,唇属脾,鼻属肺,耳属肾。四肢外侧属肺,四肢内侧属心,胸属心、腋部属肝,腘部属肾。

(三)辨患部与病邪特性关系

在人体上部多属风邪,或为风湿、风热,多用疏风清热药;在人体中部属气火,或为气郁、火郁,多用清肝火药;在人体下部多属湿邪,或为湿热、寒湿,多用清湿热药。

(汤洪山)

第二节 痤 疮

痤疮是一种与性腺内分泌功能失调有关的毛囊、皮脂腺慢性炎症性皮肤病。好发于青少年颜面部位,临床上以面部的粉刺、丘疹、脓疱或结节、囊肿为特征,易反复发作。

痤疮相当于中医学的"肺风粉刺"。

一、病因病机

(一)中医

中医认为肺风粉刺主要是由于先天素体肾阴不足,相火天癸过旺,加之后天饮食生活失调,肺胃火热上蒸头面,血热郁滞而成。

1.肾阴不足

肾为先天之本,藏精,主人之生长发育与生殖。其中由肾产生的天癸是直接影响人生长发育与生殖功能的物质,如《素问·上古天真论篇》说:"女子七岁,肾气盛,齿更,发长;二七而天癸至,任脉通,太冲脉盛,月事以时下,故有子……七七任脉虚,太冲脉衰少,天癸竭,地道不通,故形坏而无子也。丈夫八岁,肾气实,发长齿更;二八,肾气盛,天癸至,精气溢泻,阴阳和,故能有子……七八,肝气衰,筋不能动,天癸竭,精少,肾脏衰,形体皆极。"若素体肾阴不足,肾之阴阳平衡失调,会导致女子二七和男子二八时相火亢盛,天癸过旺,过早发育,面生粉刺。因而肾阴不足,肾之阴阳平衡失调,天癸相火过旺是肺风粉刺发生的最主要原因。

2.肺胃血热

面部皮肤主要由肺经和胃经所司。《素问·五脏生成篇》说:"肺之合皮也,其荣毛也"。在五行理论中,肺属金,肾属水,若素体肾阴不足,不能上滋于肺,可致肺阴不足。另外肺与大肠相表里,若饮食不节,过食膏粱厚味,大肠积热,上蒸于肺胃。合而致使肺胃血热,脸生粉刺,出现丘疹、脓疱。

3.痰瘀互结

肾阴不足,肺胃血热,日久煎熬津液为痰;阴虚血行不畅为瘀,痰瘀互结于脸部而出现结节、囊肿和瘢痕。

4.冲任不调

肾阴不足,肝失疏泄,可使女子冲任不调。冲为血海,任主胞宫,冲任不调,则血海不能按时充盈,以致月事紊乱和月事前后面部粉刺增多加重。

(二)西医

西医认为痤疮是一种多因素的皮肤附属器疾病。痤疮的发生主要与皮脂分泌过多、毛囊皮脂腺导管阻塞、细菌感染和炎症反应密切相关,其次免疫、遗传、血液流变学诸因素也被认为与痤疮的发生有关。进入青春期后雄激素特别是睾酮的水平快速升高,睾酮在皮肤中经 5-α 还原酶的作用转化为双氢睾酮,后者与皮脂腺细胞雄激素受体结合发挥作用,从而导致皮脂腺分泌功能亢进。皮脂主要由角鲨烯、蜡酯、三酰甘油和少量固醇及胆固醇酯组成,痤疮患者的皮脂中蜡酯含量较高,亚油酸含量较低,而亚油酸含量的降低可使毛囊周围的必需脂肪酸减少,并促进毛囊上皮的角化。毛囊皮脂腺导管角化增生使皮脂排泄不畅,毛孔皮脂导管开口阻塞,致使出现粉刺和丘疹的损害。皮脂的分泌过多和排泄不畅容易引起细菌微生物感染,主要是痤疮丙酸杆菌,其次是白色葡萄球菌和糠秕孢子菌的感染,出现红色炎性丘疹、脓疱以及结节囊肿。反复发作,继发增生性或萎缩性瘢痕以及色素沉着。

二、临床表现

痤疮主要发生于青春期男女面部的前额、脸颊或下颌、口周,亦可见于胸背和上臂。近年随着社会的进步和人们生活水平的提高,饮食结构的改变,工作学习压力的增大,生活节奏的加快以及空气环境的污染,患痤疮的患者日益增多,其发病年龄已向少年化和中年化发展。也就是说,目前痤疮的发病年龄不仅局限于青春期,许多过早发育的少年儿童和青春期过后的中年男女患痤疮的也越来越多。

痤疮初起多为细小的黑头或白头粉刺,可挤出豆渣样的皮脂。亦有初起为皮色或红色小丘疹。继而发展为小脓疱或小结节。严重者可形成脓肿、囊肿或蜂窝织炎并伴有疼痛。部分皮脂溢出过多的患者伴有红斑、油腻、瘙痒等脂溢性皮炎的表现。反复发作者,继发凹凸不平的瘢痕和色素沉着。女性患者常伴有月经不调和月经前后皮疹增多加重。部分女性痤疮患者伴有四肢或乳晕多毛症。严重痤疮的女性患者如果合并多毛症、月经不调、月经量少,要注意卵巢和性腺的器质性病变。

(一)分型

根据皮疹形态和病情轻重,一般可将痤疮分为丘疹粉刺型、脓疱型、结节型、囊肿型、聚合型、萎缩型和恶病质型 7 个类型。

1.丘疹粉刺型痤疮

皮损以皮色或红色丘疹和粉刺为主,或伴有少许小脓疱。多为初起轻症的患者。

2.脓疱型痤疮

皮损以小脓疱和红色炎性丘疹为主,伴有粉刺或黄豆大的小结节。

3.结节型痤疮

皮损以花生至指头大小的红色或黯红色结节为主,伴有疼痛或小脓疱。

4.囊肿型痤疮

皮损以大小不一的皮脂腺囊肿为主,伴有结节,表面黯红色,常继发化脓感染,破溃流脓,形成窦道及瘢痕。或穿刺时可抽出脓血。

5.聚合型痤疮

表现为多型聚集损害,整个面部满布丘疹、粉刺、结节、脓疱、囊肿并形成窦道,瘢痕疙瘩,凹凸不平。

6.萎缩型痤疮

开始为红色丘疹或脓疱,后形成多数凹陷性的萎缩性瘢痕。

7.恶病质型痤疮

又称为坏死性痤疮。损害为绿豆至黄豆大的黯红色或紫红色丘疹、脓疱或结节,较柔软。部分脓疱结节形成脓肿,内有脓血,或伴有坏死。常发生在面颈、躯干和臀部。进展缓慢,长久不愈,也不感疼痛。此型多见于身体虚弱的患者。

(二)分级

临床亦可按 Pillsbury 分类法,把痤疮分为Ⅰ~Ⅳ度。Ⅰ度(轻度)主要表现为面部散发的黑头粉刺和炎症性丘疹;Ⅱ度(中度)为Ⅰ度基础上炎症皮疹增多和伴有脓疱;Ⅲ度(重度)为在Ⅱ度基础上伴有结节等深在性炎症性皮损,且皮损分布扩展至颈部、胸背部;Ⅳ度为在Ⅲ度的基础上皮损进一步加重,伴有囊肿和形成瘢痕。

三、实验室和其他辅助检查

(一)螨虫检查

部分患者取皮损处的皮脂或分泌物直接镜检可查到螨虫。

(二)糠秕孢子菌检查

直接涂片镜检或培养,部分患者可查到糠秕孢子菌。

(三)细菌学检查

部分患者可分离出痤疮棒状杆菌和表皮葡萄球菌。

四、诊断要点

根据青少年发病年龄,好发于颜面及上胸背部位,有粉刺、丘疹或伴有结节、囊肿、脓疱、瘢痕可诊断为痤疮。

五、鉴别诊断

(一)酒渣鼻

皮损多局限于鼻部,早期以红斑、毛细血管扩张、肿胀为主,中后期伴有结节增生。常有家族发病史。

(二)痤疮样药疹

有服药史,多由溴、碘等药所致,皮损为全身性,没有典型的黑头粉刺,发病年龄不限。

(三)职业性痤疮

发病与工种有关,多为与焦馏油、机器油、石油、石蜡等密切接触的工人。皮疹发生在接触部位,如手背、前臂,为毛囊角化性丘疹,类似粉刺样损害。

(四)颜面播散性粟粒狼疮

多见于成年,损害为半球状或略扁平的丘疹,常对称分布于颊部、眼睑及鼻唇沟,用玻片按压丘疹时可显出黄色或褐色小点。

(五)面部汗管瘤

为面部汗腺导管增生所致,多发生在眼睑或前额。皮损为粟粒大小、皮色硬实丘疹,不形成粉刺。

六、治疗

根据痤疮的病因病机和主要证型,本病中医治疗总的法则是滋阴泻火,清肺解毒,凉血活血,调理冲任。在治疗方法上应内治和外治相结合,内外合治,标本兼顾,才能达到较好的治疗效果。对于严重的痤疮,采用中西医结合的方法治疗,可明显提高疗效。

(一)内治法

1.辨证治疗

根据痤疮发病时间的长短、皮疹形态和性别的不同,一般可分为阴虚内热、瘀热痰结、冲任不调3个证型进行治疗。其中阴虚内热是痤疮的基本证型,瘀热痰结、冲任不调大多数是由阴虚内热证演变而成。

(1)阴虚内热。

证候特点:面部皮疹以红色或皮色粉刺丘疹为主,或伴有小脓疱、小结节。口干,心烦,失眠多梦,大便干结,小便短赤。舌红少苔或薄黄苔,脉数或细数。

治法:滋阴泻火,清肺凉血。

推荐方剂:消痤汤。

基本处方:女贞子15 g,墨旱莲15 g,知母12 g,黄柏12 g,鱼腥草20 g,蒲公英15 g,连翘15 g,生地黄15 g,丹参25 g,甘草5 g。每天1剂,水煎服。

加减法:大便秘结加大黄10 g(后下)、枳实12 g通腑泄热;大便稀烂不畅,舌苔厚浊去生地黄,加土茯苓15 g、茵陈蒿20 g利湿清热解毒;失眠多梦加合欢皮15 g、茯神20 g宁心安神;肺胃火热盛者加生石膏20 g(先煎)、地骨皮15 g清泻肺胃之火。

(2)瘀热痰结。

证候特点:面部皮损以红色或黯红结节、囊肿和凹凸不平的瘢痕为主,或伴有小脓疱、粉刺和色素沉着。舌红或黯红有瘀点,苔薄黄,脉弦滑或细涩。

治法:养阴清热,化瘀散结。

推荐方剂:桃红四物汤合消痤汤加减。

基本处方:生地黄15 g,桃仁15 g,红花5 g,赤芍15 g,丹参30 g,女贞子15 g,墨旱莲15 g,鱼腥草15 g,蒲公英15 g,郁金15 g,甘草5 g。每天1剂,水煎服。

加减法:囊肿脓血多者加皂角刺12 g、穿山甲10 g、白芷10 g消肿排脓;结节严重伴疼痛加玄参20 g、浙贝母12 g清热解毒散结;瘢痕明显,重用丹参至50 g以加强活血化瘀之功效。

(3)冲任不调。

证候特点:本证见于女子,面部肺风粉刺的发生和轻重与月经周期有明显关系。月经前面部皮疹明显增多加重,月经后皮疹减少减轻。或伴有月经不调,月经量少,经前心烦易怒,乳房胀痛不适。舌红苔薄黄,脉弦细数。

治法:养阴清热,调理冲任。

推荐方剂:柴胡疏肝汤合消痤汤加减。

基本处方:柴胡12 g,郁金15 g,白芍15 g,女贞子15 g,墨旱莲15 g,鱼腥草15 g,蒲公英15 g,丹参15 g,山楂15 g,甘草5 g。每天1剂,水煎服。

加减法:月经后期不至,乳房胀痛,小腹隐痛加香附15 g、王不留行12 g通经止痛;月经先期或月经来潮期间去丹参,加益母草25 g、香附15 g调经清热。

2.中成药

(1)丹参酮胶囊:功效抗菌消炎,用于痤疮、扁桃体炎、疖肿。口服,每次4粒,每天3~4次。

(2)众生丸:功效清热解毒,活血凉血,消炎止痛,用于急慢性咽喉炎、疮毒等症。口服,每次4~6丸,每天3次。外用捣碎,用冷开水调匀,涂患处。

(3)逍遥丸:功效疏肝清热,健脾养血,用于两胁胀痛、心烦易怒、倦怠食少、月经不调。口服,每次6g,每天2次。

(4)知柏地黄丸:功效滋阴降火,用于阴虚火旺、潮热盗汗、口干咽痛、耳鸣遗精、小便短赤。每次9g,分次温水送服,每天2次。

(二)外治法

(1)用2%氯霉素(或甲硝唑)三黄洗剂外搽皮损。

(2)中药面膜:用消痤散或其他具有清热解毒、凉血消斑的中药散剂加少许蜂蜜调成糊状,均匀涂敷在面部有痤疮部位20~30分钟,每天或隔天1次。炎症明显者加用苦瓜汁调药散;色素沉着明显者加用西红柿汁调药散。

(3)四黄膏:外敷局部,用于严重的肺风粉刺伴有较大红色结节和囊肿者。

(4)清粉刺法:多黑头白头粉刺者局部用75%乙醇消毒后,先以粉刺针沿毛孔口将粉刺穿破,然后用粉刺挤压器将粉刺内容物挤出。

(5)中药倒模是将药物和物理疗法混合应用的一种综合治疗方法。先用洗面奶清洁脸部,再用离子喷雾器喷雾脸部并按摩,然后在皮损范围涂上糊状药膜,用脱脂棉将眼、鼻、口和胡须部位遮盖好,再将石膏粉用水调成糊状立即倒盖于脸部(注意露出鼻孔和口),待石膏由软变硬,由热慢慢变凉,即可起模取下石膏。注意痤疮炎症明显者不宜用。

(6)切开排脓或大号针头抽脓血:用于严重肺风粉刺伴有脓肿明显者。

(7)金粟兰酊:外搽,用于继发性的黯红瘢痕。

(8)针刺疗法:局部取下关、颊车、攒竹,全身取足三里、合谷、丰隆、三阴交,留针半小时。

(9)刺血疗法:用三棱针消毒后在耳前、耳后、内分泌穴、皮质下穴速刺出血,隔天1次,10次为1个疗程。

(10)穴位注射法:丹参注射液或鱼腥草注射液2 mL,分别选取双侧手三里、曲池、足三里或血海四组穴位各1 mL,交替使用进行穴位注射,隔天或3天1次,7次为1个疗程。

(11)自血疗法:对一些反复发作的肺风粉刺可用自身静脉血4 mL抽出后即刻肌内注射,隔天1次,10次为1个疗程。

(12)耳穴压豆法:主穴选取肺、内分泌、皮质下,将中药王不留行籽置于小块胶布中央,然后贴在穴位上,嘱患者每天按压穴位数次,每次10分钟,10天为1个疗程。

(13)耳穴埋针法:主穴取肺、膈、内分泌、皮质下,用皮内针埋入,每天按压数次,每次10分钟。

(三)西医治疗

西医治疗痤疮总的原则是:①抑制皮脂腺过度分泌;②改善异常的毛囊和皮脂腺导管角化;③消除毛囊内的细菌和炎症。主要应用抗生素、维A酸类、雌性激素、类固醇皮质激素、维生素、雄性激素拮抗剂等。严重病例可联合用药。

1.内用药治疗

(1)抗生素常用的为四环素类广谱抗生素,如米诺霉素、多西环素、红霉素等。本类药物治疗痤疮的确切机制不详,可能是通过抑制毛囊内痤疮杆菌及其他细菌的生长,从而减少游离脂肪酸的产生,起到局部消炎作用。①米诺霉素和多西霉素的剂量为100～200 mg,可以1次或分2次口服,四环素1 g/d,分2次空腹口服(本药禁用于孕妇和儿童)。②红霉素1 g/d,分2次口服。疗程6～12周。

(2)口服异维A酸是治疗痤疮的有效方法。主要适用于严重的结节囊肿性痤疮,一般剂量为每天每千克体重0.5～1 mg。疗程16～20周。不良反应包括唇炎、皮肤干燥、结膜炎。孕妇禁用,育龄妇女用药期间应避孕。用药前后查血象、肝功能。

(3)雌性激素:目前临床上应用较多的是达英-35和其他口服避孕药。达英-35在月经来潮的第1天或第5天开始服用,每天1次,每次1片,连服21天为1个疗程。一般停药的第4～5天月经来潮,停药的第8天服用第2疗程。可连用3～5个疗程。

(4)雄性激素拮抗剂:常用的有螺内酯,推荐剂量为1～2 mg/(kg·d)。或西咪替丁200 mg,每天3次。

(5)类固醇皮质激素:只用于严重痤疮且抗生素治疗无效的患者。

2.外用药治疗

常用的有维A酸类的外用制剂、过氧化苯甲酰外用制剂和抗生素外用制剂等。如0.1%他扎罗汀乳膏或凝胶、0.1%阿达帕林凝胶、2%氯霉素乙醇、2%红霉素乙醇、3.5%过氧化苯甲酰洗剂、5%～10%硫黄洗剂等。

3.其他治疗

包括局部药物注射疗法、冷冻疗法、手术疗法等对痤疮治疗均有一定疗效。

(1)局部药物注射疗法:常用皮质类固醇针剂局部皮损内注射,适用于结节、囊肿和增生瘢痕性皮损。要注意掌握每次注射剂量和总剂量。以去炎松混悬液为例,一般稀释至每毫升2.5～10 mg使用,每周用量不超过20 mg,每2～3周注射1次。

(2)冷冻疗法:一般的皮损可采用喷雾法冷冻,结节囊肿皮损可采用接触法冷冻。

(3)手术疗法:对一些严重感染形成脓肿的病例,可手术切开排脓引流。对痤疮后遗的增生性瘢痕,可采用皮肤磨削术治疗。

(4)光动力疗法:使用特定波长的光激活痤疮丙酸杆菌代谢的卟啉,通过光毒性反应、诱导细胞死亡以及刺激巨噬细胞释放细胞因子、促进皮损自愈来达到治疗痤疮的目的。目前临床上主要使用单纯蓝光(415 nm)、蓝光与红光(630 nm)联合疗法以及红光加5-氨基酮戊酸疗法治疗各种寻常痤疮。治疗方案:每周1～2次,蓝光能量为48 J/cm^2,红光为126 J/cm^2,治疗4～8次为1个疗程。治疗过程中有轻微的瘙痒,治疗后部分患者出现轻微脱屑,未发现有明显的不良反应。

(5)果酸疗法:果酸在自然界中广泛存在于水果、甘蔗、酸乳酪中,分子结构简单,分子质量小,无毒无臭,渗透性强,作用安全,不破坏表皮屏障功能。果酸的作用机制是通过干扰细胞表面的结合力来降低角质形成细胞的黏着性,加速表皮细胞脱落与更新,同时刺激真皮胶原合成,增强保湿功能。果酸浓度越高,作用时间越长,其效果越好,但相对不良反应也越大。治疗方案:应用浓度20%、35%、50%、70%的果酸(羟基乙酸)治疗痤疮,每2～4周1次,4次为1个疗程。炎性皮损和非炎性皮损具有不同程度减退,消退率为30%～61%。增加治疗次数可提高疗效。

(6)激光疗法:1 450 nm激光、强脉冲光(IPL)、脉冲染料激光和点阵激光是目前治疗痤疮及痤疮瘢痕的有效方法之一,也可与药物联合治疗。1 450 nm激光是美国食品药品监督管理局

(FDA)批准用于治疗痤疮的激光。强脉冲光可以帮助炎症性痤疮后期红色印痕消退。点阵激光对于痤疮瘢痕有一定程度的改善。

(四)单方验方

(1)用单味药白果,每晚睡前洗脸后用1~2粒切成小片揉擦皮损。一般用药7~14次皮损可消失。

(2)白花蛇舌草、丹参各30 g,甘草10 g,每天1剂,水煎服。适用于各种类型的痤疮。

(3)洗脸美容汤:新鲜猪胆1个,鲜桃树叶50 g,鲜槐树叶40 g。先将后两味药水煎,待微温时加入猪胆汁2~4 mL,搅匀后洗脸,早晚各1次。

(4)蛇胆霜:蝮蛇胆汁5 mL加入普通雪花膏500 mL,混匀外搽皮损,每天2次。

(5)月石散:飞甘石、梅片各4.5 g,黄丹3 g,研极细末,临睡时取药少许,放在手心,用清水调成糊状,外涂患处,次日清晨用水洗净。

七、预后与转归

痤疮轻症者一般预后良好,经治疗痊愈后近期虽会有继发性色素沉着,但一般3个月至半年内会逐渐消退,恢复正常肤色。严重的痤疮治疗不及时或不恰当,可遗留继发性瘢痕疙瘩或永久性色素沉着而影响容貌的美观。

(张园园)

第三节 黄 褐 斑

黄褐斑是由于皮肤黑色素的增加而形成的一种常见面部呈褐色或黑色素沉着性、损容性的皮肤病。

黄褐斑民间俗称"肝斑""黑斑""蝴蝶斑"。同时本病多发于孕妇或月经不调的妇女。又称"妊娠斑",属于中医学的"黧黑斑""黚黷""黑皯""面尘"范畴。

一、病因病机

(一)中医

中医对黄褐斑的记载,早在《灵枢·经脉》中就有外邪侵犯少阳经脉,可令"口苦","甚则面微有尘";侵犯足厥阴经脉,也可得"面尘"之说。《诸病源候论·面黑皯候》从脏腑、气血、痰湿、外邪等方面论述了黄褐斑的病因,认为"面黑皯者,或脏腑有痰饮,或皮肤受风邪,皆令气血不调,致生黑皯。五脏六腑十二经血,皆上于面。夫血之行俱荣表里,人或痰饮渍脏,或腠理受风,气血不和,或涩或浊,不能荣于皮肤,故生黑皯",此由风邪犯于皮肤,痰饮渍于脏腑,故发生"黚""黷"。宋代赵佶《圣济总录·面体门·面黚黷》曾记载黚黷的临床特征:"论曰黚黷之状,点如乌麻,斑如雀卵,稀则棋布,密则不可容针。"《外科正宗·卷四》中指出:"黧黑斑者,水亏不能制火,血弱不能华肉,以致火燥结成斑黑,色枯不泽。"《医宗金鉴·外科心法要诀》又说:"忧思抑郁,血弱不华,火燥结滞而生于面上,妇女多有之。"《外科证治全书》认为本病"由忧思抑郁,血弱不华"而致。

本病与肝、脾、肾三脏关系密切,肝郁、脾湿、肾虚为发病之因,气血瘀滞、络脉不通、颜面失于濡养为病机。证多虚实夹杂,但其总的病因病机是血虚、血瘀。

1.肝气郁结,气滞血瘀

七情不调,心烦急躁,忧思抑郁,肝失调达则导致肝气郁结。肝气郁结则会损耗阴血,郁而化热,肝火上炎,血热不能华面而致该病。气结气滞则血运不畅,导致气滞血瘀。血瘀积于面部而生成"黧黑斑",故中医有"有斑必有瘀,无瘀不成斑"之说。

2.肝肾不足,阴虚火旺

肝肾阴虚,则冲任不调,体弱多病,瘦人多虚火,阴虚火旺致阴精更亏,脉络空虚,肌肤失养;肾气不足,肾水不能上承于面而面无光华;虚火上炎,燥热内结,熏肤蒸肌则颜面干燥失养而生"面尘"。

3.脾胃虚弱,气血不足

脾胃乃谷物之仓,后天之本。胃气不足则纳少不化,不能营造气血。气血两虚,肌肤失养。脾虚失健运,失去统摄之权,则运化不利,不能升清降浊,水湿内停,浊气上犯,蕴结肌肤而生褐斑。

4.排泄不畅,废浊内积

二便与月事通畅,则清阳出上窍,浊阴出下窍,升降出入正常才能神清气朗,颜面滋润。否则清气不升,废物不出则精微难生,废浊内积,停于面部而生污秽之黧黑斑。

(二)西医

西医认为黄褐斑的病因还不十分明确,主要与内分泌、阳光、遗传、肝病及结核、肿瘤、药物等因素有关,并多由妇女妊娠、更年期、口服避孕药等引起。精神与本病有密切关系,过度疲劳、休息不足、精神负担过重、精神创伤等都可以引起色素加深。正常皮肤的颜色主要由黑色素细胞所产生黑色素的多少来决定。影响黑色素多少的主要物质是垂体的黑色素刺激素(MSH),MSH是最强烈的黑色素形成刺激剂。约20%甲状腺功能亢进的患者色素沉着,这是由于酪氨酸氧化代谢加速的缘故。

1.阳光照射是产生黄褐斑的重要原因之一

黑色素的生成过程是光能转变成化学能的过程,并涉及皮肤内许多生物化学系统。随着寒带、温带和热带的日照强弱不同,人类肤色随种族而有白色、黄色、棕色和黑色的不同。近年还发现,皮肤经过强的紫外线照射能刺激角朊细胞产生和分泌内皮素-1,它能作用于皮肤黑色素细胞,刺激黑色素细胞分裂、增殖,产生更多的黑色素颗粒(黑色素体),从而使皮肤晒黑,这也是皮肤对光抵抗力增强的表现。黑色素可以阻止紫外线穿透皮肤使深部组织免受伤害。据报道,前额、颊部、口唇等表皮黑色素细胞可达 2 000/mm^2,而躯干及隐蔽部位才为 1 000/mm^2。而中波紫外线(UVB)对黑色素生成影响可能是通过增加黑色素细胞的 MSH 受体活性,从而增加黑色素细胞对 MSH 的反应。照射了 UVB 后,血中 MSH 水平增加,故使黑色素体增加,则皮肤变黑。在人的黑色素细胞培养系中加入维生素 D_3,1周后酪氨酸酶活性增加,黑色素细胞突明显增大,也说明了阳光紫外线与晒黑皮肤有密切关系。另外,Kang WH 的组织学证实,患黄褐斑以后,如果继续经常照射太阳光,皮损区比正常皮肤更加重色素沉着。

2.黄褐斑与遗传有关

据报道,有30%～70.4%的患者可问及有家族史。许多家族调查发现,黄褐斑患者具有家族史者占50%以上,而男性患者的比例更高。

3.黄褐斑与药物有关

长期口服避孕药物的妇女,由于体内激素水平的变化,也会和妊娠一样诱发黄褐斑。一般症状从服药1～20个月开始,停药后可逐渐消退。另外,长期服用氯丙嗪、苯妥英钠、螺内酯、西咪替丁、己烯雌酚等药物也可诱发黄褐斑,可能与其抗激素有关。

4.黄褐斑与患有某些慢性病有关

如肝脏疾病、慢性酒精中毒、结核、肿瘤营养不良、甲状腺疾病及一些自身免疫性疾病。慢性肝功能不全时,因肝脏破坏,雌激素的能力减退,以致雌激素在血中积蓄,刺激黑色素增加。慢性营养不良也会导致硫氢基来源不足而使色素增加。临床观察到患了女性生殖器疾病和月经失调、痛经、子宫附件炎、不孕症等妇科慢性病的患者面部常常出现黄褐斑。这可能与卵巢、脑垂体、甲状腺等内分泌有关,也可能黄褐斑是自身免疫性疾病的一部分。

5.应用化妆品不当也可引起黄褐斑

研究发现化妆品可诱发黄褐斑的产生,这可能与化妆品的某些成分有关,如氧化亚油酸、枸橼酸、香橼醛、水杨酸盐、香料、防腐剂、金属等直接刺激皮肤或发生变态反应而诱发黄褐斑,尤其以劣质化妆品更为有害。有害的铅、铝、金、银、汞、铋如果弥漫存在于真皮的吞噬细胞中,会改变皮肤的颜色呈灰到蓝黑色。另有一些元素如砷,可改变黑色素的沉积,形成色素沉着。

二、临床表现

黄褐斑男女均可发生,以青中年妇女为常见,常见于妊娠期和服用雌激素时,也可发生于口服避孕药或绝经期激素替代疗法(HRT)以及其他内分泌紊乱时。呈对称性淡褐色或黑色,色斑形状不一,多分布于面颊部,其他依次为口周、前额、鼻侧、下颌角、眉弓、颞部,个别患者可波及整个面部。有时可互相融合,呈现蝴蝶形或不规则形,边缘清楚,光滑无鳞屑,亦无痛痒等自觉症状。病程缓慢,皮肤受紫外线照晒后颜色加深,常在春夏季加重,秋冬季则减轻。一般无自觉症状及全身不适。临床尚未见有相关并发症报道。

三、实验室和其他辅助检查

目前尚无特异性相关理化检查。

组织病理:表皮中色素过度沉着,真皮中噬黑素细胞常有较多的色素。光镜及组化(dopa染色)证明黑色素细胞数目、黑色素形成以及黑色素颗粒向角朊细胞及噬黑素细胞转移的活性皆有增加。有时,在血管和毛囊周围可有少数淋巴细胞浸润。

四、诊断要点

(一)中医诊断标准

诊断标准如下:①面部皮损为黑斑,平于皮肤,色如尘垢,淡褐或淡黑,无痒痛;②常发生在额、眉、颊、鼻背、唇等颜面部;③多见于女子,起病有慢性过程。

证候分类:①气滞血瘀,颜面出现黄褐色斑片,急躁易怒,胸胁胀痛,舌质黯,苔薄白,脉沉细。②肝肾阴虚,面部黄斑褐黑,伴腰膝酸软,怠倦无力,身体羸瘦,舌红,少苔,脉沉细。

(二)西医诊断标准

诊断标准如下:①面部淡褐色至深褐色,界限清楚的斑片,通常对称性分布,无炎症表现及鳞屑;②无明显自觉症状;③女性多发,主要发生在青春期后;④病情可有季节性,常夏重冬轻;⑤排除其他疾病(如颧部褐青色痣,Riehl黑变病及色素性光化性扁平苔藓等)引起的色素沉着。

(三)临床诊断要点
(1)面部淡褐色至深褐色、界限清楚的斑块,大小不定,形状不规则,通常对称性分布。
(2)无明显自觉症状。
(3)主要发生于青春期后,女性多发,男性亦可见。
(4)病情有一定季节性,夏重冬轻。
(5)排除其他疾病引起的色素沉着。
(6)色素沉着区域的平均光密度值大于自身面部平均光密度值的20%。
(7)日晒后易加重。

五、鉴别诊断

(一)雀斑
针帽至米粒大小黄褐色至淡黑斑点,无自觉症状,好发于面部,偶尔也见于颈、肩、手背等其他处,青少年好发,可能与遗传有关。

(二)Riehl黑变病
片状色素沉着,轻度角化和细薄鳞屑似撒了一层面粉一样,无自觉症状,好发于前额、颞部、耳前、耳后以及颈侧,面部中央色淡,病因不明,与日晒关系不太明显。

(三)色素性化妆品皮炎
边缘清楚、淡褐色或深黑色片状或网状色素沉着,可同时伴皮炎表现,好发于面部及面部以外的化妆部位,病因与长期使用化妆品有关。

(四)褐黄病
青蓝和褐色色素沉着斑及黑色斑,伴有骨关节炎,好发于面部、手指、腋窝、生殖器区,一般认为属常染色体隐性遗传,与日晒无关。

(五)艾迪生病(Addison病)
弥漫性青黑色或棕褐色斑片,除面部等暴露部位外,受压迫摩擦的四肢屈侧面、掌趾皮纹处亦可见明显色素沉着,有全身症状如乏力、体重减轻与血压降低等。

色素沉着还包括很多种皮肤病,除上述以外,还应与常见的褐青痣、恶性雀斑样痣、眼周过度色素沉着症、老年雀斑样痣以及色素沉着息肉综合征、苔藓样中毒性黑皮炎、Civatte皮肤异色病等皮肤病鉴别,有时一个患者可以同时患有两种皮肤病,诊断时不能混淆,疗法亦不同。

六、治疗

中医对黄褐斑的辨证,多从肝、脾、肾三脏入手,其他亦有从气血、痰瘀等方面入手辨证,虽角度不同,但实质相似,皆以血瘀为标,脏腑功能失调为本。治疗上,无论辨证分型或单方验方均获得一定疗效。中医药治疗黄褐斑在外治法方面发展较快,中药外敷、面膜倒模、CO_2激光烧灼、火针、耳针、刮痧等疗法都取得了一定的疗效。

(一)内治法
1.辨证治疗
当以去其因,散其滞,消其斑为目标;以实则去之,虚则补之为治则;以疏肝解郁,养血活血为大法,辅以各证灵活化裁,或健脾益气,或燥湿化痰,或清热利湿等,辨证施治。

(1)肝郁气滞。

证候特点:症见面部浅褐色或深褐色斑片,边界清楚,分布于面颊、眼周,月经不调,乳房作胀,舌质红,苔薄白,脉弦。

治法:疏肝解郁,活血消斑。

推荐方剂:柴胡疏肝散加减。

基本处方:柴胡、当归、白芍各10g,丹参、香附、郁金、黄芩各9g,甘草5g。每天1剂,水煎服。

加减法:若大便干燥,加大黄6g(后下)以通腑;腹部胀痛,加川朴12g以除胀;口苦心烦,加栀子15g以清热除烦。

(2)气滞血瘀。

证候特点:面部皮肤多呈深褐色斑片,边缘清楚,月经不调,经潮前乳房胀痛,经行腹痛,舌质黯或有瘀点,苔少,脉弦或细涩。

治法:疏肝理气,活血化瘀。

推荐方剂:柴胡疏肝散、桃红四物汤合方加减。

基本处方:柴胡6g,赤芍9g,白芍9g,当归9g,川芎6g,茯苓9g,枳壳5g,桃仁9g,红花6g,白僵蚕9g,细辛3g,菊花15g,甘草4g。每天1剂,水煎服。

加减法:气虚加党参15g以补中益气;失眠或夜卧不宁,加酸枣仁15g以养心安神。

(3)脾虚血弱。

证候特点:面部淡褐色斑片如尘土,或灰褐色,边界不清,分布于前额、口周,神疲体倦,食少纳呆,脘冷腹胀,舌质淡,苔白腻,脉沉细。

治法:健脾益气,养血化斑。

代表方剂:香砂六君子汤加减。

基本处方:党参20g,炒白术、茯苓、陈皮、广木香、砂仁(后下)各9g,炙黄芪15g,干姜、川芎各10g,甘草5g。每天1剂,水煎服。

加减法:若肢冷便溏者,去丹参,加炮姜炭9g以温补脾阳;面部水肿,痰多者,加白芥子、浙贝母9g以祛风化痰消肿;口腻食不知味者,加藿香、苍术各9g以芳香燥湿,健运脾胃。

(4)肾阴亏虚。

证候特点:面部皮肤呈现黑褐色斑片,大小不等,边缘清楚,分布对称,月经不调、量少,腰酸,舌质红,苔干或少苔,脉沉细。

治法:滋阴补肾,祛风化斑。

推荐方剂:六味地黄丸加减。

基本处方:山茱萸12g,熟地黄24g,山药12g,牡丹皮9g,茯苓9g,白芍12g,当归12g,丹参12g,白僵蚕9g,墨旱莲9g,益母草10g,甘草6g。每天1剂,水煎服。

加减法:如腰酸腰疼,加杜仲、菟丝子各15g;夜尿频加益智仁、芡实、桑螵蛸各12g以缩尿止遗。

2.中成药

(1)六味地黄丸:主治肝肾阴虚。每次6g,早晚各1次。

(2)知柏八味丸:主治阴虚火旺。每次6g,早晚各1次。

(3)二至丸:主治肝肾阴虚。每次1丸,日服2次。

(4)参苓白术丸:适于脾胃虚弱。每服 6~9 g,日服 2~3 次。

(5)逍遥丸:主治肝郁气滞。每次 6 g,早晚各 1 次。

(6)归脾丸:适于心脾两虚。空腹服用,每次 1 丸,日服 3 次。

(7)益母草膏:适于血瘀血虚。每次 20 mL,日服 3 次。

(8)香砂六君子丸:适于脾胃虚弱,寒湿滞于中焦。每次 1 丸,日服 3 次。

(二)外治法

1.针灸

(1)主穴根据色素沉着部位不同,脸部颧颊区取颧髎、四白、颊车穴,前额区取上星、阳白穴,鼻梁区取印堂、迎香穴,上唇取禾髎、人中穴,下颌取承浆穴,并于色素深处取阿是穴针刺。配穴:肝脾不和者选三阴交、足三里、肝俞、脾俞;劳伤脾土者选足三里、中脘、三阴交;肾水不足者选肾俞、三阴交、太溪;肝郁者选内关、太冲;均用平补平泻法,中度刺激,留针 20 分钟。

(2)灸足三里、气海、关元以益气养血固本,适于虚证患者。可悬灸或隔姜灸,每次 20 分钟,每天 1~2 次。

2.穴位注射

(1)取肺俞、心俞、肝俞、脾俞、手三里、足三里、肾俞穴。每次取 2 穴,交替使用。气虚用人参多糖注射液 4 mL,血虚用 5%当归注射液 4 mL,血瘀用复方丹参注射液 4 mL,每穴 0.5~1 mL(双侧),垂直刺入注射,每周 2 次。

(2)取迎香、四白、下关、颊车、合谷为主穴,用强刺激,根据患者全身情况选用配穴,肝郁配内关和太冲,用泻法。脾胃虚弱配足三里、公孙,用强刺激;气血虚配足三里,灸气海;脾胃虚兼气血两虚者,在针刺 5 次后,取同样穴位,注射维生素 B_{12} 进行治疗。

(3)背部取足太阳经脉的肾俞(双)、肝俞(双),任脉的气海为主穴,进针后行平补平泻法,随之在针柄上穿置一段长 1~3 cm 的艾条,施灸 5~10 分钟;在面部按经络走行方向于双侧迎香穴针刺为配穴,待针下得气后留针 10~30 分钟,并在黄褐斑中艾炷灸 3~7 壮(无瘢痕灸),每天针灸 1 次,7 天为 1 个疗程,休息 1~3 天,继续下 1 个疗程。

3.穴位敷贴

选用黄芪、当归、川芎、白芍、防风、白附子等药研细末混匀备用(称祛斑增白粉)。另用肉桂、大黄、冰片分别研细配用。施灸前循经按摩,疏通经络,然后常规消毒神阙穴,气滞血瘀者取祛斑增白粉 5~10 g,冰片 0.3~0.5 g,温开水调匀做成药饼填于脐中,上置蚕豆大艾炷点燃,燃烧至患者感局部发烫时除去,每次灸 3 壮。肠胃积热者用祛斑粉加大黄粉 2 g,脾胃两虚者用祛斑粉加炮姜粉 2 g。灸毕用塑料薄膜敷盖固定,24 小时后取下。

4.穴位埋线

取穴曲池、合谷、足三里、三阴交、肺俞、肾俞,均取单侧。具体操作方法:选用埋线一次性灭菌器具,将医用羊肠线取出,以备用的生理盐水浸泡(时间不宜过长,否则羊肠线将软化,很难埋入穴内),采用一次性医用埋线针,将羊肠线插入针头内待用,取穴后常规消毒,左手绷紧周边皮肤,垂直或斜刺入穴位,以针芯推动肠线,将线埋在皮肤与肌肉之间为宜,一般为 1.5~2 cm,稍作提插,待气至。出针后,用消毒干棉球按压针孔片刻以防出血,并外用医用输液贴覆盖,2 天后去掉敷贴即可。2 天内埋线区不要沾水,以防感染,穴位埋线 10 天 1 次,2 次为 1 个疗程,近侧、对侧穴位交替进行。

5.耳针

(1)耳针主穴取内分泌、皮质下、肺、心、肝、肾,月经不调加子宫、卵巢。常规消毒,用28号5分针轻刺透皮肤,以不穿透软骨膜为度,留针30分钟,每5分钟行针1次。患处常规消毒后,均匀涂抹维生素E,用梅花针自上至下轻轻叩打,使皮肤潮红为度。2天1次,15次为1个疗程,疗程间隔1周。

(2)用耳针加耳穴贴压治疗:主穴用面颊区、肺、内分泌、盆腔、内生殖器,配穴在肝、脾、肾、膈、皮质下等选用。在选好的穴区内找敏感点,用0.5寸30号针快速刺入软骨膜,得气后留针30分钟,另一耳则在相同位置贴压王不留行籽。隔天治疗1次,两耳交替进行。

(3)用耳穴埋针治疗面部色素斑:主穴取子宫、神门、内分泌、肺。配穴取心、肝、脾、肾上腺、面部色素相应穴。每次选4~6个穴位,耳针快速刺入,用胶布固定,每次按压3~5分钟,每天3~5次,两耳交替使用,1~2天1次,1个月为1个疗程。

6.刮痧

主穴选太阳、印堂、迎香、颧髎、承泣、四白、承浆、大迎、颊车及黄褐斑。常规先清洁皮肤,再均匀涂抹润肤乳,按照额头、眼周、面颊、口周、鼻部、下颌的顺序,用刮痧板依次从面部中间向两侧沿肌肉纹理走向或顺应骨骼形态单方向刮拭。按揉刮拭过程均以补法开始,逐渐过渡到平补平泻法,在色斑、痛点处采用压力大速度慢的手法。整个过程刮拭速度缓慢柔和,按压力均匀平稳,刮至皮肤轻微发热或皮肤潮红即可,不要求出痧。每周2次,4周为1个疗程。

7.外敷法

古代常以日常生活中随手可及的食物作为基质,如鸡蛋清(白)、乳汁(人乳、羊乳、牛乳)、植物油(菜油、麻油)、动物脂肪(猪脂、牛脂、白羊脂)及蛋白质类、白蜜、浆水、蜂蜡、白蜡、米醋、酒等。外洗治疗时,常运用猪脂调和诸药,外洗患处。外敷时,常用水酒或猪脂调和诸药,极微火熬至成膏状,睡前敷于面部起斑处,次日洗去。亦可制为丸剂,用时以鸡子白或猪脂调和。又如白附子、杏仁等种子类药物或丹砂、雄黄等矿石类药物,研为粉剂,以鸡子白或白蜜调和。

(1)白及、白芷、白附子各6 g,白蔹、白丁香各4 g,当归6 g。共研极细末,加蛋白或白蜜调膏,睡前涂患处,晨起洗净。

(2)白附子、白芷、滑石各250 g,共研细末,早晚洗面搽患外。

(3)大风子、杏仁、核桃仁、红粉、樟脑各30 g,先将三仁同捣极细,再加红粉、樟脑,一同研细如泥。若太干,加麻油少许调匀,每天搽擦1次(先涂小片,观察有无变态反应)。

(4)紫草30 g,茜草、白芷、赤芍、苏木、南红花、(对)厚朴、丝瓜络、木通各20 g,水煎湿洗湿敷。

(5)白附子、青木香、丁香、商陆根、密陀僧各30 g,牙皂、细辛各90 g,用酒2 000 mL煎至1 000 mL,去渣。加入酥油500 g于酒中,煎至1 000 mL成膏,夜涂面上,次晨湿水洗去。

(6)鸡子3枚,丁香30 g,胡粉(细研)30 g,上三味先以醋1 000 mL浸7天后,取鸡子白调香粉,令匀,以浆水洗面,敷之。

(7)益母草灰1 000 mL,以醋和为团,以炭火煅七次后,入乳钵中研细。用蜜和匀,入盒中,每至临卧时,以牛乳和涂之,人乳亦可。

(三)西医治疗

提倡先确定黄褐斑的临床类型,若患者是真皮型或混合型,则单纯外用脱色剂治疗效果常不明显,可采用化学剥脱和脱色剂合用,并适当延长疗程。另外,应尽可能帮助患者找到诱发病因并避免之,有内科病应及时彻底治疗。

1. 全身治疗

(1)静脉注射大剂量维生素 C,每天 1~3 g;口服维生素 C 片,每次 0.1~0.3 g,每天 3 次,因维生素 C 能将颜色较深的氧化型色素还原为色浅的还原型色素。应注意胃酸过多或胃溃疡者不宜服用维生素 C 或酌减量。

(2)口服维生素 E 胶丸,每次 0.1~0.2 g,每天 3 次,1 个月为 1 个疗程。

(3)谷胱甘肽,每次 400 mg,联合维生素 C(每次 1 g)静脉注射,每周 2 次,对部分顽固性病例有效。

2. 遮光剂的应用

(1)物理遮光剂:其中最常用的是二氧化钛。

(2)化学遮光剂:常用的有氨基苯甲酸及酯类、水杨酸酯类等。但要注意预防接触性皮炎的发生。

(3)外用脱色剂治疗:对于表皮型黄褐斑患者来说,直接外用脱色剂效果较为明显;而对于真皮型患者必须与其他疗法(如化学剥脱法)联合使用增强脱色药物对色斑的作用。脱色剂能够加速表皮细胞更替,促使角质剥脱,常用脱色剂有 3% 氢醌、20% 壬二酸、皮质类固醇、维 A 酸、熊果苷等。

(四)单方验方

(1)白酒 500 g,鸡蛋 7 枚,将鸡蛋放入白酒中,密封 7 天,每天用 1 枚,去壳捣烂如泥,外搽患处,连用 1 周。

(2)瓜蒌瓤 90 g,杏仁 10 g,猪胰 1 具,捣烂如泥,每晚涂于患处,连用 10 天。

(3)将柿叶研成细粉,加入熔化的凡士林中搅烂成膏,外搽患处。

(4)苦酒(即米醋)煮白术外搽。

七、预后与转归

黄褐斑的治疗方法虽多种多样,有一定的疗效,但满意而持久者仍然较少,本病有碍观瞻。

(张园园)

第四节 梅 毒

梅毒是由梅毒苍白螺旋体感染而引起的生殖器官、所附属淋巴结和全身病变的慢性传染病。一经传染,螺旋体很快播散到全身,几乎可侵犯人体各器官,表现为多种多样的类似很多疾病的临床表现,最后可严重地破坏某些组织器官,导致其功能障碍,甚至可由于重要器官的破坏而导致死亡。梅毒螺旋体还可由母体经胎盘进入胎儿血液循环而使胎儿受感染而发生新生儿、婴儿和儿童的先天性梅毒。

梅毒属中医学"霉疮""杨梅疮"范畴。

一、病因病机

(一)中医

中医学认为梅毒是感受淫秽邪毒,蕴热化火,毒气内伤脏腑,外攻肌肤而致。早期梅毒以实证表现为主,晚期以虚证为主。

梅毒患者,其淫秽邪毒,多因房事不洁而感受,但也可因其他途径而感受,详叙如下。

1.精化染毒

精化染毒指不洁性交传染,阴器直接感受淫秽邪毒而致病。肝脉绕阴器循行,肾开窍于二阴。不洁性交,淫秽邪毒入侵,肝肾二脉直接受邪,并伤及冲、督脉。外则毒发皮毛,伤及玉器,疮重,大而硬实;内则毒入骨髓、关窍,侵及脏腑。随处可生,发无定处,证候复杂。

2.气化染毒

气化染毒指非性交传染,如接触患者、接吻、授乳、同厕、同寝、共食等而感受梅疮毒气。病位主要在脾肺二经受毒,疮轻细小而干,毒气少入侵骨髓、关窍、脏腑。

3.胎传遗毒

胎传遗毒由父母患梅毒,遗毒于胎儿所致。既有父母先患梅毒而后结胎,称之禀受,多病重,又有先结胎,父母后患梅毒,毒气由母而传于胎儿,称为染受,多病轻。

总之,感受梅毒之淫秽邪毒,其毒气流经走络,外发肌肤,内伤脏腑,入髓结毒,渐致形毁骨枯,口鼻俱废,甚则危及性命,并遗患后代。

(二)西医

西医已知梅毒的病因是由感染梅毒螺旋体而引起。梅毒螺旋体可侵犯全身任何组织和器官,从而发生各种病变。

梅毒螺旋体又称苍白螺旋体,为细长螺旋形微生物,长 6~15 μm,直径<0.2 μm,有 8~12 个旋圈,螺旋体透明不易染色,需用暗视野显微镜才能看到。其入侵人体的主要方式是依靠自身的长轴旋转而进入上皮组织。在适宜的环境下,梅毒螺旋体可进行横断分裂繁殖。在活动期约 30 小时繁殖 1 次。梅毒螺旋体是厌氧寄生性微生物,在人体能长久性生存繁殖,但在体外则生命力脆弱,很容易死亡,很难在自然环境中存活,在阳光照射或干燥环境下很快死亡。其生存最适宜温度是 37 ℃。其温度与死亡时间的关系:100 ℃立即死亡;60 ℃时 2~5 分钟死亡;41 ℃时 2 小时死亡;40 ℃时 3 小时死亡;39 ℃时约 4 小时死亡;0 ℃时可存活 1~2 天;−78 ℃时可存活数年。肥皂水和一般消毒药水如 1∶1 000 汞液可在数秒内将其杀死;在 1∶600 苯酚液中 15 分钟死亡;2%盐酸、3%醋酸液、过氧化氢溶液、75%乙醇皆可在短时间内很快使其死亡。

梅毒的传染源主要是梅毒患者。一期梅毒的硬下疳有螺旋体,二期梅毒的各种皮肤黏膜的梅毒疹及血液中均有螺旋体。梅毒感染途径有性行为直接传染;也可因直接接触患者的病变处、分泌物、血液,或间接接触患者的衣物、被褥、物品、用具、便器、马桶而传染;输入二期梅毒患者提供的血液可直接患二期梅毒;妊娠期患梅毒,特别是二期梅毒,孕妇血中的梅毒螺旋体可通过胎盘传染给胎儿。孕妇分娩时产道内有梅毒病变,也偶尔感染胎儿。

梅毒螺旋体能穿过正常黏膜,也能穿过上皮表面上的微小擦伤。梅毒螺旋体感染后,在感染部位大量繁殖,并通过淋巴管进入淋巴结,再经静脉回流进入血液循环,继而全身播散。梅毒螺旋体依靠内毒素致炎,抗原致敏以及本身对宿主细胞的损害而致病。梅毒最早出现临床病变是硬下疳,硬下疳消退后继则在全身皮肤上发生播散性的皮疹即梅毒疹,进而引起心血管、骨关节和神经系统病变。晚期梅毒在皮肤和所累及的其他器官发生具有严重破坏作用的树胶肿,它的发生和扩展蔓延又将破坏更多器官的功能。梅毒还在免疫力增强或不充分治疗的情况下转变为隐性梅毒,使临床症状暂时消失,当人体免疫力一旦低下时又重新活跃和繁殖。重新发病的梅毒称再发梅毒,其症状加重,治疗更加困难。

二、临床表现

梅毒根据传染途径的不同分为后天(获得性)梅毒与先天(胎传)梅毒。根据疾病的进程分为早期梅毒(一、二期梅毒)与晚期梅毒(三期梅毒)。其临床表现分述如下。

(一)后天(获得性)梅毒

一般梅毒的潜伏期为 2~4 周,但也有短于 1 周或长达 2 个月者,患者一旦感染梅毒螺旋体后,经过潜伏期,即进入一期梅毒。

1.一期梅毒

一期梅毒的主要表现是硬下疳(初疮),通常在螺旋体侵入人体后 2~4 周出现。初起为单个黯红斑丘疹或丘疹,逐渐增大,很快表面形成糜烂面,并演变为浅溃疡,直径 1 cm 左右,圆形或椭圆形,略高出皮面,四周呈堤状隆起,表面呈肉红色,基底清洁平坦光滑,有少量浆液性分泌物,内含大量梅毒螺旋体,皮损边界清楚,触之有软骨样硬度,无疼痛及触痛。数目常为单个,偶可 2~3 个。硬下疳最常发生于生殖器部分,也可发生于唇、咽、乳房等处。男性多发生于阴茎包皮、冠状沟、龟头或系带部,有些发生于尿道内、阴茎干或阴茎根部、阴囊,同性恋男性常见于肛门部或直肠。女性则在大小阴唇内侧、阴蒂、子宫颈、尿道口等处多见。硬下疳即使不治疗,经 1 个月左右可以自愈,如经抗梅治疗,则迅速愈合,有时可遗留浅表的瘢痕或轻微色素沉着。

硬下疳出现 1 周后,所属淋巴结即发生肿胀,一侧或两侧,此称为梅毒性横痃,质较硬,彼此不融合,不化脓,无压痛,表面皮肤无红、肿、热、痛等。肿大淋巴结在硬下疳消退后 10~15 天也消退。消退后不遗留任何后遗痕迹。如果在硬下疳消退后相继出现梅毒疹,肿大的淋巴结可继续肿大。

2.二期梅毒

二期梅毒是一期梅毒未治疗或治疗不规范,梅毒螺旋体在身体内大量散播后,所引起全身性病理变化时期。主要表现在皮肤、黏膜、骨骼、内脏与神经系统。一般在硬下疳出现后 8 周左右出现。多有前驱症状,如头痛、低热、头晕、倦息、乏力、关节酸痛、食欲缺乏等。继之出现以皮肤黏膜疹为主的临床表现。骨、内脏、眼及神经系统症状较轻或少见。病变所属的淋巴结可发生程度不同的肿大。

(1)皮肤黏膜损害:皮疹表现多种多样,可呈现玫瑰色斑疹、斑丘疹、丘疹、脓疱疹、鳞屑性皮损,而类似麻疹、伤寒、药疹、玫瑰糠疹、多形红斑、汗斑、银屑病、扁平苔藓、皮肤真菌病。具有特征性意义的是掌趾部脱层状铜红色斑疹,可出现于 70% 的二期梅毒。肛周、外生殖器附近可出现潮湿表现的增殖性隆起斑块,称为扁平湿疣。黏膜损害时可见黏膜斑。有时还可以出现脱发、须疮样皮损。二期梅毒疹多为全身性发疹,播散性分布,但无明显的瘙痒、疼痛等症状,皮疹常交替或反复发生,多数病变愈后不遗留瘢痕。

(2)其他系统损害:二期梅毒还可以引起眼、骨的损害,但发生率较少。有部分患者在临床上无任何神经损害的表现,但脑脊液中出现与梅毒相关的不正常改变,谓之无症状神经梅毒。

3.早期隐性(潜伏)梅毒

早期隐性(潜伏)梅毒是指在早期梅毒阶段发生的症状和体征隐蔽,无梅毒的临床表现,只有化验指标上的阳性结果。血清反应阳性,患者体内的苍白螺旋体不仅存在,而且还不断增殖,并且可以通过性接触传染他人,通过胎盘传染胎儿,所以隐性梅毒仍然是传染性梅毒。隐性梅毒可以在二期出疹后潜伏,也可以在再发疹过后潜伏,经过2~4年后便逐渐进入三期梅毒。

4.三期梅毒

三期梅毒也即晚期梅毒,是对人体破坏性最大的病期,不仅产生破坏性很大的皮肤黏膜病变,也常侵犯心血管、骨关节、脑神经等重要器官,甚至可导致严重的器官缺损、畸形残废和死亡。大多数三期梅毒发生在感染后3~4年,如不充分治疗或不规则治疗则可以迁延5~10年或更长。

(1)皮肤黏膜结节性梅毒疹:初为出现粟粒至蚕豆大小铜红色硬结,集簇分布,隆起皮面,基底浸润,表面有鳞屑,边缘清楚,各结节不融合,常中央消退,周围又出现新皮疹,故外观呈环形、蛇形、弧形或星形。结节可溃破,形成边缘堤状隆起,表面光滑红润深浅不一的穿凿性溃疡,溃疡愈合或结节吸收后遗留色素沉着或羊皮纸样瘢痕。可发生于任何部位,好发于头部、肩胛部、背部、四肢伸侧及口腔黏膜。

(2)树胶样肿:三期梅毒的典型损害,对人体破坏性大,全身皮肤黏膜任何部位都可发生,也可发生于骨、软组织、食管、胃肠、肝、眼部等器官。

初发为皮下组织或较深部组织的结节或肿块,渐与皮肤粘连,形成浸润性斑块,中心软化坏死形成溃疡,分泌黄稠黏液,状如树胶,无自觉症状,经过数月到两年,可逐渐吸收愈合,遗留萎缩性瘢痕。发生在鼻黏膜者,常造成鼻中隔穿孔、鼻梁塌陷,形成马鞍鼻。发生于上腭者,导致硬腭穿孔,可使悬雍垂损坏,口腔和鼻腔相通。树胶样肿还可发生于骨、消化系统、眼、心血管系统、神经系统、泌尿系统、呼吸系统,引起相应的损害。

(3)晚期心血管梅毒:梅毒感染后10~20年后才出现梅毒性心脏病的症状。患病率较高,为各种晚期梅毒之冠。主要表现为单纯性梅毒性主动脉炎、梅毒性主动脉瓣关闭不全、梅毒性冠状动脉狭窄、梅毒性动脉瘤、心肌树胶肿。

(4)晚期神经梅毒:多在感染后5~20年发病。部分在早期梅毒阶段螺旋体已经侵入神经系统并形成病变,发生无症状性神经梅毒、梅毒性脑血管炎和脑膜炎。晚期神经梅毒病变更重,侵犯的范围更广,对人体的危害更大,常给患者带来极大的精神痛苦甚至死亡。晚期神经梅毒主要有脑膜炎、脑血管炎、脊髓痨、麻痹性痴呆。

5.晚期隐性梅毒

一般认为感染期超过2年的潜伏梅毒为晚期隐性梅毒,可因未经治疗或治疗不当发展而来。一般无传染性,无症状及体征。晚期梅毒妊娠感染胎儿的可能性相对较小。反应素试验可阳性或阴性,特异性血清试验阳性。

(二)先天(胎传)梅毒

先天梅毒也叫胎传梅毒,是个体出生前在母体内感染的梅毒。

1.早期胎传梅毒

一般在初生至生后6个月内发病。患儿表现为消瘦,发育不良,皮肤多皱纹,貌似老人。部分发育畸形,如方形头、塌鼻、兔唇、"O"形腿,或有张口呼吸,吸乳困难。若不及时治疗,可出现智力不佳,有的是痴呆儿。

皮肤出现多发性、多样性斑、斑丘疹;肛门外阴可出现扁平湿疣;还可在掌、腋、踝部出现天疱疮样皮损,具有特征性,为疾病的严重表现。梅毒患儿还可因口周、肛周、外阴周围出现的各种皮损,由于局部皮肤娇嫩,弹性不良,容易出现放射状皲裂,愈合后留有放射状瘢痕而成为梅毒的特征性痕迹,有诊断价值。

常出现全身淋巴结肿大、肝脾大,骨关节可发生肿胀疼痛。神经梅毒的患病率约为40%,但多无明显临床症状,而有脑脊液异常。

2.晚期胎传梅毒

患儿在出生时及乳儿期无明显的梅毒症状,2~4岁后始出现与三期梅毒基本相同的损害,但较后者轻,如皮肤上发生梅毒树胶肿,其他器官病变也是树胶肿。发生心血管、神经病变,尤为眼部梅毒较多见,如间质性角膜炎、虹膜睫状体炎、视网膜炎、神经性耳聋;因晚期胎传梅毒病程很长,加上患病正值少年时代,是身体生长发育的时期,因此可产生发育上的畸形,这是胎传梅毒与获得性梅毒的主要区别,其具有特征性的表现有胡金森齿(半月形门齿)、战刀腿、舟状肩胛骨、锁骨内端肥大及硬腭高耸。胡氏齿、间质性角膜炎及耳聋同时存在称为胡氏三征,具有特征性。

3.胎传潜伏梅毒

胎传潜伏梅毒与后天潜伏梅毒一样,未经治疗,无临床症状,血清反应阳性。2岁前称为早期胎传潜伏梅毒,2岁后称为晚期胎传潜伏梅毒。

三、实验室和其他辅助检查

梅毒实验室检查包括梅毒螺旋体检查、血清学检查、脑脊液检查。梅毒的表现多种多样,因此在梅毒的诊断和治疗上,实验室检查是不可缺少的。

(一)组织及体液中梅毒螺旋体的检查

从病变或血清中检出有苍白螺旋体,除外其他皮肤螺旋体病,即可确诊为梅毒。常用有暗视野检查法,此检查对一期梅毒诊断尤为重要,因一期梅毒的血清反应在硬下疳出现2~3周后始呈阳性。还有免疫荧光染色或直接荧光抗体试验、银染色、聚合酶链反应(PCR)及反转录聚合酶链反应(RT-PCR)。最近还有报道可用分子生物学方法检测淋巴结活检标本中的梅毒螺旋体。

(二)梅毒血清检查

1.非梅毒螺旋体抗原血清试验(非特异性梅毒血清反应)

常用方法有性病研究实验室试验(VDRL)、血清不需加热的反应素玻片试验(USR)、快速血浆反应素试验(RPR)及甲苯胺红不需加热血清试验(TRUST)。在一期梅毒后期(硬下疳出现2~3周后)及早期隐性梅毒呈阳性反应;二期梅毒呈强阳性反应;三期梅毒及晚期隐性梅毒阳性率降低时为阴性。经有效的抗梅治疗后,其滴度逐渐下降,9个月至1年内转阴,故常用于疗效判断。

2.梅毒螺旋体抗原血清试验(特异性梅毒血清反应)

常用方法有荧光螺旋体抗体血清试验(FTA-ABS)、梅毒螺旋体血凝试验(TPHA)、梅毒酶联免疫吸附试验(ELISA)及蛋白印迹试验(Western-blot)。在一期梅毒后期始出现阳性,其阳性结果保持长时间甚至持续终身。治愈后亦不转阴。故仅用于诊断用,不能判断疗效。

(三)脑脊液检查

神经梅毒患者的脑脊液中白细胞数增加,蛋白量增多,VDRL阳性。

(四)组织病理

梅毒的基本病理变化为血管内皮细胞肿胀和增生,血管周围大量淋巴细胞、浆细胞呈袖口样浸润,晚期梅毒可由上皮样细胞组成的肉芽肿性浸润,肉芽肿中央可见干酪坏死。

四、诊断要点

梅毒的临床表现错综复杂,皮疹多形多样,与许多疾病相似。故在诊断时必须结合病史,全面体检及化验结果等进行综合分析才能作出正确诊断。

(一)梅毒的临床诊断依据
(1)多有不洁性史或配偶有梅毒病史,如先天性梅毒患儿,其母有梅毒史。
(2)有梅毒症状和体征。
(3)在皮损或血液发现梅毒螺旋体,或血清学试验中非特异性梅毒血清反应及特异性梅毒血清反应阳性。

无论临床症状典型与否,一定要有实验室检查的确诊依据才能确诊为梅毒。

(二)神经梅毒的诊断
(1)梅毒病史及治疗史。
(2)症状和体征。
(3)血清学及脑脊液检查在神经梅毒的诊断中起重要的作用。

五、鉴别诊断

(一)与硬下疳相鉴别的疾病

1.软下疳

软下疳是由Ducrey嗜血链状杆菌感染引起的急性丘疹和溃疡性炎症,好发于冠状沟、包皮、大阴唇、小阴唇等处,也可发生生殖器外软下疳,发病部位及皮损形态与硬下疳类似,但其病因、治疗、预后均不同,故应予足够重视,其鉴别要点见表4-1。

表 4-1 硬下疳与软下疳的鉴别要点

鉴别要点	硬下疳	软下疳
潜伏期	10～20天	2～5天
病原体	苍白螺旋体	Ducrey链杆菌
自觉症状	无痛或轻痛	疼痛
数目	单发者多	多发者多
硬度	硬韧	较软
病程	长	短

2.药疹

主要是固定性红斑型药疹,也常好发在生殖器部位,亦要注意与硬下疳鉴别(表4-2)。

3.生殖器疱疹

生殖器疱疹是由单纯疱疹病毒Ⅱ型(HSV-2)引起的。潜伏期短,好发于阴部,初发时局部有灼热或痒痛,表现为红斑、群集小水疱,疱疹破溃可露出浅表糜烂面或浅表溃疡,5～7天后吸收或结痂,随后结痂脱落痊愈。

表 4-2　硬下疳与药疹的鉴别要点

鉴别要点	硬下疳	药疹
潜伏期	2～3 周	数小时至数天
起病	慢	快
自觉	无明显自觉症状	灼热、疼痛、瘙痒
病变特点	溃疡、硬结	充血、水疱、糜烂、水肿
病原体	螺旋体阳性	螺旋体阴性
复发	复发者少	服同类药可再发

4.生殖器癌

发生在老年人,发展缓慢,淋巴结肿大较一期梅毒迟,初为硬性肿块,圆形或不规则形,继后坏死,有臭味。

(二)二期、三期梅毒与其他类似疾病的鉴别诊断

梅毒是表现复杂的疾病,尤其二、三期梅毒,与许多皮肤病、眼病、骨病、内脏疾病或神经系统疾病相类似,故给鉴别诊断带来一定的困难。当临床不易区别时,梅毒血清学检查是不可缺少的,梅毒呈阳性结果,而与梅毒鉴别相类似的病症则呈阴性结果,并且这些疾病无假阳性出现。必要时还要结合病史和体检等综合分析协助诊断。

六、治疗

梅毒临床表现繁多复杂,证型及分类亦各异,但无论何期梅毒,总宜凉血解毒。早期梅毒,可凉血排毒,祛湿消疮,化斑散结;晚期梅毒则应扶正祛邪,补气排毒。无论早或晚期梅毒,西医的驱梅治疗是不能缺少的。

(一)内治法

1.辨证治疗

梅毒的治疗在早期以祛邪、晚期以扶正为原则。

(1)疳疮(硬下疳)。

1)湿热下注。

证候特点:前阴或肛门见硬结,四周水肿,亮如水晶,局部肿胀或发热,并可伴见胸胁胀痛,心烦易怒,食欲缺乏,小便短赤涩痛,大便秘结或稀而灼肛,舌红,苔黄腻,脉弦数。

治法:泻肝胆实火,清下焦湿热。

推荐方剂:龙胆泻肝汤加味。

基本处方:龙胆草 15 g,木通 10 g,柴胡 10 g,车前子 10 g,生地黄 15 g,栀子 15 g,黄芩 10 g,当归 6 g,土茯苓 40 g,甘草 6 g。每天 1 剂,水煎服。

加减法:如疳疮红肿明显可加金银花 15 g 以清热解毒。

2)胆经郁热。

证候特点:疳疮亮如水晶,四周水肿,小便时涩痛不适,并可伴见寒热往来,胸胁苦满或疼痛,口苦咽干,头晕目眩,烦躁易怒,舌苔黄,脉弦数。

治法:疏利肝胆,清热解郁,和解表里。

推荐方剂:小柴胡汤加减。

基本处方：柴胡 9 g，黄芩 15 g，法半夏 9 g，生姜 9 g，土茯苓 30 g，金银花 15 g。每天 1 剂，水煎服。

加减法：口苦明显去生姜，加栀子 15 g 以清热泻火。

(2) 横痃。

1) 肝经湿热。

证候特点：腹股沟单侧或双侧出现硬结，初起如杏核大小，逐渐增大如鸡卵，色白坚硬，亦有转为红肿灼热疼痛者，并可伴见两胁满闷胀痛，不思饮食，厌油腻，小便短赤，大便秘结或不爽而灼肛，舌红苔黄腻，脉弦数等。

治法：清泻湿热，解毒散结。

推荐方剂：龙胆泻肝汤加减。

基本处方：龙胆草 15 g，木通 6 g，泽泻 15 g，柴胡 10 g，生地黄 15 g，土茯苓 30 g，夏枯草 15 g，牡丹皮 15 g，海藻 15 g，甘草 5 g。每天 1 剂，水煎服。

加减法：大便秘结加大黄(后下) 8 g 以清热解毒，泻下攻积；横痃久结不消加猫爪草 20 g、浙贝母 15 g 以化痰散结，解毒软坚。

2) 气郁痰结。

证候特点：腹股沟单侧或双侧出现硬结，初起可如杏核，继则大若鸡卵，坚硬不痛，微热不红，并可伴见胸脘满闷不舒，食欲缺乏，口苦而黏，舌红苔腻，脉滑数等。

治法：解毒消肿，化痰散结，活血祛瘀。

推荐方剂：西黄丸。

基本处方：人工牛黄 15 g，麝香 75 g，乳香、没药各 500 g，黄米 350 g，先将黄米蒸熟烘干，与乳香、没药粉碎成极细末；再将人工牛黄、麝香研细，与上述粉末配研，过筛，混匀，用水泛为丸，阴干备用。陈酒送下 6 g，每天 2 次

3) 气血虚弱。

证候特点：横痃破溃，疮口呈空壳状，口大不敛，有时脓带恶臭之味，并可伴见面色萎黄，时发潮热，身倦神疲，腰膝无力，胃纳不佳，五心烦热，舌质浅淡，脉细弱等。

治法：扶正固本，益气养血。

推荐方剂：十全大补汤。

基本处方：当归 10 g，熟地黄 15 g，川芎 10 g，白芍 15 g，党参 15 g，白术 15 g，茯苓 15 g，炙甘草 10 g，黄芪 15 g，肉桂 2 g。水煎服，每天 1 剂。

加减法：脓液恶臭者加蒲公英 20 g，土茯苓 30 g 以清热解毒、消痈散结。

(3) 杨梅疮（二期梅毒）。

1) 表里俱热。

证候特点：胸部、腰腹、四肢屈侧、颜面及颈部等处，出现颜色鲜红杨梅疹和杨梅斑，憎寒壮热，身疼痛，并可见口苦咽干，咽喉疼痛，呼吸气粗，心烦易怒，小便短赤，大便秘结，舌红苔黄，脉洪数或滑数有力。

治法：解表通里，疏风清热解毒。

推荐方剂：防风通圣散加减。

基本处方：防风 10 g，荆芥 6 g，薄荷 6 g，麻黄 3 g，石膏 15 g，芒硝 6 g，滑石 15 g，黄芩 9 g，连翘 12 g，栀子 12 g，土茯苓 30 g，桂枝 9 g，紫草 15 g，川芎 6 g，白芍 9 g。水煎服，每天 1 剂。

加减法:疹色鲜红去桂枝,加牡丹皮 12 g 以清热凉血、活血化瘀。

2)热毒郁闭。

证候特点:胸、腰腹、四肢屈侧、颜面、颈等处,出现红色杨梅疹、杨梅痘或杨梅斑,恶寒发热或往来寒热,并见头痛,身酸体重,骨节疼痛,胸闷气短,舌苔白腻或白滑,脉浮数。

治法:发汗解表,消散疮毒。

推荐方剂:荆防败毒散加减。

基本处方:荆芥 10 g,防风 10 g,羌活 10 g,独活 10 g,柴胡 10 g,前胡 10 g,枳壳 15 g,川芎 6 g,茯苓 15 g,土茯苓 15 g,甘草 5 g。每天 1 剂,水煎服。

加减法:若见舌红苔黄,脉弦数或滑数,内热壅盛者可酌加黄芩 15 g、黄连 6 g、栀子 15 g 等以清热解毒、凉血消痈。

3)湿热郁遏。

证候特点:皮肤出疹,并伴身体沉重,腹胀纳呆、口中黏苦不渴,或身热不扬发痒,小便色黄不利,大便不实,舌红苔白腻,脉濡数。

治法:清血解毒,祛湿消斑。

推荐方剂:土茯苓合剂加味。

基本处方:土茯苓 40 g,金银花 20 g,白鲜皮 15 g,紫草 15 g,蒲公英 20 g,甘草 5 g,苍耳子 10 g。每天 1 剂,水煎服。

加减法:方中土茯苓可加至 60~80 g,以加强清热解毒祛湿的作用。

(4)杨梅结毒(三期梅毒)。

1)风热壅阻。

证候特点:筋骨疼痛,随处结肿,日渐增大,溃前其色黯红,溃后黄脓泛溢,污水淋漓,臭秽不堪。并可伴见身倦乏力,心烦口渴,咽喉干燥或疼痛,舌红苔黄,脉浮数或滑数。

治法:疏风清热,活血散瘀,除湿解毒。

代表方剂:仙遗粮汤。

基本处方:土茯苓 60 g,防风、荆芥、川芎、当归、天花粉、金银花、刺蒺藜、怀牛膝、薏苡仁、威灵仙、栀子、黄连、连翘、葛根、白芷、甘草各 9 g,黄芩 6 g。每天 1 剂,水煎服。

2)脾虚湿困。

证候特点:结毒肿起,为褐色,大小不等;小者如豆,大如胡桃,不见疼痛,溃后疮口内陷,边缘整齐,腐肉臭秽不堪,久不生肌收口,并可伴见筋骨疼痛,胸胁痞闷,不思饮食,身体沉重,精神倦怠,腰膝无力,大便偏稀,舌红苔黄,脉濡或滑数。

治法:益气养血,化湿解毒,托里排脓。

推荐方剂:芎归二术汤。

基本处方:白术、苍术各 6 g,川芎 8 g,当归、茯苓、木瓜各 9 g,人参、皂角刺、厚朴、防风、木通、独活、金银花各 6 g,薏苡仁 12 g,穿山甲、甘草各 3 g,土茯苓 60 g,精猪肉 90 g。每天 1 剂,水煎服。

加减法:疮溃者,去皂角刺、穿山甲;热毒明显者加蒲公英 30 g,以清热解毒;疮溃体虚者,加黄芪 25 g 以补气托毒。

3)气血虚弱。

证候特点:结毒溃破,脓水清稀,疮口苍白,久不收口,并可伴见面色无华,头晕眼花,气短懒言,身倦神疲,四肢无力,食欲缺乏,畏寒喜温,或心悸怔忡,或大便溏薄,舌淡少苔,脉细弱等。

治法:扶正固本,益气养血。

推荐方剂:十全大补汤。

基本处方:党参15 g,白术15 g,茯苓15 g,炙甘草10 g,熟地黄15 g,当归15 g,川芎15 g,白芍15 g,黄芪15 g,肉桂2 g(炖服)。每天1剂,水煎服。

加减法:余毒未清者加土茯苓30 g以解毒祛湿;口干咽燥者加麦门冬12 g,生地黄12 g以养阴解毒。

2.中成药

(1)湿毒清丸:适用于湿热型之早期梅毒。每天3次,每次3粒。

(2)补中益气丸:适用于晚期梅毒脾虚型者。每天2次,每次5 g。

(3)六味地黄丸:适用于晚期梅毒阴虚型者。每天2次,每次5 g。

(4)知柏地黄丸:适用于晚期梅毒阴虚型者。每天2次,每次5 g。

(二)外治法

1.外用药

(1)鹅黄散:雄黄3 g,轻粉3 g,煅石膏3 g,黄柏3 g,共研细末,撒患处。

(2)珍珠散:珍珠0.3 g,轻粉1.5 g,冰片0.3 g,煅炉甘石1.5 g,儿茶1.5 g,雄黄1.5 g,黄连1.5 g,黄柏1.5 g,共研细末,撒患处。

(3)横痃、杨梅结毒未溃时,选用冲和膏、醋、酒各半调成糊状外敷或用金黄膏、四黄膏外敷。

(4)横痃、杨梅结毒破溃,可用珍珠层粉撒在创面,外敷四黄膏,每天1次;待其腐脓去后,再用生肌膏外敷。

(5)如头痛如劈,试用碧云散搐鼻。

2.针灸

(1)毫针刺法:关元、中极、行间、阴陵泉、三阴交、太溪可清肝泻火、除湿解毒。有眼睛受损加风池、睛明、太阳;有消化道损害加脾俞、胃俞、足三里;有心血管损害加心俞、厥阴俞、内关;有骨骼损害加阿是穴、大椎、肾俞、阳陵泉;病久体虚加大椎、命门、膏肓俞、气海等。

(2)艾灸:可先用针刺穴位,然后艾灸,每次悬灸20分钟,每天1~2次,适用于虚或寒证者。

(3)耳针:①主穴取内生殖器、外生殖器、肝、肾、腰骶椎、内分泌、肾上腺;②配穴取早期加耳尖、肝胆,病变损及各系统者,加入各系统脏器相应区耳穴。

(4)挑治:可选膈俞、肝俞、肾俞、膀胱俞、次髎。每周1~2次,每次选2~4个穴位配合使用。

3.穴位注射

适用于晚期梅毒,选用肺俞、心俞、肝俞、脾俞、肾俞、膀胱俞。可用复方丹参注射液4 mL;或维生素B_1 100 mg加维生素B_{12} 500 μg;或胎盘组织液4 mL左右穴位注射。每天1次或2天1次,10次为1个疗程。

(三)西医治疗

梅毒苍白螺旋体感染,在局部或全身散布是形成梅毒病变的根本原因,治疗目的主要是消除体内的螺旋体,以控制病变进展、恶化和攻击人体的重要器官。青霉素治疗梅毒疗效快,不良反应小,杀灭螺旋体彻底,是理想的驱梅药物。普鲁卡因青霉素水剂和苄星青霉素吸收缓慢,维持血液浓度稳定,抑制螺旋体的效果可靠,从而作为治疗梅毒的首选药物。

1.早期梅毒(包括一期、二期梅毒及早期潜伏梅毒)

(1)青霉素疗法:①苄星青霉素G,每次240万U,分两侧臀部肌内注射,每周1次,共2~3次。②普鲁卡因青霉素G,肌内注射,每天80万U,连续10~15天,总量800万~1 200万U。

(2)对青霉素过敏者:①盐酸四环素500 mg,口服,每天4次,连续15天。②多西环素100 mg,口服,每天2次,连续15天。

2.晚期梅毒(包括三期皮肤、黏膜、骨骼梅毒,晚期潜伏梅毒)及二期复发梅毒

(1)青霉素疗法:①苄星青霉素G,肌内注射,每次240万U,每周1次,共3次。②普鲁卡因青霉素G,肌内注射,每天80万U,连续20天。

(2)对青霉素过敏者:①盐酸四环素500 mg,每天4次,口服,连续30天。②多西环素100 mg,每天2次,口服,连续30天。

3.妊娠期梅毒

(1)普鲁卡因青霉素G,肌内注射,每天80万U,连续10天。妊娠初3个月内,注射1个疗程,妊娠末3个月注射1个疗程。

(2)对青霉素过敏者,用红霉素治疗,口服,每次500 mg,每天4次,早期梅毒连服15天,二期复发及晚期梅毒连服30天。妊娠初3个月与妊娠末3个月各进行1个疗程(禁用四环素)。但其所生婴儿应用青霉素补治。

4.胎传梅毒(先天梅毒)

(1)早期先天梅毒(2岁以内)。①脑脊液异常者:水剂青霉素G,静脉注射或肌内注射,10万~15万U/(kg·d),在最初7天,以每次5万U/kg,每12小时1次,以后每8小时1次,直至总疗程10~14天。普鲁卡因青霉素,肌内注射,5万U/kg,每天1次,连续注射10~14天。②脑脊液正常者:苄星青霉素G,5万U/kg,一次注射(分两侧臀肌)。如无条件检查脑脊液,可按脑脊液异常来治疗。

(2)晚期先天梅毒(2岁以上):①普鲁卡因青霉素G,肌内注射,5万U/(kg·d),连续10天为1个疗程(不超过成人剂量)。8岁以下儿童禁用四环素。②先天梅毒对青霉素过敏者可用红霉素治疗,7.5~12.5 mg/(kg·d),分4次服,连服30天。

5.神经梅毒

应住院治疗,为避免治疗中产生吉海反应,在注射青霉素前一天口服泼尼松,每次20 mg,每天1次,连续3天。

(1)水剂青霉素G,静脉点滴,每天1 800万~2 400万U,分次给药,每次300万~400万U,每4小时1次,用药10~14天。之后,再用苄星青霉素240万U,肌内注射,每周1次,共3周。

(2)普鲁卡因青霉素240万U,肌内注射,每天1次,加丙磺舒500 mg口服,每天4次,用药10~14天,之后,再用苄星青霉素240万U,肌内注射,每周1次,共3周。(3)头孢曲松,肌内注射,每天1 g,共14天。

(四)单方验方

(1)单味土茯苓90 g,煎水服,每天1剂。

(2)轻粉合剂:轻粉、熟石膏。口服。

(3)土茯苓合剂:土茯苓、金银花、甘草,每天1剂,水煎服。

七、预后与转归

梅毒经过治疗,早期梅毒正规足量治疗,95%以上是可以治愈的,晚期梅毒经过治疗后可制止梅毒病变的进展,由于已经形成重要器官的破坏可以留下很多器官的后遗症,严重时危及性命,预后不良。

(汤洪山)

第五节 尖锐湿疣

尖锐湿疣又名尖圭湿疣、生殖器疣,由人类乳头瘤病毒(HPV)感染所致的生殖器、会阴和肛门等部位的表皮瘤样增生,属性传播疾病。

中医多称尖锐湿疣为"臊疣""臊瘊"。

一、病因病机

(一)中医

中医认为尖锐湿疣发生的主要病因病机是由于房事不洁或间接接触污秽之物品,湿热淫毒从外侵入外阴皮肤黏膜,导致肝经郁热,气血不和,湿热毒邪搏结而成臊疣。由于湿毒为阴邪,其性黏滞,缠绵难去,容易耗伤正气。正虚邪恋,以致尖锐湿疣容易复发,难以根治。

1.房事不洁

男女婚外性生活或性滥交或多个性伴侣是导致尖锐湿疣发生的主要原因。由于不洁的性生活容易从外感受湿热淫毒之邪。病邪由外阴皮肤黏膜侵入机体,引起肝经下焦湿热郁阻,气血不和。湿热毒邪搏结积聚于外阴皮肤腠理而成臊疣。

2.间接接触污秽之物品

尖锐湿疣亦可由于外阴皮肤黏膜接触了有病邪的污秽之物品而感染。如有病邪的浴巾、浴缸、内衣裤、医疗用品等。

3.正虚邪恋

由于湿毒之邪为阴邪,其性黏滞,侵入机体后缠绵难去,且易耗伤正气,以致正虚邪恋,外阴皮肤黏膜的尖锐湿疣容易复发,难以根除。

(二)西医

西医研究已知尖锐湿疣是由人类乳头瘤病毒(HPV)所致。HPV是一种裸露型的DNA病毒,目前已知它的分子生物学分型有70多种,其中HPV6、HPV11、HPV16、HPV18与人类外阴生殖器尖锐湿疣关系最为密切。人类是HPV的唯一宿主,临床主要通过直接接触传染,亦有小部分通过间接接触或自体接种而感染。尖锐湿疣的发病、发展和复发与细胞免疫功能低下有很大关系。由于HPV亚临床感染和潜伏感染以及细胞免疫功能低下的原因,致使尖锐湿疣治疗后极易复发。

二、临床表现

尖锐湿疣潜伏期为3周～8个月,平均为3个月。感染可分为尖锐湿疣显性感染、亚临床感染、隐性(潜伏)感染。

(一)显性感染

症状初起多为淡红色或皮色丘疹状,渐次增大增多,融合成乳头状、菜花状或鸡冠状增生物,根部可有蒂,疣体表面呈白色、污灰色或粉红色,可有痒感、灼痛感和恶臭。有的疣体可呈条索状、蕈状或手指状。肛门、直肠、阴道、子宫颈尖锐湿疣可有疼痛或性交痛和白带增多,但约70%患者无任何症状。少数病例疣体过度增生,成为巨大尖锐湿疣。妊娠期尖锐湿疣生长快,可能与雌激素增高有关。

好发部位在男性多为包皮龟头、冠状沟、阴茎系带附近,在女性好发于大小阴唇、前庭区、阴蒂、宫颈和阴道。另外,尖锐湿疣亦可发生于男女的肛周、直肠、尿道口和阴阜等部位。

(二)亚临床感染

通常指临床上肉眼不能辨认的病变。主要表现为很微小或外观正常的病损。病损区用3%～5%醋酸液局部外涂或湿敷5～10分钟,可出现局部感染区发白,即所谓"醋酸白现象"。

(三)隐性(潜伏)感染

指外观皮肤黏膜正常,5%醋酸发白试验阴性,但用分子生物学检测方法,如PCR,在局部皮肤黏膜可检测到HPV。具有传染性,可发展为亚临床感染和显性感染,如果经过合理治疗,亦可感染消失而不发病。

三、实验室和其他辅助检查

(一)醋酸白试验

在可疑病损处外涂3%～5%醋酸5～10分钟(肛周病损15分钟),如果见局部皮肤黏膜变白,即为醋酸白试验阳性,可作为尖锐湿疣的诊断依据之一。此试验敏感性较高,偶尔在上皮增厚或外伤糜烂处出现假阳性,但假阳性变白其界限不清或不规则。

(二)病理活检

镜下见主要有乳头瘤样增生,棘层增厚,棘层上部和颗粒层出现凹空细胞,这些空泡化细胞较正常细胞大,核浓缩,核周围有透亮晕。真皮内血管扩张。

(三)PCR检测HPV-DNA

主要用于亚临床感染和潜伏感染的检查。

(四)阴道镜检查

对鉴别亚临床感染和不典型皮损有帮助。可配合醋酸白试验应用。

四、诊断要点

(一)年龄

本病多见于性生活活跃的青年男女,儿童和老年人散见发病。

(二)接触史

有不洁性生活史或配偶尖锐湿疣病史,或间接接触史。

(三)好发部位

外阴生殖器或肛周出现柔软增生物,无自觉症状或仅有微痒不适。男性多见于冠状沟、阴茎颈、龟头、包皮内侧;女性多见于阴道口小阴唇内侧、处女膜沟、尿道口两侧隐窝、阴唇后联合和大阴唇。亦可见于男女的尿道口、阴阜、肛周以及女性的阴蒂、阴道内、宫颈口。

(四)疣体形态

疣体的形态多样,常见的有菜花状、乳头状、鸡冠状、蘑菇状、丘疹状。亦有呈手指状、条带状、扁平状或不规则状。个别巨大尖锐湿疣可呈拳头状或袋状。一般疣体的基底较小、较窄。

(五)疣体颜色

发生在黏膜部位的疣体表面多为粉红色或灰白色;皮肤部位的疣体表面多为灰褐色或灰白色。有的疣体表面呈颗粒状或分叶状,伴有少许分泌物。大多数疣体短时间内明显增大或增多;如果是妊娠期发病,疣体增大更快,更明显。

(六)辅助检查

醋酸白试验有助于诊断,对疣体不典型者可配合病理活检或 PCR 检测以确诊。

五、鉴别诊断

(一)女性假性湿疣

又称绒毛状小阴唇。女性假性湿疣是一种良性乳头瘤,常见于青年女性。皮疹特点是双小阴唇内侧对称性(偶有不对称)鱼卵状或丝状增生性改变,均匀分布,无自觉症状或有微痒不适。长时间不增大不发展,无传染性。

(二)冠状沟珍珠样疹

发生于男性冠状沟的一种良性上皮增生。皮疹细小呈珍珠状或半球形,半透明,表面光滑发亮,均匀排列,无自觉症状,长时间不增大不发展,无传染性。临床上约有10%的男性有本病,一般无须治疗。

(三)扁平湿疣

扁平湿疣是二期梅毒的一种皮损表现。发生在外阴肛门部位,呈浸润性的扁平隆起斑块或丘疹,表面较多灰白分泌物,基底宽广,不痛不痒。取分泌物暗视野检查可找到螺旋体,梅毒血清学检测阳性。

(四)传染性软疣

由传染性软疣病毒所引起。皮损特点为半球状隆起的丘疹,表面光滑有蜡样光泽,中央脐窝状,成熟的皮损可从中央挤出凝乳状的软疣小体。有传染性。

(五)生殖器鲍温样丘疹病

本病在病理上很像鳞状细胞原位癌(鲍温病),发病与 HPV16、HPV18 感染有关。皮损为紫色或棕红色丘疹或斑块,单个或多个,无自觉症状或微痒。病理活检可确诊。

(六)皮脂腺增生和异位

为皮脂腺的异常发育和增生。多见于女性大小阴唇、男性包皮,包括阴茎或阴阜部位,皮损为芝麻大或米粒大的淡黄色结节丘疹,群集分布,不融合,无自觉症状。

(七)系带旁腺增生

发生于男性的阴茎系带两侧,为对称单个芝麻大或针尖大丘疹,粉红色,无自觉症状,长时间不增大。

(八)生殖器癌

浸润性的结节肿块,易溃烂,溃疡基底坚硬,分泌物恶臭,易出血,活检可以确诊。

(九)处女膜肥厚增生

见于未婚或已婚青年女性,处女膜增厚过长,常露出小阴唇外,患者自觉不适,有异物感或伴瘙痒。

(十)外阴汗管瘤

为外阴汗管增生性丘疹,半球形,中等硬度,不融合,常伴有瘙痒。

六、治疗

近年来,尖锐湿疣的发病率明显上升,其防治亦日益受到重视,近年来,中西医治疗本病积累了许多宝贵的经验,治疗方法不断改进。在西医方面,CO_2激光、光动力、微波治疗、电灼、冷冻等物理疗法是被公认的疗效较好的方法,局部化学药物点涂亦能收到较好的效果,但这些方法仅能去除肉眼所见的疣体,不能解决亚临床感染和潜伏感染,所以复发率高,且往往留下瘢痕,而干扰素等抗病毒药物疗效尚不甚理想。中医药治疗本病以解毒散结除湿、化瘀祛疣为总则,外治多选用杀虫除湿、解毒清热、活血化瘀、腐蚀赘疣的中药浸洗或点涂腐疣,具有不良反应小、复发率低等优点,但收效相对较慢。因而临床多采用中西医结合的方法,具有取效快、治愈率高、复发率低等优点。

(一)内治法

临床上,中医学将尖锐湿疣分为湿毒聚结和脾虚毒蕴两型进行治疗。湿毒聚结型以燥湿清热解毒祛邪为主;脾虚毒蕴以健脾益气,利湿解毒,扶正祛邪为主。

1.湿毒聚结

证候特点:外阴肛门皮肤黏膜柔软赘生物菜花状或鸡冠状,表面灰白湿润或粉红滑润,或伴有瘙痒不适。女性白带增多色黄。口干口苦,大便干结或稀烂不畅,尿黄。舌红苔黄或黄腻,脉滑或濡细。

治法:燥湿清热,解毒散结。

推荐方剂:燥湿解毒除疣方。

基本处方:板蓝根20 g,土贝母12 g,虎杖15 g,紫草15 g,土茯苓20 g,玄参15 g,茵陈蒿20 g,莪术15 g,赤芍12 g,龙胆草10 g,薏苡仁20 g,甘草5 g。每天1剂,水煎服。

加减法:外阴瘙痒明显者去薏苡仁、玄参,加白鲜皮12 g、地肤子12 g利湿解毒止痒;女性患者白带色黄而多者去玄参,加苍术12 g、黄柏12 g以燥湿止带。

2.脾虚毒蕴

证候特点:外阴肛门尖锐湿疣反复发作,屡治不愈,体弱肢倦,声低食少,大便溏泄,小便清长或女性白带多而清稀。舌质淡胖,苔白,脉细弱。

治法:益气健脾,化湿解毒。

推荐方剂:参芪扶正方。

基本处方:黄芪20 g,党参15 g,白术15 g,薏苡仁20 g,茯苓12 g,板蓝根15 g,虎杖15 g,紫草12 g,刘寄奴15 g,白花蛇舌草20 g,莪术12 g,甘草5 g。每天1剂,水煎服。

加减法:大便溏泄明显者去虎杖、紫草,加山药20 g、炒扁豆20 g以加强健脾化湿之功效。

(二)外治法

尖锐湿疣的治疗临床上一般以外治法为主。外治的目的主要有两个：一是去除肉眼可见的增生性疣体；二是从外清除残留和潜伏的湿热毒邪。对于反复发作的尖锐湿疣,治疗又当内外合治,从内扶正祛邪,防止尖锐湿疣复发。

1.鸦胆子制剂

常用单味鸦胆子或鸦胆子的复方制成油剂、糊剂、软膏直接点涂疣体使之枯萎脱落。有一定的刺激性,要注意掌握鸦胆子的用量和使用方法。

2.水晶膏

石灰水、糯米各适量。将糯米放于石灰水中浸泡24~36个小时,取糯米捣烂成膏备用,使用时将膏直接涂在疣体上,每天1次,直至疣体脱落。要注意保护好周围正常皮肤。

3.火针

局麻下用火针从疣体顶部直刺至疣体基底部,视疣体大小,每个疣体治疗1~3次直至脱落。

4.疣体注射

用中药莪术注射液或消痔灵注射液直接注射于疣体,使疣体枯萎坏死脱落。

5.湿疣外洗方

虎杖30 g,龙胆草30 g,大黄30 g,赤芍20 g,石榴皮30 g,枯矾20 g,莪术30 g,紫草30 g,水煎成2 000 mL微温擦洗疣体15~20分钟,每天1~2次。

6.灸法

局麻后,将艾炷放在疣体上点燃任其烧尽,视疣体大小每次1~3炷,每天1次,至疣体脱落。

(三)西医治疗

目前任何治疗方法都不能完全根除HPV,其治疗目的只是去除外生疣,改善症状和体征。故尽量不采用昂贵、具有毒性或遗留瘢痕的治疗措施。

1.物理性治疗

常用方法包括CO_2激光、微波、电灼、冷冻、刮除、手术切除等。其中CO_2激光、手术切除可用于一些巨大型的尖锐湿疣。这些治疗方法的优点是可以较快去除外生性疣体,缺点是需要一定的设备,需麻醉,有明显的创伤,创面易继发感染,不能解决尖锐湿疣的亚临床感染和潜伏感染,复发率高。

2.药物化学治疗(简称化疗)法

(1)局部外用药物:常用的有20%足叶草脂和0.5%足叶草毒素(鬼臼毒素)、1%酞丁安、5%氟尿嘧啶软膏,30%~50%三氯醋酸溶液等。其中足叶草毒素、氟尿嘧啶是细胞毒性制剂,临床忌用于妊娠期妇女,而且局部的刺激性较大,易引起红肿糜烂疼痛,治疗后复发率亦较高。咪喹莫特作为一种外用的免疫调节药,已在临床应用取得了一定的疗效。

(2)局部注射药物:目前临床上常用的有干扰素制剂,亦有用博来霉素。干扰素的主要作用是抗病毒和免疫调节。

(3)全身药物的应用:一般是在局部治疗的同时配合全身性用药治疗,常用的有干扰素、胸腺素等抗病毒和免疫调节剂,对减少尖锐湿疣复发有一些疗效,但由于价钱昂贵,不良反应多和疗效不十分肯定,所以临床上一般不推荐使用。

3.自体免疫疗法

用患者自己的疣体组织经灭活病毒以后制成注射液自身注射。该方法由于使用较复杂,疗效也不很理想,临床上较少应用。

4.光动力疗法(PDT)

光动力疗法是利用光敏剂与光结合发生光动力反应,对疾病进行诊断和治疗的一种新技术。5-氨基酮戊酸(5-ALA)光动力治疗的优点为选择性地杀伤肿瘤细胞和病毒感染后异常增生的细胞,对正常细胞无损伤,靶组织选择性高,且能使靶组织内的浓度迅速达到最高,不良反应小,安全性高。被人类乳头瘤病毒感染后的细胞增生活跃,5-ALA 能够选择性地被这些细胞吸收,联合适当能量的 He-Ne 激光照射,可以杀伤疣体组织,而对周围正常组织损伤很小。5-ALA-PDT 疗法治疗尖锐湿疣治愈率高,复发率低,安全性好,特别适用于男性尿道口尖锐湿疣的治疗。

(四)单方验方

(1)采集 7～8 月落地新鲜芝麻花擦搓后,用其黏液涂擦疣体,每天 1～2 次,或用其干花 20～30 g 水煎微温擦洗疣体。

(2)鸦胆子、枯矾、冰片各适量研成细粉,过 120 目筛,用适量食醋浸泡调成膏封闭高压消毒。使用时直接涂在疣体上,隔天 1 次。

(3)复方鸦胆酊:鸦胆子 100 g,三氯醋酸 200 g,水杨酸 30 g,用乙醇浸制而成。使用时用竹签将药液涂于疣体表面,待其干燥后便可活动。每天涂 1 次,10 次为 1 个疗程。

(4)木贼草膏:木贼草 200 g,水煎后浓缩成糊状,外涂疣体上,每天 3 次。

(5)生石灰 500 g,鸦胆子仁 60 g,血竭 30 g,混合研细,用凡士林调成膏,外涂患处,每天 1 次。

七、预后与转归

大量的研究证明,目前的各种治疗方法都较难根除 HPV,有效率在 20%～94%,但复发率较高,通常 3 个月内最低复发率为 25%,治疗目的只是去除外生疣,改善症状和体征,减少复发。

多数 HPV 的感染及外生疣与宫颈癌、鳞状上皮癌(如原位鳞癌、鲍温样丘疹病、生殖器鲍温病)相关。

(汤洪山)

第六节 生殖道沙眼衣原体感染

生殖道沙眼衣原体感染是一种常见的性病。沙眼衣原体引起的疾病范围广泛,可累及眼、生殖道和其他脏器,也可导致母婴传播。因而,沙眼衣原体感染的防治具有十分重要的公共卫生意义。

本病的好发年龄在 20～30 岁,主要临床表现为尿道口不适、尿痛、尿急、排尿困难,女性可见白带多等。

生殖道沙眼衣原体感染属于中医的"淋证""溺浊""白浊",女性则属于"带下""阴痒"等。

一、病因病机

(一)中医

1.病因

中医学认为生殖道沙眼衣原体感染是由房事不洁、直接或间接感受特殊的秽浊之邪所致。

2.病机

各种病因酿成湿热,湿热毒邪搏结,侵犯下焦,流注膀胱,熏灼尿道,而使膀胱气化失司,水道不利,尿管(道)阻塞;或因肝郁气滞,日久郁而化火,下侵膀胱,使气化不行,水道不利而为淋;也可因房劳伤肾或湿热邪毒由腑逆传至脏,伤及肾气,久病伤脾胃,脾肾亏虚,气化失常,不能摄纳脂膏而成淋浊。病情日久则久淋体虚,劳伤过度,或药毒所伤,损阴耗气以致脾肾亏虚,膀胱气化无权,湿邪久恋。

总之,本病之实证多因脾胃肝胆湿热,影响水湿的正常运行,下注膀胱,加之复染菌毒,溺为之而变;虚证多因劳欲过度,或药毒所伤,戕伤肾元,肾虚寒冷,肾气不固,固摄无权,更易外感邪毒或邪毒不易祛除而致尿浊。本病以虚实而论,实证是湿热下注,病位在脾胃、肝胆、膀胱;虚证乃脾肾不足,病位在肾、脾、膀胱。

(二)西医

西医一般认为本病由沙眼衣原体(CT)感染引起。衣原体是一种能通过细菌滤器、有独特发育周期、严格细胞内寄生的原核细胞型微生物。已测知至少有15个血清型,其中引起生殖道沙眼衣原体感染的衣原体株为血清型D-K型。沙眼衣原体的生活周期中有两种发育型:原体和始体。原体可在细胞外生存,有传染性,大小为200～300 nm。原体黏附在易感的细胞表面,即被细胞吞饮,在细胞内增大(800～1 200 nm)分化成始体(网状体)。始体具有新陈代谢活性,以二分裂的方式增殖,再组合成原体。大量原体可以被感染细胞中释放出来侵入新体。完成一次周期需要 48～72 小时,其对热敏感,在 56～60 ℃仅存活 5～10 分钟,-70 ℃可保存数年。大量原体在感染细胞内增殖而形成各种形态的包涵体。原体多呈圆形,有较致密而坚韧的细胞壁,吉姆萨染色呈蓝色或黯紫色。包涵体为嗜碱性,吉姆萨染色呈蓝色或黯紫色,碘染色呈棕褐色,而细胞不着色。这些染色特性在衣原体鉴定中具有一定意义。沙眼衣原体由于不能合成三磷酸腺苷(ATP),也无谷丙转氨酶(GPT),因此要用鸡胚或细胞来分离培养。

CT 外膜存在着一种分子量为57kD的可溶性蛋白,为热休克蛋白60(Hsp60),其氨基酸序列具有高度保守性。在动物试验中,用纯化的Hsp60接种于预先感染过CT的输卵管,可以观察到输卵管组织发生迟发性变态反应,48小时单核细胞浸润达到高峰,将 Hsp60 接种于未感染CT的输卵管,却未见到该现象。证实Hsp60与人类衣原体性疾病的免疫发病机制相关。CT的Hsp60与人的Hsp60有48%的同源性,可能导致免疫耐受或自身免疫反应。CT的脂多糖可以诱导TNF-A的产生,刺激吞噬细胞活性,从而导致组织损伤。CT是 HIV 传播的辅助因子,感染 CT 的女性发生 HIV 感染较无 CT 感染的女性高3～5倍,治疗CT可降低 HIV 的传播。

二、临床表现

(一)症状和体征

1.男性生殖道沙眼衣原体感染

潜伏期可由数天至数月,但多数为1～3周。常表现为尿道内的不适、发痒、烧灼感和排尿困难、疼痛,少数有尿频。尿道口轻度红肿,分泌物稀薄、量少,为浆液性和脓性,多需用手挤压尿道才发现有分泌物溢出,长时间不排尿或早晨首次排尿前有可能见到溢出尿道口的分泌物污染内裤,结成黏糊状,可封住尿道口(俗称为"糊口")。有部分患者可无任何症状,也有不少患者症状不典型,有约10%的患者可同时合并淋球菌感染,因此应特别引起注意,以防误诊或漏诊。

2.女性生殖道沙眼衣原体感染

多以宫颈为中心扩散到其他部位。

(1)宫颈炎:表现为宫颈的炎症和糜烂,白带增多,阴道和外阴瘙痒、下腹部不适等症状,可有阴道分泌物异常,非月经期或性交后出血。体检可发现宫颈接触性出血("脆性增加")、宫颈管黏液脓性分泌物、宫颈红肿、充血。拭子试验阳性(将白色棉拭子插入宫颈管,取出后肉眼可见变为黄绿色)。这种患者须从宫颈取材做衣原体、支原体等检查才能得以确诊。

(2)尿道炎:可有尿道灼热或尿频症状,尿道口充血、微红或正常,挤压常见有分泌物溢出,不少患者无任何症状,约有50%的患者有尿频和排尿困难,但无尿痛症状或有很轻微的尿痛。可同时合并宫颈炎。

(3)盆腔炎:如未治疗或治疗不当,部分患者可上行感染而发生盆腔炎。表现为下腹痛,深部性交痛,阴道异常出血,阴道分泌物异常等。体检可发现下腹部压痛,附件压痛,宫颈举痛,发热等。病程经过通常为慢性迁延性。远期后果包括输卵管性不孕、异位妊娠和慢性盆腔痛。

3.男女性感染

(1)直肠炎:男性多见于同性性行为者。轻者无症状,重者有直肠疼痛、便血、腹泻及黏液性分泌物。

(2)眼结膜炎:出现眼睑肿胀,睑结膜充血及滤泡,可有黏液脓性分泌物。

(3)无症状感染:男性尿道、女性宫颈沙眼衣原体感染多数为无症状感染。

4.婴儿及儿童感染

(1)新生儿结膜炎:由其母体患病传染所致,在出生后5～12天发生。表现为轻重不等的化脓性结膜炎,出现黏液性至脓性分泌物,眼睑水肿,睑结膜弥漫性红肿,球结膜炎症性乳头状增生,日久可致瘢痕、微血管翳等。

(2)新生儿肺炎:常在3～16周龄发生。表现为间隔时间短、断续性咳嗽,常不发热。伴有鼻塞、流涕。呼吸急促,可闻及湿啰音。

(二)常见并发症

生殖道沙眼衣原体感染患者若不及时治疗,或治疗不彻底,或自身抵抗能力低的情况下可见以下并发症。

1.男性

前列腺炎、精囊炎、附睾炎、Reiter综合征、眼色素膜炎及强直性脊柱炎等。

生殖道沙眼衣原体感染后男性的精子运动能力会降低,数目减少,畸形精子增多。其吸附于精子表面,影响精子功能,使精子对卵细胞穿透能力降低;产生神经氨酸酶样物质,干扰精子与卵细胞接触和受精;与精子有共同抗原,可通过诱生抗精子抗体而导致不育,生殖道沙眼衣原体感染还可与精索静脉曲张感染互为因果,互相促进,形成恶性循环。生殖道沙眼衣原体感染可妨碍受精卵的发育和种植。

2.女性

(1)输卵管炎:主要有急性输卵管炎,起病时有下腹疼痛、压痛、反跳痛;或有腹部、膀胱症状,常伴发热,病情严重时有高热、寒战、食欲缺乏等。约 25% 患者可触及增粗的输卵管或炎性肿块。慢性输卵管炎表现为下腹隐痛。

(2)子宫内膜炎。

(3)宫外孕。

三、实验室和其他辅助检查

(一)标本的采取

生殖道沙眼衣原体感染的病原体依靠实验室检测,采集标本十分重要。一般为泌尿生殖道拭子或刮片,少数取前列腺液、精液、关节液,或取输卵管、直肠活检物。拭子取材时,男性患者将拭子插入尿道 2~4 cm,用力摩擦转动。女性患者取材时,则应先用一个拭子将宫颈口拭干净,再用一个拭子和细胞刷插入宫颈内 1~1.5 cm,用力转动,以获取细胞。尿道、阴道分泌物及尿液并不是合适的标本。

(二)衣原体检测

1. 显微镜检查

涂片吉姆萨染色、碘染色或帕氏染色直接镜检可发现沙眼衣原体包涵体。只适用于新生儿眼结膜刮片的检查。

2. 培养法

沙眼衣原体细胞培养阳性。对沙眼衣原体敏感的细胞株为 Mocoy 细胞、Hela-229 细胞和 BHK 细胞,孵育后,用单克隆荧光抗体染色,培养法敏感性为 80%~90%,阳性即可确立诊断。

3. 抗原检测

酶联免疫吸附试验、直接免疫荧光法或免疫扩散试验检测沙眼衣原体抗原阳性。

4. 抗体检测

血清抗体水平升高(>1:64),见于沙眼衣原体性附睾炎、输卵管炎。新生儿衣原体肺炎中沙眼衣原体 IgM 抗体滴度升高。

5. 核酸扩增试验检测

聚合酶链反应法等检测沙眼衣原体核酸阳性。核酸检测应在通过相关机构认定的实验室开展。

四、诊断要点

确诊病例:同时符合临床表现和实验室检查中任一项者,有或无流行病学史。

无症状感染:符合实验室检查中任一项,且无症状者。

五、鉴别诊断

(一)沙眼衣原体性尿道炎

需要与淋球菌、其他病原体引起的尿道炎等鉴别。

(二)沙眼衣原体性附睾炎

需要与淋球菌、大肠埃希菌、铜绿假单胞菌等引起的附睾炎、睾丸扭转等鉴别。

(三)沙眼衣原体性直肠炎

需要与淋球菌、肠道细菌(志贺菌、沙门菌等)、原虫(蓝氏贾第虫、溶组织阿米巴、隐孢子虫)、病毒(巨细胞病毒、腺病毒)等引起的直肠炎鉴别。

(四)沙眼衣原体宫颈炎

需要与淋球菌性宫颈炎鉴别。

(五)新生儿沙眼衣原体性结膜炎

需要与淋球菌、大肠埃希菌、金黄色葡萄球菌、化脓性链球菌引起的结膜炎鉴别。

(六)新生儿沙眼衣原体性肺炎

需要与病毒(呼吸道合胞病毒、巨细胞病毒、腺病毒和流感病毒)、细菌(链球菌、金黄色葡萄球菌、大肠埃希菌、流感杆菌、肺炎球菌)等引起的肺炎鉴别。

六、治疗

生殖道沙眼衣原体感染的临床表现多集中于男女泌尿生殖道,病之初起可只有局部症状,随着病情发展,失治和误治亦可变生它证。所以治疗亦应按不同的临床表现和不同的阶段进行。其总的病因以湿热为主,初起多邪实之证,久病则由实转虚,或因误治、药毒所伤,损阴伤阳,亦可呈现虚实夹杂的证候。

(一)内治法

1.辨证治疗

生殖道沙眼衣原体感染在急性发作期,邪毒亦深,治疗多偏重祛邪;而转为慢性时,则多邪盛正衰或邪毒垢着难去,正气亦疲弱难复,治疗上则要固护正气,补肾健脾为主。

(1)湿热下注。

证候特点:尿道外口微红肿,有少许分泌物,或晨起尿道口被少许分泌物黏着,小便频数、短赤、灼热刺痛感、急迫不爽,口苦,舌红苔腻,脉数。

治法:清热利湿,通淋解毒。

推荐方剂:八正散加减。

基本处方:瞿麦 12 g,川木通 12 g,栀子 12 g,车前子 12 g,蒲公英 20 g,大黄 10 g,土茯苓 20 g,金银花 15 g,滑石 20 g,甘草梢 8 g,萹蓄 12 g,每天 1～2 剂,水煎服。

加减法:大便干结者,大黄宜后下以通腑泄热;大便溏薄者减大黄;热盛加黄柏 15 g、白花蛇舌草 30 g、崩大碗 20 g 加强清热解毒之功;湿重加生薏苡仁 30 g 以增利湿之力;尿痛明显加冬葵子 12 g 以利水通淋止痛;尿道口痒感加地肤子 12 g 以清热利湿止痒;尿中带血丝加紫草、白茅根各 15 g 以凉血止血、清热利尿;尿浊加萆薢、玉米须各 15 g 利湿分清;腰痛加威灵仙 12 g、白芷 10 g 通络祛湿止痛。

(2)肝郁气滞。

证候特点:小便涩痛,尿不净感,小腹满痛或胸胁隐痛不适,尿道可有刺痒或似虫爬感,情志抑郁,或多烦善怒,口苦,舌红,苔薄或薄黄,脉弦。

治法:清肝解郁,利气通淋。

推荐方剂:疏肝通淋方。

基本处方:生地黄 15 g,栀子 15 g,白芍 15 g,川楝子 10 g,橘核 12 g,荔枝核 12 g,滑石 15 g,王不留行 9 g,萆薢 15 g,金钱草 15 g,大黄 10 g。

加减法:并发前列腺炎者,加败酱草、鱼腥草各 20 g 以清热解毒;失眠多梦者,加生牡蛎、珍珠母各 30 g,五味子 9 g,以潜镇安神。

(3) 肝肾阴虚。

证候特点：排尿不畅或尿后余沥不尽，尿管内口干涩感，或刺痒不适日久不愈，反复发作，腰膝酸软，失眠多梦，口干心烦，尿黄便结，舌红少苔，脉细数。

治法：滋阴清热。

推荐方剂：知柏地黄丸加减。

基本处方：知母 12 g，黄柏 15 g，熟地黄 15 g，怀山药 15 g，茯苓 15 g，泽泻 12 g，牡丹皮 12 g，龟甲 12 g（先煎），墨旱莲 15 g。每天 1 剂，水煎服。

加减法：女性白带腥臭者，加白术 10 g、蒲公英 30 g 以清热利湿；少腹坠痛者加郁金、延胡索各 10 g 以理气止痛。

(4) 脾肾亏虚。

证候特点：病久缠绵，小便淋沥不尽，时作时止，遇劳即发，尿道口常有清稀分泌物，或自觉尿管流液不适，腰膝酸软，便溏纳呆，面色少华，精神困惫，畏寒肢冷，舌质淡，苔白，脉细弱。

治法：补肾健脾，通淋化浊。

推荐方剂：无比山药丸加减。

基本处方：巴戟天 12 g，菟丝子 12 g，杜仲 12 g，怀牛膝 12 g，肉苁蓉 12 g，五味子 9 g，山药 20 g，茯苓 20 g，泽泻 15 g，淫羊藿 15 g，萆薢 15 g，玉米须 15 g，黄芪 30 g，琥珀末 1.5 g（冲服）。每天 1 剂，水煎服。

加减法：眩晕目昏者，加沙苑子、枸杞子、菊花各 9 g 补养肝肾以明目；滑精者加益智仁 9 g、金樱子 12 g 以加强补肾温脾、固精止滑之效。

2.中成药

(1) 穿心莲片：适用于湿热下注患者。每次 3～5 片，每天 3 次，连服 5 天，2 周为 1 个疗程。

(2) 知柏地黄丸：用于肾阴亏虚患者。每次 10 g，每天 2 次，连服 6 天，停 1 天，1 个月为 1 个疗程。

(3) 尿路康颗粒：适用于各型患者。每次 2 包，每天 3 次。

(4) 八正合剂：适用于湿热下注患者。每次 15～25 mL，每天 3 次，用时摇匀。

(二) 外治法

1.针灸

(1) 毫针：①主穴取肾俞、关元、三阴交；配穴取腰痛加气海、志室；纳呆、神倦加足三里、公孙、内关、神门；烦渴欲饮加大椎、太渊、丰隆；阳痿加阴陵泉。方法是实证施泻法，虚证施补法，每天 1 次。②主穴用中极、阴陵泉、太溪、行间、三阴交。久病未愈可配肝俞、肾俞、脾俞、膀胱俞、气海、关元、足三里。③取足三里、长强、三阴交、气海，用毫针针刺，实证用泻法，虚证用补法或平补平泻法。

(2) 灸法：可选用关元、太溪；艾条点燃灸 15～30 分钟，隔天 1 次。

2.耳针

主穴可用尿道、膀胱、外生殖器、肝、肾、肾上腺，配穴选用耳尖、内分泌等。

(三) 西医治疗

1.治疗

生殖道沙眼衣原体感染是一种感染沙眼衣原体而引起的性传播疾病，其症状主要集中于泌尿生殖系统,治疗目的是防止产生并发症,阻断进一步传播,缓解症状。

(1)生殖道沙眼衣原体感染。①推荐方案:阿奇霉素 1 g,单剂口服;多西环素,每次 100 mg,每天 2 次,共 7~10 天。②替代方案:米诺环素,每次 100 mg,每天 2 次,共 10 天;四环素,每次 500 mg,每天 4 次,共 2~3 周;红霉素碱,每次 500 mg,每天 4 次,共 7~10 天;罗红霉素,每次 150 mg,每天 2 次,共 7~10 天;克拉霉素,每次 250 mg,每天 2 次,共 7~10 天;氧氟沙星,每次 300 mg,每天 2 次,共 7~10 天;左氧氟沙星,每次 500 mg,每天 1 次,共 7~10 天;司帕沙星,每次 200 mg,每天 1 次,共 10 天。

(2)妊娠期生殖道沙眼衣原体感染。①推荐方案:红霉素碱,每次 0.5 g,每天 4 次,共 7 天;阿莫西林,每次 0.5 g,每天 3 次,共 7 天。②替代方案:红霉素碱,每次 0.25 g,每天 4 次,共 14 天;阿奇霉素,1 g,单剂口服。

(3)新生儿沙眼衣原体眼炎和肺炎:红霉素干糖浆粉剂,红霉素 50 mg/(kg·d),分 4 次口服,共 14 天。如有效,再延长 1~2 周。

(4)儿童衣原体感染:体重<45 kg 者,红霉素碱或红霉素干糖浆粉剂 50 mg/(kg·d),分 4 次口服,共 14 天。8 岁以上儿童或体重≥45 kg 者,同成人的阿奇霉素治疗方案。

(四)单方验方

(1)苦参通淋方:苦参 15 g,柴胡 9 g,黄柏 9 g,蒲公英 30 g,马齿苋 30 g,石韦 30 g。

(2)通灵散:益智仁、茯苓、白术各等分,研细末,每服 6 g,水煎服。适用于实证。

(3)厚朴姜汁 30 g,茯苓 3 g,水酒各半,煎服,用于实证。

(4)固精丸:鹿茸、山药、肉苁蓉、茯苓。适用于虚证。

七、预后与转归

本病一般预后尚佳,只要及时适当治疗,避免劳欲过度,尚容易防治。但本病易于复发,若反复发作,病情从实转虚,或虚中夹实,则迁延不易根治。男性可引起前列腺炎、精囊炎、附睾炎等,女性则可致子宫内膜炎、输卵管炎、宫外孕等,少数患者还可引起不育或不孕。

(汤洪山)

第七节 生殖器疱疹

生殖器疱疹是由单纯疱疹病毒(HSV)引起的常见的病毒性性传播疾病。

在中医学中,生殖器疱疹属"阴疮""阴疳""瘙疳"之范畴。阴疮又名阴蚀,该病名最早见于《神农本草经》。它是指以外阴皮肤黏膜糜烂、溃疡、灼热疼痛为主证的一种疾病,亦有医籍将阴疮称为阴疳,认为是由肝经湿热或男女不洁性交染毒所致,如《外科启玄》曰:"妇人阴户内有疮名阴疳,是肝经湿热所生,久而有虫作痒,腥臊臭。或因男子交媾太过之,此非肝经湿热,乃感疮毒之气。"亦有医籍把阴疮之浅轻者称为瘙疳,如《医宗金鉴·外科心法要诀》云:妇人阴疮"痛而多痒,溃而不深,形如剥皮烂杏者,名瘙疳"。

一、病因病机

(一)中医

中医认为该病发于外阴,病在下焦,与肝、脾、肾关系最密切。多因房事不洁,从外感受湿热淫毒,困阻外阴皮肤黏膜和下焦经络,外阴生殖器出现水疱、糜烂、灼热刺痛。反复发作者,耗气伤阴,导致肝肾阴虚,脾虚湿困,正虚邪恋,遇劳遇热则发。

1.房事不洁

男女之间婚外不洁的性生活是引起生殖器疱疹最直接原因。间接接触受污染物品虽亦可引起本病发生,但机会较少。

2.外受湿热淫毒

由于不洁房事,外阴皮肤黏膜腠理疏松或破损,淫毒之邪乘虚而入;加之机体本身素有湿毒蕴结下焦,淫毒和湿毒之邪搏结于外阴,郁而化热化火,以致出现水疱、糜烂和灼热疼痛。

3.正虚邪恋

由于湿热淫毒为阴邪,其性黏滞固着,易困结于下焦,形成伏邪,难以清解。每遇过劳、饮食不节、房事过度而致湿热淫毒循经走窜,流于肌肤。邪毒久伏,反复发作易伤精耗气,引起肝肾阴虚,脾失健运,正虚邪恋。

总之,该病是从外受之,湿、热、毒三邪合而致病,病在下焦,与肝脾肾三脏关系最为密切,初起多为实证、热证,反复发作者多为正虚邪恋、虚实夹杂。

(二)西医

西医认为生殖器疱疹是由单纯疱疹病毒(HSV)所引起。HSV 分为 HSV-1 和 HSV-2,其中约 90% 的生殖器疱疹是由 HSV-2 所致,另有 10% 是由 HSV-1 引起,近年来两型混合感染的病例在不断增多。HSV 通过性行为经皮肤黏膜或破损处进入体内,并在表皮或真皮细胞内复制,不论有无临床表现,病毒将充分复制并感染感觉或自主神经末梢。病毒由轴索运送到神经节内的神经细胞中长期潜伏。在小鼠、豚鼠经阴道或皮肤接种 HSV 后到神经节发现病毒,时间为 2 天左右。

HSV-1 常潜伏在三叉神经根和颈上神经节内,HSV-2 则常在骶神经节内,且血清学均为阳性,患者终生有泌尿生殖道 HSV 间歇性活动。各种刺激因素,如紫外线、免疫抑制以及皮肤或神经节创伤等与病毒复活有关

二、临床表现

(一)原发性生殖器疱疹

多在感染后 2~10 天发病,典型表现为外阴生殖器或肛周部位出现多个(一般为 3~10 个)群集小水疱,疱壁薄,疱液清,易溃破形成浅表糜烂,约 1 周内结痂,皮疹消退。在出水疱同时或之前伴有轻重不一局部痒痛或腹股沟淋巴结肿大,病情重者伴有发热和全身不适症状,若病变发生在尿道可出现尿急尿痛等尿道炎症状;若病变发生在阴道、宫颈可出现外阴痒痛、白带增多和阴道炎、宫颈炎的症状。80% 以上的原发性生殖器疱疹会出现复发。

(二)复发性生殖器疱疹

常在原发性生殖器疱疹后 1~3 个月发生。临床症状一般比原发性生殖器疱疹轻,但也有时轻时重者,皮疹约 1 周内结痂、消退。复发的部位多在原发的地方或附近,亦可在不同的部位。

复发症状的轻重、次数、频率与疲劳、饮酒、性生活、月经、饮食等因素有关。经过治疗或服药期间的发作症状常不典型或很轻微。

相当部分复发性生殖器疱疹的患者由于发作频繁或由于婚姻生育等问题而有沉重的思想负担和精神压力,产生精神抑郁或性欲异常。

三、实验室和其他辅助检查

(一)直接细胞学检查

皮损处刮片进行 Giemsa 或 PaPanicolaou 染色,可检出特征性的核内包涵体与多核巨细胞。但此法不能区别 HSV 感染和水痘-带状疱疹病毒感染,敏感性仅为病毒分离的 60%。

(二)培养法

从水疱底部取材做组织细胞培养分离病毒,需时 2～3 天,可见到特征性细胞致病作用,为目前最敏感、最特异的检查方法,可用来确定诊断。但晚期溃疡与结痂损害不能分离到病毒。因其技术条件要求高,价格昂贵,不能普遍使用。

(三)抗体检测

常用的方法有中和试验、补体结合试验、间接免疫荧光法、酶联免疫吸附、间接血凝,其中较常用的是中和试验和酶联免疫吸附。但抗体检测不反映病情轻重程度和不能确定感染部位。并且由于 HSV 抗体在 HSV 感染个体中的不均一性和不稳定性影响了这类指标在临床中的应用。

(四)抗原检测

1.PCR(聚合酶链反应)

PCR 检测皮损 HSV 核酸,敏感性和特异性高,能大大提高生殖器溃疡患者中 HSV 确诊率,但费用较高。

2.酶联免疫吸附试验(ELISA)

用特异性抗体致敏载体,与含有抗原的溶液共同孵育,洗去过量的抗原,再加入酶标记的特异性抗体,孵育后,洗去过量的酶抗体结合物,然后加入酶底物,底物颜色的改变与抗原量成正比。

3.核酸分子杂交

此法应用 DNA 杂交技术检测 HSV,与细胞培养相比,其特异性为 63%～100%,敏感性为 25.4%～92%。

四、诊断要点

(一)流行病学史

大多数有多个性伴,有不安全性行为或性伴有感染史。

(二)临床表现

(1)原发性生殖器疱疹是既往无 HSV 感染,为第 1 次 HSV 感染而出现症状者。表现为外生殖器和肛门周围出现有簇集或散在的小水疱,2～4 天后破溃形成糜烂面或溃疡。自觉疼痛、瘙痒、烧灼感。病程持续 2～3 周。

(2)复发性生殖器疱疹是在原发感染后 1～4 个月后再次出现症状者。表现为反复发作,复发性生殖器疱疹多在发疹前数小时至 5 天有前驱症状,表现为局部有轻微疼痛、烧灼感,针刺感或感觉异常。然后外生殖器或肛门周围群簇小水疱,很快破溃形成糜烂或浅溃疡,全身症状及皮损表现较原发性生殖器疱疹轻,病程较短,7~10天,皮损多在4~5天痊愈。

(三)实验室检查

(1)有条件和必要时做下列检查。①病毒培养:从皮损处取标本做病毒培养,发现有单纯疱疹病毒。②检测病毒核酸:从皮损处取标本聚合酶链反应法检测HSV核酸阳性。③HSV型特异性抗体检测。

(2)必要时进行HIV抗体检测。

五、鉴别诊断

主要与外阴生殖器部位其他水疱溃疡性疾病鉴别。

(一)硬下疳

生殖器疱疹与硬下疳的鉴别见表4-3。

表4-3 生殖器疱疹与硬下疳的鉴别要点

鉴别要点	生殖器疱疹	下疳
皮损	红斑、成群水疱可发展成糜烂、溃疡疼痛	单个质硬的溃疡
疼痛	有痛感	无痛感
反复发作	常有	无
实验室检查	HSV-1(+)或HSV-2(+)	USR(+)或RPR(+)或梅毒螺旋体(+)

(二)外阴带状疱疹

带状疱疹由水痘-带状疱疹病毒引起,水疱较大较多,疼痛明显,一侧带状分布,治愈后一般不复发。

(三)外阴部固定红斑性药疹

发病与服药过敏有关,局部的红斑、水疱、大疱、糜烂溃疡,自觉痒痛,抗过敏治疗有效。

(四)急性女阴溃疡

多见于年轻女性,急性发病,表现为外阴大小轻重不一的溃疡,疼痛和分泌物明显,伴发热等全身症状。细菌学检查常阳性。

(五)白塞综合征

本病又名口、眼、生殖器综合征,临床主要表现为外生殖器溃疡和复发性口腔溃疡,眼虹膜睫状体炎,伴皮肤针刺反应阳性或关节炎、静脉炎。

六、治疗

生殖器疱疹治疗目的是消除或减轻症状,缩短排毒时间,减轻传染性,促进皮损愈合,缩短病程;预防或减少并发症;预防复发或减少复发,提高患者生活质量。

生殖器疱疹临床分为原发性和复发性。复发性生殖器疱疹又分为发作期和非发作期。所以治疗应按不同的临床表现和阶段进行辨证论治、分型治疗。总的原则是:①原发性生殖器疱疹应及时积极治疗,防止复发,治宜清热利湿解毒。②复发性生殖器疱疹发作期应以清热利湿解毒祛邪为主,佐以扶正;非发作期应以滋补肝肾、益气健脾、扶正为主,佐以利湿解毒祛邪或扶正祛邪并重。③对于复发次数频繁,症状较重的患者可中西医结合进行治疗。④生殖器疱疹发作有皮损时,可内治和外治相结合,加速皮疹愈合。

(一)内治法

1.辨证治疗

临床上原发性生殖器疱疹和复发性生殖器疱疹发作期多表现为下焦肝经湿热证,复发性生殖器疱疹非发作期多表现为湿毒内困,正虚邪恋证。治疗上疱疹发作期应以清热解毒利湿祛邪为主,非发作期应以益气养阴,健脾利湿扶正为主。

(1)肝经湿热。

证候特点:外阴群集小水疱,基底周边潮红,或水疱溃破形成糜烂面。自觉局部灼热疼痛或会阴、大腿内侧引痛不适。口干口苦,大便干结,小便短赤不畅。舌红苔黄腻,脉弦数或滑数。此证多见于原发性生殖器疱疹或复发性生殖器疱疹发作期。

治法:清肝利湿解毒。

推荐方剂:龙胆泻肝汤加减。

基本处方:龙胆草12 g,生地黄15 g,柴胡15 g,车前草15 g,泽泻15 g,虎杖15 g,紫草15 g,板蓝根15 g,苍术12 g,茵陈蒿20 g,蒲公英15 g,甘草5 g。每天1剂,水煎服。

加减法:大便秘结明显者,去苍术,加大黄10 g(后下)以通腑泄热;疼痛明显者,加郁金15 g、香附15 g、三七末3 g(冲服)以化瘀行气止痛。

(2)正虚邪恋。

证候特点:腰膝酸软,手足心热,口干心烦,失眠多梦。或抑郁焦虑,忧心忡忡,食少困倦,大便溏泄。舌红少苔或舌淡苔白,脉细数或细弱。此证多见于复发性生殖器疱疹的非发作期和生殖器疱疹反复发作期,体弱症轻者。

治法:滋补肝肾,益气健脾利湿,扶正祛邪。

推荐方剂:知柏八味丸加减。

基本处方:知母12 g,黄柏12 g,山药20 g,茯苓15 g,泽泻12 g,熟地黄20 g,山茱萸15 g,虎杖15 g,黄芪20 g,白术12 g,淫羊藿12 g,甘草5 g。

加减法:失眠口干明显者,去黄芪、白术,加酸枣仁15 g、麦门冬15 g养阴安神;忧虑肝郁症状明显者,去知母、黄柏,加柴胡12 g、合欢皮20 g疏肝行气解郁;阳痿早泄、肾虚症状明显者,去黄芪、白术,加巴戟天15 g补肾壮阳。

2.中成药

(1)六味地黄丸合归脾丸:适用于复发性生殖器疱疹非发作期的治疗。

(2)知柏八味丸合龙胆泻肝丸:适用于复发性生殖器疱疹发作期的治疗。

(二)外治法

1.外洗或外搽

(1)紫草30 g,虎杖30 g,大黄30 g,甘草15 g,水煎成500 mL放凉后外洗患处,适用于疱疹发作期间的治疗。

(2)用青黛散适量加麻油调匀后外涂患处。

(3)疱疹溃破后的糜烂面用中成药喉风散外喷或用紫草油外搽。

2.针灸

(1)生殖器疱疹发作期可选用长强、会阴、曲骨等穴位针刺治疗,用泻法。

(2)生殖器疱疹非发作期可选用足三里、三阴交、肾俞、脾俞等穴位针刺治疗,用补法。亦可选用上述穴位用艾灸法治疗。

(三)西医治疗

目前西医主要应用抗病毒药物治疗生殖器疱疹,其次是配合应用免疫刺激或免疫调节增强剂。到目前为止,所有西医的治疗方法和药物,只是起到减轻复发症状和减少复发次数的作用,不能达到根治的目的。抗病毒药物目前公认有效的主要有阿昔洛韦以及它的前体万乃洛韦、泛昔洛韦等。

1.阿昔洛韦(ACV)

ACV可全身用药,也可局部给药。对于原发性生殖器疱疹,静脉滴注,每次5 mg/kg,每次滴注时间应在1小时以上,每8小时1次,症状消失后改用口服0.2 g,每天5次,共7~10天。对复发性生殖器疱疹,发作时使用ACV 0.2 g,口服,每天5次,共5~7天,此方法是治疗复发生殖器疱疹的标准方法,经过对照研究发现它与ACV 0.8 g,每天2次,共5~7天疗法疗效相似。预防用药,一般认为每天总剂量≥0.8 g者优于<0.8 g者,每天抑制疗法比周期性抑制疗法更有效,但抑制疗法撤退之后,复发率与对照组无明显差异。说明ACV并不能清除HSV的潜伏。对孕妇来说,ACV能通过胎盘,且产妇乳汁可含少量ACV,所以亦应慎用。国外文献报道有的患者采用抑制疗法连续治疗3~5年,值得注意的是,亦有文献报道长期服用ACV可产生耐ACV的病毒株。新生儿的感染则运用ACV 30 mg/(kg·d),静脉给药,连用10~14天。局部治疗运用5%ACV软膏,每天4~6次,连用7~10天。

2.万乃洛韦

VCV是阿昔洛韦的L-缬氨酰酯,口服后迅速并几乎完全转为阿昔洛韦,生物利用度为阿昔洛韦的3~5倍。国外通过一项随机双盲临床试验比较VCV与阿昔洛韦治疗复发性生殖器疱疹的疗效,其研究结果显示:VCV 500 mg,每天2次,共5天,与阿昔洛韦200 mg,每天5次,共5天的疗效相同,且十分安全。VCV的优点是每天只需服2次,患者的依从性好,血浆浓度高。

3.泛昔洛韦

FCV是一种与ACV在结构、活性谱的作用机制相似,但在磷酸化率、稳定性及对病毒DNA多聚酶亲和力均较ACV高的喷昔洛韦(PCV)的前体药。FCV口服后在小肠上部吸收,生物利用度高达77%。治疗复发性生殖器疱疹的用量为口服每次125 mg,每天2次,共5天。国外有报道用预防复发剂量250 mg,每天2次,共4个月,有78%不再复发。

4.干扰素(IFN)

IFN具有抗病毒、抗增殖及免疫调节作用,近年来,IFN-α已开始用于生殖器疱疹的治疗。常规运用单剂量α-2b干扰素局部注射,临床观察100万U组创面愈合时间明显短于2万U组及阿昔洛韦5天疗程组,1年内复发率也明显较后两组为低。但这样的治疗,时间选择较为关键,认为发病4天内给药为佳,因为局部注射治疗生殖器疱疹的一个目的是阻止病毒的迁移。目前认为不管干扰素剂量多大及次数多少都不能彻底消除潜伏感染。

5.利巴韦林

利巴韦林是一种广谱抗病毒药物,主要是竞争性抑制肌苷磷酸脱氢酶,逐步减少细胞内的嘌呤核苷酸,从而抑制病毒DNA及RNA的合成。常用量为0.4 g,每天4次,3天后改为0.4 g,每天2次,共5天,治疗复发性生殖器疱疹,效果肯定。对原发性生殖器疱疹可采用15 mg/(k·d)肌内注射。

6.免疫调节剂

可选用左旋咪唑每次50 mg,每天3次,连服3天,停4天,为1个疗程,重复用2~3个疗程。亦可用转移因子肌内注射,每次 2 mL,每周 2 次,连用 2~3 周。

(四)单方验方

1.马齿苋水洗剂

采用新鲜马齿苋 30~50 g,水煎成 500 mL,微温外洗患处,每天 1 次。适用于生殖器疱疹发作期。

2.双黄连粉针剂

用生理盐水或注射用水配成 1% 的溶液,在局部持续湿敷,每天 2~4 小时。亦可直接每天外搽患处。

3.青黛油

用青黛粉 10 g,加适量麻油调匀外搽患处。每天外搽 2~3 次。适用于生殖器疱疹发作期水疱溃破,糜烂渗液疼痛。

4.矾冰散

枯矾 15 g,冰片 3 g,黄连 10 g,共研细末,混匀装瓶备用。将药粉撒在患处,每天 1 次。用于生殖器疱疹水疱溃破。

七、预后与转归

生殖器疱疹的发生和复发给患者带来了身心痛苦和压力,影响了患者的生活质量和人际交往。同时生殖器疱疹可产生播散性 HSV 感染、病毒性脑膜炎、脊髓脊神经根病、盆腔炎综合征等一系列并发症。孕妇生殖器疱疹还可引起子宫内 HSV 感染和新生儿 HSV 感染,导致流产、早产、新生儿死亡或发生严重后遗症。

对生殖器疱疹患者应早期诊断发现,规则用药,及时治疗,通过治疗不仅可以减轻症状、缩短病程、防止并发症,而且还可以促进皮肤损害的愈合,减少 HSV 排放,预防 HSV 潜伏感染和生殖器疱疹的复发,并促进 HSV 潜伏感染的清除。

(汤洪山)

第五章

病毒性皮肤病

第一节 单纯疱疹

疱疹病毒科是属于有包膜的线状双链DNA病毒,它广泛存在于自然界中,目前已鉴定或部分鉴定的约有100种。根据病毒的理化性质、生物学特性将疱疹病毒分成α、β、γ三个亚科。单纯疱疹病毒属于α疱疹病毒亚科,包括HSV-1和HSV-2两型。HSV-1主要感染口、眼、唇的皮肤和黏膜以及中枢神经系统,偶见于外生殖器;HSV-2一般与外生殖器感染和新生儿感染有关,偶见于口腔病变。孕妇感染HSV后,易发生流产,造成胎儿先天畸形和智力低下,40%～60%的新生儿在通过产道被HSV-2感染后,出现高热、呼吸困难和中枢神经系统病变,其中60%～70%受染新生儿可因此而死亡,幸存者中后遗症可达95%。在人群中约90%以上的人曾感染过HSV,其中很大一部分导致潜伏感染,病毒在体内可维持数年以致终身。医学界近年多方面的研究表明HSV-1和HSV-2可能分别与唇癌和宫颈癌的发生有关。并且HSV-2外生殖器感染是仅次于艾滋病病毒(HIV)感染的性传播疾病,故它又引起了医学界新的重视。研制疫苗是目前唯一可行的有效方法,它能使机体在抗HSV感染免疫中,发挥体液免疫和细胞免疫功能来消除HSV感染。

一、病原学

单纯疱疹病毒属疱疹病毒科人疱疹病毒属,是最早发现的人类疱疹病毒。病毒颗粒为球形,直径150～220 nm,由包膜、被膜、核衣壳、含DNA的核心组成。包膜为类脂双层膜,表面有长8～10 nm的突起,内含病毒的糖蛋白。DNA为双链线形DNA,长约154 kb。根据基因组的限制性内切酶图谱和编码的蛋白质的不同,分为HSV-1和HSV-2,二者有50%同源性。病毒包膜的糖蛋白为特异性,具有使病毒吸附传入敏感细胞、促进病毒包膜和宿主细胞膜之间融合等功能。作为抗原可刺激机体产生具有保护作用的中和抗体,并具有刺激T细胞增殖和杀伤的能力。

HSV感染后可在宿主体内终身潜伏,并可在邻近原始感染部位被激活,在三叉神经节、骶部和迷走神经节可分离出病毒。HSV的成分中60%～80%为蛋白质,20%～25%为磷脂化合物,6%～7%为DNA。抵抗力弱,在50～52 ℃水中30分钟即灭活,对乙醚、去氧胆酸钠、氯仿等敏感。胰蛋白酶、酸性、碱性磷酸酶、磷脂酶C能使病毒包膜变性而灭活病毒,X线、紫外线亦可灭活病毒。病毒对温度敏感，4 ℃可保存数周，−20 ℃保存 2 个月，在含血清的悬液中−70 ℃可存活数月。

二、流行病学

(一)传染源

HSV 能感染多种动物，包括小鼠、家兔、鸡、豚鼠等，但人是唯一的传染源，包括患者和无症状病毒携带者。病毒在病灶分泌物、唾液、粪便、生殖道分泌物中普遍存在，人群中有 1%～2% 的成年人和 5%～8% 的儿童唾液中有 HSV-1 病毒排出。HSV-1 抗体阳性者近 1/3 有唾液排毒。

(二)传播途径

HSV-1 主要经呼吸道、消化道传播，破损的皮肤黏膜直接接触含病毒的分泌物亦可传播。HSV-2 可通过性交传播，新生儿在分娩时经产道时受感染，产妇患原发性生殖器疱疹时有 50% 的概率使胎儿受感染，患复发性疱疹时传染胎儿的可能性较小。HSV 在外界抵抗力很弱，传染性一般不强，直接接触被病毒污染的体液是主要的传播方式，包括接吻、性交等，手指接触疱疹液或分泌物也可传染给他人或造成自我接种感染。

(三)易感人群

人群普遍易感，原发感染多在 1～4 岁，出生后 2 年内为感染高峰。愈后病毒可终身潜伏在体内，感染后的免疫力不能清除病毒，亦不能防止复发。

三、发病机制和病理

HSV 感染的特征是在体内呈持续潜伏状态，或长时间的潜伏中间歇复发，病毒难以彻底清除。原发感染时，病毒在局部复制导致感觉神经末梢感染，病毒沿轴索运行至神经元细胞体，经过短暂复制后进入潜伏感染状态。初次感染中 80%～90% 为隐性感染，显性感染只占少数，表现为口龈炎、咽炎、扁桃体炎和外阴炎等。初次感染后多数转为潜伏感染，HSV-1 潜伏在三叉神经节和颈上神经节，HSV-2 潜伏在骶神经节。潜伏感染是复发的根本原因，近年来对潜伏感染的形成机制研究认为，感染细胞蛋白(ICP4)、HSV 潜伏相关转录体(LATs)、胸苷激酶(TK)、神经细胞和神经因子在潜伏感染形成中起重要作用，其中，LATs 起到了十分关键的作用。复发感染之前并不一定经过有症状的原发感染。由于抗体和免疫淋巴细胞的存在，复发感染通常比原发感染的症状轻。宿主正常的免疫功能是维持潜伏感染状态的重要因素，而潜伏的 HSV 在体内的再激活过程，有人认为与 TK 有关。TK 是 HSV 早期基因编码合成的。HSV 的 TK 能使胸苷(T)或脱氧胞苷(dC)磷酸化，为病毒复制提供原料。复发的诱因有免疫抑制、免疫缺陷等免疫因素，以及局部皮肤损伤、月经、精神紧张、发热、紫外线照射等非免疫因素。潜伏的 HSV-2 活动较 1 型更加频繁。病毒激活复制后，可沿受累神经索逆行至相应皮肤和黏膜，临床上表现为复发性口唇疱疹和生殖器疱疹。

无论原发感染还是复发感染，组织学改变都是类似的，皮肤损害表现为感染细胞的气球样变性，细胞变性或核染色质浓缩，失去完整的胞质膜，形成多核巨细胞，在核内可出现包涵体，称为 Cowdry A 小体，常提示 HSV 感染。感染细胞溶解后形成壁薄的水疱，内含清亮液体，含有大量的病毒，炎症细胞浸润后疱液变为脓性，随后疱疹结痂，通常不留瘢痕。

病毒可经血流或经皮肤黏膜表面感受器沿神经通路上行，侵入中枢神经系统。病毒也可经三叉神经传至颞叶或经嗅束和嗅球传至脑部，再沿大脑基底部内缘播散至额叶，导致 HSV 脑炎。大约70%HSV脑炎发生于HSV复发性感染,30%发生于初次感染,此外,也有外源性再感染的病例。病变可波及全脑,以皮质受累较为明显,尤其是颞叶中下部和额叶基底部,约50%患者病变限于一侧,双侧受累者也以一侧为主。病变部位呈弥漫性软化、出血性坏死和神经胶质成分丧失。重要的特征为出血性坏死和细胞核内有包涵体。神经细胞坏死较明显,重症者可见胶质细胞坏死,病变区内小血管壁坏死出血;可见血管周围淋巴细胞袖套状浸润以及神经元吞噬现象,即神经细胞变性并被小胶质细胞包围。在坏死区及其周围的胶质细胞和神经细胞的核内可见嗜酸性包涵体。

四、临床表现

初次感染潜伏期2~12天,平均6天,多发生在婴幼儿或儿童,常为隐性感染,偶出现症状。感染后机体出现抗体,病毒潜伏在神经节中,常常引起复发。感染后的临床表现与病毒入侵部位、年龄、免疫状态相关,大致分为口唇疱疹、皮肤疱疹、生殖器疱疹、眼疱疹、中枢神经系统感染、全身播散性感染几种。

(一)口-唇疱疹

龈口炎和咽炎多为HSV-1原发感染,儿童和青年人多见,年长者亦有发生,有发热、全身不适,在口腔前部、舌部、咽喉部、硬腭有多个疱疹或溃疡散在,直径2~3 mm,淡黄色,周围绕有红晕。唇疱疹多为复发性感染,常发生在唇缘、口角、鼻孔周围,无发热等全身症状,出疹前数天局部可有灼热感,进而充血、红晕,随后出现米粒大小水疱,几个至几十个成簇,可同时发生多簇。疱液清,壁薄易破。2~10天后干燥结痂,愈后一般不留瘢痕。

(二)皮肤疱疹

正常完好皮肤有完整的角化上皮层,单纯的皮肤疱疹不多见,但当皮肤存在损伤时,原发性口腔和生殖器疱疹可通过自我接种或直接播散等形式引起皮肤感染,常见的临床类型有创伤性疱疹、疱疹性湿疹和疱疹性瘭疽。创伤性疱疹是指在皮肤擦伤处或裂口处出现水疱,伴有高热等全身症状和局部淋巴结炎。疱疹性湿疹多发生在湿疹或神经性皮炎的基础上,皮损周围分批出现水疱,可见到不同阶段的疱疹,病损皮肤有水肿、糜烂、裂开、溃疡和脓性出血性渗出。疱疹性瘭疽是手指末端的HSV原发感染,以拇指和示指多见,皮肤表现:指(趾)腹或甲周红肿,其上聚集米粒至绿豆大小深在性丘疱疹、水疱或间杂淡黄色脓疱,疱壁较厚。破溃处糜烂渗出、结痂。自觉灼痒,初发者红肿疼痛显著。儿童多由HSV-1引起,成年人多有HSV-2导致。医护人员可因接触含有病毒的分泌物发病。此病可反复发作,以甲周红肿为主要表现者常被误诊为甲沟炎,病程一般为2~3周。

1.原发型单纯疱疹

可发生于任何部位,但以皮肤-黏膜交界处更常见。初起局部皮肤发痒、灼热或刺痛,以后在红斑基础上出现群集性米粒大小的水疱;偶见疱疹呈带状分布,易误认为带状疱疹。可伴有发热,局部淋巴结肿大,病程1~2周,合并细菌感染则使病程延长。

2.复发型单纯疱疹

与原发型单纯疱疹相比,复发型单纯疱疹部分多局限,以口唇、生殖器和眼为重,皮损与原发型相同但持续时间较短,全身和局部表现相对轻或无,有反复发作倾向。

(三)生殖器疱疹

生殖器疱疹主要由HSV-2引起,病变多为水疱、脓疱和浅表溃疡。男女均可发生,但女性受损部位较广,可累及大小阴唇、阴蒂、阴道、宫颈等,亦可扩散到尿道及周围皮肤。男性多在龟头、包皮、冠状沟、阴茎,以及阴囊和周围皮肤。初发者病程长达 3~6 周,复发者病程 1~2 周,且皮损少,易痊愈。少数患者因发生骶神经根炎导致神经痛、尿潴留或便秘。

(四) 眼疱疹

主要表现为急性角膜炎和急性结膜炎,多为单侧,有发热、急性疼痛、视物模糊、耳后淋巴结肿痛等症状。查体可见眼睑红肿、结膜充血,结膜出现滤泡,角膜可见树枝状溃疡,为 HSV 性角膜炎特征性表现,经荧光染色后较易发现。溃疡可累及基底层,愈后常遗有视力损害。反复发作可导致角膜浑浊及视力障碍。新生儿和 AIDS 患者可发生播散性眼部感染。表现为脉络膜视网膜炎或急性坏死性视网膜炎,抗病毒药物可促进愈合,但易复发。眼部 HSV 感染是导致失明的最常见原因之一。

(五) 中枢神经系统感染

新生儿中 70% 以上的 HSV 感染表现为中枢神经系统感染,年长儿和成年人的中枢神经系统感染少见。除新生儿以原发感染 HSV-2 为主外,原发性的 HSV 脑炎少见,多为潜伏在三叉神经节或自主神经根潜伏的 HSV-1 激活后扩散到中枢神经系统引起。感染主要累及额叶和颞叶,病理改变以脑组织出血性坏死为主。不同型别单纯疱疹病毒性脑炎所引起的临床表现各有差异,HSV-1 型主要引起局灶性脑炎,HSV-2 型则倾向于脑膜脑炎。病初部分患者有发热、全身不适、嗜睡、头痛、肌痛、厌食、恶心、呕吐、腹泻等前驱期症状,体温最高可达 40 ℃,2~5 天后出现中枢神经系统受损症状,有意识障碍、神经异常、抽搐、脑膜刺激征、多动、肌麻痹、偏瘫、偏盲等,部分患者精神异常重于神经症状,如精神淡漠、激动、智力障碍、思维不连贯等。随着病程进展,可出现嗜睡、昏睡、昏迷等意识障碍。约 2/3 的患者有局部或全身抽搐发作,呈不对称性。病程极期,因脑水肿和脑实质坏死导致颅内压增高,甚至导致脑疝致死。其中抽搐、意识障碍及精神异常为本病特点。

脑脊液压力增高,通常为无色透明,如果含有大量红细胞(除外穿刺损伤)则高度提示本病。白细胞数在 $100 \times 10^6/L$ 左右,蛋白稍增高,糖、氯化物正常。脑电图典型改变是广泛慢波背景上出现间隔 0.5~2.5 秒的周期性复合波,常有颞叶和额叶局限性损害表现,以慢波、周期性发放 σ 波、局限性尖波、棘波、θ 波等为常见。CT 改变在神经系统症状出现 1 周后出现,可见一侧或双侧颞叶有向前扩散到额叶的低密度区,早期无明显特异性改变,故 CT 对早期诊断意义不大。MRI 在疾病早期即可发现颞叶、额叶及边缘系统肿胀,呈长 T_1、长 T_1 信号,左右不对称;如颞叶有囊腔形成,在 T_1 加权呈低信号,外周水肿带呈高信号,在 T_2 加权图像囊腔比水肿信号低,但比正常脑组织信号高。

单纯疱疹病毒性脑炎病程 6~36 天,平均 3 周,预后与意识障碍程度和抽搐发作程度密切相关,无昏迷者 80% 存活,而出现昏迷者存活率仅为 30% 左右,存活者中约 50% 遗留癫痫、偏瘫、语言障碍、精神障碍、痴呆等后遗症。由 HSV-2 引起的脑膜炎型病程约 2 周,呈自限性,预后较好,但 15%~25% 的患者可有复发。

(六) 全身播散性感染

新生儿(尤其是早产儿)、免疫缺陷者(AIDS 患者、白血病患者、肿瘤患者、器官移植者、高龄患者)易发生播散性感染,表现为肺炎、食管炎、肝炎、结肠炎和播散性皮肤感染,持续性溃疡性 HSV 感染是 AIDS 患者最常见的表现之一。

五、诊断

(一)临床诊断

皮肤黏膜的疱疹一般可根据临床表现诊断,但生殖器疱疹仅凭临床表现仅能发现20%左右,很多患者在性病门诊就诊时常规检查发现HSV感染。HSV脑炎的诊断依据如下。

(1)表现为急性脑炎症状,但流行病学不支持乙脑或森林脑炎。

(2)脑脊液细胞数可稍增高,蛋白稍高,如为血性脑脊液或检出大量红细胞则高度提示本病可能。

(3)脑电图、MRI提示病变以额叶和颞叶为主,呈弥漫性不对称损害。

(二)实验室诊断

疱疹基底部刮取物和活检组织标本镜检可见多核细胞及核内嗜酸性包涵体,但不能与其他疱疹病毒科病毒感染鉴别。PCR方法具有简捷、敏感、特异性高等特点,检测在1天内即可完成,用于早期快速诊断单纯疱疹病毒性脑炎,有学者认为其可靠性甚至优于脑组织活检技术。近期采用的PCR定量检测法除用于诊断外,尚可根据其含量的变化评价治疗效果,使诊断和治疗又上一个新台阶。IgM抗体属早期反应抗体,在接触病毒后3~5天最先产生。在起病后15天的单纯疱疹病毒性脑炎脑脊液中即可测出HSV-IgM抗体,至发病后24天仍能测到该抗体。但IgM抗体检测方法敏感性较低,其敏感性仅为PCR方法的36%。且血清HSV-IgM阳性可能与其他急性病毒感染激活体内潜伏的HSV或触发HSV抗体反应有关。故血清HSV-IgM不能作为确诊HSV脑炎的依据。虽然如此,亦有脑脊液HSV DNA阴性而IgM抗体阳性者所以PCR与IgM抗体检查两者相结合可提高单纯疱疹病毒性脑炎的诊断准确率和阳性率。

实验室诊断HSV脑炎的标准有以下几方面。

(1)CSF病毒特异性IgM阳性。

(2)CSF病毒DNA阳性。

(3)病毒特异性IgG滴度:血清/CSF比值≤20。

(4)恢复期CSF病毒特异性IgG滴度升高>4倍。

满足4项中的任何1项即判定HSV脑炎。病毒分离特异性高,但敏感率低,阳性率仅50%,而CSF分离阳性率仅有4%,临床应用价值有限。

六、鉴别诊断

皮肤疱疹应注意与水痘-带状疱疹鉴别,HSV口炎须与肠道病毒感染引起的疱疹性咽峡炎鉴别,根据流行病学和典型的皮疹表现不难区分。

HSV脑炎与EB病毒、肠道病毒引起的脑炎及乙脑、森林脑炎等在临床表现上有时难以鉴别,确诊需依据实验室诊断。

七、治疗

(一)一般治疗

皮肤黏膜的疱疹应注意保持疱壁完整和局部干燥清洁,避免继发感染。皮肤可用2%~3%过氧化氢溶液清洗或1∶5 000高锰酸钾浸泡。口腔病损可用多贝尔液漱口。脑炎患者应注意脱水降低颅内压、降温、控制抽搐等对症处理,尤其是脱水治疗,可用20%甘露醇、呋塞米、高渗糖、人血清蛋白等交替使用。

(二)抗病毒治疗

单纯疱疹病毒感染大多预后良好,但HSV脑炎、播散性感染等病情重,预后差,及早抗病毒治疗对于降低病死率、缩短病程、减少后遗症发生有重要意义。

阿昔洛韦(ACV)是最常用的抗疱疹病毒药物,用于治疗HSV脑炎、全身播散性感染等重症患者时给予10 mg/kg静脉滴注,每8小时1次,疗程7～10天。一般的皮肤、黏膜疱疹给予200 mg,口服,每天5次,疗程5～7天,对于复发频繁者(每年6次以上)需连续服用3～6个月,剂量减为200 mg,每天3次,50%以上患者能控制复发。皮损处、眼疱疹可外用阿昔洛韦滴眼液或软膏每天3～4次。

其他常用的抗病毒药物有酞丁安(TDA)、更昔洛韦(GCV)、膦甲酸(PFA)、阿糖腺苷(Ara-A)、carhocyclic oxetanocin G(C.OXTG)、泛昔洛韦(FCV)、喷昔洛韦(PCV)等。随着抗疱疹病毒药物的广泛使用,关于耐药株的报道也越来越多,这些耐药株主要从免疫功能减弱的患者分离到。大部分抗疱疹病毒药物的作用机制是基于其与病毒编码的胸苷激酶(TK)和DNA聚合酶的相互作用。因此,HSV的耐药多由于TK和DNA聚合酶的基因发生突变。单纯疱疹病毒对ACV产生耐药性的机制至少有以下3条:①病毒胸腺嘧啶核苷激酶(TK)的活性减弱或丧失;②病毒TK的底物特异性发生了改变;③病毒DNA聚合酶(DNA polymerase,DP)发生了基因突变。前两者称为TK-株,后者称为DP-株。临床分离所得及实验室诱导产生的耐ACV病毒株大部分为TK-株。TK-的耐ACV病毒株对需在病毒诱导的TK酶作用下磷酸化后才能发挥抗病毒效应的药物均不敏感。GCV需在病毒TK的帮助下单磷酸化,然后再进一步转变为有活性的二磷酸化物,掺入到病毒DNA链中,阻止病毒DNA的延长。临床上大部分耐药病毒为TK-株,在治疗这类患者时不宜选择GCV。C.OXT-G是一种抗病毒新药,体内、外实验表明C.OXT-G抗HSV的效果与ACV相似,但水溶性比ACV好,可以配制成眼药水局部应用,对疱疹病毒性角膜炎有良好治疗效果。因为C.OXT-G抑制HSV的机制与ACV相同,故对耐ACV的病毒株也不敏感。PFA的抗病毒机制为非竞争性抑制病毒特异性DNA聚合酶和转录酶,它不需要磷酸化成活性形式,而是直接作用于DNA聚合酶上的焦磷酸盐结合部位,抗病毒活性不受病毒TK酶的影响。可以用于治疗ACV耐药的患者,但随着用药时间的延长,60%左右的患者对PFA也会产生耐药性。Ara-A是嘌呤类衍生物,不需要病毒TK酶磷酸化,因此对TK-的耐药HSV-1有效。但Ara-A选择性差、细胞毒性大、水溶性差,影响了其临床应用。TDA原是抗沙眼衣原体的药物。对耐ACV的HSV-1亦有效。尽管TDA的抗HSV效力远不如ACV、GCV,但在病毒对上述药物产生耐药性时可以选择应用TDA。FCV口服吸收好,生物利用度高,治疗原发性生殖器疱疹,应在症状出现时立即开始服药。PCV稳定性好,抗HSV活性高于ACV 10倍,在皮损部位外用,每2小时1次。

八、预防

避免与患者感染部位直接接触,尤其是免疫功能低下者、烫伤和湿疹患者。患有广泛皮肤、黏膜疱疹者应隔离。使用避孕套可以减少无症状排毒期患者的病毒传播,但一旦出现生殖器疱疹,即使使用避孕套也不能避免传播。对于患有生殖器疱疹的孕妇,建议行剖宫产,以避免在分娩时经过产道使新生儿感染。对于血清学阳性母亲的婴儿要密切监测以便及时发现HSV感染。

接种疫苗仍是预防病毒感染的理想方法。HSV疫苗的研发方面已取得了较大成绩。疫苗的研发主要针对生殖器 HSV-2 感染,已有几种基于 HSV-2 包膜蛋白的亚单位疫苗进入了临床试验阶段。一种由 HSV-2 糖蛋白 D 和新型佐剂构成的疫苗在 HSV 血清阴性的妇女中取得了令人鼓舞的实验效果,还有其他几种很有希望的 HSV 疫苗形式,包括针对细胞免疫反应的亚单位疫苗、减毒活疫苗、复制受限活疫苗等,针对已经感染 HSV 者的免疫治疗性疫苗也处于探讨评价中。

(刘晶晶)

第二节 Kaposi 水痘样疹

Kaposi 水痘样疹是由 HSV 引起的皮肤播散性感染,通常在某些皮肤疾病的基础上发生,以特应性皮炎多见,故又称疱疹样湿疹。

一、病因和发病机制

HSV-Ⅰ和 HSV-Ⅱ均可引起本病,以 HSV-Ⅰ更常见。基础疾病常为特应性皮炎,也可发生在脂溢性皮炎、脓疱疮、疥疮、家族性慢性良性天疱疮、类天疱疮、天疱疮、皮肤 T 细胞淋巴瘤、变应性接触性皮炎及其他炎症性皮肤病等。发病机制不明,局限性损害可能由 HSV 局部播散所致,广泛性皮损可能由 HSV 进入血液,通过血行播散而发生。

二、临床表现

本病可发生在任何年龄,多见于 3 岁以内的儿童及 20~40 岁青壮年。局限性感染通常无全身症状,局限于原有的皮肤病灶处,典型表现为脐窝状凹陷性水疱,可出现糜烂。广泛性皮肤感染通常在皮损出现前数小时或 1 天有高热、全身不适、嗜睡等中毒症状,后开始发疹,突然发生大量群集性水疱,迅速变为脓疱,也可先发生小红色丘疹,而后很快形成水疱、脓疱,基底显著潮红,部分疱顶有脐窝状凹陷。2~3 天后损害可相互融合,但周围可有典型皮损。好发于面部、胸前、肩背等原有皮肤病部位,也可发生在正常皮肤上。附近淋巴结肿大伴疼痛。

三、组织病理

病理改变类似于单纯疱疹,但常有多核的上皮细胞。由于原有炎症性皮肤病的基础,加上病毒感染,使病理改变复杂化,常难以发现细胞核内病毒包涵体。

四、诊断和鉴别诊断

有单纯疱疹等患者接触史,突然在原有皮肤病基础上发生的多发的脐窝状凹陷性水疱和脓疱,伴有全身症状,可以诊断。明确诊断可以通过皮损部位检查 HSV 抗原或 DNA,或病毒分离鉴定。主要与原有皮损基础上继发细菌感染鉴别,后者常以脓疱为主,无脐窝状凹陷性水疱,抗生素治疗有效。

五、治疗和预防

(一)治疗

1.抗病毒治疗

确诊后应尽快给予抗病毒治疗,局限性感染可以考虑口服泛昔洛韦或伐昔洛韦,症状严重者可静脉输注阿昔洛韦,剂量和疗程同单纯疱疹。

2.支持治疗

可给予补液、补充电解质及输注血浆等支持治疗,原发病用糖皮质激素治疗时需考虑减量,必要时停药。

3.局部治疗

局部湿敷,或给予1%新霉素乳膏、夫西地酸软膏或莫匹罗星软膏等治疗,以预防细菌感染。

(二)预防

加强卫生宣传教育,对有特应性皮炎等炎症性皮肤病患者应避免接触单纯疱疹患者。

(刘晶晶)

第三节 水 痘

水痘是由水痘-带状疱疹病毒(VZV)引起的原发感染。本病经呼吸道传播,主要侵犯儿童,皮损表现为红斑基础上水疱。

一、病因和发病机制

VZV 属疱疹病毒科 α 亚科。病毒呈砖形,有立体对称的衣壳,内含双链 DNA 分子,只有一种血清型。VZV 对体外环境的抵抗力较弱,在干燥的痂内很快失去活性。

人是 VZV 的唯一宿主。病毒经呼吸道或口腔黏膜进入机体后,在局部黏膜短暂复制后,经血液和淋巴液形成原发性病毒血症,并播散至单核-巨噬细胞系统,此时无症状。病毒在单核-巨噬细胞系统内经多个复制周期后,再次入血形成第二次病毒血症,并播散至多个脏器组织,特别是皮肤黏膜,导致水痘。本病偶可因直接接触破裂的水痘或带状疱疹的水疱感染。感染后可获得终身免疫。

二、临床表现

(一)典型水痘

潜伏期10~21天,通常2周左右。发热1~2天后,无明显前驱症状即进入发疹期。皮疹先发生于躯干、头部,逐渐扩散至面部,最后四肢。通常躯干皮疹较多,四肢及面部相对较少,呈所谓的向心性分布。开始为粉红色针头大小的斑疹,数小时后变成丘疹,再经数小时变成水疱或脓疱,水疱基底部有一圈红晕,数天后结痂,脱痂后可留下暂时性色素减退斑。病程中可同时见到不同时期的皮疹。口腔、咽部或外阴等黏膜也常有皮疹。病程1~2周。

(二)不典型水痘

1. 大疱型水痘

较少见,见于 2 岁以下的儿童,为成批发生的直径 2~7 cm 大小的大疱。

2. 出血性水痘

好发于营养不良和淋巴瘤等患者,患者全身表现为出血性水疱,伴有高热等症状,预后差。

3. 新生儿水痘

母体分娩前 5 天至分娩后 2~10 天发生水痘,且易引起播散,病情重。

4. 先天性水痘综合征

多发生在妊娠 25~36 周时患水痘的孕妇,新生儿出生时表现为体重低、瘢痕性皮肤病变、视神经萎缩、白内障、智力低下等,女性胎儿多见。

5. 成人水痘

与儿童水痘相比,前驱期长,可达 1 周。全身症状重,出疹时间长,皮疹数目多,可伴有肺脏和肝脏受累,但预后良好。

(三)并发症

水痘一般呈良性经过,少数可并发肺炎、脑炎、急性脑病及内脏脂肪变性(Reye 综合征)、血小板减少性紫癜和多形红斑等。

三、组织病理

病变部位可见表皮棘细胞水肿,呈气球样变性,特征性棘细胞核改变,形成核内嗜酸性包涵体,可见多核巨细胞。真皮可见轻度的炎细胞浸润,以中性粒细胞为主。

四、诊断和鉴别诊断

根据成批出现的斑疹、丘疹、水疱、结痂及向心性分布特征,结合黏膜受累等,可确定诊断。不典型水痘需与脓疱疮、丘疹性荨麻疹等鉴别。

五、治疗和预防

(一)治疗

水痘为自限性疾病,治疗以对症处理为主。发热时卧床休息,高热可给予退热药,但一般忌用糖皮质激素和对乙酰氨基酚,前者容易致病毒扩散,后者有诱发 Reye 综合征风险。重症或有并发症者,可给予抗病毒治疗,如阿昔洛韦静脉输注,每次 10 mg/kg,每 8 小时 1 次,连用 5~10 天。注意皮肤清洁,修剪患儿指甲,减少搔抓,防止继发细菌感染。

(二)预防

可接种疫苗。对水痘患者需严格隔离。

(刘晶晶)

第四节 带状疱疹

带状疱疹由潜伏在神经节中的 VZV 再激活所引起,表现为以颅神经或脊神经感觉神经支分布的单侧区域出现簇集性水疱,常伴显著的神经痛。

一、病因和发病机制

潜伏在神经节中的VZV再激活是本病发病的基础。潜伏的病毒被激活,沿感觉神经轴索下行,到达该神经所支配区域的皮肤内复制,产生水疱,同时周围和中枢神经受累后形成痛觉敏化,产生神经病理性疼痛。

造成VZV再激活的机制并不十分清楚。在某种诱因下如创伤、疲劳、恶性肿瘤、病后虚弱、使用免疫抑制剂等,导致机体抵抗力下降,特别是特异性细胞免疫抑制,是病毒再激活的主要原因。发生水痘后,机体可建立有效的特异性细胞免疫,但随着年龄增长这种免疫水平逐渐降低,临床上表现为患病率随年龄增长而增加。另外影响机体细胞免疫功能的因素或疾病,如血液系统肿瘤、接受激素及细胞毒药物、HIV感染者等发生带状疱疹风险显著增加,且病情严重。本病愈后可获得较持久的细胞免疫,一般不复发。

二、临床表现

本病春秋季节多发,好发于成人。

(一)典型表现

发疹前可有乏力、低热等全身症状,患处皮肤自觉灼热或灼痛,触之有明显的痛觉异常,持续1~5天,亦可无前驱症状即发疹。好发部位依次为肋间神经(占55%)、颅神经(占25%,最常见为三叉神经单支受累)、腰部神经(占15%)和骶部神经(占5%)支配区域。患处最初表现为感觉神经支分布的区域出现片状的水肿性红斑,很快在此基础上出现粟粒至黄豆大小丘疹,簇状分布而不融合,并于数小时后变为水疱,疱壁紧张,疱液澄清,水疱外周绕以红晕,各簇水疱群间皮肤正常;皮损呈带状排列,多发生在身体的一侧,一般不超过正中线。神经痛为本病的重要特征,可在发病前或伴随皮损出现,通常老年或皮疹严重患者较为剧烈。水疱干涸、结痂脱落后留有暂时性淡红斑或色素沉着。皮疹持续时间取决于患者的年龄、皮疹的严重程度和潜在的免疫抑制。年轻患者病程一般2~3周,老年患者为3~4周甚至更长时间。

皮损的严重程度与患者机体抵抗力密切相关。免疫力较强的患者可表现为顿挫型(不出现皮损仅有神经痛)、不全型(仅出现红斑、丘疹而不发生水疱即消退),免疫力较弱的患者可表现为大疱型、出血型、坏疽型和泛发型(同时累及2个以上神经节产生对侧或同侧多个区域皮损)。

(二)特殊表现

1.眼带状疱疹

眼带状疱疹为三叉神经眼支受累,多见于老年人,疼痛剧烈。眼部受累最常见的表现为葡萄膜炎,其次为角膜炎,鼻翼、鼻尖或眼睑缘出现水疱,常提示有眼部受累。

2.耳带状疱疹

由病毒侵犯面神经及听神经所致,表现为耳道或鼓膜出现水疱。膝状神经节受累同时侵犯面神经的运动和感觉神经纤维时,可出现面瘫、耳痛及外耳道疱疹三联征,称为Ramsay-Hunt综合征。如果感染累及前庭耳蜗神经,可出现耳鸣、听力丧失或眩晕等。

3.播散性带状疱疹

在受累的皮节外有2个以上的皮损,称为播散性带状疱疹,主要见于机体抵抗力严重低下的患者,如老年、血液系统肿瘤、AIDS等,可播散至肺、中枢神经系统等部位。

4. HIV 感染合并带状疱疹

HIV 感染者发生带状疱疹危险性较普通人群增加 30 倍，皮损表现较重，或不典型，发生如深脓疱疮样皮损、疣状损害，病程较长，引起眼部和神经性系统合并症多，易复发。

(三) 带状疱疹相关性疼痛 (ZAP)

带状疱疹在疹前、疹时以及皮损痊愈后均可伴有疼痛，统称 ZAP。ZAP 按照病程可分为急性（病程 30 天内）、亚急性（病程 30~120 天）和慢性（病程超过 120 天）。ZAP 可表现持续性隐痛、发作性撕裂痛和诱发痛，后者表现为异常性疼痛即非疼痛性刺激如轻触皮肤引起的疼痛，或痛觉过敏，即轻度的疼痛刺激即可致严重的疼痛。如果皮损消退后神经痛持续存在超过 3 个月，则称为带状疱疹后神经痛 (PHN)。

三、组织病理

组织病理学改变与单纯疱疹较为相似，表现为表皮内水疱，可见气球样细胞和核内嗜酸性包涵体。真皮上部可见血管水肿和毛细血管扩张，血管周围有淋巴细胞和多形核白细胞浸润。

四、诊断和鉴别诊断

根据典型临床表现即可作出诊断。疱底刮取物涂片找到多核巨细胞和核内包涵体有助于诊断，必要时可进行 PCR 检测 VZV DNA 和病毒培养予以确诊。对皮损严重、范围广泛、愈合时间较长的患者，注意明确基础疾病或诱因。

本病前驱期或无疹型应与肋间神经痛、胸膜炎、阑尾炎、坐骨神经痛、尿路结石、偏头痛、胆囊炎、心绞痛等进行鉴别，发疹后有时需与单纯疱疹、脓疱疮等鉴别。

五、治疗

本病具有自限性，治疗原则为抗病毒、止痛、消炎、防治并发症。

(一) 系统药物治疗

1. 抗病毒药物

早期、足量抗病毒治疗，是减轻神经痛和缩短病程的重要措施。通常应在发疹后 72 小时内开始抗病毒治疗。对于免疫功能正常的患者，每次口服伐昔洛韦 1 000 mg，或泛昔洛韦 500 mg，每天 3 次，或溴夫定，每天 125 mg，每天 1 次，疗程均为 7 天；对肾功能不全的患者或年龄较大的患者，需要调整泛昔洛韦和伐昔洛韦的剂量；对于肾衰竭的患者，口服阿昔洛韦更安全，每次 600 mg，每天 5 次；对于眼带状疱疹、播散性带状疱疹、Ramsay-Hunt 综合征合并免疫抑制的患者，静脉给予阿昔洛韦，剂量为 10 mg/kg，每天 3 次，疗程 10~14 天。

2. 镇静止痛

急性期可选择三环类抗抑郁药如阿米替林，开始每晚口服 25 mg，可依据止痛效果逐渐增加剂量，最高每晚单次口服 100 mg，60 岁以上老年人剂量酌减。亚急性或慢性疼痛可选用单用加巴喷丁，开始每次 100 mg，每天 3 次，可逐渐增加到每次 600~900 mg，每天 3 次；或普瑞巴林，每次 75~150 mg，每天 2 次。可酌情选用非甾体抗炎药如双氯酚酸钠。

3. 糖皮质激素

应用有争议，多认为及早合理应用可抑制炎症过程，缩短急性期疼痛的病程，提高生活质量，如无禁忌证可以使用，但对 PHN 无肯定的预防作用。主要用于病程 7 天以内的皮损严重、疼痛显著的患者,可口服泼尼松 30～40 mg/d,控制疼痛后递减,疗程 2～4 周。

(二)局部药物治疗

1.皮肤外用药

以干燥、消炎为主。疱液未破时可外用炉甘石洗剂、阿昔洛韦乳膏或喷昔洛韦乳膏;疱疹破溃后可酌情用 3％硼酸溶液或 1∶5 000 呋喃西林溶液湿敷,或外用 0.5％新霉素软膏或 2％莫匹罗星软膏。局部外用复方利多卡因乳膏或 0.025％辣椒素乳膏对慢性疼痛可能有效。

2.眼部处理

如合并眼部损害需请眼科医师协同处理。可外用 3％阿昔洛韦眼膏、碘苷(疱疹净)滴眼液,局部禁用糖皮质激素类外用制剂。

3.物理治疗

如紫外线、频谱治疗仪、红外线等局部照射,可促进水疱干涸和结痂,缓解疼痛。

六、预防

去除诱发因素如治疗原发病,减少或避免免疫抑制剂使用,避免劳累等是预防本病的基础。对特殊人群可以采用 VZV 减毒活疫苗,可取得良好的效果。

(刘晶晶)

第五节 幼儿急疹

幼儿急疹又称婴儿玫瑰疹或第六病,是婴幼儿期常见发疹性传染病,表现为突发高热,3 天后热退出疹,短期内迅速消退。

一、病因和发病机制

目前认为人疱疹病毒 6 型(HHV-6)是本病的病原体,该病毒具有广泛的嗜细胞性,可以侵犯外周血淋巴细胞、唾液腺、神经系统等。该病毒主要通过空气飞沫传播,冬春季节多见。发病机制不明,多认为病毒血症引起机体免疫反应造成皮肤损伤。

二、临床表现

本病潜伏期为 8～15 天,平均 10 天。起病急骤,多无前驱症状即表现高热,数小时内体温达到 39 ℃,持续 3～5 天体温骤降,热退后出疹。皮疹为淡红色斑疹或斑丘疹,直径 2～3 mm,压之褪色。皮疹开始于颈部和躯干,迅速波及耳后、臀部及四肢近端,1 天内出齐。皮疹呈散在分布,很少融合,以躯干、臀部为多,四肢远端稀疏。1～2 天后消退,消退后无明显的色素沉着。发热时可伴有轻度的呼吸道症状如咳嗽、流涕等,也可有消化道症状如腹泻、呕吐等。1 岁以内的婴儿高热时可伴有惊厥。本病多呈良性自限性经过。

三、诊断和鉴别诊断

根据患儿突然高热、热退出疹等临床特点可作出初步诊断。必须时可检测血中的抗 HHV-6

IgM抗体,或PCR检测外周血淋巴细胞、唾液或呼吸道分泌物中HHV-6 DNA,或病毒分离确定诊断。本病主要与麻疹、风疹、传染性单核细胞增多症、药疹等鉴别。

四、治疗和预防

(一)治疗

本病主要对症治疗,高热可给予物理降温。由于本病症状多不严重,预后良好,病程较短,故不需要抗病毒治疗。

(二)预防

目前无疫苗用于本病的预防,针对儿童机构中出现疑似的患者,可考虑暂时隔离治疗。

(刘晶晶)

第六节 麻 疹

麻疹是一种急性呼吸道传染病,在我国属于乙类传染病。其主要的临床表现有发热、咳嗽、流涕等卡他症状及眼结膜炎,特征性表现为口腔麻疹黏膜斑及皮肤斑丘疹。对麻疹病毒尚无特效抗病毒药物,主要为对症治疗,加强护理,预防和治疗并发症。预防麻疹的关键措施是接种麻疹疫苗。

一、病因要点

病原体是麻疹病毒,麻疹患者是唯一的传染源。经呼吸道飞沫传播是主要的传染途径,人群普遍易感,流行季节多为冬春季。

二、诊断要点

(一)流行病学史

(1)当地有麻疹流行,没有接种过麻疹疫苗且有麻疹患者的接触史。
(2)急性期的患者是最重要的传染源,发病前2天至出疹后5天内均具有传染性。

(二)临床特点

潜伏期6~21天,平均为10天。接种过麻疹疫苗者可延长至3~4周。典型麻疹临床过程可分为三期。

1.前驱期

从发热到出疹,一般持续3~4天。此期主要为上呼吸道及眼结膜炎症所致的卡他症状,表现为急性起病,发热、咳嗽、流涕、流泪、眼结合膜充血、畏光、咽痛、全身乏力等。可有头痛,婴幼儿可出现胃肠道症状如呕吐、腹泻等。在病程2~3天,90%以上患者口腔可出现麻疹黏膜斑,是麻疹前驱期的特征性体征,具有早期诊断价值。位于双侧第二磨牙对面的颊黏膜上,为直径0.5~1.0 mm针尖大小的小白点,周围有红晕,初起时仅数个,1~2天内迅速增多融合,扩散至整个颊黏膜,形成表浅的糜烂,似鹅口疮,2~3天后很快消失。一些患者可见颈、胸、腹部一过性风疹样皮疹,数小时即退去,称麻疹前驱疹。

2. 出疹期

从病程的第3~4天开始,持续1周左右。患者体温持续升高,同时呼吸道等感染中毒症状明显加重。皮疹首先见于耳后、发际,渐及前额、面、颈部,自上而下至胸、腹、背及四肢,2~3天遍及全身,最后达手掌与足底。皮疹初为淡红色斑丘疹,大小不等,直径2~5 mm,压之褪色,疹间皮肤正常。出疹高峰时皮疹可融合,颜色转暗,部分病例可有出血性皮疹,压之不褪色。随出疹达高峰,全身毒血症状加重,体温可达40 ℃,可有嗜睡或烦躁不安,甚至谵妄、抽搐。咳嗽加重,咽红、舌干,结膜红肿、畏光。表浅淋巴结及肝脾大,肺部可闻及干、湿啰音,可出现心力衰竭。成人麻疹中毒症状常比小儿重,但并发症较少。

3. 恢复期

皮疹达高峰后,持续1~2天后迅速好转,体温开始下降,全身症状明显减轻,皮疹随之按出疹顺序依次消退,可留有浅褐色色素沉着,1~2周后消失,疹退时有糠麸样细小脱屑。

(三)辅助检查

1. 血常规

白细胞计数减少,淋巴细胞比例相对增多。如果白细胞数增加,尤其是中性粒细胞增加,提示继发细菌感染;若淋巴细胞严重减少,常提示预后不好。

2. 血清学检查

ELISA测定血清特异性IgM和IgG抗体,敏感性和特异性好。IgM抗体发病后5~20天最高,阳性可诊断麻疹。IgG抗体恢复期较早期增高4倍以上即为阳性,也可以诊断麻疹。抗体包括血凝抑制抗体、中和抗体或补体结合抗体。

3. 病原学检查

(1)病毒分离:取早期患者眼、鼻咽分泌物或血、尿标本接种于原代人胚肾细胞,分离麻疹病毒,但不作为常规检查。

(2)病毒抗原检测:取早期患者鼻咽分泌物、血细胞及尿沉渣细胞,用免疫荧光或免疫酶法查麻疹病毒抗原,如阳性,可早期诊断。上述标本涂片后还可见多核巨细胞。

(3)核酸检测:采用反转录聚合酶链反应(RT-PCR)从临床标本中扩增麻疹病毒RNA,是一种非常敏感和特异的诊断方法,对免疫力低下而不能产生特异抗体的麻疹患者,尤为有价值。

三、临床分型

(一)轻型麻疹

轻型麻疹多见于对麻疹具有部分免疫力者,如6个月以内婴儿、近期接受过被动免疫或曾接种过麻疹疫苗。表现为低热且持续时间短、皮疹稀疏色淡、无麻疹黏膜斑或不典型、呼吸道症状轻等。一般无并发症,病程在1周左右。病后所获免疫力与典型麻疹患者相同。

(二)典型麻疹

急起发热,上呼吸道卡他症状,结膜充血、畏光,口腔麻疹黏膜斑及典型的皮疹。

(三)重型麻疹

重型麻疹多见于全身情况差、免疫力低下,或继发严重感染者,病死率高。

1. 中毒性麻疹

表现为全身感染中毒症状重,起病即高热,达40 ℃以上,伴有气促、发绀、心率快,甚至谵妄、抽搐、昏迷,同时皮疹也较严重。

2.休克性麻疹

除具有中毒症状外,出现循环衰竭或心力衰竭,表现为面色苍白、发绀、四肢厥冷、心音弱、心率快、血压下降等。皮疹暗淡稀少或皮疹出现后又突然隐退。

3.出血性麻疹

皮疹为出血性,形成紫斑,压之不褪色,同时可有内脏出血。

4.疱疹性麻疹

皮疹呈疱疹样,融合成大疱。高热、中毒症状重。

(四)异型麻疹

主要发生在接种麻疹灭活疫苗后4~6年,再接触麻疹患者时出现。表现为突起高热,头痛、肌痛、腹痛,无麻疹黏膜斑,病后2~3天出现皮疹,从四肢远端开始,逐渐扩散到躯干。皮疹为多形性,常伴四肢水肿,上呼吸道卡他症状不明显,但肺部可闻啰音。肝脾均可增大。异型麻疹病情较重,但多为自限性。其最重要的诊断依据是恢复期检测麻疹血凝抑制抗体高滴度,但病毒分离阴性。一般认为异型麻疹无传染性。

四、诊断标准

(1)如当地有麻疹流行,没有接种过麻疹疫苗且有麻疹患者的接触史。

(2)典型麻疹的临床表现,如急起发热、上呼吸道卡他症状、结膜充血、畏光、口腔麻疹黏膜斑及典型的皮疹等即可做出临床诊断。

(3)麻疹特异性IgM抗体阳性或IgG抗体滴度恢复期较早期增高4倍以上即可确诊。

五、鉴别要点

(一)风疹

前驱期短,全身症状和呼吸道症状轻,无麻疹黏膜斑,发热1~2天出疹,皮疹分布以面、颈、躯干为主。1~2天皮疹消退,无色素沉着和脱屑,常伴耳后、颈部淋巴结肿大。

(二)幼儿急疹

突起高热,持续3~5天,上呼吸道症状轻,热骤降后而出现皮疹,皮疹散在呈玫瑰色,多位于躯干,1~3天皮疹退,热退后出疹为其特点。

(三)药物疹

近期服药史,皮疹多有瘙痒,低热或无热,无黏膜斑及卡他症状,停药后皮疹渐消退,血嗜酸性粒细胞可增多。

六、治疗要点

对麻疹病毒尚无特效抗病毒药物,主要为对症治疗,加强护理,预防和治疗并发症。

(一)一般治疗

单病室呼吸道隔离至体温正常或至少出疹后5天;卧床休息,保持室内空气新鲜,温度适宜,眼、鼻、口腔保持清洁,多饮水。

(二)对症治疗

高热者可酌情应用小剂量解热药物或物理降温;咳嗽者可用祛痰镇咳药;剧咳和烦躁不安者可用少量镇静药;体弱病重患儿可早期注射丙种球蛋白;必要时给氧,保证水、电解质及酸碱平衡等。

七、注意要点

（一）警惕肺炎

肺炎为麻疹最常见的并发症，多见于 5 岁以下患儿，占麻疹患儿死亡的 90% 以上。表现为病情突然加重，咳嗽、咳脓痰，患儿可出现鼻翼翕动、口唇发绀，肺部有明显啰音。肺炎可为麻疹病毒所致，也可合并细菌感染导致。治疗同一般肺炎，合并细菌感染较为常见，主要为抗菌治疗。

（二）警惕心肌炎

2 岁以下婴幼儿易致心肌病变，表现为气促、烦躁、面色苍白、发绀，听诊心音低钝、心率快。皮疹不能出全或突然隐退。心电图示 T 波和 ST 段改变。出现心力衰竭者应及早静脉注射强心药物如毛花苷 C 或毒毛花苷 K，同时应用利尿药，重症者可用肾上腺皮质激素保护心肌。

八、防控要点

（1）对麻疹患者应做到早诊断、早报告、早隔离、早治疗。患者隔离至出疹后 5 天，伴呼吸道并发症者应延长到出疹后 10 天。易感的接触者检疫期为 3 周，并使用被动免疫制剂。

（2）流行期间，儿童机构应加强检查，及时发现患者。避免去公共场所或人多拥挤处，出入应戴口罩；无并发症的患儿在家中隔离，以减少传播。

（3）保护易感人群。①主动免疫：接种麻疹减毒活疫苗，主要对象为婴幼儿、未患过麻疹的儿童和成人。易感者在接触患者 2 天内若接种疫苗，仍可能预防发病或减轻病情。②被动免疫：体弱、妊娠妇女及年幼的易感者，在接触患者 5 天内注射人血丙种球蛋白 3 mL 可预防发病。若 5 天后注射，则只能减轻症状，免疫有效期 3～8 周。

（刘晶晶）

第七节　风　　疹

风疹是由风疹病毒感染所致的常见急性传染性疾病，临床以低热、全身皮疹为临床特点，常伴有特征性耳后、枕部淋巴结肿大。妊娠前 3 个月如感染风疹病毒，可引起胎儿受染，造成胎儿发育畸形等严重后果。

一、病因和发病机制

风疹病毒为一种小球形包膜病毒，含单链 RNA，属披膜病毒科。对外界环境抵抗力弱，常用的医用消毒措施，如紫外线、乙醇、氯仿及 56 ℃ 30 分钟加热，均可将其杀灭，但对寒冷及干燥有一定的耐受力。

风疹病毒感染后，主要侵犯上呼吸道黏膜，引起上呼吸道炎症。继而病毒侵入耳后、枕后、颈部等浅表淋巴结，大量增殖复制，后进入血液循环引起病毒血症。此时患者出现发热、皮疹、淋巴结肿大等典型临床表现。孕早期孕妇感染风疹病毒后，病毒通过胎盘感染胎儿。由于此时胎儿缺乏细胞免疫和体液免疫，造成病毒在体内长期大量存在和复制，形成缓慢、进行性多器官的全身感染,并可由此产生多种先天性畸形和缺陷。

二、流行病学

(一)传染源

风疹患者是唯一传染源。在其口、鼻、咽部分泌物中存在大量病毒,在起病前1天和发病当天传染性最强。

(二)传播途径

飞沫传播为主。

(三)易感人群

多见于5~9岁儿童。冬春季节多见。感染后大多具有持久免疫力。

三、临床表现

潜伏期为14~21天(平均18天)。前驱期多数患儿无明显不适前驱症状,成人则可有发热、头疼、咽痛、咳嗽、食欲缺乏、乏力等症状。

前驱期后1~2天进入发疹期。皮疹初起于面颈部,之后迅速自上而下蔓延,多数1天内遍布躯干和四肢,呈向心性分布,但手掌和足底多数无疹。皮疹为红色或淡红色斑疹、斑丘疹,直径0.2~0.3 cm,可融合成弥漫性红斑。皮疹消退后不留色素沉着,可伴有轻度脱屑。出疹期间伴有低热、轻度上呼吸道症状、全身浅表淋巴结肿大,其中以耳后、枕部、颈部淋巴结肿大最具有特征性,稍有压痛,可持续一周左右。

风疹并发症儿童少见,较大儿童及成人可并发关节炎、脑炎、心肌炎、血小板减少等。

四、诊断和鉴别诊断

依流行病学接触史、低热、充血性斑疹、耳后及枕后淋巴结肿大等临床表现,可临床诊断。流行期间不典型病例和隐性感染者需要做病毒分离和血清特异性IgM抗体测定以确诊。

本病需要与麻疹、猩红热等相鉴别。猩红热患者多有发热、咽痛等前驱症状,1~2天出现密集分布的充血性针尖大小红斑,特异性环口苍白圈,以及恢复期出现手足袜套样脱屑等表现。实验室检查提示血白细胞计数及中性粒细胞增加,咽拭子培养可见A组B型溶血性链球菌。

五、治疗

由于症状轻微,多数不需要特殊处理。少数症状较重者,卧床休息和对症处理即可。目前尚无特效抗风疹病毒药物,免疫缺陷或重症者为缩短病程、减轻症状,可试用干扰素、利巴韦林等。

(刘晶晶)

第八节 寻 常 疣

寻常疣是一种临床上以手指、手背、足、甲缘发生针头至豌豆大粗糙坚硬的灰褐色或皮色角质增生性丘疹为特征的疾病。

一、病原学

疣由 HPV-1、HPV-2、HPV-4、HPV-7 型引起。

二、发病机制

通过直接或间接接触传染;通过损伤的皮肤感染表皮基底层。本病的发生与机体免疫状态有关,免疫缺陷或低下者的发病率增高。

三、临床表现

(一)常见类型

初起为单个针尖大小的丘疹,渐扩大至豌豆大或更大。呈圆形或多角形,表面粗糙,角化明显,触之质硬,灰黄、污黄或污褐色,继续发育呈乳头样增殖,遇有摩擦或撞击易出血。偶可引起细菌感染。数目不等,可逐渐增多至数个甚至数十个。有时数个损害融合成片。多发生于青少年,一般无自觉症状。好发于手背、手指、足、甲缘等处。约65%的寻常疣可在两年内自行消退。

(二)特殊类型

1. 甲周疣

皮损发生于指(趾)甲周围。

2. 甲下疣

发生于甲床,向甲下蔓延使甲掀起,影响甲的生长,易使甲裂开疼痛。

3. 丝状疣

柔软,呈丝状突起,正常皮色或棕灰色,顶端角化。无自觉症状,多见于颈、眼睑、颏部等处。

4. 指状疣

在同一个柔软的基底上发生一簇集的参差不齐的多个指状突起,其尖端为角质样物质。好发于头皮、面部及趾间,数目不等,无自觉症状。

四、病理变化

表皮棘层肥厚,乳头瘤样增生和角化过度。表皮嵴延长,在疣周围向内弯曲,呈放射状向中心延伸,在棘层上部和颗粒层内有大的空泡化细胞,核深染呈碱性,核周围有一透明带围绕,称凹空细胞。这些细胞可仅含少量透明角质颗粒,相反在凹空细胞之间的非空泡化颗粒细胞内常含大量簇集的透明角质颗粒。增厚的角质层内间有角化不全,常位于乳头体的正上方,排列成叠瓦状。此种角化不全细胞的细胞核大,深嗜碱性,呈圆形而不是长条形。电镜证实在凹空细胞和角质层的角化不全细胞的深嗜碱性的圆形核中含大量病毒颗粒。真皮乳头层内可有炎细胞浸润。

五、诊断与鉴别诊断

根据手背、手指、足、甲缘针头至豌豆大小圆形或多角形灰黄色丘疹,表面粗糙,角化明显,触之坚硬,诊断不难。需与疣状皮肤结核鉴别,后者为不规则的疣状斑块,四周有红晕。

六、治疗

数目少时,首选局部治疗;数目较多时,局部治疗联合系统治疗。

(一)局部治疗

多数疣可在2年内自行消退,故在应用局部治疗时,应尽可能避免使用造成瘢痕的疗法。

1.物理疗法

(1)液氮冷冻:适用于皮损小,数目少时。因液氮冷冻有疼痛感,<12岁的儿童一般不采用。冷冻时应注意深度,若冷冻不彻底可造成疣的复发并增多。冷冻后应防止继发感染,以免形成瘢痕。

(2)CO_2激光:局麻后行激光烧灼。注意治疗深度,是否彻底清除病变,可能留瘢痕或影响局部功能,指甲生长等。

2.维A酸类药

可0.1%维A酸软膏每晚外用。

3.腐蚀性药物

5%氟尿嘧啶软膏、0.5%鬼臼毒素酊、10%水杨酸、3%~6%甲醛溶液涂抹皮损。应注意疼痛、刺激、红斑糜烂、色素沉着等不良反应。

4.抗肿瘤药

硫酸博来霉素或平阳霉素或氟尿嘧啶疣损害性内注射,直径<5 mm者用0.1 mL,>5 mm者用0.2 mL,每次注射总量不超过1 mL,1周后结痂,2~3周后脱痂。用于顽固性疣的治疗,尤其适用于甲周疣。

5.抗病毒类药物

(1)酞丁胺二甲基亚砜溶液外涂,每天3~4次,或酞丁胺软膏外用,应先用手术刀片削去增厚的角质层后,再厚涂软膏,胶布固定,2天换1次药。

(2)局部注射人白细胞α-干扰素($2×10^6$ U/mL)注射液或聚肌胞0.2~0.4 mL(根据疣大小决定量)注射在疣的基底部,2~3天注射1次,6~8针为1个疗程。左旋咪唑50 mg口服,每天3次,服3天,停11天,连用3个月。

(二)全身治疗

1.免疫增强药

β-干扰素$(6~9)×10^6$ U皮下注射,隔天1次。

2.维A酸类药

维胺脂及异维A酸可用于治疗泛发性及顽固性寻常疣。

(刘晶晶)

第九节 扁 平 疣

扁平疣主要侵犯青少年,临床上以米粒至黄豆大光滑质坚皮色或淡褐色扁平丘疹为特征。

一、病原学

扁平疣由HPV-3、HPV-5、HPV-8、HPV-11型引起。

二、发病机制

扁平疣主要是通过直接接触传染,也可经由自身接种而形成。扁平疣的发病与细胞免疫功能失调有关。也有人认为顽固性的扁平疣患者外周血 T 细胞亚群异常,免疫监视作用尤其是自然杀伤细胞活性降低。

三、临床表现

本病好发于颜面、颈部、前臂及手背等处。大多骤然出现,为米粒至绿豆大扁平隆起的丘疹,表面光滑,质硬,浅褐或正常皮色,圆形、椭圆形或多角形,数目较多,多数密集,偶可沿抓痕排列成串珠状或条状,即 Koebner 现象。一般无自觉症状,偶有微痒。有时伴发寻常疣。面部扁平疣偶可伴发喉部乳头瘤。本病可数周或数月后突然消失,但亦可持续多年不愈,愈后不留瘢痕。

四、病理变化

表皮角化过度和棘层肥厚,表皮上部广泛凹空细胞形成,核固缩,有些核呈深嗜碱性。角质层细胞呈明显网篮状。颗粒层均匀增厚。有时基底层内含大量的黑素。

五、诊断与鉴别诊断

根据好发部位及皮损特点易于诊断。有时需与汗管瘤及毛发上皮瘤相鉴别。后两者皆好发于眼睑附近,组织学完全不同。

六、治疗

(一)全身治疗

目前采用的治疗方法很多,简要介绍如下。

(1)左旋咪唑片 50 mg 口服,每天 3 次,服 3 天停 1 天,6 周为 1 个疗程。

(2)对多发性且顽固难治的扁平疣,可全身或病损局部注射干扰素。

(3)聚肌胞 2~4 mL 肌内注射,隔日或每周 2 次。

(4)转移因子 2 mg 皮下注射 1 次/2 天,3 周为 1 个疗程。

(5)西咪替丁 400 mg 口服,每天 3 次,10 天为 1 个疗程。

(6)卡介苗多糖核酸(斯奇康)2 mL,肌内注射,1 次/2 天,1 个月为 1 个疗程。

(二)局部治疗

(1)5%氟尿嘧啶霜、3%酞丁胺霜等点涂疣面,次日再用 1%金霉素软膏外涂,交替使用,可以祛疣。亦可用 0.1%维 A 酸软膏外涂,或外搽 50%间苯二酚溶液,每天 2 次,直到其消退。如使用上述药膏外涂后,局部皮肤有轻度发红或炎症,不需停药,因为轻度炎症可以促进扁平疣的消退。

(2)对于数量较少的损害,可选用液氮冷冻、电灼或激光治疗。

(3)咪喹莫特软膏:外用 1 次/2 天,2 到 4 周为 1 个疗程。

(刘晶晶)

第十节 跖 疣

跖疣是发生于足跖的寻常疣。临床上以足跖部乳头状角质增生,剥除角质可见疏松的角质软芯为特征。

一、病原学

由 HPV-1、2、4 型引起。

二、发病机制

疣的发生和消退与机体的免疫功能有关,特别是细胞免疫。跖疣严重程度与机体免疫功能有密切关系。外伤和摩擦可为其发病的诱因,足部多汗与跖疣的发生也有一定的关系。

三、临床表现

初起为一细小发亮的丘疹,后逐渐增大,表面角化,粗糙不平,灰褐、灰黄或污灰色,呈圆形,境界清楚,周围绕以稍高增厚的角化环。若用小刀将表面角质削去,则见角化环与疣组织之间境界更为明显,继续修削,见有小的出血点,此乃是延伸的真皮乳头的血管破裂所致。若仅微量血液外渗凝固,则形成小黑点。好发于足跟、跖骨头或两者同时并存发或多发,有时在一较大的跖疣的四周,有散在性细小的针头大的卫星疣。有时数个疣聚集在一起或互相融合形成一角质片块,若将表面角质削去后,则见多个角质软芯,特称为镶嵌疣。自觉疼痛,但镶嵌疣可以不痛,病程慢性,可自然消退,一般认为儿童较成人易于消退。寻常疣发生于手掌部,称为掌疣,其临床表现于跖疣相似,尚有一种深部的掌跖疣,又称包涵疣或蚁丘疣,其特点为表面覆盖着一厚的胼胝,用刀将之削除后,则显露出疣所特有的白色或淡棕色的柔软颗粒,有一定的压痛,偶有红肿,可多发,除发生于掌跖外,尚可发生于指(跖)尖端及其侧缘。

四、病理变化

跖疣与寻常疣的病理变化基本相同,但整个损害陷入真皮,角质层更为增厚,并有广泛的角化不全。棘层上部细胞的空泡形成亦较明显,构成明显的网状。因常有继发感染,故真皮内有较多的炎性细胞浸润。深在掌跖疣的组织特征为表皮下部的细胞胞质内有很多透明角质颗粒,它与正常透明角质不同,为嗜酸性,在棘细胞层上部增大,互相融合形成形态不一、均质性、大的包涵体。此种包涵体围绕在空泡化核的四周或被核四周空泡化而把它与核隔开。

五、诊断依据

根据足跖部圆形乳头状角质增生,周围绕以增厚的角质环,境界清楚,表面常有散在小黑点,削去表面角质层,可见疏松角质软芯,局部有明显触压痛诊断不难。

六、鉴别诊断

有时需与鸡眼及胼胝相鉴别(表 5-1)。

表 5-1　跖疣与鸡眼、胼胝的鉴别

鉴别要点	跖疣	鸡眼	胼胝
形态	圆或类圆形灰黄或褐色斑块,中央角质软芯,散在分布	黄色圆锥形角质,外缘透明黄色环	蜡黄色角质斑片,中央略高,边缘不齐
部位	足跖	足缘足趾足跖受压迫	前足跖受压部位
数目	多发、大小不一	单发或数个	多单发
表面	中心粗糙、皮纹中断常有出血点	中心处皮纹消失或模糊,光滑	光滑、皮纹清楚
压痛	明显	很明显	不明显或稍明显
病因	HPV 病毒感染	挤压	长期压迫、摩擦

七、治疗

(一)局部治疗

治疗方法和寻常疣类似。减少对皮疹的挤压摩擦,保持鞋袜干燥,有助于皮疹的消退。

(1)皮疹数目少时采用冷冻、CO_2 激光疗法、手术挖除法。手术切除,术后易复发且易形成瘢痕。

(2)皮疹较多时,外用 5% 氟尿嘧啶软膏、维 A 酸制剂或剥去角质后外擦 2% 碘酒,但可致局部刺激,出现红肿、皲裂、疼痛、变态反应、色素沉着等不良反应。

(3)平阳霉素 10 mg 以利多卡因 5 mL 及生理盐水 15 mL 稀释备用。根据疣体大小每次在疣的基底注射 0.2~0.5 mL 每周 1 次,通常 2~3 次疣体即可脱落,此法不良反应少。

(4)10% 甲醛溶液或 30% 冰醋酸溶液外涂,每天 1~2 次。

(5)放疗:采用接触治疗治疗单发灶。对于多发损害可选表层治疗。

(6)顽固病例可考虑微波治疗。

(二)顽固难治者

可用 0.1% 争光霉素生理盐水或 2.5% 氟尿嘧啶加 2% 普鲁卡因(二者为 5∶1)混合液 0.5 mL 注射于跖疣中心部,每周 1 次,连用 2~3 次;如表面胼胝样角质层厚者,应先用 20% 水杨酸火棉胶或软膏除去后再注射,或用液氮冷冻或二氧化碳激光。对镶嵌疣可用 10% 福尔马林溶液外擦,每天 2 次,每次 15~30 分连续数周。或 10% 冰醋酸浸泡,每天 1 次。孤立顽固损害可放射治疗,每次 5 Gy。每周 2 次,总量可达 30 Gy。有学者报道,20% 戊二醛溶液外用,每天 1 次,疗程为 12~24 周,治疗难治性跖疣,疗效尚好。

(刘晶晶)

第十一节 传染性软疣

传染性软疣俗称"水瘊子",是痘病毒属的传染性软疣病毒(MCV)感染所致,人类是该病毒的唯一天然宿主。传染性软疣主要通过接触传染。潜伏期为14～50天不等,托幼机构宿舍、游泳场馆是较常见的传染场所。亦可自身接种。

一、病因和发病机制

MCV属痘病毒科,软疣病毒属,为双链DNA病毒。MCV感染细胞后,在胞质内复制,与其他DNA病毒在细胞核中复制不同,软疣体逐渐增大,最终占据整个细胞,导致表皮高度增生,向下增生成梨状兜囊。周围真皮内结缔组织受压形成包膜,囊内嗜酸性包涵体形成于棘层深部。感染MCV的细胞多数有卵圆小体形成,体积逐渐增大,胞核固缩,最终形成嗜酸性包涵体,最后可变为嗜碱性,即临床中所指的软疣小体。

二、临床表现

潜伏期为2周至6月,儿童、青少年及皮肤娇嫩的患者较为多见。典型皮疹表现为粟粒至绿豆大小丘疹,开始质地坚硬,后渐变软,中心呈微凹或脐窝状,颜色可白色、淡黄色,表面有蜡样光泽,挤破表皮可见奶酪样物质(软疣小体)。患此病数周至数月内,疣体可自体传染,由一个发展到数个、数十甚至上百个。皮疹可分布全身,但以面、躯干及四肢居多,手掌及足底少见,有时甚至累及眼睑、阴囊等。传染性软疣一般无自觉症状,但也有患者疣体周围伴发湿疹,诉瘙痒明显;还可合并局部皮肤感染,可出现类似于疖肿的红肿热痛表现。免疫缺陷患者皮损可泛发,以面、肛门及生殖器部位为主。此时,单个皮损直径较大(可达6 cm),且单个皮损中可见数个至数十个软疣小体,部分可出现中央坏死。

三、诊断和鉴别诊断

根据蜡样光泽的丘疹、顶端凹陷如脐窝状、可挤出奶酪样物质及发病部位,诊断不难,必要时结合病理检查。单个较大的皮损需要与一些皮肤良恶性肿瘤鉴别,如角化棘皮瘤、基底细胞癌等鉴别,后两者无软疣小体,且皮肤病理具有各自特征表现。

四、治疗和预防

(一)治疗

挑挤法是治疗传染性软疣最便捷、有效的方法。在无菌条件下,用小镊子夹住疣体根部,将其中奶酪样物质(软疣小体)挤出,然后外涂碘伏即可。其他方法包括刮除、电灼、冷冻、激光等。

(二)预防

预防本病需加强个人卫生,勿用公共浴巾,减少使用搓澡巾,发现皮损后及时治疗,防止自身接种。

(刘晶晶)

第十二节 传染性单核细胞增多症

传染性单核细胞增多症是由Epstein-Barr病毒(EB病毒)引起的淋巴细胞增生性疾病,以发热、咽峡炎、淋巴结肿大、皮疹伴血中淋巴细胞增多为临床特征,多见于儿童和青少年。

一、病因和发病机制

EB病毒属于人疱疹病毒属γ亚科,是一种嗜淋巴细胞的DNA病毒,主要侵犯人黏膜上皮细胞和B淋巴细胞。EB病毒存在于人体唾液腺、生殖道分泌物及乳汁中,但主要通过唾液传播。病毒进入口腔后,进入局部淋巴组织并大量复制,引起广泛的淋巴组织增生,而导致发热、淋巴结肿大、脾大等,随着感染后机体免疫反应特别是细胞免疫的建立,病毒复制停止并在B淋巴细胞中形成潜伏感染。当机体免疫力下降后,B淋巴细胞可以大幅增殖,引发EB病毒诱导的淋巴组织增生异常性疾病。

二、临床表现

本病成人潜伏期3~5周,儿童5~15天。大多数患者有乏力、头痛、畏寒、食欲缺乏等前驱症状,随后出现发热、咽峡炎和淋巴结肿大三联征。一般为中等度发热,持续1~2周,少数可持续低热至1个月以上。咽部红肿,肿胀显著时可出现呼吸或吞咽困难。扁桃体可有渗出物,甚至假膜形成。多数患者有淋巴结肿大,全身淋巴结多可以受累,以颈后三角区为最常见,质地中等,无明显的压痛,持续于热退后数周才消退。可伴肝脾大。

30%~70%患者在发病的第4~6天出现皮疹,表现为斑丘疹、麻疹样疹、风团、猩红热样红斑等,多位于躯干或上肢,持续1周左右消退。少数可以表现为水疱、大疱或紫癜样皮疹。黏膜损害由5~20个针尖大小的淤点组成片状斑,发生在软硬腭结合部,又称Forsheimer斑。

本病患者若使用氨苄西林治疗后可发生超敏反应性皮疹,为传染性单核细胞增多症-氨苄西林综合征。表现为使用抗生素后7~10天,出现瘙痒性、铜红色猩红热样斑疹,先发生于四肢伸侧,随后向躯干及肢端扩散并融合,1周后皮疹消退。其他半合成的抗生素如阿莫西林、头孢菌素等也可引起,但少见。为非IgE介导的变态反应,但具体发生机制并不清楚。若患者之前对使用的抗生素不过敏,在疾病恢复后仍可使用这些药物。

三、诊断和鉴别诊断

依据临床表现,特别是发热、咽峡炎、淋巴结肿大三联征,可初步诊断本病。因临床表现复杂,容易误诊,需依靠实验室检查。如外周血淋巴细胞比例>50%,异常淋巴细胞比例>10%,伴有肝功能异常需高度怀疑本病。检测异嗜性抗体,EBV抗体或EB病毒DNA阳性对诊断有很大的帮助。本病需与麻疹、风疹、药疹、巨细胞病毒感染、扁桃体炎等鉴别。

四、治疗和预防

(一)治疗

本病为自限性疾病,治疗以对症支持为主,目前缺乏特效治疗手段。急性期需卧床休息,减少活动。脾大的患者在恢复前严格限制活动,防止外伤。虽然阿昔洛韦对 EBV 有抑制作用,但研究发现口服阿昔洛韦或合并应用糖皮质激素对改善病情无肯定的效果。发病期间避免使用氨苄西林等半合成的青霉素,以免加重病情或使病情复杂化。

(二)预防

急性期患者需呼吸道隔离,6 个月内禁止作为供血者。EB 疫苗尚未研制成功。

(刘晶晶)

第十三节 手足口病

手足口病(hand、foot and mouth disease,HFMD)是由肠道病毒引起的急性传染病,主要通过消化道、呼吸道和密切接触等途径传播,人群普遍易感,多见于学龄前儿童,尤以 5 岁以下儿童发病率最高。能引起手足口病的肠道病毒有许多种,其中以肠道病毒 71 型(enterovirus 71,EV71)和柯萨奇病毒 A 组 16 型(coxsackievirus,CVA16)感染最为重要和常见,近年以 EV71 为主要流行的病毒,引起并发症较多。一年四季均可发病,以夏、秋季节最多。临床表现以手、足、口腔等部位的斑丘疹、疱疹为特征,多数症状轻,病程自限,1 周左右自愈;但部分 EV71 感染者可出现无菌性脑膜炎、神经性肺水肿、心肌炎、循环障碍等危重并发症,是死亡的主要原因。目前缺乏有效治疗药物,以对症治疗为主。本病传染性强,易引起暴发或流行,我国于 2008 年 5 月 2 天起,将之列为丙类传染病管理。

一、病原学

(一)EV71 和 AVA16 的结构和功能

肠道病毒属的多种病毒可引起手足口病,其中 EV71 和柯萨奇病毒 A 组 16 型(CVA16)最重要和最常见,其他肠道病毒有柯萨奇病毒 A 组的 CVA2、CVA4、CVA5、CVA6、CVA10、CVA12,柯萨奇病毒B组的 CVB2~CVB5、CVB13 等以及埃克病毒(ECHO)某些血清型也可引起手足口病。

这些肠道病毒呈球形,二十面体立体颗粒,无包膜,直径 27~30 nm,其衣壳由 VP1、VP2、VP3 和 VP4 四种蛋白组成。其基因组为单股正链 RNA,长 7.4~7.5 kb,两端为保守的非编码区,中间为连续的开放读码区,编码一条多聚蛋白,被病毒蛋白酶(2A、3C)经过若干次水解成为 11 个功能蛋白。5′端与病毒蛋白 VPg 结合,参与病毒 RNA 的合成、蛋白翻译和装配;3′端带有 polyA 尾,与病毒的感染性有关。编码多聚蛋白的基因组结构顺序为:结构蛋白(由 P4-P3-P2-P1 基因编码)和非结构蛋白(由 2A-2B-2C-3A-3B-3C 基因编码)。P1~P4 构成核衣壳颗粒,其中 P1、P2 和 P3 蛋白位于衣壳颗粒的表面,而 P4 位于衣壳内面,这 4 种衣壳蛋白均含有抗原决定簇,可诱导机体产生中和抗体。P1 蛋白的抗原性可区分血清型,是病毒与受体结合的主要蛋白。

但EV71病毒易发生变异和重组,致世界各地流行的病毒株有型的差别,给疫苗研制带来挑战。

(二)EV71的受体与病毒复制

肠道病毒侵入宿主细胞首先与特异性受体结合,在受体的参与下完成脱壳、内吞过程。目前研究已证实,EV71的受体主要是清道夫受体B类成员2(scavenger receptor class B member 2,SCARB2)和P-选择素糖蛋白配体-1(P-selectin glycoprotein ligand-1,PSGL-1)。SCARB2属CD36家族成员,在中枢神经系统的神经元细胞、心肌细胞、呼吸道上皮细胞、肠道黏膜细胞等多种细胞中表达,是溶酶体膜上最丰富的蛋白之一,参与膜转运和溶酶体的重组,在EV71的吸附、内吞和脱壳等感染和致病机制中起关键作用。此外,引起手足口病的其他肠道病毒如CVA16、CVA14、CVA7感染宿主也利用SCARB2受体感染宿主细胞。PSGL-1即CD166,主要在淋巴细胞上表达,介导EV71附着、进入及复制过程,特别是参与免疫细胞的早期炎性应答,与选择素的相互作用,在炎症反应中起关键作用。实验研究证明EV71的P1衣壳蛋白上的145位点是与PSGL-1结合的关键控制点。有的EV71病毒株并不利用PSGL-1作为受体,提示EV71感染免疫细胞有病毒株特异性。

EV71在宿主细胞内复制须经历与受体结合、脱壳和内吞、转录和翻译、装配、释放等环节。P1与宿主细胞SCARB2受体结合,借助网格蛋白依赖的内吞作用途径进入细胞溶酶体内。EV71进入细胞后脱壳作用需要SCARB2和酸性环境,因而此受体是病毒结合、内吞和病毒脱壳等早期感染阶段中必不可少的介质。

EV71感染诱导机体的免疫应答,其中细胞免疫应答是清除病毒的主要途径。EV71侵入中枢神经系统,可能是透过血-脑屏障或经轴突转运,同时必须逃避宿主的免疫系统的监视和清除作用。研究表明EV71可抑制宿主的抗病毒Ⅰ型干扰素的表达,尤其是病毒蛋白酶(C3)可降解干扰素调节因子7(interferon regulatory factor 7,IRF7),从而抑制宿主细胞抗病毒Ⅰ型干扰素应答,促进病毒在神经细胞中复制。

(三)抵抗力

手足口病病毒对外界环境的抵抗力较强,室温下可存活数天,污水和粪便中可存活数月。在PH 3~9的环境中稳定,不易被胃酸和胆汁灭活。对乙醚、脱氧胆酸盐、去污剂、弱酸等有抵抗力,能抵抗70%乙醇和5%甲酚皂溶液。对紫外线及干燥敏感,对各种氧化剂如高锰酸钾、过氧化氢溶液、漂白粉等也很敏感。病毒在50℃可迅速灭活,在4℃时可存活1年,-20℃可长期保存。

二、流行病学

(一)传染源

本病的传染源是患者和隐性感染者。患者为流行期间主要传染源,以发病后1周内传染性最强,其传染性可持续至症状和体征消失后数周。隐性感染者是散发期间主要传染源。

(二)传播途径

手足口病主要通过密切接触方式传播,病毒主要经口或呼吸道进入体内引起感染。急性期患者的口腔分泌物、皮肤疱疹液中亦含大量病毒,以及肠道均排出病毒,接触这些分泌物、排泄物或由其污染的手及生活用品而传播本病。托幼机构因密切接触可引起暴发流行,其中手被污染是最重要的传播媒介。目前尚未证明是否可经水和食品传播本病。

(三)易感人群

人群对引起手足口病的肠道病毒普遍易感,感染后可获得长期而牢固的特异性免疫。但肠道病毒种类和型别较多,病毒感染后诱导的特异性免疫缺乏交叉保护力,因此,机体可受到反复感染或多种肠道病毒混合感染。手足口病可发生于任何年龄组,但主要为 10 岁以下儿童,其中 3 岁以下儿童发病率最高。青少年和成人多为隐性感染,婴幼儿因缺少特异性免疫力而多为显性感染。EV71 病毒隐性感染与显性感染之比约 100∶1。柯萨奇病毒感染普通型手足口病为多,而 EV71 病毒感染引起病情危重者多,易引起中枢神经系统并发症或神经性肺水肿。

(四)流行特征

手足口病在全球范围流行,热带地区全年发病,散发和暴发均无明显季节性;温带和亚热带地区四季均可发病,但有显著的夏秋季高峰。发病以儿童为多,托幼机构可出现聚集性暴发流行。

三、发病机制与病理

(一)发病机制

病毒从咽部或肠道侵入,在局部黏膜或淋巴组织中繁殖并排出,此时可引起局部症状。继而病毒侵入局部淋巴结,并由此进入血液循环形成第一次病毒血症。此时,可出现轻度不适或无症状。病毒经血液循环侵入网状内皮组织、深层淋巴结、肝、脾、骨髓等处大量增殖并再次进入血液循环,引起第二次病毒血症。病毒随血流进入全身各靶器官进一步增殖引起组织器官病变。在皮肤黏膜增殖引起疱疹或溃疡,在中枢神经系统引起无菌性脑膜炎,在心脏引起心肌炎等。

EV71 具有高度的嗜神经性,侵入中枢神经系统后常导致大脑、中脑、小脑及脑干损伤,引起无菌性脑膜炎、脑脊髓膜炎、急性弛缓性软瘫(acute flaccid paralysis,AFP)以及感染后神经系统综合征。其中脑干脑炎引起的临床症状较重,以肌阵挛、共济失调、眼球震颤、动眼神经麻痹和延髓性麻痹,伴有或无影像学改变为特征。根据病程进展可分为 3 个阶段:无并发症期、自主神经系统紊乱期和肺水肿期。自主神经紊乱以冷汗、皮肤发花、心悸、呼吸急促、高血压为特征。肺水肿期以呼吸窘迫伴心动过速、呼吸急促、水泡音、泡沫样痰,胸部影像显示双侧肺部渗出无心脏扩大等表现为特征。研究证实 EV71 感染导致的自主神经紊乱和肺水肿主要是脑干的血管舒缩功能及呼吸中枢受损所致,而肺组织中无 EV71 感染的证据。中枢神经系统感染引起交感神经亢进,大量儿茶酚胺释放和自主神经功能障碍。肺水肿是由脑干损伤或由细胞因子释放致全身炎症反应综合征而引起肺部血管通透性增强所致。研究显示前炎性因子(IL-6、TNF-α、IL-β)与肺水肿有关,血浆 IL-10、IL-13、和 IFN-γ 水平明显升高。PSGL-1 即 CD162,是 EV71 的受体,在淋巴细胞表达。EV71 与淋巴细胞的 PSGL-1 受体结合可激活多个炎性因子或免疫应答信号途径,诱导树突状细胞、淋巴细胞等释放炎性因子以及神经毒性介质的表达,促进 EV71 病毒复制,导致神经细胞损伤。EV71 亦可诱导受染神经细胞凋亡,而病毒蛋白 C3 蛋白酶可水解宿主蛋白,损伤宿主 mRNA,参与神经细胞凋亡机制。

(二)病理

手、足部皮肤斑丘疹和口腔疱疹或溃疡为手足口病的特征性病变。口腔病变始为 2~8 mm 的红色斑丘疹,进展为短暂的疱疹,继而形成带有红色晕轮的黄灰色溃疡,最后溃疡愈合。皮肤斑丘疹以 2~3 mm 的红色斑疹或丘疹为特征,中心有一个灰色小疱。皮疹呈椭圆形,与皮纹纵轴相平行,皮疹消失前结硬皮,不留瘢痕。组织病理学显示皮肤棘细胞间及细胞内水肿,细胞肿胀,体积增大,胞质苍白呈气球样变,逐渐发展至细胞膜破碎,形成网状变性即表皮内水疱,逐渐发展形成表皮下水疱,内有中性粒细胞和嗜酸性粒细胞。水疱周围上皮有细胞间和细胞内水肿,水疱下真皮有多种白细胞的混合型浸润。电镜下可见上皮细胞内有嗜酸性包涵体。

脑膜脑炎、心肌炎和肺水肿是手足口病的严重并发症。少数危重患者有脑组织水肿或脑疝形成。组织学以中枢神经系统炎症为主,其中以脑干脑炎及脊髓灰质炎症最明显,神经元变性、坏死或消失,中性粒细胞浸润,脑及脊髓内小血管内皮细胞变性、坏死、血栓形成,血管周围可见单核淋巴细胞呈套袖样浸润。脑膜脑炎表现为淋巴细胞性软脑膜炎,脑灰质和白质血管周围淋巴细胞和浆细胞浸润、局灶性出血和局灶性神经细胞坏死以及胶质反应性增生。心脏受累表现为心肌肥大,局灶性心肌细胞坏死,偶见间质淋巴细胞和浆细胞浸润,无病毒包涵体。肺部受累表现为多灶性出血性水肿和局部透明膜形成,可见肺细胞脱落和增生及片状肺不张,一般无明显炎性细胞浸润及弥漫性肺泡损伤,无病毒包涵体。

四、临床表现

手足口病潜伏期多为2～10天,平均3～5天。

(一)轻症病例

急性起病,以手、足和臀部皮肤出现疱疹和口腔散在溃疡为特征。多有咽部或口痛,影响进食,婴儿可表现拒食。口腔黏膜出现散在粟粒样疱疹,或灰黄色溃疡,周围有炎性红晕。多见于舌面、硬腭、颊黏膜或口唇。手、足、臀部皮疹为斑丘疹或疱疹,无疼痛感或瘙痒感。斑丘疹多在5天左右由红变暗,逐渐消退;疱疹呈圆形凸起,大小不等,内有浑浊液体,5～10天内结成硬皮逐渐消失,不留瘢痕。部分仅表现为皮疹或疱疹性咽峡炎,病程自限,多在1周内痊愈,预后良好。

(二)重症病例

起病后病情进展迅速,在发病1～5天出现脑膜炎、脑炎、脑脊髓炎、神经性肺水肿、循环障碍等,病情危重,病死率高,存活病例可留有后遗症。

1. 神经系统表现

出现在皮疹后2～4天,表现为精神差、嗜睡、易惊、头痛、呕吐、谵妄甚至昏迷。或出现肢体抖动,肌阵挛、眼球震颤、共济失调、眼球运动障碍等脑干脑炎表现。肢体无力或急性弛缓性麻痹、惊厥,可有脑膜刺激征、腱反射减弱或消失,病理征阳性。有颅内高压或脑疝则表现为剧烈头痛、脉搏缓慢、血压升高、前囟隆起、呼吸节律不规则或停止、球结膜水肿、瞳孔大小不等、对光反应迟钝或消失。

2. 呼吸系统表现

呼吸浅促或节律改变、呼吸困难,口唇发绀,咳嗽,咳白色、粉红色或血性泡沫样痰,肺部可闻及湿啰音或痰鸣音。

3. 循环系统表现

面色苍白、皮肤花纹、四肢发凉,指(趾)发绀,出冷汗,毛细血管再充盈时间延长。心率增快或减慢,脉搏浅快或减弱甚至消失,血压升高或下降。

五、实验室及辅助检查

(一)血常规

轻症病例一般无明显改变,或白细胞计数正常或轻度升高。病情危重者白细胞计数明显升高（>15×10⁹/L）或显著降低（<2×10⁹/L），恢复期逐渐下降至正常。

（二）血生化检查

部分病例可有轻度丙氨酸氨基转移酶（ALT）、天门冬氨酸氨基转移酶（AST）、肌酸激酶同工酶（CK-MB）升高，升高程度与疾病严重程度成正比，与预后密切相关。病情危重者可有肌钙蛋白（cTnI）、血糖升高。C反应蛋白（CRP）一般不升高。乳酸水平升高。并发多脏器功能损害者可出现血氨、血肌酐、尿素氮等升高。

（三）血气分析

出现肺水肿时，动脉血氧分压降低、血氧饱和度下降，二氧化碳分压升高，酸中毒。

（四）脑脊液检查

中枢神经系统受累时，脑脊液外观清亮，压力增高，白细胞计数增多，多以单核细胞为主，蛋白正常或轻度增多，糖和氯化物正常。

（五）病原学检查

1. 病毒分离培养

用组织培养方法分离肠道病毒是目前病原学诊断的金标准，取咽拭子、气道分泌物、疱疹液、脑脊液、粪便等标本行病毒分离培养，其中以粪便标本阳性率最高，但需要细胞培养设备和技术。EV71病毒感染细胞谱广，非洲绿猴肾细胞（vero细胞）、人结肠癌细胞（caco-2）、人肺腺癌细胞（A594）、人横纹肌瘤细胞、Hela细胞、人神经母细胞瘤细胞等细胞系均可用于培养分离并鉴定其细胞毒性。

2. 分子诊断技术

用PCR技术检测肠道病毒特异性核酸序列并可鉴定其基因型或亚型，是目前常用的诊断方法之一。用RT-PCR技术检测肠道病毒VP1基因序列，可以定性或定量鉴定肠道病毒种类、血清型或亚型，亦可利用多重PCR技术在一次反应体系中同时检测多种肠道病毒。PCR技术具有快速、灵敏、特异性好的优点。

（六）血清学检查

1. 中和抗体检测

用型特异性方法检测血清、脑脊液中肠道病毒的中和抗体是最常用的方法，可鉴定是何种病毒血清型，尤其是急性期和恢复期血清，间隔约2周，CoxA16、EV71等肠道病毒中和抗体有4倍以上的升高，具有诊断意义。此方法也可用于流行病学调查。

2. 酶联免疫吸附试验（ELISA）

用ELISA方法检测血清中肠道病毒的IgM，在感染1周后即可检出，持续数周，具有早期诊断的意义。

（七）影像学检查

在疾病早期X线检查通常无异常，在中晚期出现双肺大片浸润影及胸腔积液，进一步发展为双侧对称性非心源性肺水肿。并发神经源性肺水肿时CT表现为弥漫而无规律的斑片状、团絮状或片状密度增高影。发生中枢神经系统症状时磁共振成像（MRI）可有异常改变，以脑干、脊髓灰质损害为主。

（八）其他检查

脑电图可表现为弥漫性慢波，少数可出现棘（尖）慢波。心电图，无特异性改变。少数病例可见窦性心动过速或过缓，Q-T间期延长，ST-T改变。

六、并发症及后遗症

最常见的并发症是脱水,吞咽疼痛致摄水困难是主要原因。少见而严重的并发症包括中枢神经系统、心脏和肺脏病变,主要见于 EV71 型感染。脑脊髓膜炎轻微且多数能够自愈,脑脊髓炎比较严重且可造成后遗症。急性弛缓性软瘫发生率为 2%~10%,治疗后多可逆转,严重者治愈后留有肢体无力。病毒性心包炎和/或心肌炎常见,大多数预后良好,重型心肌炎可导致死亡。重型肺炎和肺水肿可导致呼吸衰竭而死亡。中国台湾对有中枢神经系统并发症和心肺衰竭救治存活者的随访显示,75% 在 3 年后仍发育迟缓,肢体无力和萎缩等后遗症发生率较高。

七、诊断与鉴别诊断

(一)诊断

根据幼儿手、足、臀部皮疹及口腔疱疹或溃疡等临床表现应考虑本病,病原学检查发现 EV71、CVA16 及其他柯萨奇病毒或 ECHO 病毒可确诊,流行病学资料有助于诊断和鉴别。

1.临床诊断病例

(1)在流行季节发病,常见于学龄前儿童,婴幼儿多见。

(2)手、足、臀部和口腔典型皮疹,伴有或无发热。皮疹不典型时临床诊断困难,需结合病原学或血清学检查作出判断。

2.确诊病例

临床诊断病例具有下列之一者即可确诊:①肠道病毒(EV71、CVA16 等)特异性核酸检测阳性。②分离出肠道病毒并鉴定为 EV71、CVA16 或其他肠道病毒。③急性期与恢复期血清肠道病毒特异性中和抗体滴度 4 倍以上升高。

3.临床分类

根据临床表现可分为以下几种。

(1)普通病例:手、足、口、臀部皮疹,伴或无发热。

(2)重症病例:①重型,出现神经系统受累表现,如精神差、嗜睡、易惊、谵妄;头痛、呕吐;肌阵挛、眼球震颤、共济失调、眼球运动障碍;无力或急性弛缓性麻痹;惊厥,脑膜刺激征,腱反射减弱或消失。②危重型,出现下列情况之一者。频繁抽搐、昏迷、脑疝;呼吸困难、发绀、血性泡沫痰、肺部啰音等;休克等循环功能不全表现。

(二)鉴别诊断

1.其他儿童发疹性疾病

手足口病普通病例需要与丘疹性荨麻疹、水痘、不典型麻疹、幼儿急疹、带状疱疹以及风疹等鉴别。可根据流行病学特点、皮疹形态、部位、出疹时间、有无淋巴结肿大以及伴随症状等进行鉴别,以皮疹形态及部位最为重要。最终依据病原学和血清学检测进行鉴别。

2.其他病毒所致脑炎或脑膜炎

由其他病毒引起的脑炎或脑膜炎如 HSV、CMV、EBV 及呼吸道病毒等需要鉴别,临床表现与手足口病合并中枢神经系统损害的重症病例表现相似,对皮疹不典型者,应根据流行病学史尽快留取标本进行肠道病毒,尤其是 EV71 的病毒学检查,结合病原学或血清学检查做出诊断。

3.脊髓灰质炎

重症手足口病合并急性弛缓性瘫痪时需与脊髓灰质炎鉴别。后者主要表现为双峰热,病程第2周退热前或退热过程中出现弛缓性瘫痪,病情多在热退后到达顶点,无皮疹。

4.肺炎

重症手足口病可发生神经源性肺水肿,应与肺炎鉴别。肺炎主要表现为发热、咳嗽、呼吸急促等呼吸道症状,一般无皮疹,无粉红色或血性泡沫痰;胸片加重或减轻均呈逐渐演变,可见肺实变病灶、肺不张及胸腔积液等。

5.暴发性心肌炎

以循环障碍为主要表现的手足口重症病例需与暴发性心肌炎鉴别。暴发性心肌炎无皮疹,有严重心律失常、心源性休克、阿斯综合征发作表现。心肌酶谱多有明显升高,胸片或心脏彩超示心脏扩大,心功能异常恢复较慢。最终须依据病原学和血清学检测进行鉴别。

八、治疗

目前尚无特效药物治疗方法,以对症、支持治疗为主。按丙类传染病要求进行报告。

(一)普通病例

1.隔离消毒

注意隔离2周,避免交叉感染。轻症患儿可居家隔离,直至症状消退和皮疹结痂。症状较重或有重症倾向者应住院治疗。患儿玩具、餐具及用过的物品和排泄物应彻底消毒。

2.对症治疗

适当休息,清淡饮食,做好口腔和皮肤护理。

(二)重症病例

1.神经系统受累治疗

(1)降低控制颅内高压:限制入量,积极给予甘露醇降颅压治疗,每次0.5~1.0 g/kg,每4~8小时1次,20~30分钟快速静脉注射,根据病情调整给药间隔时间及剂量。必要时加用呋塞米。

(2)酌情应用糖皮质激素治疗:甲基泼尼松龙1~2 mg/(kg·d);氢化可的松3~5 mg/(kg·d);地塞米松0.2~0.5 mg/(kg·d),病情稳定后,尽早减量或停用。个别病例进展快、病情凶险可考虑加大剂量,如在2~3天内给予甲基泼尼松龙10~20 mg/(kg·d)(单次最大剂量不超过1 g)或地塞米松0.5~1.0 mg/(kg·d)。

(3)酌情应用静脉注射免疫球蛋白总量2 g/kg,分2~5天给予。

(4)其他对症治疗:降温、镇静、止惊。

(5)严密观察病情变化,密切监护。

2.呼吸、循环衰竭治疗

(1)保持呼吸道通畅,吸氧。

(2)确保两条静脉通道通畅,监测呼吸、心率、血压和血氧饱和度。

(3)呼吸功能障碍时,及时气管插管使用正压机械通气。

(4)在维持血压稳定的情况下,限制液体入量(可根据中心静脉压、心功能、有创动脉压监测调整液量)。

(5)头肩抬高15°~30°,保持中立位;留置胃管、导尿管。

(6)药物应用:根据血压、循环的变化酌情用血管活性药物和利尿剂。

(7)保护重要脏器功能,维持内环境的稳定。

(8)监测血糖变化,严重高血糖时可应用胰岛素。
(9)抑制胃酸分泌:可应用胃黏膜保护剂及抑酸剂等。
(10)继发感染时给予抗生素治疗。

3.恢复期治疗
(1)促进各脏器功能恢复。
(2)功能康复治疗。

九、预防

(一)控制传染源

加强监测,做好疫情报告。及时发现患者,并积极采取隔离预防措施,防止疾病蔓延扩散。流行期间托幼机构和学校做好晨间体检,发现疑似患者,及时隔离治疗。医院加强预诊,设立专门诊室,严防交叉感染。

(二)切断传播途径

做好环境卫生、食品卫生和个人卫生。强调饭前便后洗手,预防病从口入。流行期间不去拥挤公共场所,减少被感染机会。被污染的日用品及食具等应消毒,粪便及分泌物用3%含氯石灰(漂白粉)液浸泡,衣物置阳光下暴晒,室内保持通风换气。

(三)提高免疫力

注意婴幼儿的营养、休息,防止过度疲劳降低机体抵抗力。目前尚无可用的疫苗,但近期我国3个科研机构已研制出EV71病毒基因C4型灭活病毒疫苗,Ⅲ期临床试验显示其保护性高达90%。

(刘晶晶)

第六章 细菌性皮肤病

第一节 脓疱疮

脓疱疮亦称接触传染性脓疱疮。中医称黄水疮、滴脓疮。脓疱疮多发生在夏秋季,常由化脓性球菌引起,在暴露部位出现原发皮疹,皮疹为水疱、丘疱疹,继发脓疱,易破溃覆以脓痂,传染性很强,是一种急性炎症性皮肤病,本病易于治愈,不留瘢痕,局部可遗留暂时性色素沉着。

一、病因和发病机制

本病的病原菌绝大多数为金黄色葡萄球菌,少数由链球菌引起,亦可由两种细菌混合感染,极少数由其他细菌如表皮葡萄球菌、枯草杆菌等所致。

二、临床表现

本病好发于2~7岁儿童,成人少见。皮损初发于暴露部位,如头面、手及小腿,由于致病菌不同,临床表现亦各有特点。

由金黄色葡萄球菌引起的脓疱病,称大疱性脓疱疮。初为少数散发的鲜红色丘疹或水疱,米粒至黄豆大小,可迅速增大化脓。或开始即为脓疱,脓疱丰满紧张,数天后松弛,疱周有炎性红晕,由于体位关系,脓液沉积于疱底部,呈半月状坠积性脓疱。自觉发痒,容易破裂,疱破后露出鲜红色糜烂面,上覆或多或少的脓液,干燥后结成蜜黄色或灰黄色厚痂,邻近的损害倾向融合,使痂皮互相连接,有的中央部好转,边缘部有新的水疱或脓疱,形成指盖或更大的环状或连环状,称为环状脓疱病。

由溶血性链球菌或与金黄色葡萄球菌混合感染引起的脓疱疮,称寻常性脓疱疮,初起损害为红斑,迅速发生壁薄的水疱、脓疱,周围有明显的红晕,易破溃,结蜜黄色痂。脓疱经6~7天可渐消退,但因搔抓及分泌物的流溢,不断地把细菌带到其他部位,以致新的损害接连发生,周围不断有新疹出现,与邻近皮损互相融合。往往绵延数周至数月,个别病例病期竟达数年。痊愈后不留瘢痕,有时继发湿疹样变,称为湿疹样脓疱病。

少数患者鼻腔、唇、口腔、舌部黏膜及躯干亦可被侵及。重者可有畏寒、发热等毒血症的表现。如病菌毒力较强,常并发淋巴管及淋巴结炎。亦可诱发急性肾炎,极少数体弱儿童可引起脓毒症,导致死亡。同时可伴毛囊炎、疖等脓皮病。

三、组织病理

呈角层下脓疱,疱内含有大量破碎中性粒细胞及纤维蛋白,并有少数淋巴细胞及变形的表皮细胞。在细胞外或中性粒细胞内可见球菌团,偶尔能见到大疱底部少数棘突松解细胞,这是由于中性粒细胞溶解蛋白作用的结果。棘层显示海绵形成,其间有中性粒细胞浸润。真皮上部有中度炎症反应,血管扩张、水肿及中性粒细胞和淋巴样细胞浸润。

四、实验室检查

白细胞计数常升高,血沉、黏蛋白增高,痊愈后恢复正常。由链球菌引起的脓疱疮患者抗"O"一般增高,蛋白电泳显示 α 及 γ 球蛋白增高。多数患者的白细胞吞噬指数偏低。脓液培养多为金黄色葡萄球菌,血浆凝固试验绝大多数阳性。噬菌体分型以Ⅱ组71型最多。

五、诊断

按损害的临床特点,一般不难诊断。

六、鉴别诊断

本病需于下列疾病鉴别。

(一)水痘

水痘多见于冬春季,全身症状明显,绿豆至黄豆大的发亮水疱中央可见脐凹,周围绕以较大红晕,化脓与结痂现象甚轻,常侵及口腔黏膜。

(二)脓疱性湿疹

脓疱性湿疹无明显季节性,皮疹呈多形性弥漫性潮红,境界不清楚,无一定好发部位,与年龄无关。

(三)丘疹性荨麻疹

丘疹性荨麻疹好发于躯干、四肢,在风团样红斑基础上出现丘疹或水疱,奇痒。成批出现,反复发作。

七、治疗

(一)局部疗法

以局部治疗为主,重症患者应用磺胺剂、抗生素制剂等。有较大脓疱,可用消毒针刺破疱壁,用干净棉球吸干脓液,然后涂上抗生素药物或脓疱疮泥膏。

(二)全身疗法

对伴有发热、淋巴结炎、皮损广泛,婴儿、体弱儿童或经外用药长期治疗无效者可给予磺胺或抗生素制剂,新生儿脓疱疮和重症患者除一般支持疗法外,应按严重感染处理。最好做脓液培养及药敏试验,以选择最有效的抗生素。

(秦开利)

第二节 毛囊炎、疖与痈

一、毛囊炎

毛囊炎为金黄色葡萄球菌所引起的红色毛囊丘疹,顶端迅速化脓,周围绕以红晕。

(一)临床表现

本病成年人多见。好发于头部、颈项部、臀部、外阴部等。轻度痒痛,皮损初发时为针头大红色毛囊性丘疹,逐渐变成粟粒大脓疱,中心有毛发贯穿,周围有炎性红晕。脓疱破溃后,排出少量脓血,结成黄痂,痂脱即愈,不留瘢痕,但易复发。特殊类型有:①慢性毛囊炎。②秃发性毛囊炎,发于头皮愈后遗留毛发脱落及瘢痕。③须疮,发于胡须部。④瘢痕疙瘩性毛囊炎,发于项部,呈乳头状增生或形成瘢痕硬节。

(二)诊断

毛囊炎为浅表毛囊性脓疱,炎症较轻,浸润不深。

(三)鉴别诊断

1. 痈

痈表面有多个蜂窝状脓栓,局部红肿更为显著,疼痛剧烈,全身症状明显。

2. 痱疖

痱疖亦称假性疖病,系汗腺化脓感染,常与红痱同时存在。好发于小儿头皮等处,似疖肿,但无脓栓,浸润比较局限,且局部疼痛与周围炎症均不明显。

(四)治疗

1. 全身治疗

(1)注意皮肤清洁,增强机体抵抗力。积极治疗瘙痒性皮肤病及全身慢性疾病,如糖尿病等。

(2)酌情选用对致病菌敏感性高的抗生素,如新型青霉素Ⅱ,或头孢菌素、泰利必妥等。对顽固性患者可注射丙种球蛋白、自家菌苗或多价葡萄球菌菌苗。

(3)中医药治疗可选用五味消毒饮及黄连解毒汤等加减。

2. 局部治疗

局部外涂 2%碘酊、聚维酮碘液、2%水杨酸、2%氯霉素酊、硫黄洗剂、2%莫匹罗星软膏等。

3. 物理疗法

可酌情选用紫外线、红外线、超短波、透热疗法等治疗。

二、疖与疖病

疖为葡萄球菌所致的深部毛囊炎和毛囊周围的化脓性炎症。疖的炎症范围较深而大。多发及反复发作者称为疖病。病原菌主要为金黄色葡萄球菌。

(一)临床表现

疖好发于颜面、颈项部及臀部,皮损初发为位于毛囊的圆形炎症丘疹或小结节,伴有红、肿、热、痛的红色硬节,基底浸润明显。数天后结节中央坏死变软,顶部出现黄白色点状脓栓,脓栓脱落,排出血性脓液及坏死组织,炎症逐渐消退结疤而愈。重者可伴有畏寒、发热及全身不适等。附近淋巴结常肿大,甚至引起脓毒血症或败血症。面部疖不能挤压,因此处血管、淋巴管直接与颅内海绵窦相通,如挤捏,可引起海绵窦化脓性血栓性静脉炎或脑脓肿,可导致死亡。

(二)诊断

疖的炎症浸润较深而大,局部红、肿、热、痛明显,中央有脓栓,易于诊断。

(三)鉴别诊断

疖应与下列疾病鉴别。

1. 痈

表面有多个蜂窝状脓栓,局部红肿更为显著,疼痛剧烈,全身症状明显。

2. 痱疖

痱疖亦称假性疖病,系汗腺化脓感染,常与红痱同时存在。好发于小儿头皮等处,似疖肿,但无脓栓,浸润比较局限,且局部疼痛与周围炎症均不如疖明显。

(四)治疗

1. 全身治疗

(1) 注意皮肤清洁,增强机体抵抗力。积极治疗瘙痒性皮肤病及全身慢性疾病,如糖尿病等。

(2) 酌情选用对致病菌敏感性高的抗生素,如新型青霉素Ⅱ,或头孢菌素、泰利必妥等。对顽固性患者可注射丙种球蛋白、自家菌苗或多价葡萄球菌菌苗。

(3) 中医药治疗可选用五味消毒饮及黄连解毒汤等加减。

2. 局部治疗

早期未化脓者,可局部热敷或外涂3%碘酊、复方新霉素软膏;如已化脓,应切开排脓引流。

3. 物理疗法

可酌情选用紫外线、红外线、超短波、透热疗法等治疗。

三、痈

痈为多个毛囊及毛囊周围急性化脓性炎症,亦可累及下面结缔组织,在脂肪组织中蔓延,脓液被皮下纤维组织间隔,而在皮肤上穿出多个脓头,因此痈的范围和症状均比疖严重。

病原菌为金黄色葡萄球菌。常见于身体比较衰弱的患者。营养不良、糖尿病、肾炎或患严重的全身性皮肤病如剥脱性皮炎、天疱疮而长期使用大剂量的皮质类固醇者容易罹患本病。

(一)临床要点

1. 好发年龄

本病多发生于成年男性。

2. 好发部位

本病好发于颈、背、肩、腹壁及唇部等处。

3. 皮损特征

初起为毛囊及其周围炎症性硬块,红、肿、痛、热,表面紧张发亮,以后逐渐扩大,直径可达10 cm或更大,严重者甚至可占据半个背部。5～7天后开始化脓,中央区皮肤坏死,形成多个脓头。脓液黏稠,脓栓脱落后留下多个带有脓性基底的溃疡,状如蜂窝,愈后留下一大片瘢痕。附近淋巴结肿大。

4.唇痈

发生于唇者称唇痈,口唇极度肿胀,张口困难,容易发展为全身感染。

5.血常规

白细胞及中性粒细胞计数明显升高。

6.全身症状

本病可有畏寒、高热、头痛、食欲缺乏等全身不适症状。严重者可因败血症而危及生命。

(二)诊断及鉴别诊断

根据皮损有明显的炎症浸润,有多个脓灶开口,自觉疼痛,全身症状明显,不难诊断。

(三)药物治疗

抗生素治疗,与疖同。早期给予足量的抗生素,根据细菌培养和药敏试验结果,选用敏感抗生素。一般首选半合成耐青霉素酶的新青霉素,如苯唑西林钠,口服、肌内注射或静脉给药,8~12 g/d,分3~4次给药,儿童160~200 mg/(kg·d),分3~4次给药。或氯唑西林钠6~8 g/d,分3~4次静脉给药,药物浓度为2%,静脉注射速率1~2 g/h。若青霉素变态反应可用红霉素、克拉霉素、罗红霉素、交沙霉素、阿奇霉素。对反复多发患者可联合应用利福平治疗。

(四)其他治疗

(1)早期与疖同。如范围较大,脓头虽穿破而仍引流不畅者需手术切开引流。手术在全麻下进行,在患部做"+"或"++"切口,切口长度应达到病损边缘,深达深筋膜,剪去坏死组织,创口内置高渗盐水纱布或庆大霉素纱条,外加包扎,以后定期更换敷料。病损面积大者,待肉芽组织生长后再行植皮。

(2)唇痈切忌切开引流。

(秦开利)

第三节 化脓性汗腺炎

化脓性汗腺炎是一种顶泌汗腺的慢性化脓性炎症,主要发生于腋下、外生殖器及肛周等处。

一、病因及发病机制

病原菌主要为金黄色葡萄球菌,也可有化脓性链球菌及其他革兰阴性菌感染,多发生于青年和中年妇女,可能与女性顶泌汗腺较发达有关。出汗较多、摩擦、搔抓、雄激素过高、内分泌疾病、免疫功能不全、肥胖、吸烟等均可为本病的诱因。本症可与聚合性痤疮、脓肿性穿掘性毛囊炎同时存在,称为毛囊闭锁三联症,为常染色体显性遗传疾病。

二、临床表现

(一)腋窝汗腺炎

初起为一个或多个小的硬性皮下结节,以后有新皮疹陆续成批出现,排列成条索状,或群集融合成大片斑块。其结节表面可无明显的化脓现象,偶尔其顶端出现一小脓疱,自觉疼痛及压痛,全身症状轻微。约经几周或数月后结节深部化脓,向表面破溃,形成广泛的瘘管及较大的潜行性不规则溃疡。如不治疗,可时好时发,呈慢性过程。两侧腋窝同时受累者约占 20%。

(二)外生殖器、肛周汗腺炎

多与腋窝汗腺炎同时并发或随后发生,但亦可首发。多见于男性,且常伴有聚合性痤疮。初在腹股沟、阴囊、股部或臀部、肛周发生豌豆大小的硬性结节,很快破溃,形成潜行性溃疡,且有瘘管互相连接,可向肛门壁穿破而形成肛瘘。女性乳晕亦可受累,在腋窝、肛门或生殖器部位可见多个黑头粉刺,具有诊断意义。其病程比腋窝汗腺炎更长,可持续多年。

三、诊断与鉴别诊断

根据好发部位及典型皮损,本病不难诊断。

疾病早期应与疖和表皮囊肿相鉴别。疖通常为不局限于皱褶部位的毛囊及毛囊深部周围组织的感染;表皮囊肿呈半球形隆起的肿物,生长缓慢,正常皮色,质硬,有弹性,常表现为单一损害。此外,本病还需与皮肤瘰疬性结核、腹股沟肉芽肿、性病淋巴肉芽肿以及梅毒性淋巴结肿大等进行鉴别,可做细菌学及血清学的检查,必要时可做活检。

四、治疗

治疗一般分三期进行。

第一期:局部治疗。保持局部皮肤干燥、清洁,避免摩擦、搔抓等刺激。可用 0.1% 乳酸依沙吖啶溶液或 0.5% 新霉素溶液等清洗患处,每天 2~3 次。局部使用克林霉素对早期皮损有效。

第二期:全身治疗。短期系统使用抗生素如每天口服四环素 2 g 或米诺环素 100 mg,共 10 天。难治的患者,可较长期进行抗生素治疗。有报道克林霉素 300 mg 每天 2 次和利福平 300 mg 每天 2 次联合应用有效。

第三期:外科手术或姑息性治疗。对顽固性反复复发的病例,可行广泛手术切除病损处皮肤及皮下组织,并行植皮,但腹股沟及乳房下皱褶部位不主张进行手术治疗。本病复发率与手术面积大小成反比。姑息性治疗包括系统应用氨苯砜、糖皮质激素或免疫抑制剂等。

(秦开利)

第四节 丹 毒

丹毒是由Ⅱ型溶血性链球菌感染所致的皮肤和皮下组织内淋巴管周围软组织的急性炎症。

一、病因及发病机制

(一)病因

本病主要由乙型溶血性链球菌引起,偶尔亦可由 C 型或 G 型链球菌引起。丹毒发病有一定的诱因。

(1)皮肤屏障破坏,如皮肤擦伤或细微的损伤,特别是足癣和鼻炎是小腿丹毒及面部丹毒的主要诱因。

(2) 身体抵抗力低下，如糖尿病、肾病、营养不良、低丙种球蛋白血症等。

(3) 创伤性诊断或治疗应用，链球菌可经皮肤直接侵入或经血行播散感染，也可因医疗器械、敷料或用具消毒不严或污染而导致感染，以皮肤直接侵入感染为主。

(二) 发病机制

丹毒一般起病急剧，可伴有不同程度的全身中毒症状，如恶寒、发热、头痛、恶心、关节酸痛，常常先于皮损发生前数小时出现。皮疹开始为水肿性红斑，界限清楚、表面紧张、灼热、有压痛。短时间可迅速向四周扩大。向外蔓延时皮损中间的红色可逐渐消退，留有轻微脱屑，附近淋巴结肿大。可发生在任何部位，常见于小腿、面部、头皮和婴儿的腹部。由于皮损表现差别，可有一些特殊类型，包括水疱或大疱型丹毒、坏疽型丹毒、游走型丹毒和复发型丹毒。由于反复发作可造成局部皮肤淋巴管阻塞、受累组织肥厚，日久形成象皮肿。发生于颜面或外生殖器者可形成慢性淋巴水肿。

二、临床表现

发病前常有活动期足癣，鼻、口腔内感染病灶及皮肤外伤史，皮损出现前常有恶寒、发热、头痛、恶心、呕吐等全身症状，婴儿有时可发生惊厥，潜伏期一般为2～5天。

皮疹初起为红肿发硬的斑片，后迅速向周围蔓延而成为大片猩红色斑状损害，表面紧张、灼热、有光泽，稍微高起，境界清楚，以后皮损向外扩延，中央红色消退为棕黄色并有轻微脱屑，触痛明显。皮损部出现含有浆液或脓性分泌物的水疱或大疱时称水疱或大疱性丹毒，症状极严重时患部可以迅速发生坏疽成为坏疽性丹毒。此情况多见于新生儿，多由脐部或生殖器部开始，后迅速扩延，病情凶险，易引起败血症和腹膜炎甚至死亡。

损害也可向他处蔓延（游走性丹毒）或在原发损害部位屡次发生（复发性丹毒）。多次复发者称慢性复发性丹毒，局部往往继发淋巴性水肿。可发生于任何部位，以小腿、颜面、前臂、手足及婴儿腹部多见，其他部位也可发生。局部淋巴结肿大。全年均可发病，但常见于春、秋两季。

婴儿和年老体弱的患者，如治疗不及时，常可发生肾炎、皮下脓疡及败血症等并发症，预后危重。

三、辅助检查

血常规检查可见白细胞计数或中性粒细胞比例增大，血沉加快，抗链球菌溶血素增多。

四、诊断及鉴别诊断

主要依据发病急剧，局部红肿，境界清楚，伴有高热及疼痛等，较易诊断。主要应与以下疾病相鉴别。

(一) 接触性皮炎

接触性皮炎有明显的刺激物及过敏性物质接触史，皮损发生在接触部位，境界清楚，瘙痒明显，患者无全身症状。

(二) 蜂窝织炎

蜂窝织炎为细菌侵入皮下组织引起的急性炎症，炎症浸润较深，可有深部化脓、红肿，境界不清，炎症中央红肿最显著，破溃后可排出脓液及坏死组织。

(三)血管性水肿

发病及消退均较快,局部潮红不明显,无明显水肿,自觉症状较轻,无全身症状。

(四)癣菌疹

发于小腿部的癣菌疹,常呈红斑样,水肿不明显,足癣症状减轻或治愈后症状即随之消失。

(五)类丹毒

类丹毒有接触家畜、鱼类或屠宰工作中受伤史,损害多发生于手部为紫红色,不化脓,不易发生水疱,往往没有明显的全身症状,猪丹毒杆菌培养及接种试验阳性。

五、治疗

(一)全身治疗

原则为除去诱发因素,积极治疗原发病灶,全身症状严重者应给予必要的支持疗法。

(二)抗生素治疗

首选青霉素,可静脉或肌内注射,体温恢复正常后仍要坚持治疗2周左右。磺胺类药物或其他抗生素也可应用。

(三)局部治疗

原则为抗感染。局部可选用各种抗生素软膏、丹毒软膏、20%鱼石脂软膏或纯鱼石脂贴敷。患部周围可涂2%碘酊或用0.1%依沙吖啶溶液湿敷。

对慢性复发性足癣及以下肢静脉曲张为其病因者,氦氖激光、紫外线及浅层X线照射治疗有效,链球菌抗毒素局部注射可预防复发。

(秦开利)

第五节 蜂窝织炎

蜂窝织炎是广泛的皮肤和皮下组织急性弥漫性化脓性炎症。

一、病因及发病机制

常见病原菌为溶血性链球菌和金黄色葡萄球菌,少数可由流感杆菌、肺炎链球菌、大肠埃希菌等引起。原发性者细菌通过皮肤小的损伤侵入皮下;继发性者通过其他局部化脓性感染直接扩散而来,或由淋巴、血行感染所致。化学物质直接注入皮内也可导致急性蜂窝织炎。

二、临床表现

本病好发于四肢、颜面、外阴及肛周等部位。皮损初起为弥漫性浸润性水肿性红斑,境界不清,有显著的凹陷性水肿,皮损中央红肿明显,严重者可发生水疱和深在性脓肿及组织坏死,局部皮温高,疼痛及触痛明显。皮损中心组织逐渐溶解软化而出现波动感,破溃后排出脓液及坏死组织,形成溃疡,经2周左右形成瘢痕而愈。也有不破溃者,可自行吸收消散。可伴有高热、寒战、全身不适等症状。常伴有淋巴管炎、淋巴结炎,重者可并发坏疽、转移性脓肿及败血症。

慢性蜂窝织炎常呈板样硬化,色素沉着或潮红,灼热疼痛不明显,可有皮肤萎缩,颇似硬皮病。

三、组织病理

真皮及皮下组织可见广泛的急性化脓性炎症改变,浸润细胞主要是中性粒细胞、淋巴细胞,血管及淋巴管扩张,有时可见血管栓塞。皮肤附属器被破坏。后期可见由成纤维细胞、组织细胞及巨细胞形成的肉芽肿。

四、诊断与鉴别诊断

根据境界不清的浸润性红肿,有疼痛及触痛,中心可软化、波动、破溃等特点可以诊断。应与下列疾病鉴别。

(一)接触性皮炎

有明确接触史,皮损境界清楚,自觉瘙痒,多无全身症状,白细胞计数不高。

(二)丹毒

皮损鲜红色,境界清楚,表面肿胀,中央较轻,边缘较重,可发生水疱,但不化脓。

五、防治

(一)加强营养及支持疗法

卧床休息,抬高患肢,给予止痛、退热等。

(二)全身治疗

给予大剂量抗生素,可选用青霉素类或头孢菌素类,必要时根据药敏试验结果选择敏感抗生素。

(三)局部治疗

50%硫酸镁溶液热湿敷,紫外线或超短波治疗,局部形成脓肿时可切开引流。

(秦开利)

第六节 葡萄球菌性烫伤样皮肤综合征

葡萄球菌性烫伤样皮肤综合征(SSSS)又名新生儿剥脱性皮炎或 Ritter 病,主要是由凝固酶阳性、噬菌体Ⅱ组 71 型金黄色葡萄球菌引起的一种急性感染性皮肤病。

一、病因及发病机制

病原菌为凝固酶阳性的金黄色葡萄球菌,主要是噬菌体Ⅱ组 71、3A、3C 和 55 型,少数也可为噬菌体Ⅰ组和Ⅲ组。感染灶多位于鼻咽部,其次为皮肤创伤处、结膜和血液,新生儿多位于脐部或泌尿道。致病菌在原发感染灶释放表皮剥脱毒素,后者经血行播散至表皮颗粒层,通过结合并破坏桥粒芯蛋白-1,导致颗粒层细胞松解、表皮剥脱而致病。表皮剥脱毒素主要通过肾脏代谢,而新生儿或婴幼儿肾脏排泄缓慢,使毒素在血清中含量增高并播散至皮肤引起损害。发生

SSSS 的成人多见于肾脏排泄功能或机体免疫功能低下者,如肾炎、尿毒症、身体衰弱或免疫功能缺陷患者。

二、临床表现

本病多见于 5 岁以内的婴幼儿。病初患儿可有鼻炎、化脓性咽炎、皮肤化脓性感染或外伤、结膜炎,新生儿常有脐部或泌尿道感染。皮损初起为眼周、口周红斑,迅速波及躯干、四肢,以褶皱部位及脐部为重。特征性表现是在弥漫性红斑基础上出现无菌性脓疱或松弛性大疱,稍用力摩擦,表皮很快就发生剥脱,露出鲜红水肿性糜烂面,状似烫伤,尼氏征阳性。手足皮肤可呈手套或袜套样剥脱。皮损经过 2~3 天后渗出减少,开始出现结痂和干燥脱屑。由于口、眼的运动使口周、眼周的皮损表现为放射状皲裂,但无口腔黏膜损害,是本病的另一个特征。急性期患儿自觉皮肤疼痛,触痛明显,表现为拒抱。还常伴有发热、厌食、腹泻或结膜炎等症状。病情轻者 1~2 周后可痊愈,不留瘢痕;病情严重者可继发肺炎、细菌性心内膜炎或败血症等危及生命。由于近年对本病认识的提高和及时的治疗,儿童的死亡率由以前的 30% 下降至目前的 4%~5%。

三、诊断与鉴别诊断

根据表皮剥脱似烫伤、口周放射状皲裂、不累及口腔黏膜等临床特点,再结合触痛、拒抱等明显的自觉症状可以诊断本病。对皮肤原发感染灶、咽部、外鼻腔、眼分泌物进行细菌培养,新生儿发生的 SSSS 还需对脐部、外阴部皮损进行培养,常可培养出金黄色葡萄球菌。

本病需与中毒性表皮坏死松解症相鉴别。后者主要由于药物变态反应引起,皮损表现多形,口腔、眼部、外生殖器等黏膜损害重,死亡率高。发生在新生儿的 SSSS 需与新生儿脓疱疮相鉴别。新生儿脓疱疮皮疹以脓疱为主,无表皮松解现象,尼氏征阴性。

另外,本病的顿挫型易发生在大龄儿童,表现为弥漫分布猩红热样红斑伴皮肤触痛,尤其在褶皱和屈侧部位,一般不会出现水疱,尼氏征阴性。这种皮损和猩红热很相似,但无杨梅舌和腭部淤点表现。

四、治疗

(一)系统治疗

1.抗生素治疗

尽早使用有效抗生素是治疗关键。首选耐 β 内酰胺酶半合成青霉素(如苯唑西林或氯唑西林)或头孢菌素,疗程 7~10 天。对 β-内酰胺类抗生素变态反应时,可选用克林霉素、复方磺胺甲噁唑(禁用于新生儿及 2 个月以下婴儿)、环丙沙星(禁用于 18 岁以下的小儿及青少年)或夫西地酸。住院患者(如重症监护室、手术后置管患者等)出现 SSSS,首选万古霉素或利奈唑胺治疗。如果用药 7 天后临床表现无改善,应再次进行细菌培养并做药敏试验,根据结果调整相应抗生素种类。

2.支持疗法

注意维持水和电解质平衡,尤其是口周皮损影响患儿进食的阶段。严重病例可静脉使用丙种球蛋白治疗,一般建议给予 400 mg/(kg·d),疗程 1~3 天。

(二) 局部治疗

1. 急性期

由于皮损似烫伤，故护理原则同烫伤患者，如放置于消毒房间，应用烫伤支架；保持室内合适的温度、湿度；新生儿应置于暖箱内以保持体温；护理和陪住人员严格执行消毒隔离制度。由于疼痛剧烈及表皮剥脱，应尽量减少搬动患者的次数；皮损面积较小时，可用生理盐水或 1∶8 000 高锰酸钾溶液外洗或湿敷后涂抹莫匹罗星软膏、夫西地酸乳膏或复方多黏菌素 B 软膏等外用抗生素；皮损面积较大时，可用凡士林油纱贴敷于表皮剥脱区，不必每天揭除，按时用碘伏消毒即可。

2. 恢复期

由于皮肤干痒，可应用润肤霜剂。

（秦开利）

第七节　类　丹　毒

类丹毒亦称猪丹毒杆菌，是由猪红斑丹毒丝菌侵入人体皮肤伤口引起的一种急性感染性疾病，临床表现与丹毒相似。

一、病因和发病机制

猪丹毒杆菌存在于土壤及猪、鱼蟹、鸟类等动物体内，人类可因接触带菌的动物而感染，所以本病常见于从事水产业、食品加工业、屠宰工人，主要经外伤的皮肤感染致病。有时发生于洗鱼切肉时，手被刺伤或刀切伤引发感染。

二、临床表现

本病潜伏期 2~7 天，最短 8 小时，极少超过 1 周。根据临床症状分为 3 型。

（一）局限型

最常见的一型。损害好发于手指。发病前往往有接触鱼肉类外伤史。在病菌侵入部位发生疼痛，随后患处皮肤出现红斑肿胀，迅速扩大为边界清楚的暗红色水肿性斑块，中央部分消退，皮损不化脓，偶可形成水疱。局部仅有轻微痒痛感，一般不伴全身症状。本病有自限性，一般于 2~4 周可自然痊愈。

（二）弥漫型

少见。皮损发生在远离原发感染部位，形态与局限型相同，但炎症更明显。常伴有发热、关节炎等全身症状。血培养阴性。

（三）败血症型

罕见。全身症状明显，一般没有典型皮损，可发生广泛性红斑和紫癜。血培养阳性。死亡率高。

三、诊断和鉴别诊断

根据职业或明确的肉鱼类接触史,皮肤破损史及临床表现为境界清楚的暗红色肿胀性皮损,即可诊断本病。本病需与其他细菌性感染相鉴别,如丹毒、蜂窝织炎。后两者皮损进展迅速,颜色鲜红,患处皮温高、疼痛明显,实验室检查外周血白细胞、中性粒细胞增高。

四、治疗

首选青霉素。局限型可用青霉素口服或注射,连用 7~10 天,弥漫型应尽早大剂量青霉素静脉滴注,连用 4 周。青霉素变态反应者可选用磺胺、红霉素、四环素族药物。头孢菌素、喹诺酮类等也用于类丹毒的治疗。局部外用抗细菌药物。

(秦开利)

第八节 猫 抓 病

猫抓病又称良性淋巴网状细胞增生症,是由汉赛巴尔通体引起的一种感染性疾病。常见于儿童和青年,猫抓咬后发病,以局部及引流区域淋巴结肿大为主要特征,是一种良性自限性疾病。

一、病因和发病机制

汉赛巴尔通体是一种棒状小杆菌,革兰染色阴性。汉赛巴尔通体存在于猫的口咽部,通过蚤在猫之间传播,通过猫抓或咬伤由猫传播给人。

二、临床表现

大部分患者有原发损害,被猫抓、咬后 3~5 天局部出现一至数个红斑性丘疹,类似昆虫叮咬,痛痒不显著。多在数周内愈合,留暂时性色素沉着,常无瘢痕形成。

淋巴结肿大是本病的主要特征,于原发损害出现 1~2 周后出现,通常为局限性或单侧(伤侧),以头颈部、腋窝、腹股沟等处常见。肿大淋巴结初起较结实,有触痛,一般数周或数月后可消退,少数可化脓。可出现系统性症状如发热、乏力、食欲缺乏等。如果原发损害位于结膜,会出现慢性肉芽肿性结膜炎和耳前淋巴结肿大,又称 Parinaud 眼淋巴结综合征。少见的并发症有脑病、慢性严重的脏器损害等。猫抓病可出现结节性红斑、多形红斑和紫癜等皮肤损害。

三、诊断和鉴别诊断

有猫抓咬史,出现皮肤损害及淋巴结肿大,应怀疑本病,实验室检查可帮助诊断。常用的实验室方法有病原体培养分离、血清抗体测定和皮肤试验。

(一)病原体的培养和分离

从患者的淋巴结脓液和原发皮肤损害处可分离培养出汉赛巴尔通体,则诊断肯定。

(二)间接免疫荧光抗体试验和酶联免疫吸附试验(ELISA-IgM)

具有很高的敏感性和特异性,可以作为猫抓病的血清学诊断标准。

(三)皮肤试验(Hanger 和 Rose 试验)

极少用。

(四)分子生物学技术

如 PCR 技术,可检测汉赛巴尔通体 DNA。

需要排除局限性淋巴结肿大的其他疾病,如梅毒、性病性淋巴肉芽肿、兔热病、孢子丝菌病、非结核分枝杆菌感染、淋巴瘤等。

四、治疗

有儿童的家庭尽量不养宠物,要注意宠物卫生,不要和宠物过分密切接触。要避免被动物咬、抓伤,万一被咬、抓伤后,可局部涂抹碘酒及乙醇,并及时上医院注射狂犬疫苗。

该病有自限性,多数可自愈,一般以对症治疗为主。淋巴结化脓时可穿刺吸脓,不宜切开引流。长期不愈的肿大淋巴结可考虑进行手术切除。

(秦开利)

第九节 麻 风

麻风是由麻风分枝杆菌引起的一种慢性传染病,主要侵犯皮肤黏膜和周围神经。麻风杆菌最早于 1873 年由挪威麻风专家 Gerhard H.A.Hansen 从麻风患者的皮损中分离出,为抗酸染色阳性,形态呈多形性。有的抗酸染色后为均匀的直的略有弯曲的杆状菌,称为完整菌,菌体两侧面平行,两端略圆,长 1~8 μm,宽 0.2~0.5 μm,无鞭毛、芽孢,不能自行运动;有的可呈断裂状、鼓槌状、哑铃状、串珠状或颗粒状,称为不完整菌。现认为完整菌是活菌,不完整菌是死菌。麻风杆菌在人体内主要分布于皮肤、黏膜、周围神经及淋巴结、单核-吞噬细胞系统、横纹肌等组织与器官内。麻风杆菌排出机体后经日光照射 2~3 小时即丧失活力,经紫外线照射 2 小时则完全丧失活力。在实际工作中煮沸 20~30 分钟或用高压蒸汽灭菌 15~20 分钟可完全杀灭麻风杆菌。

麻风患者是麻风杆菌的天然宿主,也是麻风唯一的传染源。飞沫传播及破损的皮肤伤口接触传播是其重要的传播方式。人群对麻风杆菌的抵抗力强,与麻风患者密切接触的配偶,患病率不超过 5%,说明麻风的易感人群少。

麻风杆菌几乎无毒性,它可在人体组织中存在,却不引起临床症状。麻风杆菌的致病是由免疫反应引起的,机体的免疫功能决定了感染后是否发病以及发病的临床类型。麻风杆菌对周围神经束内的施旺细胞有特殊亲和性,如侵入体内的麻风杆菌不能被吞噬细胞灭活、消除,就可在施旺细胞内繁殖生长,继而引起组织细胞聚集分化,淋巴细胞浸润,从而导致神经轴索梭形肿胀,神经纤维减少或断裂。临床表现为受累神经肿胀、粗大,可有疼痛、压痛。有时发生于酪样坏死,神经纤维变性及钙化,使神经质地变硬,功能障碍。麻风杆菌对感觉神经的损害顺序为:温觉、痛觉、触觉。因自主神经受损导致皮肤营养、循环及出汗障碍,当麻风杆菌由神经进入周围的皮肤时,因免疫反应引起组织肉芽肿改变。

一、诊断

(一)临床表现

各型麻风有其共同特点,即感觉障碍及浅表神经粗大。感觉障碍是麻风的早期及主要症状,初起有知觉变态反应,如蚁走感,继而温觉、触觉相继丧失。浅神经粗大可见于耳大神经、眶上神经、尺神经及腓总神经,TT 的浅表神经粗而硬,LL 则粗而软。

1. 未定类麻风(I)

皮肤损害为单个或多个浅色斑片或红斑,境界清或不清,皮损无浸润及脱屑,毳毛、眉毛正常,闭汗不明显,感觉障碍轻,多为一条神经受累,轻度粗大,质软。70%可自愈,余者可转变为其他类型的麻风。

2. 结核样型麻风(TT)

皮肤损害为单发或 2~3 块斑疹,呈浅红色,或为排列成环状、半环状的丘疹,色鲜红或暗红,边界清,表面干燥,附有鳞屑,皮损处毳毛脱落,眉毛不脱落,闭汗早且明显,感觉障碍出现早而明显,受累神经不对称,粗大,呈结节状或条索状。因神经营养运动障碍易出现多种畸形,如爪手(尺神经)、猿手(正中神经)、垂腕(桡神经)、兔眼(面神经)。

3. 界线类偏结核样型(BT)

皮损数目偏多,为红色、暗红色或棕红色斑疹或斑块,可有环状损害,其内外界均清楚,皮损表面不如 TT 干燥,分布不对称,常有卫星状损害,毳毛脱落,眉毛正常,闭汗。感觉障碍发生较早,神经损害不对称,粗大,质硬。

4. 中间界线类型(BB)

皮损比较复杂,变化多端,数目较多,可有斑疹、斑块、浸润性损害等,颜色亦多样,可有红色、橘红色、棕红、黄褐色等,表面不太干燥。皮损外缘尚清楚,分布广,多对称,皮损处毳毛、眉毛脱落,有闭汗。感觉障碍发生较迟,神经损害多不对称,中度粗大,质地较软。畸形发生较迟而重。

5. 界线类偏瘤型(BL)

皮损为斑疹、斑块、浸润、丘疹、结节,颜色呈红色、棕红色、橘红色,皮损边界多数不清楚,少数皮损清楚,表面光滑、湿润,分布广泛,相对对称,皮损处毳毛、眉毛均脱落,闭汗轻。感觉障碍发生迟,神经损害多发,不对称,粗大,质地软。畸形发生迟,初期轻,晚期重。

6. 瘤型(LL)

皮损为广泛对称分布小浅色斑,边界不清,呈淡红色、红色或暗褐色,表面光亮多汗,晚期面部皮肤弥漫增厚,结节和深在性浸润混融形成"狮面"样外观,早期有毳毛、眉毛脱落,早期闭汗不明显,但晚期出现明显闭汗。感觉障碍发生迟,神经受累普遍,对称,轻度粗大,质软。畸形发生迟而轻,但到晚期畸形重。晚期伴有黏膜、淋巴结、睾丸、眼和内脏器官明显受累。

(二)麻风反应

在麻风慢性过程中,不论治疗与否,突然发生疾病活动性加剧的变化,其发生率占患者的 10.4%~41.0%,常在外界因素或身体状态发生改变等诱因下发生。Ⅰ型麻风反应,为细胞免疫迟发型变态反应,见于免疫状态不稳定的 BB、BT、BL 的患者,表现为原有皮损及麻木区扩大。并出现新的皮损及麻木区,皮损变红、发热、坏死、溃疡。浅神经干突然粗大、疼痛。旧畸形加重并出现新畸形。反应发生慢,消失慢,在反应过程中使病变内容发生"升级"或"降级"变化。Ⅱ型麻风反应,属抗原抗体复合物变态反应,即血管炎型反应,又称麻风性结节性红斑(ENL),多见于已治和未治的 LL、BL，少数 BB 亦可出现。皮损好发于颜面、四肢等皮肤。弥漫性 LL 型麻风严重时可出现坏死性结节性红斑或坏死性红斑，伴发热、全身不适、神经痛、关节痛、虹膜睫状体炎、睾丸炎、淋巴结肿大等。ENL 往往频繁发生，病程较短，一般数天到十余天不等。混合型麻风反应，兼具Ⅰ、Ⅱ型麻风反应，常见于 BB。

(三) 实验室检查

1. 皮肤涂片查菌

MB 应查 6 个部位，PB 应查 5 个部位，此两型的常规部位均为一侧的眶上、耳垂、下颌，此外还应选择活动性的皮损（浸润显著，色黄、红或红黄），必要时做鼻黏膜查菌，在皮肤内查见麻风杆菌是诊断麻风可靠的依据。

2. 麻风菌素试验

在上臂外侧皮内注射 0.1 mL 麻风菌素，分别于 48 小时和 21 天观察早晚期反应。早期反应反映机体对麻风杆菌的敏感性，晚期反应反映机体对麻风特异性细胞免疫力。反应强度与免疫力大小成正比，各型麻风的麻风菌素晚期反应为：I(－或＋)，TT(＋＋＋)，BT(＋～－)，BB、BL、IL 均为(－)。该试验有助于判断预后。

3. 血清学检查

用荧光抗体吸收试验(FLA-ABS)、酶联免疫吸附法(ELISA)、放射免疫测定法(RIA)检测患者血清和尿中酚糖脂Ⅰ(PGL-1)抗原及血清中的 PGL-1 抗体。

4. 聚合酶链反应(PCR)技术检查

患者皮肤和皮损中的麻风杆菌特异性的 DNA 片段和荧光定量 PCR 技术检测皮肤及皮损中的麻风杆菌的 DNA 含量，有助于诊断麻风及监测抗麻风药物治疗疗效。

5. 特殊检查

用于不典型或轻型病例，在皮损处和正常皮肤处对照进行。特殊检查包括组胺试验（可出现第二联反应缺如）、出汗试验（皮损处出汗功能障碍）、立毛肌功能试验（皮损处立毛肌功能试验不引起鸡皮疙瘩现象）。

(四) 病理变化

1. 未定类麻风(I)

未定类麻风表皮无明显变化。真皮内有散在的非特异性炎性细胞浸润。抗酸染色，皮神经内可见到散在的抗酸杆菌，有早期泡沫细胞以及抗酸杆菌数目多，提示向瘤型发展；抗酸杆菌少或无，并可见少数上皮样细胞者，提示向结核样型发展。

2. 结核样型麻风(TT)

结核样型麻风表皮常有炎性细胞浸润。真皮上部没有"无浸润带"，真皮内神经、血管及附件可见上皮样细胞肉芽肿，很少出现坏死。抗酸染色细菌少或无，可见朗格汉斯巨细胞，疾病活动时朗格汉斯巨细胞增多。

3. 瘤型麻风(LL)

瘤型麻风表皮萎缩，无炎性细胞浸润，基底细胞层无破坏。真皮上部有"无浸润带"，真皮内淋巴细胞少，炎症反应轻或无。真皮内及皮下组织有大量泡沫细胞浸润。皮神经组织破坏比结核样型麻风轻，皮肤附件破坏明显。抗酸染色可见大量抗酸杆菌。

4. 界线类偏结核样型麻风(BT)

界线类偏结核样型麻风表皮内无炎症细胞浸润。真皮上部有窄的"无浸润带"，真皮内上皮样细胞肉芽肿周围淋巴细胞少。抗酸染色抗酸杆菌(＋～＋＋)。

5. 中间界限类麻风(BB)

中间界限类麻风表皮内无炎性细胞浸润。真皮上部"无浸润带"明显。真皮内兼有 TT 和 LL 两型的变化。抗酸染色细菌(＋＋＋～＋＋＋＋)。

6. 界线类偏瘤型麻风(BL)

界线类偏瘤型麻风主要变化与 LL 相似,但泡沫细胞浸润中可见成团的上皮样细胞和组织细胞。抗酸染色可见大量抗酸杆菌(＋＋＋＋～＋＋＋＋＋)。

7. 麻风反应

Ⅰ型麻风反应:表皮水肿,伴角化过度或点状角化不全。棘层有炎症细胞浸润。真皮内上皮细胞肉芽肿水肿明显,可出现纤维蛋白样变性。血管扩张充血,但无中性粒细胞浸润和血栓形成。升级反应者,上皮细胞肉芽肿周围淋巴细胞增多,抗酸染色示抗酸杆菌减少或阴性;降级反应者,真皮内有大量泡沫细胞,抗酸杆菌数目增多。Ⅱ型麻风反应:示血管炎和脂膜炎,真内特别是皮下脂肪层内血管内皮细胞水肿,血管壁有炎症细胞浸润,纤维蛋白样变性,血管腔狭窄或栓塞。严重者出现组织坏死。

二、鉴别诊断

有皮肤损害的麻风应与体癣、皮肤黑热病、结节病、银屑病、脂膜炎、多形性红斑、环状红斑、寻常狼疮、局限性硬皮病、结节性黄瘤、单纯糠疹、玫瑰糠疹、Ⅱ期梅毒的皮肤损害相鉴别,这些病应从皮损是否有痒感、感觉是否障碍、是否有闭汗、是否浅神经粗大、皮损经抗酸染色是否找到抗酸杆菌等几个方面加以鉴别,若仍有困难可借助 PCR 技术检测皮损内是否有麻风杆菌特异性的 DNA 片段。

无皮肤损害的麻风需与神经科某些疾病相鉴别,如股外侧皮神经炎、脊髓空洞症、进行性脊髓性肌萎缩症、肌萎缩性侧索硬化症、中毒性周围神经炎、周围神经损伤、面神经麻痹、肥大性间质性神经炎、臂丛神经血管压迫综合征、遗传性感觉神经根神经病、神经鞘瘤、腓总神经鞘内囊瘤,这些病应从有无神经粗大、感觉是否障碍、出汗试验、组胺试验、立毛肌试验和血清、尿检测 PGL-1 抗原或抗体,并结合以上神经科疾病本身的特点进行鉴别。

三、治疗

(一)联合化疗(MDT)

采用两种或两种以上作用机制不同的有效化学药物,但必须包括强杀菌性药物利福平(RFP)在内的多种药物,以终止麻风的传播,防止耐药,减少复发,以达到有效治疗疾病的目的。

1. MDT 方案

(1)PB 麻风:①利福平(RFP)600 mg,每月 1 次,监服。②氨苯砜(DDS)100 mg,每天 1 次,自服。

治疗期限为 6 个月。PB 麻风患者完成治疗后的监测时间,应为每年检查 1 次,至少 5 年。PB 患者的皮损如多于 5 块或 3 条以上神经受累或查麻风杆菌阳性者,均按 MB 方案治疗。对于 PB,每月自服药物不得少于 20 天,否则此月不计入疗程,6 个月疗程可在 9 个月内完成,连续中断治疗 3 个月以上者,须重复 6 个月疗程。对于 MB,疗程不得少于 24 个月,每月自服药物不得少于 20 天,否则此月不记入疗程,1 年中至少服药 8 个月,连续中断治疗超过 4 个月,须重新开始治疗,24个月疗程可在36个月内完成,每年服药时间少于8个月者,为治疗不规则。

(2) MB麻风:①BFP 600 mg,每月1次,监服。②DDS 100 mg,每天1次,自服。③氯法齐明(B663) 300 mg,每月1次,监服,同时50 mg,每天1次,自服。

上述治疗至少连续2年,如有可能也可治疗到皮肤查菌阴性。MB麻风患者的监测,应做到每年检查1次,至少10年。

2.各年龄组的药物剂量

各年龄组的药物剂量见表6-1。

表6-1 各年龄组的药物剂量(mg)

药物	服法	5岁以下	5～9岁	10～14岁	15岁
RFP	每月1次(监服)	150	300	450	600
DDS	每天1次(自服)	25(隔天)	25	50	100
B663	每月1次(监服)	50	100	200	300
B663	每天1次(自服)	50(隔天)	50	50	50

(二)复发患者的治疗

复发患者均按MB的MDT方案治疗。

(三)免疫治疗

其目的是改变MB患者对麻风杆菌的细胞免疫缺陷。可选用减毒活结核杆菌和麻风杆菌的混合菌苗在三角肌区皮内分三点注射,每3个月注射1次,总疗程8～10次,历时18～30个月,亦可试用卡介菌多糖核酸、转移因子、猪胸腺素、IL。但其具体方案仍在研究中。

(四)麻风反应的治疗

发生后宜迅速处理,对受累神经和关节应制动并休息,以减轻患者疼痛,防止畸形残废。主要选用类固醇皮质激素、沙利度胺、氯法齐明、雷公藤4种药物治疗。Ⅰ型麻风反应可选用类固醇皮质激素(中小剂量)持续治疗至少6个月,以减轻神经炎症。Ⅱ型麻风反应可选用沙利度胺、雷公藤、氯法齐明或类固醇皮质激素治疗。采用单用或2种药物联合应用。对较严重者,宜优先选用沙利度胺、雷公藤或二者联用。在前4种药无法控制的情况下,则采用类固醇皮质激素治疗。其用法如下。

1.沙利度胺

每天口服300～400 mg,直至反应控制后,逐渐减量至50 mg/d。本药可致畸胎,对停经2个月以上的孕妇禁用,对育龄妇女应慎用。还可以出现中毒性神经炎、白细胞数减少、心率减慢、嗜睡、口干、疲乏等症状。

2.雷公藤

对于应用沙利度胺后无效者可选用,轻度Ⅰ型反应时不选用,药用去皮的干根,每天30 g,煎成汁(煎1小时),每天1剂,两煎分服,也可制成糖浆或片剂使用。此药的根皮和茎叶均有剧毒,不可内服,有胃肠道反应或白细胞数减少等不良反应,尤其是每天剂量超过30 g时,不良反应可能增多,使用过程中需加强观察。

3.类固醇皮质激素

类固醇皮质激素对Ⅰ型麻风反应并有神经损害的患者和Ⅱ型麻风反应均有较好疗效,尤其是控制ENL十分迅速。此药治疗麻风反应的主要指征:①急性神经炎。②急性或亚急性眼炎

(尤其是虹膜睫状体炎)。③睾丸炎。④严重 ENL 反应伴有急性发热。⑤急性喉水肿。用法为:泼尼松或泼尼松龙 5 mg 或地塞米松 0.75 mg,每天 6～12 片,口服。反应症状控制后,逐渐减量,维持 3～5 个月为宜,直至停用。对兼有神经损害的逆向反应者每天用量可高达 12～16 片;亦可用氢化可的松 100～300 mg 或地塞米松 5～15 mg,加入 5%～10%葡萄糖液 500～1 000 mL 内做静脉滴注,每天 1 次。本药长期使用应注意不良反应的发生,尤其是对Ⅱ型反应病例。

4.氯法齐明(B663)

氯法齐明可用作预防和控制Ⅱ型麻风反应,但作用缓慢,在服药 1～2 个月后才逐渐显效。用药剂量一般为每天 100～300 mg,持续 3 个月后逐渐减量。本药较为安全,主要缺点为致皮肤红染,尤其在原来浸润损害较为明显的部位。还可使皮肤干燥,呈鱼鳞病样损害。

(秦开利)

第十节 皮 肤 炭 疽

炭疽是由炭疽杆菌引起的一种人畜共患性急性传染病,可分为皮肤炭疽、肺炭疽和肠炭疽,以皮肤炭疽更常见。

一、病因及发病机制

传染源主要是食草动物,人因直接或间接接触而感染。感染后是否发病取决于病原体的数量、毒力和宿主的抵抗力。炭疽杆菌通过破损的皮肤和黏膜发生皮肤炭疽。带有炭疽杆菌芽孢的尘埃、飞沫经呼吸道吸入引起肺炭疽。进食未经煮熟的病畜肉或饮用污染的水、乳而引起肠炭疽。炭疽潜伏期 1～12 天,通常 1～5 天,平均 3 天,皮肤炭疽潜伏期相对较长。炭疽杆菌是革兰阳性的需氧菌,两端平截,大肠杆菌,长 4～8 μm,宽 1.0～1.5 μm,排列成长链、竹节状,无鞭毛,但在体内可形成荚膜。在体外有氧环境下易形成芽孢,此时对外界抵抗力明显增强,对一般消毒剂均不敏感。本菌的致病性在于荚膜和毒素。当细菌侵入破损皮肤后,可在皮肤和黏膜局部大量繁殖,释放炭疽毒素,使组织水肿、坏死和出血,形成原发性皮肤炭疽。当抵抗力降低后,病原菌可经淋巴管或血管扩散,可发生局部淋巴结炎、败血症或其他脏器损害,导致肺炭疽、肠炭疽、炭疽性脑膜炎、败血型炭疽等的发生。本病各年龄组均可发病,其发病具有明显的职业性,多见于牧民、屠宰工人、农民、兽医、厨师、皮毛手工业者。本病在全世界各大洲均有过流行,发病有一定的季节性。

二、临床表现

一般潜伏期为 1～5 天,也有短至 12 小时,长至 2 周者。因炭疽杆菌侵入途径及部位的不同,临床上主要分为皮肤炭疽、吸入性(肺型)炭疽和食入性(胃肠型)炭疽。部分患者可发展为败血症、脑膜脑炎等重症,预后不良。皮肤炭疽占 95%～98%,病变多见于手、足、面、颈、肩等裸露部位皮肤。最初为皮肤破损部位(皮肤破损轻微时,可无明显伤口)出现斑疹或丘疹,第 2 天在皮疹顶部出现小水疱,内含淡黄色液体,周围组织变硬而肿胀。3～4 天病变中心呈现出血性坏死、组织稍下陷,周围有成群小水疱,水肿区继续扩大。5~7天坏死区溃破成浅溃疡,血样渗出物结成硬而黑似炭块状焦痂,痂下有肉芽组织生成。溃疡直径1~5 cm不等,其周围皮肤浸润及水肿范围较大,直径可达5~20 cm。由于局部末梢神经受损而无明显疼感和压痛,有轻微痒感,无脓肿形成,这是皮肤炭疽的特点。以后随水肿消退,黑痂在1~2周内脱落,肉芽组织增生愈合缓慢。大多数病例为单灶性发病,但个别病例可因抓挠病变部位而出现多处水疱,致自身感染。病程1~6周。皮肤炭疽发病同时,多出现发热(38~39 ℃)、头痛、关节痛、全身不适以及局部淋巴结和脾大等中毒症状和体征。少数患者皮肤局部无水疱和黑痂形成,而表现为大块状水肿,患处肿胀透明、微红或苍白,扩展迅速,多见于眼睑、颈、大腿及手部等组织疏松处。全身中毒症状严重,表现为高热、头痛、恶心、呕吐,若贻误治疗,预后不良。

三、辅助检查

(一)细菌学检查

细菌学检查是确诊的依据。可取皮损的渗液、痰、吐泻物、血液、脑脊液、腹水等直接涂片,可发现典型的竹节状革兰染色阳性大肠杆菌。上述标本也可以培养或动物接种,以进一步分离炭疽杆菌。

(二)血常规

白细胞计数升高,大多数在$(10\sim20)\times10^9/L$,分类以中性粒细胞为主,有明显核左移。

(三)血清学检查

用ELISA法或免疫印迹试验或免疫荧光法检测炭疽杆菌抗原或特异性抗体,可达到快速诊断的目的。

(四)组织病理

基本损害为水肿、出血、坏死和炎症细胞浸润。皮肤溃疡组织中可查见有荚膜的炭疽杆菌。

四、诊断与鉴别诊断

(一)诊断

符合以下3条标准可明确诊断。

(1)有特殊的职业(牧场、畜产品加工厂及屠宰场工作者)、工作和生活环境(如接触暴死家畜、食死畜肉、用新皮毛)等。

(2)有典型皮肤损害。

(3)病原学检查阳性或血清学检测阳性。

(二)鉴别诊断

1.皮肤疖、痈和蜂窝织炎

均为局部皮肤感染而有局部红肿热痛,重者亦伴有全身中毒症状,外周白细胞数亦可明显增高。鉴别要点如下。

(1)局部疼痛明显,皮损处无焦痂及周围水肿;而皮肤炭疽局部形成焦痂,周围明显水肿,病灶处呈坏死出血而非化脓性炎症特点,但局部无明显疼痛,此为重要鉴别点。

(2)引起病变的致病菌不同,局部取材做涂片及培养可得不同细菌。

2.恙虫病

恙虫病可有局部皮肤损害及焦痂,亦伴有发热及头痛等症状。鉴别要点如下。

(1)去过该病疫区,而无病畜接触史。

(2)伴皮疹及肝大、脾大。

(3)白细胞计数正常。

(4)血清学检查外斐反应试验>1:160。

(5)恙虫病的焦痂多在皮肤潮湿及较隐蔽处,如会阴、肛门、腋窝等处,而皮肤炭疽则多在皮肤裸露处。

五、治疗

(一)一般治疗

患者应卧床休息,给予易消化饮食,注意出入量和水、电解质平衡。给予足量B族维生素、维生素C。对不能进食者或有吐泻的患者,应予补液。出血者可酌情选用维生素K、氨基己酸或氨甲苯酸,严重者可予以输血治疗。有明显毒血症症状者,可予氢化可的松100~300 mg/d或地塞米松5~10 mg/d,分1~2次静脉滴注,或泼尼松30~60 mg/d,分1~2次口服,疗程1~3天。高热、惊厥患者可给予退热药镇静药。有呼吸困难者,应予吸氧,并保持呼吸道通畅。感染性休克者,应给予抗休克治疗。

(二)局部处理

皮损处切忌抚摸、挤压,以免病原菌扩散产生败血症。眼、鼻、危险三角区挤压还可引发脑膜炎。皮损不做外科切开引流,以防感染扩散。可用消毒液,如1:2 000高锰酸钾溶液或2%的过氧化氢溶液清洗。抗生素软膏,如四环素软膏纱布片覆盖后包扎,患肢可予以固定和抬高。出现严重、弥漫性的水肿,在有效抗菌药应用前提下,可酌情内用糖皮质激素减轻炎症。重度颈部肿胀影响呼吸道通畅者,可考虑气管插管或气管切开。

(三)病原学治疗

病原治疗是本病治疗的关键,用药前应采集标本做细菌培养及药物敏感性试验。青霉素为治疗本病的首选药物。迄今为止,仅发现极个别炭疽杆菌对青霉素耐药。及时足量应用青霉素是控制病情、改善预后的关键。可予青霉素G,每天2 400 000~3 200 000U,分3~4次,肌内注射,疗程7~10天。恶性水肿病例用青霉素G,每次2 000 000~3 000 000 U,加入葡萄糖200 mL内,静脉滴注,每天4次。生物恐怖相关的炭疽治疗疗程应延长至60天。

如有青霉素过敏史,可选用其他抗菌药,如氨基糖苷类阿米卡星、四环素类多西环素或喹诺酮类环丙沙星。重症者可合用其他抗生素,如林可霉素、亚胺培南、克拉霉素、阿奇霉素、万古霉素、替考拉宁、多黏菌素B等,可按药敏结果选药。

(四)免疫治疗

因抗生素只对炭疽杆菌有效,而对炭疽毒素无效,故重症病例可在应用抗生素治疗的同时,加用抗炭疽血清中和毒素。原则应是早期给予大剂量,第1天2 mg/kg,第2、3天1 mg/kg,应用3天。应用前必须先做过敏试验。

(秦开利)

第十一节 皮肤结核

皮肤结核是由结核杆菌引起的慢性皮肤病。近年来全球的结核发病率明显增长,尤其在发展中国家,30%~60%的成人感染过结核分枝杆菌,这与人民生活条件、易感人群增加有关。随着结核在发展中和发达国家呈全球性增加趋势,皮肤结核的发病率也在上升。营养状况、工作劳累、贫穷、卫生条件差与发病率增加有关;同时皮肤抵抗力下降、合并其他疾病特别是急性传染病、皮肤外伤及日光照射等均可导致皮肤结核发生。

一、病因与发病机制

(一)内源性感染

大多数皮肤结核系由此途径感染,结核分枝杆菌经血行或淋巴系统,由内脏器官或深在组织里的结核灶传播到皮肤而发病。

(1)经血液循环传播,如粟粒性皮肤结核、寻常型狼疮、结核疹等,病损内不易查到结核分枝杆菌,病理检查除有结核样的变化外,常并有血管改变。皮损分布对称,发病较急。

(2)经淋巴液传播,经淋巴液反流的感染如淋巴结结核引起的寻常型狼疮,实际上淋巴和血液循环两系统之间的关系甚为密切,故一般同时存在淋巴血液循环传播。

(3)由局部病灶直接传播到邻近的皮肤,如病灶崩溃引起的瘰疬性皮肤结核。

(4)通过自然腔道将病菌带至腔口附近皮肤,如腔口周围的溃疡性皮肤结核,病损处易查见结核分枝杆菌,呈典型的结核理改变,病程很长。

(二)外源性感染

少数病例由于皮肤本身有轻微损伤,接触结核分枝杆菌或带菌的痰、尿、粪便或玩具、用具等感染,结核分枝杆菌侵入皮肤而产生原发性感染。因大多数患者早已受到结核分枝杆菌感染,因此外感染实际上也是一种再感染。

皮肤结核的产生与机体的抵抗力有关。工作、学习压力大,生活不规律,营养不良,疲劳等均可使抵抗力降低而增加发病的机会。

二、分类

皮肤结核分为4类。

(1)外源性接种,如原发性接种结核、疣状皮肤结核。

(2)内源性皮肤接触传播或自身接种,如瘰疬性皮肤结核、腔口皮肤结核。

(3)血源播散到皮肤,如寻常狼疮、粟粒性皮肤结核、结核性溃疡。

(4)结核疹,如硬红斑、丘疹坏死性结核疹、瘰疬性苔藓。

三、临床表现

(一)临床表现

本病种类很多,临床表现变化很大,主要有以下几点。

1.狼疮结节

狼疮结节常见于寻常狼疮、颜面粟粒性狼疮。狼疮结节用玻片压诊,呈黄褐色或苹果酱色,半透明状,这种改变是与其他皮肤疾病鉴别的主要特点之一。

2.溃疡、瘢痕

溃疡、瘢痕是皮肤结核较典型的皮肤改变,一般见于发病晚期,出现这种表现后,疾病可以很容易进行诊断,常见于瘰疬性皮肤结核、硬红斑等。结核性溃疡为苍白易出血的肉芽组织,口小底大,呈火山口样,且自觉症状不明显。

3.脓疱、小瘢痕

脓疱、小瘢痕见于颜面粟粒性狼疮、丘疹坏死性结核疹、阴茎结核疹。

4.丘疹

丘疹性改变可以发生于全身各个部位,以面部、颈部常见,可以部分出现,然后遍及全身,见于颜面粟粒性狼疮、丘疹坏死性结核疹、阴茎结核疹、瘰疬性苔藓、全身性粟粒性皮肤结核等。

5.合并其他器官结核

合并其他器官结核的患者可伴有乏力、低热、消瘦、倦怠、盗汗和关节疼痛等结核中毒症状,约1/3患者合并器官结核,尤其是肺结核,但有些皮肤结核也很难找到器官结核。

6.儿童皮肤结核

在实行卡介苗接种及有效的抗结核药物问世后,儿童皮肤结核很少见,儿童皮肤结核的临床表现与成人没有太大的区别,但值得注意的是卡介苗接种后出现皮肤改变,应高度警惕该病的发生,因国内大面积接种,这种接种结核时有发生。

(二)常见的临床类型

1.寻常狼疮

寻常狼疮多见于青年及儿童,好侵及面部、臀部及四肢,亦可累及黏膜。早期以皮肤结节为主要表现,易形成瘢痕,导致毁形,如鼻软骨可被破坏穿孔,或因瘢痕收缩使眼睑外翻,鼻孔及口腔缩小,产生畸形;发生于小腿者,久病后可伴有象皮肿。自有效的抗结核药物问世后,此种毁形性狼疮已罕见;黏膜损害的基本表现亦为结节,但易形成溃疡;溃疡一般无明显疼痛,表浅,易出血,基底有小颗粒。

2.瘰疬性皮肤结核

瘰疬性皮肤结核多发生于成人,常由淋巴结核、骨结核或关节结核继发而来。好发于颈部,其次为腋下、腹股沟及上胸等处。初起为皮下结节,边界清楚,质硬,可自由活动,无显著压痛,其上皮肤正常,继而结节逐渐软化产生干酪样物质和稀薄脓液排出。溃疡为带形、狭长形或椭圆形,少数呈圆形,其边缘为潜行性,常不变色,有时则为瘘管内脓液所膨胀而呈红色或紫红色,往往同时可见结节、脓肿、溃疡、瘘管及瘢痕等带状分布的多形性损害。

3.疣状皮肤结核

大部分为成人,男性尤为多见,由直接接触病菌所致。以手背及手指背部最为多见,其次为足、臀、小腿等处。损害大多为单个,少数可为2~3个。初起为黄豆大小紫红色丘疹,质硬,逐渐向周围扩大,变成斑块,中央角质层增厚,粗糙不平,以后呈疣状增生,加压时常有脓液流出。在疣状增生的外围为浸润带,呈暗紫色,其上覆以痂皮和鳞屑,再外围为平滑红晕区。该病病程长,可多年不愈。愈合时损害中央先开始,疣状增生逐渐变平,鳞屑和痂皮脱落,有光滑柔软而表浅的瘢痕。

4. 口腔结核性溃疡

口腔结核性溃疡多伴有活动性内脏结核,当机体抵抗力降低时,结核分枝杆菌可由自然腔道蔓延至皮肤黏膜(如口腔和肛门)。本病现少见。初起为针头大黄色或淡红色颗粒性结节,逐渐增大,溃破形成溃疡,基底有苍白色肉芽组织,常不平滑,其上有黄色小点,质软,周围绕以红晕。本病患者内脏结核大多严重,故常伴发热及中毒症状,预后不佳。

5. 硬红斑

硬红斑为血源型中最常见的一种,多见于青年女性,常伴有周围循环不良,如肢端发绀等。皮损惯发于小腿屈面,多为对称分布,初起为樱桃大或更大的皮下结节,质硬,此时表面皮肤无颜色改变。以后逐渐扩大,可达 2～3 cm 直径,与皮肤粘连,呈暗红色或青紫色。结节位置较深,不高出皮面,轻度压痛,可伴有局部酸痛、烧灼等自觉症状,结节偶可破溃,形成溃疡。数月后愈合,留有凹陷性瘢痕,周围有色素沉着;无溃疡者一般数周至数月后消退。

6. 结节性结核性静脉炎

结节性结核性静脉炎好发于青年四肢远端,男子稍多见。沿表浅皮肤静脉有豌豆到小指头大小皮内或皮下结节,皮肤颜色无明显变化,结节之间尚有索状硬结可触及,无溃破倾向;常有压痛、自觉痛,发疹前有时可有发热、倦怠、不适等全身症状,病程较急,预后良好。

7. 丘疹坏死性皮肤结核

丘疹坏死性皮肤结核多见于成年,春秋季多见。一般无自觉症状。皮损好发于四肢伸面,尤以关节部位多见,也可见于臀部及躯干,一般为对称性,有群集倾向,初起为疏散分布的、针头至绿豆大的坚实结节,呈青红色或紫色,结节中央可发生坏死,很快结痂,痂去后可见溃疡,遗留萎缩性瘢痕;有些结节也可不经坏死阶段而自行消失,不留痕迹。

四、辅助检查

(一)涂片检测法

有些有分泌物的病灶可以进行涂片检查查找结核分枝杆菌,通常采用萋-尼抗酸染色和荧光染色法。涂片染色阳性只能说明抗酸杆菌存在,不能区分是结核分枝杆菌还是非结核分枝杆菌。由于我国非结核分枝杆菌病发病较少,故检出抗酸杆菌对诊断皮肤结核有重要意义。

(二)培养法

分离培养法灵敏度高于涂片镜检法,可直接获得菌落,便于与非结核分枝杆菌鉴别,是结核诊断的金标准,同时可以进行药敏测定,判断有无耐药发生。故有条件的地方,应该进行结核分枝杆菌培养检测。

(三)血清学诊断和分子生物学诊断方法

这两种检查方法均为结核的快速辅助诊断方法,在皮肤结核的诊断上有一定的参考意义。对那些病理改变不典型的患者,更有诊断意义。但存在假阳性等问题,应结合其他检查来确诊。

(四)结核菌素皮肤试验

目前国内各地最常用的方法是结核菌素皮肤试验,是判断机体是否受到结核分枝杆菌感染的重要手段。我国是结核高流行国家,儿童普种卡介苗,一般阳性对诊断意义不大,但呈强阳性反应时,应考虑有发病的可能,可作为临床诊断结核的一项参考指标。10岁以下儿童如呈强阳性反应,具有诊断意义。

(五)其他检查

近年来,艾滋病发病率逐年上升,其合并肺外结核较多见,所以,有条件的医院对皮肤结核的患者应进行艾滋病抗体筛查,对久治不愈的患者,还应该进行其他免疫系统疾病的相关检查。

五、诊断与鉴别诊断

(一)诊断

根据皮损特点或组织病理检查、结素试验等,诊断一般不难。但是结核疹,病损内不易查到结核分枝杆菌,对抗结核治疗无明显效果,如丘疹坏死性结核疹、硬红斑及瘰疬性苔藓等,对这样的患者只能通过病理诊断来确诊。

(二)鉴别诊断

皮肤结核发病率低,需注意与其他疾病进行鉴别。

寻常狼疮需与结节病、玫瑰痤疮、三期梅毒、麻风、深部真菌病等鉴别;疣状皮肤结核需与芽生菌病、疣状表皮痣、寻常疣等鉴别;瘰疬性皮肤结核需与非结核分枝杆菌感染、孢子丝菌病等鉴别;丘疹坏死性结核疹与淋巴瘤样丘疹病、坏死性血管炎鉴别;硬红斑需与结节性红斑、结节性血管炎、结节性多动脉炎等进行鉴别。

常见的3种特别注意鉴别的疾病如下。

1. 三期梅毒溃疡

边缘有堤状隆起及暗红色浸润,形状整齐,多呈肾形,性质较坚硬,梅毒血清反应常为阳性。

2. 急性女阴溃疡

急性发病,炎症较明显,可自愈,但易复发;溃疡呈漏斗状,常并发结节性红斑及滤泡性口腔炎,分泌物中可查到粗大杆菌。

3. 基底细胞癌

溃疡基底部有多数珍珠样小结节,边缘卷起,触之较硬,活检可发现癌细胞。

六、治疗

(一)一般治疗

注意适当休息,增加营养,提高机体抵抗疾病的能力,同时积极治疗伴发疾病或继发感染。

(二)抗结核药物治疗

本病以抗结核药物治疗为主。一般用异烟肼 300 mg 每天 1 次,利福平 450～600 mg 每天 1 次,乙胺丁醇 750 mg 每天 1 次,空腹口服;吡嗪酰胺 500 mg 一天 3 次,口服,疗程 6～9 个月。

(三)免疫治疗

近年来,不少学者应用免疫制剂辅助治疗结核取得了一定的疗效。如母牛分枝杆菌菌苗、草分枝杆菌菌苗等都可以提高机体的细胞免疫功能,调动体内的免疫系统,促使疾病尽快康复。

(四)外科治疗

对于皮肤局部病灶,如破溃较明显易合并感染时,创面不易修复,应及时到外科进行清创处理,定期换药,有利于病灶的修复。

(五)中医药治疗

中医药通过辨证施治,可以有针对性地对每个结核患者进行机体调节,提高其对疾病的抵抗力,同时可以改善患者的全身状况及临床症状,如低热、盗汗等,从而达到辅助治疗结核的作用。

(六)诊断性治疗

有时尽管临床上高度怀疑皮肤结核,但缺乏足够证据支持诊断,必要时可采取诊断性治疗,通常采用异烟肼和利福平常规剂量治疗4~8周,观察皮肤病变是否变化,可有效地诊断和排除皮肤结核。

(秦开利)

第十二节　非结核分枝杆菌感染

非结核分枝杆菌(NTM)感染由除结核分枝杆菌以外的分枝杆菌引起,又称不典型分枝杆菌。目前已报道的非结核分枝杆菌已达150种,部分感染可引起皮肤损害。近年来,随着艾滋病人数的增加、器官移植的普及、免疫抑制剂的应用,非结核分枝杆菌引起的皮肤感染报道呈上升趋势。

一、病因及流行病学

(一)NTM病原学及传播途径

目前发现与人类疾病相关的NTM有50种以上,致病力与菌种有关,但毒力不如结核分枝杆菌。形态学上NTM都是细长、不活动、需氧的、无孢子的杆状形态。大部分属腐物寄生菌,存在于自然界的水、土壤、未消毒的牛奶、动植物中。由于NTM的生物膜具有疏水性,使其可以在供水系统中持续存活,部分菌属属于条件致病菌。创伤、手术及经常接触受污染的水和土壤可导致NTM感染,尤其是合并有慢性基础疾病或免疫功能低下者。

(二)非结核分枝杆菌的分类

Timple和Runyon根据分枝杆菌生长速度和在光线下或暗处产生色素的能力进行系统分类,至今仍被广泛应用。

1.RunyonⅠ群(光产色菌)

在Lowenstein-Jensen培养基内,37℃曝光24小时培养时,该菌可产生一种黄色色素。此类包括海分枝杆菌、堪萨斯分枝杆菌、猿分枝杆菌。

2.RunyonⅡ群(暗产色菌)

此类分枝杆菌在避光培养时可产生橙黄色色素,这类分枝杆菌中瘰疬分枝杆菌、戈登分枝杆菌是主要病原体。

3.RunyonⅢ群(不产色菌)

此类分枝杆菌不产生色素,这类分枝杆菌包括鸟胞内复合体分枝杆菌(MAC)、嗜血分枝杆菌、鸟分枝杆菌和溃疡分枝杆菌。

4.RunyonⅣ群(快速生长菌)

不产生明显色素、但据其3~5天的快速生长率可供鉴别。其中最重要的病原体为偶发分枝杆菌、龟分枝杆菌、脓肿分枝杆菌。

二、游泳池肉芽肿

游泳池肉芽肿(SPG)是由海分枝杆菌感染导致的皮肤和皮下组织炎症性疾病,占非结核分枝杆菌感染的 50%～80%。本病 1951 年由 Norden 等首先报道,近年来发病率有增加趋势。

(一)病因和发病机制

病原菌为海分枝杆菌,自然栖息地是水,以温热地区的自然池塘、海水中多见,也可见于鱼缸、游泳池等。海分枝杆菌比结核分枝杆菌粗且长,生长条件严格,其最适温度为 22～33 ℃,在 Lowenstein-Jensen 培养基内 30 ℃时生长最理想。海分枝杆菌属于 Runyon 分类中Ⅰ类光产色菌,菌落在培养基上曝光后 24 小时内产生黄色色素。

本病高危人群为渔民、加工海鱼工人、海洋水族馆工作人员和免疫抑制者,也有家庭主妇因被鱼刺刺伤而感染者。

(二)临床表现

本病可发生于各年龄段人群,无性别差异。患者多有感染部位外伤史,并接触过海水、热带鱼等。皮损好发于易受外伤的部位,如肘、膝、手、足、踝、指(趾)、小腿等处。潜伏期约 3 周。在病菌侵入部位发生红褐色小丘疹、小结节或斑块,偶可破溃形成表浅溃疡。皮损常为单发,多数无自觉症状,也可有压痛或叩击痛。皮损一般在几个月至 2～3 年可以自然痊愈,个别病例皮损逐渐扩大至手掌大小,病程持续数年到十几年。免疫力低下者可发生播散性感染。播散时,25%～50%的患者结节有增多,沿淋巴管排列,呈孢子丝菌病样表现,局部淋巴结轻度肿大,很少发热。在播散性感染病例中有广泛的狼疮样损害,发生于躯干和四肢,可有持久性溃疡或脓毒性关节炎,进行性感染可引起广泛骨髓炎。

游泳池肉芽肿的临床表现可归纳为 5 个字:水、手、冷、慢、轻。"水"指鱼水接触史;"手"是指本病多发生于手部等易受外伤的部位;"冷"是指皮疹触诊时皮温不高;"慢"是指病程很长;"轻"是指病情轻、多无全身症状。

(三)组织病理

组织病理学改变与结核性肉芽肿很相似,常出现角化过度和乳头瘤样增生。

1.早期损害

真皮为非特异性炎症性反应,主要是淋巴细胞、中性粒细胞及组织细胞。

2.陈旧皮损

真皮肉芽肿反应,有时可达皮下组织,呈典型的结核性肉芽肿结构,可见上皮样细胞及朗格汉斯巨细胞,但无干酪样坏死。

在抗酸染色的组织切片中,有时可发现较结核杆菌长而粗的抗酸杆菌。

(四)实验室检查

对病原体进行培养鉴定是最好的诊断方法。本菌在 32 ℃培养 7～14 天可见抗酸分枝杆菌生长,在光暴露下产生色素,硝酸还原试验阴性,尿素酶试验阳性。近年来,运用分子生物学的方法从皮损组织中检测病原菌特定基因片段也得到广泛应用。此外结核菌素试验也有一定的阳性率。

(五)诊断和鉴别诊断

根据外伤史、临床皮损、组织病理、抗酸染色和病原体培养进行诊断。

本病最常误诊为孢子丝菌病。孢子丝菌病临床表现与 SPG 相似,但感染源多来自土壤,组织病理 PAS 染色可见 4～6 μm 大小圆形或卵圆形小体,有时可见到星状小体。真菌培养可分离出孢子丝菌,碘化钾或其他抗真菌药有效。本病还应与蜂窝织炎、疣状皮肤结核、组织胞浆菌病、皮肤黑热病等鉴别。

(六)治疗和预防

1.治疗

本病有多种治疗方法,主要为药物治疗。由于海分枝杆菌对各种药物敏感性不同,药敏试验有助于选择药物。米诺环素 100 mg 每天 2 次能治愈大多数患者,多西环素、四环素、复方磺胺甲噁唑也有效。对四环素和磺胺类药物治疗无效的患者,利福平 600 mg/d 和乙胺丁醇 800 mg/d 也可能治愈。还有应用克拉霉素、左氧氟沙星有效的报道。任何治疗都必须至少持续 6 周,治愈可能需要数月。可联合局部热疗、外科切除等。

2.预防

如果皮肤有破损,尽量不要游泳,特别是到野外的湖泊、河流中游泳。海产品经营者等高危人群要注意劳动保护,清洗鱼缸等时要戴橡胶手套,避免皮肤划伤。

三、其他非结核分枝杆菌感染

(一)布鲁里(Buruli)溃疡

布鲁里(Buruli)溃疡为溃疡分枝杆菌引起的慢性隐袭性坏死性皮肤病。通过外伤皮肤接触污染的水、土壤或植物而感染,水中昆虫叮咬也可感染。主要流行于非洲热带雨林。患者多为妇女和儿童。四肢特别是腿部是好发部位。最初表现为单一、坚实、无痛性的皮肤结节,经过数周至数月,病变中心破溃形成溃疡,溃疡向四周和深部扩展,皮肤和皮下脂肪大量坏死,底部表面覆盖黄色坏死物,并有较多的淡黄色液体渗出,溃疡边缘呈潜行性,周围皮肤隆起变硬,色素沉着。溃疡可持续十几年或更长时间。有的患者除了溃疡外,病变部位有明显的水肿,压迫或侵犯神经时可引起疼痛;当病变累及骨骼时,可引起特异性骨髓炎。患者很少有全身症状,但并发其他细菌感染时,可出现发热、畏寒等症状。后期溃疡愈合时,机化的瘢痕组织挛缩,可导致肢体畸形、活动障碍。骨膜受侵及骨质破坏多在首发症状出现 2 个月后,通常 6～9 个月自愈,也可持续数年。早期病理改变是急性真皮和皮下组织坏死,可见抗酸杆菌黏附于真皮胶原纤维上,脂肪可发生坏死、钙化,愈合期可见肉芽肿反应。感染早期可通过外科切除治疗,抗结核药物疗效不佳。有报道局部应用苯妥英钠、40 ℃以上循环水局部热浴疗法有效。

(二)堪萨斯分枝杆菌感染

堪萨斯分枝杆菌属于见光产色的慢速生长的分枝杆菌。其生长的温度范围为 32～42 ℃。在免疫抑制和 HIV 感染晚期可出现本菌的感染。男女比例约 3∶1,老年患者多见。肺、生殖器、泌尿系统、关节、皮肤均可受累。局部皮损与孢子丝菌病类似,有红斑、丘疹、脓疱、结节、红色斑块、脓肿、溃疡等。从局部向周围扩散,引起淋巴结炎和皮下组织感染。组织病理改变结核样肉芽肿,病损中通常可检测出细长、染色不均的抗酸杆菌。感染本菌时应做 HIV 抗体检测。利福平加乙胺丁醇的联合治疗有效。

(三)快生长分枝杆菌感染

几乎所有快速生长分枝杆菌的感染均是由偶发分枝杆菌、龟分枝杆菌和脓肿分枝杆菌所致。快速生长分枝杆菌能引起皮肤软组织、肺部感染,以及冠状动脉搭桥术、隆乳成形术时的并发感染。其引起皮肤感染时,皮损早期常表现为红斑、肿块,晚期可发展为限局性和多发性脓肿。在艾滋病、器官移植等细胞免疫功能低下的患者中,快速生长分枝杆菌也能引起全身播散性感染,且预后较差,生存率<10%。部分喹诺酮类、克拉霉素、阿米卡星、亚胺培南等抗生素对快速生长分枝杆菌感染有一定疗效。

(秦开利)

第七章

真菌性皮肤病

第一节 头 癣

头癣是由皮肤癣菌感染头发和头皮所致的一种疾病。临床上,分为白癣、黑点癣及黄癣,脓癣常继发于白癣或黑点癣。

一、诊断标准

(1)主要见于儿童。
(2)白癣:表现为灰白色鳞屑性斑片,圆形或椭圆形。病变头发距头皮 2～4 mm 处折断,外围白色菌鞘。偶有轻度痒感。
(3)黑点癣:病发露出头皮即折断,其残留端留在毛囊口,呈黑点状。
(4)脓癣:初起为一群集性毛囊性小脓疱,继而损害隆起,变成暗红色浸润性斑块,表面毛囊孔呈蜂窝状。可有轻度疼痛和压痛,愈后常有瘢痕形成,引起永久性脱发。
(5)黄癣:表现为红色斑片,覆黄痂,渐扩大融合,形成大片污秽色痂皮,常伴鼠臭味,病发少有折断而变为枯黄无光泽,病久者可形成大片永久性秃发。
(6)真菌检查:病发真菌直接镜检和/或真菌培养结果为阳性。

二、治疗原则

头癣的治疗应采用综合疗法,口服药物结合外用药物。

(一)系统性治疗

(1)灰黄霉素:各型头癣的首选药物,为非多烯类抑菌性抗真菌药物。成人剂量$0.6\sim0.8$ g/d,分 2 次口服,儿童为$15\sim20$ mg/(kg·d),分 3 次口服,需连续服 3 周。
(2)伊曲康唑:广谱三唑类抗真菌药物。成人剂量为 0.2 g/d,儿童为 $2\sim5$ mg/(kg·d),连服 $4\sim6$ 周。短期应用,不良反应较少见。
(3)特比萘芬:丙酰胺类的抗真菌药物。成人 0.25 g/d;如儿童体重 <20 kg,服用 62.5 mg/d;体重 $20\sim40$ kg 者,剂量 125 mg/d;体重 >40 kg 者,剂量为 250 mg/d,共服药 $4\sim6$ 周。短期服用,不良反应较少见。
(4)脓癣患者除口服抗真菌药物外,急性期可加用小剂量类固醇皮质激素,必要时加用抗生素,切忌切开引流。

(二)局部治疗

(1)患者使用的梳子、帽子、枕套、毛巾等应每天煮沸消毒。
(2)尽可能剪除病发,每1~2周剪发1次。
(3)每晚外用药前,应用硫黄皂或2%酮康唑制剂洗头,连续1~2个月。
(4)每天局部外用5%硫黄软膏、2%碘酊或外用抗真菌药物。

(三)随访

治疗3周后取患处头发进行真菌镜检,此后每10~14天复查1次,连续3次阴性可判愈。服用足量的灰黄霉素、氟康唑或特比萘芬治疗,一般不复发。

在集体单位,应注意勿共用梳子、帽子。理发工具应注意消毒。

(夏树伟)

第二节 体癣与股癣

体癣是指发生在除头皮、掌跖和甲以外体表部位的皮肤癣菌感染;股癣是指臀部、腹股沟、会阴及肛周的皮肤癣菌感染。二者本质上为皮肤癣菌病在不同部位的表现。

一、病因与发病机制

本病主要由各种皮肤癣菌感染引起,以红色毛癣菌最为多见,其他如须癣毛癣菌、疣状毛癣菌、犬小孢子菌等也可引起本病。体股癣可通过直接接触或间接接触传播,也可通过手、足、甲癣的自身接种感染。

皮肤癣菌定植、生长与真菌和机体两方面因素有关,皮肤癣菌在与皮肤角质层接触后,在皮肤表面黏附、定植并穿透角质层细胞,皮肤癣菌继续繁殖形成菌丝,产生和分泌细胞外蛋白酶等炎症介质,进一步影响角质形成细胞的增生。机体提供了有利于皮肤癣菌生长的因素,如机体防御受损、角质层的高水合状态及为皮肤癣菌提供营养的特殊解剖结构;抗皮肤癣菌感染的机制受到破坏,如皮肤屏障功能下降、皮肤的温度、湿度和pH适合真菌生长,正常菌群微环境的改变,角质层的更新障碍,非特异性免疫以及特异性免疫反应的改变等。

二、临床表现

体癣在气候炎热的夏秋季节多发。人群易感因素包括肥胖多汗、糖尿病、慢性消耗性疾病、长期应用糖皮质激素或免疫抑制剂者。体癣和股癣临床特点类似。

(一)体癣

原发损害为针头大小的红色丘疹、丘疱疹或水疱,随后形成有明显鳞屑的红色斑片,境界非常清楚,逐渐向周围等距离扩展蔓延,皮损中心有自愈倾向,边缘由丘疹、丘疱疹和水疱、结痂、鳞屑连成狭窄隆起呈环状或多环状,形状如古铜钱状,故有人称为"铜钱癣"。皮损中央常出现色素沉着。由亲动物性皮肤癣菌(如犬小孢子菌)引起的病灶炎症反应较明显。自觉不同程度的瘙痒,也可因长期搔抓刺激等引起局部湿疹化或苔藓样改变。

(二)股癣

典型皮损好发于腹股沟或臀部。单侧或双侧,有反复发作倾向。基本皮损与体癣相同,发生于腹股沟处的皮损下缘往往较显著,上缘并不清晰,阴囊、阴茎较少受累。由于患处潮湿、透气性差,且易受摩擦,常使皮损炎症明显,瘙痒显著。

如患者使用了外用糖皮质激素或不规范治疗,可使皮损很不典型,称"难辨认癣",很容易误诊,需真菌学检查方可确诊。

三、诊断和鉴别诊断

根据典型的临床表现、皮损处鳞屑直接镜检和/或培养查到菌丝或孢子,可明确诊断。

本病需要与慢性湿疹、慢性单纯性苔藓、玫瑰糠疹等鉴别。

四、预防和治疗

为防止本病发生,应注意卫生清洁,不与患者共用衣物鞋袜、毛巾、浴盆等,穿着透气性良好的内衣;对手、足、甲癣应及早诊断,积极治疗,减少自身传染的可能性;尽量不接触患病的宠物和牲畜。

本病治疗以外用药物为主,皮损泛发、皮损较严重者以及外用药疗效不佳者应考虑系统给予内服抗真菌药物治疗。

(一)外用药物治疗

有多种抗真菌外用药物供选择,如唑类、丙烯胺类、吗啉类、环吡酮类等。应坚持用药2周以上或皮损消退后继续用药1~2周,以防止复发。应注意剂型的合理选择,需特别注意皮损的炎症较重或特殊部位的感染,防止产生刺激反应,加重病情。婴幼儿股癣患者应选择作用温和、刺激性小、浓度较低的外用药,并保持局部清洁干燥。

(二)内服药物治疗

对顽固性的泛发型体癣可选用系统抗真菌药物治疗,如伊曲康唑(200 mg/d,餐后即服,疗程1~2周)或特比萘芬(250 mg/d 口服,疗程2周),与外用药物联合使用可增加疗效,缩短病程。

(夏树伟)

第三节 手癣与足癣

手癣俗称"鹅掌风",是由于真菌感染手部皮肤所致的疾病,大多数为皮肤癣菌所致,发病部位以指间、手掌侧皮肤为主,发生于手背部则诊断为体癣;足癣俗称"脚气",是由于真菌感染足部所致,主要累及足趾间、足跖、足跟、足侧缘的皮肤。

一、病因与发病机制

手足癣的病原菌主要有红色毛癣菌、须癣毛癣菌、絮状表皮癣菌、石膏样小孢子菌和断发毛癣菌(儿童)等,其中红色毛癣菌最为多见,占50%~90%。患病个体往往较其他人有易感性。

手足癣是全球性多发病、常见病,在我国发病率较高,其中部分手癣是由足癣传染而致。手足癣的流行情况有以下特点。

(1)以中青年为主,可能与劳动量大、活动多、出汗多,手足长期处于多汗潮湿环境、利于真菌生长繁殖状态有关。

(2)体力劳动者的构成比高,可能与长期从事体力劳动,多汗潮湿或长期从事水湿作业等因素有关。近些年来,由于系统广谱抗生素、外用糖皮质激素制剂、针对皮肤癣菌敏感的抗真菌药物使用增加,以及糖尿病、肿瘤以及免疫缺陷类疾病患者数量的增加,都导致了白念珠菌以及其他念珠菌感染数量的上升。手足癣病原菌的流行分布与地区差异有关。

二、临床表现

手足癣(尤其是足癣)在浅部真菌病中最为常见,分布广泛,在我国南方地区较北方地区多发。夏季气候炎热、潮湿、易出汗有利于真菌繁殖有关,故夏季发病率升高;或夏季较重,冬季减轻。手足癣多见于成年人,两性患病率无差别。皮损多由一侧传播至对侧。手癣常见于单侧,而足癣多累及双侧。根据临床表现与特点的不同,手足癣可分为三种类型。

(一)浸渍糜烂型

浸渍糜烂型又称间擦型。主要由红色毛癣菌、须癣毛癣菌、絮状表皮癣菌引起,第4~5和3~4指(趾)间多发,也可累及跖屈侧。多见于手足多汗、长期浸水或长期穿胶鞋者,夏季多发。临床特征为皮损处瘙痒、异臭味,指(趾)间皮肤湿润浸渍松软,可见渗液,去除浸渍发白的角质层可见其下潮红糜烂面,表面可出现裂隙。患者自觉瘙痒感显著,可合并细菌感染,导致淋巴管炎、蜂窝织炎和丹毒,表现为足部红肿、热、痛,可引发癣菌疹。

(二)水疱鳞屑型

此型多由须癣毛癣菌感染引起,病程呈慢性轻症基础上的亚急性过程。好发于指(趾)间、掌心、足跖及足侧缘。发病初期为散在或群集的针尖大小的深在性水疱,壁厚,紧张发亮,不易破溃,部分水疱可融合成多房性大疱,去除疱壁可露出蜂窝状鲜红糜烂面。水疱数天后可干涸,出现领圈状脱屑,皮损可持续向周围蔓延,形成界限清晰的鳞屑性斑。瘙痒显著。

(三)角化过度型

角化过度型又称角化增生型,病原菌以红色毛癣菌为主,少数为絮状表皮癣菌。临床上以糠状鳞屑、伴有角化过度为主要特点,常伴发甲癣。皮损多累及掌跖部及足跟、足侧缘。皮损处皮肤呈明显粗糙、角质增厚、干燥、脱屑,冬季皮损处易发生皲裂、出血,疼痛,皮损还可向足背蔓延。病程呈慢性经过。自觉症状轻微。

手足癣治疗不彻底,可表现为慢性经过或长期迁延不愈。

足癣多累及双侧,手癣则常单侧发病,如患者手足均被累及,可见到所谓"两足一手"现象,又被称为"两足一手综合征",有提示癣病诊断的意义,且此型多由红色毛癣菌所致,现已证明两足一手综合征的手部感染几乎均由搔抓病足所致。相比之下,两足两手感染现象相对少见。故该现象可能与习惯性用同一只手搔抓患足,手部暴露于通风、干燥的环境等因素有关,有学者认为两足一手综合征有较强的家族聚集和遗传易感倾向。

足癣(尤其趾间浸渍糜烂型),如不及时治疗,易继发细菌感染,主要为金黄色葡萄球菌、溶血性链球菌等,出现脓疱、溃疡、脓性渗液,并继发丹毒、急性淋巴管炎、淋巴结炎和蜂窝织炎,炎症反应明显时还可引发局部湿疹样改变和癣菌疹。

三、诊断和鉴别诊断

根据典型临床表现,结合真菌镜检及培养结果不难作出诊断。

临床上需与湿疹、汗疱疹、掌跖脓疱病、掌跖角化症、接触性皮炎等鉴别。真菌直接镜检是确诊的主要手段。

四、预防和治疗

手足癣的治疗应注意要及时、彻底、消灭传染源;注意个人卫生,穿透气性良好的鞋袜,保持足部干燥清洁;不共用鞋袜、浴盆、脚盆等生活用品;日常生活中应避免刺激性物质对手足部皮肤的损伤;伴甲真菌病者应同时治疗,以免互相感染。

以外用药物治疗为主,治愈的关键在于坚持用药,疗程一般需要2~4周,如不长期规范用药,极易复发;角化过度型手足癣或单用外用药疗效不佳者应考虑系统用药。

(一)外用药物治疗

目前主要为唑类和丙烯胺类,根据不同临床类型和外用药的使用原则,选择不同的处理方法,急性损害如浸渍糜烂型或伴有水疱时,给予3%硼酸溶液、0.1%利凡诺尔等湿敷,渗出减少消退后再给予粉剂(如枯矾粉、咪康唑粉等)、抗真菌制剂。应选择刺激性小的抗真菌制剂或药物,切忌使用刺激性强的药物。角化过度型无皲裂时可使用角质剥脱剂,如水杨酸、间苯二酚等。

(二)以下情况可考虑应用系统抗真菌药物

某些类型如角化增厚型外用药物疗效欠佳者;浸渍糜烂严重,使用外用药物易引发细菌感染者;对外用药物依从性差,反复发作者;无禁忌证,可给予伊曲康唑(200 mg/d,餐后即服,疗程1~2周)或特比萘芬(250 mg/d 口服,疗程2~4周)。足癣继发细菌感染时应联合应用抗生素,同时可局部用1:5 000高锰酸钾溶液或0.1%利凡诺尔湿敷;引发癣菌疹时,应在积极治疗原发病灶的同时给予抗过敏治疗。

(夏树伟)

第四节 甲真菌病

由皮肤癣菌、酵母菌及霉菌引起的甲板或甲下组织的真菌感染统称为甲真菌病,而甲癣特指由皮肤癣菌感染甲板和甲下所引起的疾病。

一、病因与发病机制

致病菌主要包括皮肤癣菌、酵母菌和某些霉菌。常继发于手足癣或外伤后,皮肤癣菌中红色毛癣菌是最常见的致病菌,约占甲真菌病的80%,其次为须癣毛癣菌、犬小孢子菌和絮状表皮菌,少数由断发毛癣菌或紫色毛癣菌感染引起。酵母菌以白念珠菌为主,其他如近平滑念珠菌、热带念珠菌等。其他霉菌主要包括短帚霉、霉菌包括柱顶孢霉、曲霉、镰刀菌、马拉色菌等。2种或2种以上的致病真菌可引起同一甲混合感染。

甲真菌病的流行与以下因素有关。

（一）性别

男女发病均以红色毛癣菌为主要致病菌，红色毛癣菌在男性中的构成比高于女性，而女性中，以白念珠菌为主的念珠菌感染所占构成比则高于男性，女性中混合感染逐渐增加，与家务劳动环境潮湿、复杂有关。

（二）年龄

过去以中青年为主，近年来老年人感染率逐渐增加，老年人因年龄的增长，诱发甲真菌病的因素如糖尿病、免疫力降低等疾病的比例增高，甲真菌感染概率增大。

（三）职业种类

工人、农民患病率较高，其次是餐饮人员、医疗人员及家庭主妇等。甲真菌病多由手足癣直接传染，与局部血液或淋巴液回流障碍、甲外伤或其他甲病等因素也有关。

二、临床表现

皮肤癣菌病患者中约30%有甲真菌病，手足癣患者中约50%伴有甲真菌病，发病率随年龄增长而逐渐升高。根据不同的感染部位及临床特点，将甲真菌病分为以下几种类型。

（一）远端侧位甲下型（DLSO）

远端侧位甲下型（DLSO）是最常见的一型，致病菌先侵入远端甲下甲床，出现大小不等的片状白斑，逐渐变为灰黄色，再由此侵及甲下、甲板，破坏甲角质，甲板表面凹凸不平或破损，有时可出现甲板与甲床的分离，可见甲下角质碎屑堆积，甲床增厚，多由手足癣蔓延而来，常为单侧甲先受累，随后可累及其他甲。

（二）近端甲下型（PSO）

致病菌多由甲板近端进入甲床。多发于手指，可合并甲沟炎，此型多由念珠菌，尤其是白念珠菌感染所致，也可检出皮肤癣菌。表现为甲半月和甲根部增厚、粗糙、白斑，凹凸不平或破损，呈营养不良样甲外观。有系统疾病及免疫功能异常者常见。

（三）白色浅表型（SWO）

白色浅表型（SWO）主要由须癣毛癣菌和枝孢霉等引起。病甲表现为大小不等片状白色斑，境界清楚，表面平滑，日后可色泽变黄，质地松脆易破裂，表面失去光泽或凹凸不平。

（四）甲板内型（EO）

真菌侵犯甲板全层，但不再向下发展，病甲表面呈浅黄或白色，高低不平但不缺失，此型罕见，主要由苏丹毛癣菌引起的。

（五）全甲损毁型（TDO）

此型是各型甲真菌病发展的最终结局，是最严重的一型。真菌侵入整个甲板，甲结构完全丧失，全甲残缺不全，甲下残留角化堆积物，呈甲黄、灰褐色，可出现甲分离及甲板部分或全部脱落。此型多见于年长者或具易感因素者。

甲真菌病初期可无明显症状，慢性迁延可引起全甲毁损、增厚，影响手指精细活动，穿鞋挤压可引起疼痛，还可继发甲沟炎，引起红肿热痛等感染症状。

三、诊断和鉴别诊断

根据临床上典型的指（趾）甲变灰黄色、增厚、破损等表现，结合真菌检查，如镜下观察到典型的孢子或菌丝，或培养阳性，可做出诊断。

本病需与银屑病甲改变、甲营养不良、慢性湿疹、扁平苔藓、甲下疣、甲下肿瘤等相鉴别。

四、治疗

由于甲板坚硬，药物较难渗透，且甲生长缓慢，故用药的关键在于合理选择和坚持用药。

(一)外用药物治疗

单独外用抗真菌药物治疗适用于远端侧位甲下型及白色浅表型。可先对病甲进行处理，尽量去除病甲，外用药物包括抗真菌制剂、角质剥脱剂、防腐剂等。目前疗效比较肯定的有8％环吡酮、5％阿莫罗芬和3％～5％碘酊、28％的噻康唑溶液，外用药物每天2次，疗程较长，指甲3～6个月，足甲6～12个月，直至新甲生成为止；对局限型甲真菌病也可外用30％冰醋酸或3％～5％的碘酊，每天2次。

(二)系统药物治疗

通过口服抗真菌药物治疗，与外用药物联合应用可提高疗效。

1. 间歇冲击疗法

一般为伊曲康唑早晚2次口服，每次200 mg，连服1周后停药3周，下月重新开始新的疗程，通常每月复诊1次，行真菌镜检及肝肾功能检查。指甲真菌病需2～3个疗程，而趾甲受累则需3～6个疗程。

2. 连续疗法

连续用药，伊曲康唑每天1次，每次200 mg；特比萘芬每天1次，每次0.25 g，指甲受累疗程一般为6～8周，趾甲受累疗程一般为12～16周，最长可6个月；年轻患者因甲生长正常而能缩短疗程，在真菌学治愈和停药后2～3个月，病甲会继续好转直至甲板外观完全正常，因药物在甲板内可以继续存留一段时间。

治疗时应采取个体化的治疗方案。

(夏树伟)

第五节　癣　菌　疹

癣菌疹是皮肤癣菌感染灶出现明显炎症时，远隔病灶部位皮肤发生的多形性炎性皮损，是机体对真菌或真菌代谢产物的一种变态反应。

一、病因和发病机制

癣菌疹是因原发真菌感染灶释放出真菌抗原进入血液循环，引发远离原发病灶处的皮肤出现变态反应。在抗真菌治疗前后均可发生癣菌疹，与原发癣病局部的炎症反应程度相关，局部炎症反应越重越可能发生。亲动物性或亲土壤性皮肤癣菌(须癣毛癣菌、犬小孢子菌、石膏样小孢子菌等)比亲人性皮肤癣菌(红色毛癣菌)更易诱发癣菌疹。

二、临床表现

皮损按变态反应的程度分为3型。

(一)急性播散型

主要分布在躯干,呈针尖大的红色丘疹或苔藓样丘疹,常形成环状鳞屑性斑片,在原发损害部位可出现小水疱,此型多见于头癣及体癣患者,可伴有发热、全身淋巴结肿大、脾大及白细胞增多。

(二)湿疹样型

主要见于足癣患者,最常见汗疱疹样皮疹,对称性地在手掌、指侧等处出现集簇样小水疱,疱液清亮,周围无红晕,剧痒,有时甚至有压痛,数天后水疱干涸形成点状脱屑,局部查不到真菌。

(三)其他类型

包括毛囊炎、脓疱疮、结节性红斑、多形红斑、离心性环状红斑、疱疹样皮炎、玫瑰糠疹、丹毒样及荨麻疹样损害,且不只局限于手掌及指侧。

三、诊断和鉴别诊断

根据患者有炎症剧烈的原发真菌病灶、较典型的临床表现,可以确诊。必要时可行癣菌素皮试,急性期呈阳性反应。应与药疹、汗疱疹、结节性红斑、离心性环状红斑、丹毒、荨麻疹等鉴别。

四、治疗

积极治疗原发病灶。在癣菌疹反应剧烈时,则应先用较温和的治疗方法,局部湿敷或用炉甘石洗剂外涂。可用抗真菌药物如特比萘芬、伊曲康唑、灰黄霉素等内服。同时内服抗组胺类药物及抗炎药。癣菌疹皮损处可外用糖皮质激素软膏。如有发热、厌食、全身浅表淋巴结肿大等全身反应时,还可适当系统使用糖皮质激素。

(夏树伟)

第六节 花斑糠疹

花斑糠疹俗称汗斑,是由马拉色菌所致的皮肤浅表角质层的慢性感染。

一、病因和发病机制

马拉色菌为嗜脂酵母菌,是正常皮肤表面的常驻菌,属条件致病菌,迄今已分为14个种,其中球形马拉色菌、限制马拉色菌和合轴马拉色菌在皮损的检出率分别为95.8%、91.7%和50%;与正常皮肤比较,皮损处此3个菌种的载量分别高出正常皮肤表面的3.8、2.5和3.2倍。本病具有遗传易感性,由宿主和环境因素综合作用而发病。

二、临床表现

多见于青壮年男性。自觉症状不明显,可有轻度瘙痒。主要发生于躯干上部等皮脂分泌旺盛处,可延及颈和上肢近端,较少累及面部和头皮。皮损为褐色、淡褐色、淡红色、淡黄色或白色斑,表面有细微鳞屑;初以毛孔为中心,为雨滴状,以后逐渐扩大,互相融合成大片斑片,界限清楚。皮损颜色和患者的肤色、日晒情况有关,浅肤色人群及日晒多的患者皮损多呈深色,深肤色人群及日晒少的患者皮损多呈浅色。儿童特别是婴儿好发于前额,常为色素减退斑。

三、诊断和鉴别诊断

根据好发部位和皮疹特点可诊断。真菌学检查见弯曲或弧形短菌丝和成群圆形厚壁孢子,具有特征性。Wood 灯下皮损显示浅黄色或淡棕色荧光。应与白癜风、单纯糠疹、贫血痣、玫瑰糠疹等鉴别。

四、治疗

本病治愈后常易复发。治疗以局部外用疗法为主,皮损广泛者可加用内服药物。

(一)外用疗法

常用1%萘替芬、0.25%酮康唑乳膏、2%酮康唑洗剂、咪唑类洗剂及霜剂、2.5%硫化硒,疗程4～6周。病情控制后定期用2%酮康唑洗剂可预防复发。

(二)系统疗法

对皮损面积大、外用药物疗效不佳者,应酌情口服抗真菌药物,可选用:①伊曲康唑 200 mg,每天 1～2 次,1 周或 2 周;②氟康唑 400 mg,单剂服用;③酮康唑 200 mg,每天 1 次,10 天,或 400 mg 半个月服 1 次,连服 2 次。因可能发生的不良反应一般不作为首选。口服特比萘芬及灰黄霉素无效。

(夏树伟)

第七节　马拉色菌毛囊炎

马拉色菌毛囊炎是由马拉色菌(主要是球形马拉色菌)引起的毛囊炎性皮肤病。

一、病因和发病机制

病原菌与花斑糠疹相同,本病好发于皮脂腺丰富部位。皮脂腺开口于毛囊,其分泌的脂质有利于嗜脂性马拉色菌在毛囊的微环境生长,在高温、潮湿等因素影响下,马拉色菌在毛囊内大量繁殖。由该菌分泌的脂酶分解脂质,产生非酯化脂肪酸刺激毛囊及其周围组织引起炎症反应。

二、临床表现

本病多见于青年人,多汗症、油性皮肤者多发。好发于背上部、胸前、肩、颈等皮脂腺丰富的部位。皮损为散在分布的毛囊性半球状红色丘疹,直径 2～6 mm,表面有光泽,周边有红晕,间或有脓疱。部分患者有瘙痒症状,系统应用糖皮质激素或广谱抗生素者易患本病,皮损常成批出现。面部易伴发痤疮样损害。

三、诊断和鉴别诊断

根据躯干成批出现的典型毛囊炎性丘疹,结合真菌学检查(挤出毛囊内角栓直接镜检查见球形带芽颈的酵母样孢子)即可诊断。需与寻常痤疮、细菌性毛囊炎、皮肤念珠菌病等鉴别。

四、治疗

去除诱发因素,可外用2%酮康唑香波洗澡后,涂1%萘替芬、0.25%酮康唑乳膏及唑类霜剂或软膏,至少4周。可同时外用维A酸制剂(0.1%维A酸软膏)改善毛囊角化。如炎症较重皮损广泛者应给予口服药物,伊曲康唑200~400 mg/d连服14~21天。不宜内服药物者或难治者可试用光动力治疗。本病易复发,可在痊愈后每月口服1次伊曲康唑及常外用酮康唑香波洗澡预防。

(夏树伟)

第八节 孢子丝菌病

一、病因及发病机制

孢子丝菌病是由申克孢子丝菌所致的皮肤、皮下组织及其邻近淋巴系统的慢性感染,该病发病常与皮肤外伤有关。

二、临床表现

损害常位于四肢和头面部等暴露部位,自觉症状轻微。典型损害为皮下结节或暗红色浸润性斑块,与皮肤轻度粘连,表面轻度疣状增生,破溃后可有脓性分泌物排出。常见皮下结节沿淋巴管排列的皮肤淋巴管型,固定型较为少见,播散型更少见。

三、实验室检查

脓液和组织的真菌培养有申克孢子丝菌生长,组织病理学表现为化脓性肉芽肿并可发现星状体和孢子。

四、诊断及鉴别诊断

根据外伤史及皮损典型特点和部位,结合真菌学和组织病理学特点即可确诊。应与皮肤结核和皮肤着色芽生菌病相鉴别。

五、治疗

碘化钾口服,10%碘化钾每次10~20 mL,每天3次,连续3~6个月,皮疹消退后维持1~2个月。如对碘化钾过敏,可采用伊曲康唑或特比萘芬口服治疗。

(夏树伟)

第九节　着色芽生菌病

一、病因及发病机制

着色芽生菌病是指由一组暗色真菌所致的皮肤和皮下组织的感染。其发病与外伤有关。近年来,着色真菌感染的发病率有逐渐上升趋势。致病菌主要包括卡氏枝孢霉、裴氏着色霉、紧密着色霉、疣状瓶霉等。

二、临床表现

本病好发于四肢暴露部位,可有局部外伤史。典型损害呈疣状或菜花状境界清楚之斑块或结节,中心往往消退,形成瘢痕,周围继续进展,可形成散在的卫星状损害。在疣状增生的表面可见到黑色点状血痂,内含较多经过表皮排除的菌体成分,有助于诊断。陈旧损害由于纤维组织增生、瘢痕形成导致淋巴回流障碍,严重时累及整个肢体形成象皮肿。本病自觉症状轻微,可有微痒感,继发细菌感染可发生疼痛。本病慢性病程。

三、实验室检查

在皮损分泌物或活检组织中可以发现暗色分隔厚壁的硬壳小体;真菌培养有致病性暗色真菌生长。

四、诊断及鉴别诊断

根据本病典型的临床表现并结合实验室检查容易确诊;发生于四肢远端的慢性疣状增生性斑块和结节,可伴有脓肿和溃疡,应与暗色丝孢霉病、疣状皮肤结核、孢子丝菌病、梅毒、鳞状细胞癌等疾病鉴别,主要依靠真菌直接镜检、培养及组织病理学的检查结果,发现纵横分隔的硬壳小体对诊断有决定作用。

五、治疗

(一)外科治疗

外科治疗主要是局部切除,适用于早期孤立性的损害。

(二)物理疗法

温热疗法根据致病菌不耐高温的特点行局部加热疗法,以抑制其生长繁殖,常用蜡疗、电热、红外线等,也可用热水直接浸泡。其他物理疗法如冷冻、激光、X线照射、电烧灼等方法均可应用于小面积的皮损。

(三)化学疗法

局部抗真菌制剂,还可外用高浓度的冰醋酸溶液;系统用药可应用氟胞嘧啶(5-FC)、酮康唑、伊曲康唑、氟康唑、两性霉素B、碘化钾10%溶液等。

(夏树伟)

第十节 足菌肿

足菌肿又称为马杜拉足或马杜拉菌病,是由真菌(可以是真菌或皮肤癣菌)、放线菌及细菌等引起的慢性肉芽肿性感染,临床表现相似,但后者要用抗生素而非抗真菌药物治疗,这里主要介绍真菌性足菌肿。

一、诊断

(1)多见于中年人,好发于四肢暴露部位,以足部多见,常有外伤史。

(2)皮损开始为暗红色丘疹、结节、脓疱,逐渐融合成肿块和多发性的脓肿,与皮肤粘连,表面呈暗红色,脓肿破溃后可形成瘘管,陈旧的皮损形成瘢痕,新的皮损不断产生,终年不愈,久之结节、肿块、瘘管及瘢痕可同时布满,皮肤高低不平,在流出物中混有颜色不同的颗粒。

(3)在脓液或组织中可查到颗粒并镜检颗粒的结构可诊断。标本取自瘘管深层引流的脓液,或刮取病灶内组织及活检材料,可见颗粒为圆形或不规则的团块,其颜色可呈白、黄、棕、红、黑等不同;颗粒直接镜检,革兰染色可见颗粒内纤细分支、革兰阳性。培养可确定致病菌菌种。

(4)病理主要表现为化脓性肉芽肿,颗粒位于脓肿的中央,颗粒内可见纤细的菌丝,周围可见大量的炎性细胞、上皮细胞、巨噬细胞和多核巨细胞浸润,绕以致密的纤维组织及毛细血管。

二、鉴别诊断

(一)皮肤结核、肿瘤

皮肤结核多发生于面颈部,病灶内可查到抗酸结核分枝杆菌,皮肤肿瘤病理可见恶性细胞。

(二)孢子丝菌病

手背、上肢及面部多见,为沿淋巴管分布的皮下结节,组织真菌培养可见透亮纤细菌丝及梅花状的孢子。

(三)着色真菌病

多见于下肢,为疣状增生结节、斑块,分泌物或组织病理可见棕色、有横膈的硬壳孢子。

三、治疗

(1)尽量避免外伤和接触腐物,有外伤时要及时对症治疗。

(2)皮损小时可手术切除并同时辅以药物治疗。

(3)放线菌性足菌肿要用多种抗生素联合治疗,治愈率较高。

(4)真菌性足菌肿需用系统性抗真菌药物。

酮康唑:300~400 mg/d,连用8个月。

伊曲康唑:200~400 mg/d,逐渐减量,连续用药1年以上。

两性霉素B:对顽固病例为最有效的药物,疗程要足够长,还可在皮损局部进行局封注射治疗。

(夏树伟)

第八章

动物性皮肤病

第一节 利什曼病

利什曼病是由利什曼原虫引起的人畜共患病,人类感染利什曼原虫可引起皮肤利什曼病、黏膜皮肤利什曼病和内脏利什曼病等一组疾病。

一、病因和发病机制

利什曼病是由利什曼原虫引起。利什曼原虫是细胞内寄生原虫,属于鞭毛虫纲,动基体目,锥虫科。利什曼原虫有两种形态,即无鞭毛体和前鞭毛体两个时期。其中皮肤利什曼病的病原体主要是热带利什曼原虫、硕大利什曼原虫和墨西哥利什曼原虫等,热带利什曼原虫引起的皮肤利什曼病又称东方疖;黏膜皮肤利什曼病的病原体是巴西利什曼原虫,不侵犯内脏,只侵犯皮肤和黏膜;内脏利什曼病的病原体主要是杜氏利什曼原虫;既可以侵犯内脏引起内脏利什曼,同时又可以侵犯皮肤黏膜,引起皮肤利什曼病。传播途径为节肢动物媒介白蛉的叮咬,传染源主要为患者、带虫者及病犬。

二、临床表现

(一)皮肤利什曼病

皮肤利什曼病多发生于暴露部位,易被白蛉叮咬处。临床上皮肤利什曼病可以分为局限型和弥漫型。皮肤利什曼病的主要表现为红斑或斑块、结节、色素减退斑或浅色斑、溃疡。

1.红斑或斑块

常先发生于面部,后波及躯干和四肢。初为淡红色斑片,之后变为棕黄色或黄红色斑片或斑块,稍有浸润。

2.结节

常对称成群分布于头、面、躯干、阴囊、鼻腔、口、舌、唇缘、咽喉、食道黏膜、直肠黏膜。一般黄豆大至核桃大,淡红色至紫红色,以后可变成棕红色。呈半球状隆起,表面光滑柔软或带有弹性,不化脓不破溃,常常密集融合成大的斑块,类似瘤型麻风的狮面。结节内刮取组织液,能查到利什曼原虫。

3.色素减退斑或浅色斑

为大小不等形状不规则的较正常皮肤颜色稍有减退的斑片,可融合,主要分布于面、颈、前臂伸侧或大腿内侧。

4.溃疡

这一型损害见于东方疖。在感染后2个月或1~2年,在面、颈、上肢等暴露部位出现一个硬币疹,数月后发展成结节,再经数月发展成数厘米大的浅溃疡,经半年至1年可自愈,留下瘢痕。

(二)黏膜皮肤利什曼病

也称为美洲利什曼病,最常见于腿部,依次为足、前臂、头皮、臀部、肛周、肘、躯干及鼻黏膜。初发感染是在白蛉叮咬部位发生小结节,奇痒,溃破后形成浅表溃疡,边界清楚。溃疡多在6个月内愈合。鼻黏膜受累表现为黏膜充血,发生息肉和突起,导致鼻塞、鼻腔通气不畅,重者破溃,破坏鼻中隔和鼻旁窦。后期鼻梁塌陷,鼻部变形外观似鹦鹉嘴、骆驼鼻。

(三)内脏利什曼病

内脏利什曼病又称黑热病,潜伏期一般3~8个月。最早的损害是在白蛉叮咬部位出现淡褐色丘疹或结节。单核-吞噬细胞系统首先受累,肝、脾、淋巴结均受累。晚期皮肤发生斑片状色素沉着,以额、颊、口周及腹中部最明显,皮肤变黑又伴发热,故名黑热病。

黑热病起病缓慢。全身症状包括间歇性寒战、发热,体温39~40℃,肝、脾、淋巴结明显肿大,粒细胞缺乏、贫血和血小板减少,临床表现为鼻和牙龈出血、紫癜、虚弱,患者食欲下降、消瘦、体重减轻。

三、组织病理

真皮内弥漫性淋巴细胞、中性粒细胞、浆细胞、组织细胞、多核巨细胞浸润。部分区域形成小脓肿,坏死。组织细胞可形成结核样肉芽肿。在组织细胞内可见利什曼原虫,无被膜,含有一个核和一个副核。

四、诊断和鉴别诊断

根据病史、流行区域、皮肤黏膜及内脏损害特点,依据组织液涂片或皮肤组织病理,查到利什曼原虫即可确诊。该病需与麻风病、皮肤结核、结节性梅毒疹、结节病、蕈样肉芽肿、鳞状细胞癌鉴别。

五、治疗和预防

(一)治疗

(1)葡萄糖酸锑钠(又名斯锑黑克)疗法,每次6 mL或600 mg,肌内或静脉注射,每天1次,10次为1个疗程,休息10天后再给第2或第3个疗程。

(2)若对锑剂治疗有严重反应或无效,可使用喷他脒治疗,剂量为4 mg/(kg·d),用蒸馏水配成4%~10%溶液,肌内注射或加入25%葡萄糖液中静脉注射,每天1次,15~20天为1个疗程。伊曲康唑对利什曼病也有效,100~200 mg,每天2次,常需数周。

(3)小面积皮损可采用冷冻或激光烧灼疗法,也可行手术切除。

(二)预防

本病预防在于治疗患者,消灭白蛉,杀死动物宿主。

(罗雪姣)

第二节 幼虫移行症

幼虫移行症又称蠕蚴移行症、匐行疹，是指一些蠕虫幼虫侵入非正常宿主后，不能发育为成虫，但可存活、移行引起局部或全身性病变。

一、病因及发病机制

本病呈世界性分布，赤脚在沙堆里玩耍的儿童、海滩行走者、木匠或管道工人以及园丁容易患病。根据幼虫侵犯部位不同，可分为皮肤幼虫移行症、内脏幼虫移行症及混合型。皮肤幼虫移行症常由寄生于猫或犬的钩虫如巴西钩口线虫和犬钩虫等引起，主要表现为皮肤损害——匐行疹；内脏幼虫移行症常常是由犬弓首线虫、猪蛔虫、肝毛细线虫和斯氏狸殖吸虫等引起，主要表现为内脏器官损害。本节以介绍皮肤幼虫移行症为主。

二、临床表现

(一) 皮肤幼虫移行症

皮肤幼虫移行症又名匐行疹，热带及亚热带地区多见，最常受累的部位为足、臀部，生殖器以及手。发病特点是幼虫钻入皮肤局部出现红色丘疹、丘疱疹，但有时幼虫可在局部静止数天甚至数月才开始移行。间断性刺痛，在皮肤表面形成不规则的、红色、线状、高于皮肤的匐行线状损害，在皮肤移行时引起剧烈的皮肤瘙痒，搔抓可引起湿疹化，抓破后可继发细菌性感染。巴西钩口线虫和犬钩虫可引起典型的匐行疹。而禽类血吸虫则引起游走性皮下结节或包块，可合并毛囊炎。本病有自限性，持续数周至数月以上，幼虫死亡，皮损自愈。

幼虫也可在肺部移行，表现为肺部暂时性、游走性斑状浸润，血中嗜酸性粒细胞高达50%，痰中嗜酸性粒细胞高达90%。

(二) 内脏幼虫移行症

共同病理特征是虫体移行部位形成嗜酸性粒细胞性肉芽肿或嗜酸性粒细胞性脓肿，有时可在局部找到幼虫或童虫。临床表现随虫种及侵犯部位不同而异。

(三) 混合型

表现可两者兼有。

三、诊断要点

可根据相应症状、体征和实验室检查进行诊断。一般有末梢血液中嗜酸性粒细胞数明显增高，白细胞计数也增多，血沉加快，可见高球蛋白血症。同时血清免疫试验对诊断有重要价值，有些病例需要做活体组织检查确定诊断及病原体。

四、治疗

一般应根据病因进行病原学治疗。病原不能肯定时可用广谱驱虫剂如阿苯达唑或吡喹酮进行试验治疗。皮损处用液氮冷冻。

（一）局部冷冻

最为简单，选择匐行疹的先端（幼虫常在此处），用棉签蘸取液氮冷冻，将皮损内幼虫冻死。

（二）手术治疗

选择匐行疹的先端，局部麻醉后沿先端切除皮损，做病理检查，可发现幼虫虫体断面。

（三）外用药物

局部用10％噻苯哒唑悬液或软膏，每天4次，一般在3天内止痒，1周内移行停止。

（四）内服药物

对同时有肺部幼虫移行者更适用。内服噻苯哒唑 50 mg/(kg·d)，分2～3次口服，疗程5天，休息2周后可重复1个疗程。也可内服阿苯达唑每次200 mg，每天2次，连服3天。一般在1周内有效，症状缓解和红斑停止移行。

（罗雪姣）

第三节 虫咬皮炎

虫咬皮炎又称丘疹性荨麻疹，是指昆虫叮咬人类皮肤而引起的炎性皮肤病，主要发生在婴幼儿及儿童的鲜红色风团样丘疹性皮肤病。

一、病因和发病机制

大多数病例的发生与昆虫叮咬有关，常见的如跳蚤、虱子、螨、蚊、臭虫、蠓虫等叮咬后发生的一种变态反应。以春、夏、秋季多见，由于昆虫种类的不同和机体反应性的差异，可引起叮咬处不同的皮肤反应。昆虫叮咬时注入皮肤的唾液可能是致敏原。多次叮咬可产生耐受而出现脱敏现象。故本病可随着年龄的增长而逐渐减轻。

二、临床表现

本病常见于婴幼儿及儿童，也可见于成人。以夏、秋季节最多见。好发于腰、臀部和四肢伸面。基本损害为纺锤形鲜红色风团样损害，皮损的长轴多与皮纹平行，其中央常有小水疱，有的出现伪足。常成批发生，数目不定，多群集或条纹状分布，较少融合，红斑和水肿常在短期内消退，留有坚实性丘疹。有的在水肿性红斑的基础上很快出现大疱，张力高，呈半球形，周围无红晕。此种皮损多见于婴幼儿，剧痒。经搔抓后表皮剥脱或水疱抓破形成结痂。皮疹逐渐消退，留有短暂浅褐色色素沉着。病程一般7～10天，可因继发感染而病程迁延。常常新旧皮损同时存在。

三、诊断和鉴别诊断

根据发生于儿童腰、臀和四肢的纺锤形风团样丘疹，伴有剧烈的瘙痒，且多无全身症状，诊断不难。

本病有时应与水痘相鉴别。后者多在发疹前有发热等全身症状，有流行性。皮疹散在分布，为红斑、丘疹及小水疱，而以小水疱为主，周围有红晕，数目一般较多，损害较小，散发于头面部、躯干及四肢,常常累及黏膜。轻微痒感。皮损数天至1周后干燥结痂自愈。

四、治疗和预防

(一)治疗

以对症和抗过敏治疗为主,可给予服用抗组胺制剂、维生素C等,局部外用止痒洗剂,也可使用糖皮质激素霜剂。若有继发感染时可外用含有抗菌药物的止痒洗剂,必要时口服抗生素。

(二)预防

保持卫生,杀灭害虫、注意防蚊虫叮咬,排除致敏性食物等。

(罗雪姣)

第四节 螨虫皮炎

螨虫皮炎是恙螨成虫自寄生的啮齿类小动物爬行至人体,叮咬皮肤后引起皮炎。病情视人类对虫害敏感程度而有轻重之分。

一、病因及发病机制

恙螨为本病的病因,共有3 000种,我国已发现350种,幼虫1 mm小成虫1 cm以上,肉眼可见,幼虫寄生于脊椎动物如啮类小鼠体表,吸血1次后即返回土壤发育成稚虫,后为成虫,并不再营寄生生活,均以昆虫卵为食,其幼虫可携带恙虫热立克次体,叮咬人体可将该病原体传染给人类而致发生恙虫热,此类恙螨以红恙螨及地黑纤恙螨为主,但如该幼虫发育至稚虫及成虫后,虽体内仍带恙虫热的病原体却不能作为恙虫病的媒介,虽叮咬人类,也不使人致病。可发生局部皮炎,但无明显瘙痒及炎症。

二、临床表现

本病患者多因夏秋季在林间,草地劳动、纳凉,被恙螨叮咬后发生,局部病变与衣着多少、受虫侵袭数量及机体的敏感性有关,如为不敏感者,仅于叮咬处出现轻度针头大小红色斑疹,数天后可自行消失,如为敏感患者,可出现局部淋巴结肿大,甚或低热,全身不适等,皮疹常位于上肢前臂、腕、颈、踝、股、腰等部位,儿童可波及全身。如人类被带有恙虫立克次体的幼虫叮咬,则经12~13天的潜伏期即可发病,感染率几近100%。表现为突起高热、寒战、头昏、恶心、四肢酸痛、嗜睡等,被咬局部出现红色丘疹、水疱并破溃形成小溃疡,边界隆起,1~2天后中央坏死结黑痂,故而名为焦痂,多发生于腋窝、腹股沟、会阴、肛门处,浅表淋巴结多肿大,肝脾肿大,如不治疗,重者可致死,总病程为2周。

三、诊断

恙螨皮炎按其接触史,症状多可自愈,故诊断不难,较重者则可在皮肤出疹处以放大镜找出螨虫即可确诊。对恙虫热患者,按其特征性症状、皮疹(焦痂等)及全身症状结合血清检查变形杆菌凝集素阳性即可确诊。

四、治疗

皮炎较轻微者可不治自愈,较重者应予对症处理,恙虫热者应予特效药物如氯霉素、四环素等治疗,并注意支持疗法如补液、维生素及营养补充,高热时应物理退热,局部皮疹应注意消毒包扎,有继发感染者予抗生素治疗。

五、预防

注意在流行区不可宿营于杂草丛生地,并穿防护衣,涂驱虫剂,并灭鼠。

(罗雪姣)

第五节 隐翅虫皮炎

隐翅虫皮炎是皮肤接触隐翅虫体液后引起的炎症性皮肤病。

一、病因及发病机制

隐翅虫属昆虫纲、鞘翅目、隐翅虫科,是一种蚁形小飞虫。分布于世界各地,常栖息于草木或石下,8~9月最为活跃,昼伏夜出,具有向光性。虫体中含有强酸性毒液(pH 1~2),当其停留于皮肤上时,在受压或被拍打、压碎后,释放出毒液灼伤皮肤,数小时后可出现急性刺激性皮炎。

二、临床表现

多见于夏秋季。好发于颜面、颈、四肢等暴露部位。典型皮损为条状、斑片状或点状水肿性红斑、丘疹、脓疱,皮损可融合成片。可出现糜烂、结痂、坏死,侵犯眼睑时肿胀明显。自觉灼热、灼痛或瘙痒感。少数皮损广泛者可出现发热、头痛、头晕、恶心等全身症状。病程为1~2周,预后局部遗留暂时性色素沉着或减退斑。

三、诊断与鉴别诊断

根据好发季节及典型临床表现一般易于诊断。本病有时需与接触性皮炎、带状疱疹、急性湿疹、脓疱疮等相鉴别。

四、治疗

(一)一般治疗

接触破碎虫体后,立即用肥皂水,4%苏打溶液或10%氨水清洗受累部位,以中和毒素。已经发病者可用镇静止痒剂,用消炎收敛药物以减轻刺激症状,发生感染者给口服、肌内注射或静脉滴注抗生素,必要时加用皮质激素类药物。外用药可选用0.1%依沙吖啶溶液、3%硼酸水或1∶3 000高锰酸钾溶液湿敷。有疱疹时禁用甲紫液。局部一般不用油剂。

(二)物理疗法

据报道紫外线照射、PK-2-6Ⅱ型低频电子治疗机和TDP-2治疗器治疗均可减轻疼痛、缩短皮肤损害的病程。

(三) 中医中药

例如,蛇药、云南白药、六神丸、中草药(青黛、蚤休、藤黄和半边莲、鲜蒲公英、野菊花、马鞭草等)研细调成糊外敷,均有一定疗效,但由于本病具有自限性,上述药物的疗效有待进行更多的对照比较。

(四) 眼损害的治疗

发生结膜、巩膜、角膜损伤者,用抗炎、抗生素眼药水或眼膏,必要时点用散瞳药,以减轻眼部疼痛。治疗时间一般需半个月,但仍可遗留结膜充血,持续1个月或更久。

(五) 预防

搞好环境卫生,关好纱门纱窗,放好蚊帐,不开灯睡觉。当隐翅虫附着于皮肤时,不用手指揉捏或拍打,最好用嘴吹掉或用器物拨落后踩死。

(罗雪姣)

第六节 毛虫皮炎

毛虫皮炎是指由毛虫体表毒毛接触皮肤所致的瘙痒性红斑和荨麻疹样风团。

一、病因及发病机制

(一) 病因

我国常见的毛虫有桑毛虫、松毛虫、刺毛虫和茶毛虫。桑毛虫为桑毒蛾的幼虫,有200万~300万根毒毛,毒毛极小,中央为一空心管道,内含激肽、脂酶及其他多肽。松毛虫是松蛾的幼虫,每条虫约有1万多根毒毛,有倒刺状小棘,末端尖锐刺入皮肤后不易拔出。刺毛虫的毒液含斑蝥素。茶毛虫为茶毒蛾的幼虫,毒毛易刺入皮肤。这些毛虫的毒毛极易脱落,随风飘到人体上或晾晒的衣物上,刺入皮肤,其内毒液的原发刺激作用引起皮炎,分别称为桑毛虫皮炎、松毛虫皮炎、刺毛虫皮炎和茶毛虫皮炎。虫卵及虫茧表面也有毒毛。野外露营者、树荫下纳凉者、森林工人和采茶者等易患病;好发于夏秋季,在干燥和大风天气虫体毒毛极易脱落,随风飘扬引起流行。

(二) 发病机制

当毒毛接触并刺伤皮肤时便释放出毒液,引起刺激性皮炎,皮肤接触被毒毛或毒液污染的物品时也可引起皮炎改变。

二、临床表现

突然剧痒,皮疹为绿豆至黄豆大小水肿性红斑、斑丘疹、呈淡红或红色,中央常有一较针头略大的黑色或深红色毒毛刺伤点。部分患者可表现为丘疱疹样损害。皮疹可数个、数十个、数百个不等,常成批出现。本病好发于颈、肩、上胸部及四肢屈侧,腰腹部及面部少见。患者自觉剧痒,尤以夜间入睡前为甚。有时出现恶心、呕吐及关节炎。病程一般在1周左右,如反复接触毒毛或经常搔抓,病程可长达2~3周。个别情况下毒毛可进入眼内,引起结膜炎、角膜炎,如不及时处理,可致失明。

三、辅助检查

(一)透明胶带粘取毒毛

将文具用透明胶带直接紧贴于皮损表面,然后更换胶带重复黏揭 3~4 次。将胶带放在滴有二甲苯的载玻片上直接镜检,可找到毒毛。

(二)直接镜检

用立体显微镜在皮疹部位,常常可见已刺入皮肤的毒毛,或毒毛横卧于皮沟中。

四、诊断及鉴别诊断

(一)诊断

根据发病季节、流行地区、皮疹及分布特点,自觉症状,实验室检查找到毒毛可以确诊。

本病起病急,皮损好发于暴露部位,呈水肿性斑丘疹,中心常有一较针尖略大的刺点。根据流行地区、季节、气候条件,考虑进一步检查,寻找毒毛。

(二)鉴别诊断

需与其他接触性皮炎相鉴别。用放大镜可在皮损处找到毒毛为鉴别要点。

五、治疗

(一)常规治疗方法

接触毛虫及其污染物后,立即用氧化锌橡皮膏或透明胶带反复粘贴皮损部位,尽可能去除毒毛。然后用肥皂、草木灰等碱性水擦洗,更换和清洗衣服。局部擦止痒、保护性药物。如 1% 薄荷炉甘石洗剂,含糖皮质激素软膏。皮损广泛剧痒者,可内服抗组胺药物,如马来酸氯苯那敏、赛庚啶、氯雷他定、西替利嗪等,皮损广泛者给予糖皮质激素治疗。

(二)治疗难点

一般避免接触,经常规治疗,皮损 1 周左右消退。少数反复接触,经常搔抓的患者,病程可长达 2~3 周,除以上常规治疗外,应加强个人防护,避免反复接触毒毛、避免再刺激。

(三)防护

采用药物喷洒或生物防治消灭毛虫及其成蛾。在有毛虫的环境作业时不要位于下风方向,尽可能穿戴防护衣帽。

(罗雪姣)

第七节 刺胞皮炎

刺胞皮炎是由刺胞动物蜇伤引起的急性皮炎,少数人可有全身反应。

一、病因与发病机制

腔肠动物门又称刺胞动物门,是海洋有毒生物的一大类群,下分为钵水母纲、水螅纲和珊瑚纲,共计 11 000 多种。除少数生活在淡水外,绝大多数生活在海洋中,能蜇人的有 100 多种,轻者可引起刺胞皮炎,重者可以有全身症状甚至死亡。

腔肠动物及其他水生动物引起皮肤病的方式有以下几种。

(一)刺胞毒素的吸收

刺胞是腔肠动物特有的细胞器,位于刺细胞中,是腔肠动物赖以捕食和御敌的武器。当刺细胞受到物理、化学及生物等因素的刺激如环境中的酸碱度、温度、湿度及渗透压的改变,盘曲的刺丝弹射出来,若穿入人的皮肤,刺胞内的毒液经管状的刺丝注入皮内,在局部引起皮炎,毒素的吸收可致严重的全身症状或致死。全身症状包括恶寒、发热、腹痛、腹泻、恶心、呕吐、肌肉痉挛和全身游走性疼痛、呼吸困难、发绀、咳血性的泡沫样痰及休克等。

(二)机械性损伤

一些腔肠动物具有锐利的外骨骼如珊瑚,当人体接触后引起割伤。

(三)异物刺激

腔肠动物的外骨骼及棘刺若残留在皮肤内,引起异物肉芽肿反应、继发感染。

二、临床表现

好发于夏秋季节,7~9月为高发季节。主要发生在渔民、贻贝养殖、潜水和游泳者。在有防鲨网的海滨浴场仅有散发患者。当裸露的肢体在水中操作时突然被蜇伤。渔民或游泳者通常能够明确指出蜇伤是由于接触了大型水母或其碎片引起的。还有很多人在被蜇时看不到异物,刺胞可随水滴或污泥溅落到皮肤也能致病,引起刺胞皮炎。

裸露的肢体在水中被蜇伤后即有触电样刺痛感,经3~5分钟,即感到局部刺痒、疼痛或烧灼感。继之皮肤可出现水肿性红斑、丘疹或风团样皮损,重者可呈淤斑、水疱、大疱等表现。若被大型水母蜇伤,由于大型水母的触手很长,引起的皮疹多呈线状、条带状、鞭痕状、缠绕状或者锯齿状,数条至数十条不等,且皮疹通常较重。皮损常在2~3天后开始缓解消退,一般经2周可痊愈。因海蜇触手的形态而使皮疹多呈点状、长条状或地图状,其外观颇为特殊,故在临床上具有诊断价值。被水母蜇伤后,蜇伤部位通常会发生坏死,且愈合缓慢,遗留瘢痕。

有些病程慢性迁徙性的患者,出现延迟皮疹,多在蜇伤数天甚至数周后被蜇部位出现红斑、丘疱疹。另外尚有一些患者出现再发皮疹,通常在原发皮疹消退后数小时至数天后出现线状红斑,疼痛减轻但瘙痒加剧,严重的甚至可以出现溃疡。最近亦有水母蜇伤引起肉芽肿性炎症的报道。这些慢性的过程认为是Ⅳ型变态反应、Ⅰ型变态反应,与水母抗原在皮损处持续存在,激活T淋巴细胞和巨噬细胞相关。

若全身多处蜇伤,或者被大型水母、毒性强的水母蜇伤,则会出现系统性的反应,如血压降低、迟发性高血压、深静脉血栓伴皮肤溃疡,Mondor病(胸腹壁血栓性静脉炎)等,还可以出现畏寒、腹痛、恶心、呕吐。更严重的出现呼吸困难、肺水肿、心律失常和肾衰竭等症状,国内外均有水母蜇伤致死的报告。死亡原因可以是毒素吸收的中毒反应,也可是毒素引起的过敏性休克。

三、组织病理

一般表现为急性、亚急性非特异性炎症改变。

四、诊断和鉴别诊断

根据有无下海及腔肠动物的接触史,结合皮疹的特点一般不难诊断。此外被蜇后皮肤表面残留大量的刺胞,用透明胶纸黏取或用玻片斜刮患者皮疹表面,在显微镜下看到刺胞结构,可明确诊断。

五、治疗和预防

(一)治疗

1.局部处理

当发生蜇伤时,要立刻用海水冲洗患处,不能用淡水冲洗,因为淡水能够促进刺胞毒素的释放加重蜇伤症状。用干布、干沙擦去黏附在皮肤上的触手或毒液。

冰袋可用于缓解疼痛,亦可局部用麻醉软膏、溶液及喷雾剂来缓解瘙痒及疼痛感。另可外用饱和明矾溶液、5%～10%碳酸氢钠溶液、1%氨水、炉甘石洗剂、糖皮质激素软膏等。

2.系统治疗

对皮损面积较大、全身反应严重者,及时给予抗组胺药和糖皮质激素,也可静脉注射葡萄糖酸钙。疼痛严重者,可给予哌替啶或吗啡。出现胸闷憋气、呼吸困难、血压下降、心律失常、心力衰竭、肾衰竭等严重全身症状者,应及时抢救。

(二)预防

海水浴场应架设严密的网具以防水母进入,水中作业者应穿防护用具,减少接触海蜇的机会。

(1)避免暴风雨后下海游泳。

(2)游泳时应遵守当地的安全警示。

(3)不要随意触摸、抓取不明软体海生物(即使是已经死亡的海蜇,只要其刺丝囊还处于湿润状态,就有可能刺伤人,漂上海滩的海蜇碎片也不能用手触摸、拾取)。

(4)发现海蜇不要紧张,缓慢绕开海蜇,避免过分紧张而使躯体四肢碰到海蜇,或紧急躲避造成涡流反而使海蜇靠近躯体。

(罗雪姣)

第八节　蜂　蜇　伤

蜂蜇伤是指由胡蜂(亦称黄蜂或马蜂)、蜜蜂、蚁蜂、细腰蜂及丸蜂等的尾部毒刺蜇入皮肤后,注入毒素而引起的局部或全身反应。蜂属于昆虫纲,膜翅目。蜂的种类很多,蜂尾均有刺器和毒腺。黄蜂常巢穴栖居于山林树丛中、山洞里或家庭居室窗外房檐下,喜群居,往往集体飞翔,如在有蜂栖息的山区树林中行走、劳动或戏弄蜂巢时,黄蜂常蜂拥而上,蜇伤露出部位的皮肤。

一、病因与发病机制

蜂尾的毒刺和蜂体后数节的毒腺相通,蜂蜇人时毒刺刺入皮肤,随即将毒汁注入皮肤内。根据蜂种类的不同,其毒液的成分也不完全一样,如蜜蜂分泌的毒液有两种:一种是由大分泌腺分泌的酸性毒液,主要成分为盐酸、蚁酸、正磷酸等;另一种是由小分泌腺分泌的碱性毒液,含有神经毒。据测蜜蜂毒液中含有组胺。黄蜂的毒液毒性更强,除含有组胺外,还含有5-羟色胺、胆碱酯酶、缓激肽、玻璃酸酶和蚁酸,故刺入皮肤后释放出的毒液可引起严重的全身变态反应。

二、临床表现

皮肤刺伤后立即有灼痒和刺痛感,不久局部红肿,发生风团和水疱,中央被蜇伤处有一淤点,如多处被蜇伤,可产生大面积显著水肿,有剧痛。如眼周围被蜇伤使眼睑高度水肿。口唇被蜇,可出现明显的肿胀。无论被蜜蜂或黄蜂蜇伤(尾刺刺入皮内),一般是表现局部红肿,数小时后自行消退,无全身症状。如果蜂刺留在伤口内(在红肿中心有一黑色小点),有时局部可引起化脓。严重者除有局部症状外还出现不同程度的全身症状,如头晕、恶心、呕吐等,严重者可出现休克、昏迷或者迅速死亡,有的可发生血红蛋白尿,以致急性肾衰竭。有过敏体质的人,即使单一蜂蜇伤,也可引起荨麻疹、水肿、哮喘或过敏性休克。常于数小时内或经数天后死亡。因此,遇有蜂蜇伤出现全身症状者要及早进行治疗。

三、诊断和鉴别诊断

根据有蜂蜇史,局部疼痛与明显的肿胀症状,一般不难诊断。但要与其他的虫咬皮炎鉴别。

四、治疗和预防

(一)治疗

1.局部处理

(1)蜇伤后要首先检查患处有无毒刺折断留在皮内,可用镊子拔出断刺。蜜蜂蜇伤后毒刺易折断在皮内,其他蜂蜇伤一般不折断毒刺。局部外搽3%～10%氨水或虫咬皮炎药水,也可用5%～10%碳酸氢钠溶液冷湿敷可减轻疼痛,或用季德胜蛇药片开水化开调成稀糊状涂于皮损处。民间用鲜马苋或鲜夏枯草捣烂敷在患处,有较好的消炎止痛作用。

(2)若疼痛明显,取1%盐酸依米丁溶液3 mL,加2%利多卡因在蜇伤近端或周围皮下注射,可很快止痛消肿。

(3)如出现全身反应或明显的皮肤红肿、水疱时,可口服抗组胺药及糖皮质激素类药物,如泼尼松30 mg口服,或地塞米松5 mg肌内注射,连续数天。

2.系统治疗

有全身症状者,根据病情予以不同处理。症状轻者对症治疗或输液,10%葡萄糖酸钙静脉注射,或口服蛇药;变态反应重者,应迅速用0.1%肾上腺素0.3 mL皮下注射,必要时10分钟后可重复使用。易感患者应携带可注射用的肾上腺素。严重反应者,需要糖皮质激素和肾上腺素联合使用数天。发生变态反应的患者,可用毒素进行免疫脱敏治疗,以减少发生超敏反应的危险。

发生血红蛋白尿者,应用碱性药物碱化尿液,并适当补液以增大尿量,可采用20%甘露醇等以利尿;如有少尿或无尿,则应按照急性肾衰竭处理,对休克者要积极抢救;对群蜂蜇伤或伤口感染者,应加用抗菌药物。

(二)预防

养蜂人在取蜜时或去野外林区工作时要穿长袖衣衫,戴面罩及手套、披肩,以免蜂蜇伤。教育儿童不要戏弄蜂巢,如果有人误惹了蜂群,而招致攻击,唯一的办法是用衣物保护好自己的头颈,反向逃跑或原地趴下。千万不要试图反击,否则只会招致更多的攻击。

(罗雪姣)

第九节 毒蛇咬伤

蛇咬伤指被蛇牙咬入了组织,特别是指被通过蛇牙或在蛇牙附近分泌毒液的蛇咬入后所造成的一个伤口。被毒蛇咬伤的严重程度由受伤者形体的大小、咬伤的部位、蛇毒注入的量、蛇毒吸收患者血循环的速度以及被咬伤和应用特异的抗蛇毒血清间隔时间的长短而定。

一、病因与发病机制

蛇分无毒(普通)蛇和毒蛇两类。我国境内的毒蛇近50种,主要为眼镜蛇科、海蛇科、蝰蛇科和蝮蛇科。蛇毒成分主要为蛋白质、多肽类和30多种酶类。蛇毒进入组织、淋巴和血流循环,可引起严重的中毒症状。蛇毒可作用于心血管系统、血液系统、呼吸系统和神经系统,引起相应的症状。

二、临床表现

多见于成年人,约98%叮咬部位在四肢,最常见于手和手臂。普通的蛇咬伤只在人体伤处皮肤留下细小的齿痕,轻度刺痛,有的可起小水疱,无全身性反应。毒蛇咬伤后,一小时内迅速出现红斑、肿胀和淤斑;出血和坏死常见。可见到成对的、较深的咬伤痕迹。除Mojave响尾蛇咬伤外,其他毒蛇咬伤部位通常疼痛。严重病例局部可出现大疱、淋巴管炎及全身中毒症状,如全身肌肉疼痛、眼睑下垂、声音嘶哑、吞咽困难、呼吸肌麻痹及全身瘫痪等神经毒症状;发热、烦躁、谵妄、心律失常、出血乃至循环衰竭等症状。

三、诊断和鉴别诊断

毒蛇咬伤史、伤处可留一对较深的齿痕、有局部和全身症状,诊断不困难;无毒蛇咬伤后,伤口有四行均匀而细小的牙痕,且无全身症状,易鉴别。

四、治疗和预防

(一)治疗

无毒蛇咬伤后,可用70%乙醇消毒,外加纱布包扎,一般无不良后果。毒蛇咬伤后要尽快采取结扎、伤口清创等措施,防止毒液扩散和吸收。口服及外敷南通蛇药或上海蛇药,抗蛇毒血清是治疗的重要组成部分,即使在处理被延迟的情况下也有效。抗蛇毒血清治疗的不良反应通常是血清病或速发型变态反应。在行抗毒血清治疗前应该做好治疗速发型变态反应的准备。响尾蛇毒液引起的血小板减少仅仅部分能被抗蛇毒血清(响尾蛇科)所逆转。如出现休克、呼吸、循环衰竭或肾衰竭,应及时采取相应措施,积极抢救。

毒蛇咬伤部常留两排深而粗的牙痕。无法判定是否毒蛇咬伤时,按毒蛇咬伤急救。

(二)预防

在毒蛇分布地区夜间外出时要加强个人防护,认识毒蛇和普通蛇。蛇一般不会主动伤人,当蛇盘起之时是最危险的,平时蛇咬人的情况多是因为人挑逗蛇或蛇为保其幼卵而攻击人类。

(罗雪姣)

第九章

物理性皮肤病

第一节 光线性皮肤病

日光依据波长的不同可分为紫外线(UV,180～400 nm)、可见光(400～760 nm)和红外线(60～1 800 nm)等连续光谱。引起光线性皮肤病的光线主要是紫外线。UV 根据波长不同可分为短波紫外线(波长为 180～290 nm,UVC)、中波紫外线(波长为 290～320 nm,UVB)和长波紫外线(波长为 320～400 nm,UVA)。其中 UVB 和 UVA 是引起光敏性皮肤病的主要作用光谱,UVC 因为波长短,穿透力弱,几乎被大气臭氧层吸收而不能到达地球表面。能到达地表的紫外线为 UVB 和 UVA,UV 的波长越长,穿透力越强而能量越小;UVB 只能达到表皮基底层,强烈照射能引起表皮坏死和色素沉着;UVA 可穿过表皮到达真皮浅层,长期照射引起皮肤光老化。

光线性皮肤病是指皮肤受日光或某些人工光源照射后引起的急慢性损伤。光线性皮肤病有多种,包括日晒伤、慢性光化性皮炎、种痘样水疱病、多形性日光疹等。另外,有些疾病可由光促发或加重,如红斑狼疮、皮肌炎等;光线性皮肤病可分为以下几类。

(1)受光能作用引起的皮肤损伤:急性如日晒伤等,慢性如光老化等。

(2)病因明确的光线性疾病:包括遗传和代谢性疾病,如种痘样水疱病、卟啉病等;也可由不同光感物质引起,如食物(泥螺、某些植物等)、化学物质(某些化妆品、染料、煤焦油等)、药物(磺胺、四环素类等)。

(3)特发性疾病:光致敏物质和机制还不明确的疾病,如多形性日光疹、慢性光化性皮炎等。

(4)光促发或加重的疾病:广义上来讲,包括自身免疫性(红斑狼疮、皮肌炎等)、感染性(唇单纯疱疹等)、营养性(烟酸缺乏症等)疾病、其他如特应性皮炎等。

光线作用于机体引起的异常反应包括光毒性反应和光变态反应。①光毒性反应是一种非免疫反应,任何个体接受超量日光照射后都会发生反应,可分为急性和慢性,后者多见于长期反复日晒者。②光变态反应是一种淋巴细胞介导的迟发性超敏反应,只发生于少数具有光敏素质的个体。光敏物质吸收光能后发生化学变化成为半抗原,并与体内大分子结合形成完全抗原,刺激机体产生抗体或细胞免疫反应。根据发病时间可分为速发型光超敏反应(如日光性荨麻疹)和迟发型光超敏反应(如多型日光疹)。光敏物可分为内源性和外源性。

光毒反应和光变态反应临床上有时不易区分,二者可同时存在或以其中一种为主(表 9-1)。

表 9-1　光毒反应和光变态反应的鉴别要点

鉴别要点	光毒反应	光变态反应
发病人群	任何个体	少数过敏体质个体
潜伏期	无	有
皮损形态	表现为日晒伤症状	多形性皮损,湿疹样
发病部位	限于日晒部位	不限于日晒部位
病程	发病急,病程短	发病缓,病程长
被动转移试验	阴性	阳性
转归	去除光敏剂及避光后消退快	往往迁延不愈

一、日晒伤

日晒伤也称为日光性皮炎,是由于强烈日光照射后,暴晒处皮肤发生的急性光毒性反应。

(一)病因和发病机制

皮肤接受了超过耐受量的紫外线引起,以 UVB 为主。一方面可因日光过强、暴露时间过长;另一方面可因个体皮肤的易晒伤因素,如浅肤色皮肤、白、嫩、薄的皮肤。皮肤经紫外线过度照射后,细胞中蛋白质和核酸吸收大量的紫外线产生一系列复杂的光生物化学反应,造成表皮细胞坏死,释放多种活性介质,如组胺、5-羟色胺、激肽等,引起真皮血管扩张,组织水肿,黑素合成加快等反应。

(二)临床表现

本病在紫外线辐射强烈的季节(如春夏季)多见,妇女、儿童、浅肤色人群、滑雪者或水面作业者易发病。其反应强度与紫外线辐射的光线强弱、照射时间、个体皮肤的光生物学类型、肤色、体质、种族等有关。

一般日晒或强烈人工光源照射后数小时至十余小时,暴露部位出现境界清楚的红斑,呈鲜红色。皮损较重时可出现水肿、水疱,内容澄清,疱壁紧张,可破裂结痂。后红斑渐淡和消退,脱屑,并留有色素沉着。自觉烧灼感或刺痛感。皮损广泛时可有全身症状,如发热、畏寒、头痛、恶心和全身不适等,甚至引起心悸、谵妄及休克。

(三)诊断和鉴别诊断

根据强烈日光暴晒或强烈人工光源照射史及典型临床表现,本病容易诊断。本病应与接触性皮炎进行鉴别,后者有接触刺激物或变应原史,与日晒或强烈人工光源照射无关,可发生于任何季节,皮损发生于刺激物或变应原接触处。

(四)治疗和预防

1.治疗

以局部外用药物为主,以消炎、安抚、止痛为原则。一般可外用炉甘石洗剂和糖皮质激素,严重者可用 3% 硼酸水或冰袋湿敷。有全身症状者可口服抗组胺药、维生素 C、非甾体抗炎药,严重者可系统应用糖皮质激素。

2.预防

经常外出锻炼,进行短时间光照,提高对日光的耐受性。避免暴晒,注意防护,如撑伞、戴宽边帽、穿长袖衣衫,并在暴露部位使用各种防晒剂。外用物理性遮光剂或化学性遮光剂,如 5%

二氧化钛霜、二苯甲酮等,根据个人皮肤的光生物学类型及环境中紫外线的强度选择合适防晒指数的防晒产品。应该使用能同时防护 UVB 和 UVA 的广谱防晒产品。防晒产品的防晒能力以防晒指数表示,其中 SPF 表示该产品防护 UVB 的能力,而 PA 则表示该产品防护 UVA 的能力。

二、外源性光感性皮炎

外源性光感性皮炎是光感物质通过局部或系统用药等途径进入机体后,在一定波长的光线照射下,照射部位出现相应的临床表现。临床上可分为光接触性皮炎和光线性药疹,其中又各分为光毒性和光变态反应性皮炎。

(一)病因和发病机制

本病的主要病因是某些光感物质直接接触皮肤,或通过口服、注射等途径进入皮肤,由于这些物质含有特殊的吸收光辐射的分子或色基,在接受紫外线日光照射后出现了异常的生物学效应(包括光毒性和光变态反应性),导致疾病的发生。其作用机制尚不明确,作用光谱主要是 UVA。

日常接触的光感物质存在于多种物质中,如临床常见的光感物质有:①化妆品中的香料、遮光剂等;②染料中的依沙吖啶等;③工业品中的沥青、焦油等;④8-甲氧基补骨脂素磺胺类药及其衍生物、口服降糖药、抗菌药、利尿药、抗精神失常药、抗组胺药、抗心律失常药、抗肿瘤药、安定类药、水杨酸盐类、避孕药、中草药等;⑤动植物中的成分,泥螺、苋菜、菠菜等。

(二)临床表现

1.光接触性皮炎

光接触性皮炎是在接触致病的光感物质后,局部皮肤经日光曝晒所引起的炎症反应。临床上可分为光毒性接触性皮炎和光变态反应性接触性皮炎。

(1)光毒性接触性皮炎:接触光感物质并受日光或人工光源照射的局部皮肤呈日晒伤样损害,自觉烧灼感和疼痛。

(2)光变态反应性接触性皮炎:由光变态反应引起。起初是在接触光感物质并受日光或人工光源照射的局部皮肤上发生迟延型丘疹、湿疹样损害,以后也可在未被照射的部位出现类似皮疹,呈光变态反应的表现。

2.光线性药疹

因内用致病的光感性药品,同时皮肤遭受日晒后引起的炎症损害。临床上分为光毒性药疹和光变态反应性药疹。

(1)光毒性药疹:因患某种疾病应用过某些光感性药品,同时皮肤遭受强烈日晒后,体内药品吸收一定波长紫外线,药品成为光能的受体,从而引起光毒反应。其临床表现有红肿、风团、麻疹样或猩红热样皮疹、水疱、紫癜、扁平苔藓样皮疹、甲黑斑、色素沉着等。严重者可有全身症状如发热、头晕、恶心、呕吐、乏力等。

(2)光变态反应性药疹:指患者服用某种光感性药品后,在光线作用下通过光化学途径,改变摄入体内的半抗原(药物本身或其代谢产物)结构,与机体内的载体蛋白发生反应,形成完全抗原,刺激机体出现迟发性超敏反应。通常在日晒后 24 小时甚至数天发作,恢复比光毒性药物反应要慢。皮损主要发生于暴露部位,也可累及非暴露部位。表现为湿疹样皮疹、发绀、色素沉着、血管炎、剥脱性皮炎等,严重者可出现头昏、乏力、发热、精神萎靡,甚至过敏性休克等全身症状。即使停用致敏药物有时症状也会持续很长时间。

(三)诊断和鉴别诊断

本病的诊断依据：①既往有接触光感物质、应用光感性药物的病史。②皮疹局限在曝光部位。③避免接触光感物质或停用可疑光感性药物后能够痊愈。④光斑贴试验阳性。

外源性光感性皮炎应与日晒伤、多形性日光疹、湿疹、接触性皮炎和药疹等疾病相鉴别。日晒伤、多形性日光疹等均无光毒性物质接触史。

(四)治疗

避免接触可疑致病的光感物质；避免强烈日晒，高度敏感者要避免日光灯照射甚至反射的光线；外出时使用宽谱防光剂。

轻者口服抗组胺药、B族维生素、维生素C，严重者口服泼尼松，每天30~40 mg。局部用药以对症处理为主。急性期无渗液皮损可用炉甘石洗剂外搽，有渗液时可用3%硼酸溶液冷湿敷，可配合使用氧化锌油。皮损干燥后及慢性期可用糖皮质激素霜剂。

三、多形性日光疹

多形性日光疹是一种特发性、间歇性反复发作的、以多形性皮损为特征的光感性皮肤病。

(一)病因和发病机制

病因目前尚不清楚。一般认为由日光诱发的迟发型超敏反应介导，且致病光谱较宽，UVA、UVB和可见光均可。其发生也可能与遗传、内分泌、免疫及代谢异常等有关。

(二)临床表现

发病与季节有关，一般春夏季加重，秋冬季节减轻。多见于中青年女性，好发于曝光部位(如面部、颈后、颈前V形区、手背和前臂伸侧)。常在日晒1小时内自觉瘙痒，数天后出现皮损。皮损形态多样，常见的有小丘疹、丘疱疹，也可表现为水肿性红斑、大丘疹或斑块，但对每一位患者而言，皮损常以单一形态为主。患者自觉瘙痒显著，一般全身症状轻微，易反复发作，病程长短不一。

(三)诊断和鉴别诊断

主要根据发生于青年女性曝光部位的多形性皮损，但以某一类型为主诊断，常反复发作，可有光斑试验阳性、紫外线红斑试验异常反应。

本病应与湿疹、慢性光化性皮炎、盘状红斑狼疮等进行鉴别。

1.湿疹

皮疹多形性，见于非暴露部位或全身，与日光、季节无明显关系。

2.慢性光化性皮炎

主要发生与50岁以上男性，病情持久，可从春夏持续到冬季，可见于非曝光部位。

(四)治疗和预防

1.治疗

(1)外用药物治疗：应根据皮损性质和部位选用药物及剂型，可外用炉甘石洗剂、糖皮质激素霜剂，但应避免使用焦油类等潜在光敏物质。

(2)系统药物治疗：以口服抗组胺药为主，但应避免使用氯苯那敏、异丙嗪等光敏药物；症状明显、反复发作者可口服烟酰胺、氯喹或羟氯喹、β-胡萝卜素对部分患者有效；严重者可口服糖皮质激素或硫唑嘌呤。

2.预防

避免暴晒,外出时使用遮光剂;易感者也可在发病季节前,让皮肤适当地逐渐增加日晒或者进行预防性光疗以提高皮肤对紫外线的耐受力。

四、慢性光化性皮炎

慢性光化性皮炎是一组以慢性光敏感为特征的病谱性疾病。

(一)病因和发病机制

本病的致病光谱包括 UVA、UVB 和可见光。病因至今未明,但临床和组织病理及免疫组化结果均提示本病与迟发性变态反应有关。

(二)临床表现

本病好发于室外工作者,男性多见,约占 90%,大多在 50~70 岁,50 岁以下少见。75% 的病例伴有接触性和光接触性皮炎,约 15% 患者有湿疹史。皮损好发于面、颈、手背、前臂伸侧等暴露部位,严重者可累及非暴露部位,男性斑秃患者头顶部头发稀疏区也是常见部位。皮损呈皮炎湿疹样,急性期表现为暴露部位弥漫性、水肿性红斑,可有散在的丘疱疹及轻度渗出。慢性期为暗红色、苔藓样、扁平肥厚的丘疹或斑块,表面无鳞屑或渗出,搔抓后可呈苔藓样变。严重者可发展成类似淋巴瘤的皮损。部分患者毛发脱落、色素沉着或色素减退,极少数病例可发展为红皮病。

本病发病初期多为春夏季,但病程较长后,一般无明显季节性。患者常难以提供明确的致敏原。慢性光化性皮炎是一种慢性持久性疾病,反复发作,终年不愈。但随着病程的延长,相当比例的患者光敏性可逐渐消退,预后较好。

(三)诊断和鉴别诊断

本病的诊断标准包括:①持久性的皮炎,主要累及曝光区,也可扩展到非曝光区。②患者对 UVB 异常敏感,也常对 UVA 或可见光敏感,光激发试验和光斑贴试验可阳性。

本病需与湿疹、多形性日光疹、皮肤 T 细胞淋巴瘤等疾病相鉴别。湿疹无明确的光敏史,多形性日光疹呈急性间歇性发作,皮肤 T 细胞淋巴瘤可有 pautrier 微脓肿,浸润的淋巴细胞以 $CD4^+$ 为主。

(四)治疗和预防

1.治疗

口服大剂量烟酰胺、羟氯喹,辅以抗组胺药和 B 族维生素。急性加剧期可加用小剂量糖皮质激素,严重病例可酌情使用免疫抑制剂。

局部治疗一般外用糖皮质激素及钙调神经磷酸酶抑制剂。

2.预防

注意避光。通过斑贴试验和光斑贴试验检测致敏原,避免接触致敏原。外出时使用宽谱遮光剂、戴宽檐帽、穿长袖衣。

五、光老化

皮肤的老化主要包括内源性老化和外源性老化。内源性老化是指随年龄增长皮肤的自然老化过程。外源性老化是指皮肤受环境因素影响而引起的衰老变化,其中以紫外线的影响为主,因而被定义为光老化。

(一)病因和发病机制

紫外线特别是长波紫外线可破坏真皮胶原纤维,使胶原合成功能降低;同时,基质金属蛋白酶(MMPS)、溶菌酶、胶原酶等多种酶类均可分解胶原蛋白,导致真皮胶原蛋白的减少。

(二)临床表现

光暴露部位,如颈项部、面部、前臂和手背等处出现皮肤粗糙、增厚,弹性减弱,皮沟加深、皮嵴隆起,皱纹增加,出现皮革样外观。皮肤微循环也可以发生变化,如毛细血管扩张或消失,皮肤外观灰暗、无光泽或呈灰黄色。还可出现色素异常斑和色素沉着斑。

光老化的严重程度受皮肤类型、光暴露性质(职业性的或户外活动等)、发型、衣着和个体修复能力等的影响。

(三)诊断和鉴别诊断

根据临床特点不难诊断。但应注意皮肤光老化往往和皮肤自然老化叠加在一起。

(四)治疗和预防

1.治疗

口服或外用抗氧化剂也是预防皮肤光老化的有效方法。常用的口服抗氧化剂有维生素C、维生素E、β-胡萝卜素等,外用抗氧化剂如辅酶Q10等。

维A酸是目前常用治疗皮肤光老化的药物,其中0.05%的全反式维A酸霜可用于治疗皮肤光老化。

近年来,激光已越来越多的用于皮肤光老化的治疗,并取得了一定效果。光子嫩肤技术、果酸剥脱技术等也可用于光老化皮肤的治疗。

2.预防

注意避光。外出时戴宽檐帽、穿长袖衣,外用防晒产品。

(夏树伟)

第二节 放射性皮炎

放射性皮炎是由放射线(X射线、β射线、γ射线及中子)照射引起的皮肤和黏膜的炎症性损害。

一、病因及发病机制

各种类型的电离辐射均可使皮肤产生不同程度的反应,其中特别是β射线、γ射线和X射线以及电子、核子和质子的放射。它们对生物组织损伤的基本病变是一致的,即细胞核的DNA吸收了辐射能,导致可逆或不可逆的DNA合成和细胞分化两方面的影响,引起一系列皮肤反应和损伤,可继发坏死、溃疡。本病主要见于接受放射治疗(简称放疗)的患者,放疗时未严格掌握指征(如治疗神经性皮炎、慢性湿疹及瘢痕疙瘩等),剂量控制不当,或癌肿患者反复接受治疗,使累积剂量过大。

也可发生在使用X线机、钴源或加速器的工作人员,在检修、调试或使用过程中防护不严格或违章操作;或发生意外事故,如核电站、核反应堆、核燃料处理过程中皮肤意外地受到裂变产物严重污染；或采用开放性放射性核素的工农业及医疗单位使用不当等。放射性皮炎的程度和过程，与放射线的种类（性质）、照射剂量、面积、照射时间长短、照射部位、年龄、性别及个体差异等有关。

二、临床表现

人体各组织中，皮肤对电离辐射的敏感性明显大于肌肉、骨骼，但远低于造血和生殖系组织。对皮肤的损伤可分为急性、慢性和晚期放射性损伤所致的并发症三组。

（一）急性放射性皮炎

往往由1次或多次大剂量放射线引起，但敏感者即使剂量不很大也可发病，潜伏期一般为8～20天。按皮肤损伤的程度临床上分为Ⅲ度。

1. Ⅰ度（红斑反应）

皮肤1次受4.5～6.3 Gy X射线或9 Gy γ射线所致的损伤。照射后3～4小时局部出现刺痒和烧灼感，出现轻度水肿和界限清楚的充血性红斑（假性红斑）。持续1～7天后红斑暂时消失进入假愈期。照后2～3周上述症状重现而明显，可出现持久性红斑（真性红斑），呈棕褐色，局部轻度肿胀，于毛囊口更为显著，可发生干性脱皮及脱毛。3～6周后红斑区片状脱屑，色素沉着。一般无功能障碍。

2. Ⅱ度（水疱反应）

皮肤1次受6.8～9 Gy X射线或13.5 Gy γ射线照射后数天所致。早期反应与Ⅰ度的假性红斑相似，假愈期一般在2周以内，照后3周出现显著急性炎症性水肿样紫红斑，照射部位瘙痒，疼痛剧烈。约经数天迅速发生水疱，疱破后形成糜烂面，若继发感染则不易愈合。毛发脱落为永久性。附近淋巴结肿大并触痛。经2～3个月痊愈，留有色素沉着、色素脱失、毛细血管扩张和皮肤萎缩等。

3. Ⅲ度（溃疡坏死反应）

皮肤1次受9～13.5 Gy X射线或18 Gy γ射线照射后，可产生溃疡，坏死性皮肤损伤，甚至累及皮下组织、肌肉及骨骼。照后初期损伤部位烧灼、麻木感、疼痛、肿胀和红斑等均明显，附近淋巴结肿大伴触痛。假愈期在1周以内，若照射剂量甚大时，可无假愈期而进入症状明显期。此时红斑呈紫蓝色，伴色素沉着。继而很快产生水疱和组织坏死，水疱破溃后出现糜烂面或圆形溃疡，溃疡深度不定，一般可穿通皮肤达肌肉，直至骨组织。自觉剧疼，很难愈合。继发感染时更为明显。损害严重者大血管闭塞，肢体发生干性坏疽。愈后形成萎缩瘢痕、色素沉着或脱失和毛细血管扩张。皮肤附件遭破坏，不再恢复，伴有功能障碍。

4. Ⅱ、Ⅲ度可伴全身症状

如头痛、头晕、精神萎靡、食欲缺乏、恶心、呕吐、腹痛、腹泻、出血及白细胞数减少，严重者易发生败血症而危及生命。

（二）慢性放射皮炎

慢性放射皮炎多为长期、反复小剂量放射线照射引起，或由急性放射性皮炎迁延而来。潜伏期数月至数年。表现为皮肤干燥萎缩，皮脂腺及汗腺分泌减少，甚至皲裂或呈蒜皮样裂开，或硬结性水肿，毛发脱落永不再生。甲皱襞微循环改变，指甲晦暗、变脆、粗糙、失去光泽，并出现裂纹，甚至脱落。皮肤色素沉着或脱失，皮下血管或毛细血管扩张。局部皮肤有时因纤维组织增生而变硬，病理学特征为显著的增生和变性，并有持久性、反复性和区域性等特点。

(三)晚期皮肤放射性损伤所致的并发症

1. 恶变

晚期放射性皮炎局部恶变的发生率据统计为10%～29%或更高,一般很少转移。照射与肿瘤发生之间的潜伏期4～40年,平均7～12年,发生率随时间的延长而有所增加。恶变最常见为基底细胞癌,其次为鳞癌、其他尚有Bowen病、纤维肉瘤、假肉瘤、骨肉瘤、恶性黑素瘤等。

2. 坏死性溃疡

坏死性溃疡可在严重急性反应之后或在照射数年后发生;也可在晚期放射性皮炎暴露于剧冷环境、过度日晒、直接创伤后促发。溃疡特点:边缘鲜明,痂皮脱落后基底清洁,极度疼痛,有时呈持续性痛,自发性痊愈常需数周、数月或更久,且所产生瘢痕组织常易再次崩溃,严重者溃疡顽固持久,难以愈合。

3. 其他

如在皮肤癌放疗后出现良性自愈性假上皮瘤性肉芽肿性损害,又如在眼睑癌放疗后引起的眼睑膜白斑等。

三、诊断及鉴别诊断

本病的诊断主要根据射线接触史和放射线损伤后固有的临床特点。长期从事放射工作或接触放射性物质的人员,以及皮肤急性放射性损伤半年未愈,皮肤出现脱毛、干燥、脱屑、萎缩变薄、色素沉着与脱失相间或溃疡顽固不愈者,应诊断慢性放射性皮炎。

急性放射性皮炎应与Ⅰ度、Ⅱ度烧伤、日光性皮炎及丹毒相区别。慢性放射性皮炎应与神经性皮炎、慢性湿疹、表皮角化增生症或其他原因造成的慢性溃疡相区别。

四、治疗

皮肤放射性损伤的临床治疗是个较困难和复杂的问题。尤其是核事故所致急性放射性皮肤损伤,起病急,患者多,伤情复杂。因此,应准确判断皮肤放射性损伤的程度(面积与深度的判断),治疗越早越好。

(一)现场应急处理

发生意外放射线照射后,应迅速脱离放射源或沾染区。凡怀疑或已受到放射性物质沾染时,脱离现场后应迅速进行全身洗消,注意消除头、耳后、颈项、指甲缝、足踝等隐蔽部位的灰尘和污垢。全身除沾染后,对受照区皮肤要注意保护,必要时以无菌敷料包裹,以防止遭受搔抓摩擦等刺激或其他损伤。

(二)局部治疗

1. Ⅰ度创面

受损皮肤应避免搔抓、摩擦等机械刺激,防止紫外线和红外线照射,禁止使用刺激性较强的药物。红斑局部外用扑粉、炉甘石洗剂、止痒清凉油、氢地油、5%的苯海拉明霜或冷湿敷,可达到止痒、减轻皮肤红肿和灼痛等症状的目的,晚期可用复方甘油、冰蚌油等中性油质制剂,以滋润皮肤,防止干燥。

2. Ⅱ度创面

初期和假愈期处理原则及措施与Ⅰ度相同,若灼痛重者,可用1%普鲁卡因注射液做环状封闭和服用抗组胺类药物。水疱常出现于照射后10～25天,应积极处理创面,以预防和减轻感染,加速创面愈合。对完整、散在的小水疱一般尽量保留疱皮让其自行吸收。大水疱或张力大的小水疱可在无菌操作下低位穿刺引流，加压包扎。但水疱周围有炎症反应或水疱破溃时，应剪除疱皮。可先用溃疡油、复生膏、维生素 B_{12} 等换药。渗出较多、有继发感染时，可应用庆大霉素、卡那霉素等抗生素溶液湿敷，或与上药交替应用。对后期以萎缩、干燥为主的慢性放射性皮炎，可选用止痒清凉油、溃疡油、獾油、冰片蛋清或冰片蛋白油等药物滋润、营养皮肤。有过度角化或疣状增生时，可用 5%～10% 氟尿嘧啶软膏或中草药泡洗。

3. Ⅲ度创面

糜烂和溃疡治疗较困难和复杂。早期红斑与水疱处理同Ⅱ度损伤，在反应期治疗原则以镇静、止痛、控制创面感染、促进溃疡愈合为主。糜烂面可外搽 1% 龙胆紫，或用 3% 硼酸溶液、醋酸铝溶液及维生素 B_{12} 溶液湿敷；皮肤溃疡可选用抗生素软膏、10% 鱼肝油软膏、33% 蜂蜜软膏或 1% 樟脑软膏，并可佐以物理治疗。局部疼痛剧烈时，可用 1% 普鲁卡因注射液做离子导入，必要时可用 0.5% 普鲁卡因注射液做近端动脉内注射，每次以 10 mL 为宜，可达到一定的止痛效果。近年国外报道用人重组血小板衍生生长因子（rhPDGF）凝胶外用放射性皮炎的慢性溃疡获得较好疗效，可连续应用数月。

（三）物理治疗

常用氦氖激光照射，用于慢性溃疡。每次 10～30 分钟，15 次为 1 个疗程。

（四）手术治疗

对于局部皮肤放射损伤，近年来国内外多主张采取局部扩大切除，以组织移植修复的手术来治疗皮肤严重放射损伤。

1. 手术指征

各部位的急、慢性Ⅲ度损伤、坏死和溃疡超过 3 cm 者；功能部位（如手）的急、慢性Ⅱ度损伤，早期手术可防止关节畸形，以保证功能的恢复；慢性期、慢性皮炎的溃疡与瘢痕；发生癌变者。

2. 手术时机

根据受照射剂量，判断可能损伤深度，坏死、溃疡的境界基本清楚即可采取手术治疗。一般在伤后 1～2 个月（即反应期达高峰后）。

3. 切除范围和深度

尽量将照射区域中损伤的组织全部切除，以 1 次彻底切除为好。一般切除范围应超过损伤边缘 0.5～1.0 cm，否则损伤组织边缘供血不足，使移植的皮片或皮瓣与创缘愈合不良而发生手术后裂开等并发症，影响皮瓣成活及伤口愈合。切除深度应包括所有受照射后坏死、变性组织，对瘢痕或溃疡组织应做彻底扩创术，使创底和创缘组织柔软，富有血供的正常组织。

4. 切除后创面的修复

损伤区及溃疡切除后，大多数创面都不能直接合拢缝合，常常需要采用皮肤组织移植的方法来修复。可根据损伤深浅、创面大小及患者的全身情况等合理选择最佳方法来修复缺损区。目前的修复组织有皮片、皮瓣、带血管蒂的皮瓣、肌皮瓣、肌瓣和大网膜等。

5. 有关截肢（指或趾）问题

肢体大剂量照射后严重放射损伤或发生恶变时，应考虑截肢（指或趾）手术。有人主张无论哪种射线，局部照射剂量超过 100 Gy 时，以早期做截肢术为妥。截肢时，应注意判断损伤范围，截除平面应超过损伤边缘 3～4 cm，防止损伤区截除不彻底，术后继续坏死或伤口愈合不良。

(五)高压氧治疗

高压氧治疗具有抗菌、调节机体免疫系统、促进溃疡愈合的作用。

(六)全身治疗

1. 饮食营养及支持疗法

给予高蛋白、高维生素饮食。胃肠功能紊乱时,应给予流质饮食,完全不能进食时,可通过静脉输注葡萄糖、极化液与能量合剂、氨基酸等。必要时采取全胃肠道外营养疗法(即静脉高价营养)。白细胞计数下降、出血者可输血。

2. 维生素类药物

维生素具有调节物质代谢和改善组织营养作用。因此,除膳食中补充外,还应大量口服多种维生素,如维生素AD丸、B族维生素、维生素C及维生素E。

3. 改善微循环药物

口服或静脉输注复方丹参、右旋糖酐-40等药物以改善局部和全身微循环。

4. 抗生素应用

单纯皮肤红斑反应可不用抗生素。反应期有广泛水疱或坏死创面时,应选用有效抗生素,防止感染。可根据创面的细菌培养和药敏试验结果选用极度敏感或敏感抗生素。

5. 纠正水、盐、电解质紊乱和维持酸碱平衡

大面积皮肤损伤时,组织细胞大量破坏,创面大量渗出,再则患者呕吐、腹泻、不思饮食,易造成水、盐、电解质紊乱和代谢性酸中毒,甚至发生休克,因此应根据血液生化检查结果,随时补充适量水、盐、各种电解质和碱性药物。发生休克者,应积极采取抗休克措施。

6. 抗组胺类药物或糖皮质激素

为抑制急性放射性皮炎的红肿、灼痛炎症反应,可早期使用抗组胺类药物。必要时可采用糖皮质激素,如泼尼松口服。

7. 镇静、止痛

口服或注射地西泮、布桂嗪、阿法罗定或哌替啶等。重者可应用冬眠合剂。

五、预防

(1)对放射源要严格管理、妥善保管和定期检查。

(2)从事放射线工作者应加强防护措施,严格遵守操作规程。

(3)普及放射性核素知识,使用人员一定要经过专业培训。

(4)在使用X线机、荧光屏下探查异物和骨折复位固定时,工作人员的手要避免长时间直接暴露在X线照射下操作,一定要戴铅手套。

(5)良性疾病放疗时,应该考虑电离辐射的晚期效应,慎重权衡其利害关系。

(6)肿瘤放疗时,应准确掌握治疗剂量,应避免照射剂量过大。病变广泛者,应分期分批照射治疗。

(7)从事放射性物质和仪器的生产、维修和使用人员应定期体检,发现有病变倾向者应及时休息,对病情较重者应考虑调换工作。

(8)发生核意外事故时,应立即进行现场应急处理,以防止进一步加重病情。洗消和保护皮肤创面后,迅速送医院治疗。

(夏树伟)

第三节 痱

痱亦称粟粒疹、汗疹,为夏季或炎热环境下常见的一种表浅性、炎症性皮肤病。

一、病因和发病机制

在高温闷热环境下,大量的汗液不易蒸发,使角质层浸渍肿胀,导致汗管变窄或阻塞,汗管内汗液滞留、压力增高、汗管破裂、汗液外渗入周围组织而发病。此外皮肤表面的细菌大量繁殖,产生毒素也会加重炎症反应。

二、临床表现

依据汗管损伤和汗液溢出部位的不同可分为以下4种类型。

(一)白痱

又称晶形粟粒疹,由汗液在角质层或以下的汗管溢出引起。常见于卧床不起、体质体虚、大量出汗患者,好发于躯干和间擦部位。皮损为成批出现的针头大小的表浅透明水疱,周围无红晕,易破。一般无自觉症状。1~2天吸收,留有细小脱屑。

(二)红痱

又称红色粟粒疹,最常见,由汗液在棘层汗管处溢出引起。多见于幼儿、家庭妇女、高温作业者,好发于腋窝、肘窝、额、颈、躯干、妇女乳房下等处。皮损成批出现,表现为密集排列的针头大小丘疹、丘疱疹,周围绕以红晕。伴有灼热和刺痒感。皮损消退后有轻度脱屑。

(三)脓痱

又称脓疱性粟粒疹,多由红痱发展而来。好发于皮肤皱褶处及小儿头颈部。皮损为密集的丘疹,顶端有针头大小的浅在脓疱,细菌培养常为阴性。

(四)深痱

又称深部粟粒疹,汗液在表皮-真皮交界处的汗管破裂溢出,是由于表皮汗管常被反复发作的红痱破坏,使汗液阻塞在真皮内而发生。多累及热带地区反复发生红痱者,好发于颈部、躯干等部位。皮损为密集的、与汗孔一致的非炎性丘疱疹,出汗时皮损增大,不出汗时皮损不明显,全身皮肤出汗减少或无汗,但常有代偿性面部多汗。一般无瘙痒,皮损广泛时可出现头痛、发热、头晕等全身症状。

三、诊断和鉴别诊断

根据发病季节、典型皮损等可以确诊。本病需与夏季皮炎、急性湿疹等进行鉴别。

四、治疗和预防

(一)治疗

1.外用药物治疗

以清凉、收敛、止痒为原则,可外用薄荷炉甘石洗剂和痱子粉,脓痱可外用2%鱼石脂炉甘石洗剂、黄连扑粉。

2.系统药物治疗

瘙痒明显可口服抗组胺药,脓痱感染严重时可口服抗生素。

(二)预防

夏季应通风散热,衣着宽松透气,保持皮肤清洁干燥。

(夏树伟)

第四节 火激红斑

火激红斑是指皮肤长期受局部外源性高温作用,导致皮肤产生持久的红斑、网状色素沉着、毛细血管扩张的一种疾病。

一、病因和发病机制

本病是局部皮肤长期受温热作用(未发生烫伤)而引起的。可能与影响弹性纤维,使其增多、增粗,形成致密的粘连相关。见于经常用热水袋局部热敷、经常进行烤火取暖、长期红外线照射的部位,也见于司炉、炊事员及经常进行高温作业的工人。

二、临床表现

皮损好发于接触热源部位,如大腿内侧、小腿伸侧、上胸部、下背部和腹部。开始表现为一过性网状红斑,久之呈边界不清的淡红、暗红或紫红色,最后可变成黑褐色,并出现毛细血管扩张和网状色素沉着。这些变化可以在同一病损处同时存在。少数患者可以发生水疱、角化过度、表皮轻度萎缩等表现。病因去除后,皮损可缓慢消退。极少数患者可出现上皮不典型增生。

三、诊断和鉴别诊断

根据临床特点,不难诊断。但需与网状青斑等疾病相鉴别。

四、治疗

去除病因,防止进一步损伤。

局部外用温和润肤剂或超氧化物歧化酶霜,色素沉着者外用5%氢醌霜、0.1%维A酸霜或软膏。

(夏树伟)

第五节 冻疮

冻疮是由湿冷所致的局限性皮肤炎症损害,是深秋初冬与早春季节的一种常见病,气候转暖后自愈,易复发。

一、病因及发病机制

本病系由冷引起的异常反应。因长期寒冷(0~10 ℃)、潮湿或冷暖急变时,局部皮下小动脉痉挛,久之血管麻痹而扩张,静脉淤血,血液循环不良致局限性组织浸润而发病。此外,自主性神经功能紊乱、肢端血液循环障碍、营养不良、贫血、内分泌障碍、慢性中毒、感染、鞋袜过紧、缺乏运动及局部多汗潮湿等均可助长冻疮的发生。遗传、职业起一定作用。

二、临床表现

损害为局限性淤血性暗紫红色隆起的水肿性红斑,境界不清,中央青紫,边缘呈鲜红色,表面光泽,质柔软。按之褪色,去压后缓慢恢复红色。严重者可有水疱,疱破后形成溃疡。愈后存留色素沉着或萎缩性瘢痕。自觉局部胀痒,遇热后加剧,溃烂后疼痛。对称性好发于四肢末端,以手指、手背、面部、耳郭、足趾、足缘、足跟等处多见。常见于儿童、妇女和末梢血液循环不良者。每当冬季发作,经过缓慢,天暖自愈。

寒冷性多形性红斑(或称多形红斑型冻疮)为本病的一个特殊类型,皮疹多分布于四肢末端及面颊,呈多形性,可有典型的虹膜样皮疹,好发于青年女性,发病较急,病程较短,多于2~4周自愈。

另一种特殊类型的冻疮多见于较肥胖女性的股外侧部。皮损呈有特征性的蓝红色浸润性斑,偶可有继发性溃疡和常合并毛囊性角栓。这些损害完全与冷暴露有关,且在温暖环境中显著消退,国外发生者常有骑马嗜好。

三、诊断及鉴别诊断

根据寒冷季节发病,皮损的特征性分布及皮疹特点,除外其他内脏疾病后,即可诊断。某些内脏疾病,如系统性红斑狼疮、干燥综合征、冷球蛋白血症、冷纤维蛋白血症可发生冻疮样皮损,应注意寻找原发病。冻疮尚应与小腿红绀病相鉴别,该病见于成年妇女,两小腿青紫,皮肤冷厥,微肿,远端着色重,不破溃,无自觉症状,终年不退,与季节无关。

四、治疗

(一)全身治疗

1. 血管活性药物改善微循环

常用药物有烟酸、硝苯地平、路丁(复方路丁)、维生素 E、丹参片等。方法:烟酸每次 50 mg,3 次/天;哨苯吡啶 20 mg/d,服 3 天后改为 20 mg,2 次/天,再服 3 天,然后早晨 40 mg,夜间 20 mg,维持 2 个月;复方丹参片每次 3~5 片,3 次/天。对寒冷性多形性红斑,可口服大剂量维生素 E,每天 600 mg。桂利嗪对微小动脉、静脉有扩张作用,可改善局部循环,成人口服 25 mg,3 次/天,治疗冻疮有一定效果。

2. 抗组胺药物

如赛庚啶对冷性异常反应效果较佳。

3. 莨菪类药物

有实验报告阿托品、山莨菪碱对小血管具有双向调节作用,能解除血管痉挛,改善微循环,临床用于治疗冻疮有肯定的疗效。成人口服：阿托品 15～30 mg，3 次/天；山莨菪碱 10～15 mg，3 次/天。有人将阿托品、山莨菪碱制成不同浓度的外搽剂、油膏、乳剂、涂膜剂等，局部涂搽。

(二)局部治疗

原则为软化浸润，改善血行，促进吸收，防止感染。

1.外用药

未破者可选用10%樟脑软膏或樟脑乙醇、松节油、猪油蜂蜜软膏（猪油30%，蜂蜜70%）、冻疮软膏Ⅰ号等外涂，或者用紫色消肿膏及辣椒酊。已破溃者可用红霉素软膏、四环素软膏、莫匹罗星软膏，或用10%硼酸软膏、10%鱼石脂软膏、冻疮膏Ⅰ号、化毒散软膏等。有糜烂和溃疡的重症冻疮，首先用生理盐水反复清洗创面，尔后涂敷呋喃西林霜或新霉素霜，用无菌纱布包扎，换药至痊愈为止。

2.理疗

理疗常采用红外线局部照射，近年报道应用 He-Ne 激光、TDP 治疗器、热辐射器、恒磁场、高分子驻极体（电子伤筋膏）敷贴，以及直流电、水浴疗法都获得了不同程度的疗效。激光穴位照射可取穴足三里、复溜、血海，穴位照射后，再对冻疮局部行散焦普遍照射。浸石蜡疗法亦是一种简便易行的有效方法。

五、预防

(1)平时加强体育锻炼，增强体质，以提高耐寒能力。
(2)营养不良、贫血及具有冻疮素质者应加强营养，提高机体对寒冷的适应性。
(3)入冬注意保暖，衣服宜宽畅温暖。外出时局部宜涂防冻油膏。
(4)皮肤应保持干燥，避免长久接触寒冷潮湿。
(5)鞋袜不宜过紧，受冻部位不宜立即烘烤及用热水浸泡。
(6)治疗慢性贫血及消耗性疾病。
(7)常行局部按摩及温水浴，改善血液循环。
(8)可在入冬前一段时间，用紫外线照射以前患冻疮的部位，隔 10～20 天 1 次。

（夏树伟）

第六节　鸡眼与胼胝

一、鸡眼

鸡眼是由足部皮肤局部长期受压和摩擦引起的角质增生。

(一)病因及发病机制

长久站立和行走的人较易发生，摩擦和压迫是主要诱因。紧窄的鞋靴或畸形的足骨可使足部遭受摩擦或受压部位的角质层增厚，且向内推进，成为顶端向内的圆锥形角质物。

(二)临床表现

皮损为圆形或椭圆形的局限性角质增生，针头至蚕豆大小，呈淡黄或深黄色，表面光滑与皮面平或稍隆起,境界清楚,中心有倒圆锥状角质栓嵌入真皮。在趾间带有浸渍变软。因角质栓尖端刺激真皮乳头部的神经末梢,引起疼痛。鸡眼好发于足跖前中部第 3 跖骨头处、𧿹趾胫侧缘,也见于小趾及第 2 趾趾背或趾间。

(三)诊断及鉴别诊断

本病根据损害特点及好发部位一般诊断不难。应鉴别者如下。

1.跖疣

不限于足底受压部位,表面呈乳头状角质增生,皮纹中断常有黑色出血点,挤压痛较压痛明显。

2.胼胝

胼胝见于跖部压迫处,不整形角化斑片或条状,表面光滑,边缘不清,行走或摩擦不引起疼痛。

3.掌跖点状角化病

掌跖部多发性孤立和圆锥形角质物,不楔入皮内,不限于受摩擦部位。

(四)治疗

1.外用腐蚀剂

市售鸡眼膏(成药)外贴或鸡眼软膏外敷,也可用 10％水杨酸冰醋酸、30％水杨酸火棉胶及水晶膏等,或用纯水杨酸、高锰酸钾结晶、芒硝敷于损害处。外用腐蚀剂须保护周围皮肤,可将氧化锌胶布中央剪一小孔,大小与皮损相同,粘贴在皮肤损害处并使皮损露出,另用胶布细条搓成索状围住孔成堤状,然后敷药再以大块胶布覆盖,封包 3～7 天换药 1 次,直至脱落。

(1)鸡眼软膏处方:水杨酸 80.0 g,乳酸 15.0 g,凡士林 5.0 g。

(2)水晶膏处方:水杨酸 50 g,石炭酸 10 mL,冰片 5 g,普鲁卡因粉 5 g,0.5％火棉胶 10 mL,75％乙醇适量,先将水杨酸、冰片、普鲁卡因共研末,加入火棉胶、石炭酸后,再用 75％乙醇调成糊状备用,外敷方法同上。

2.皮损内注射

2％苯酚液(生理盐水 98 mL 与苯酚 2 mL 混匀)。局部常规消毒后,以 5 号针头从邻近软皮呈 45°斜刺入鸡眼基底部,注药 1～2 mL。一般 7 天后鸡眼变软,2 周痊愈,不愈者可反复注射。亦有用 2％碘酊皮损内注射,方法同上,一般注药 0.5～0.8 mL,1 或 2 次治疗可痊愈。

3.外科治疗

(1)鸡眼挖除术:一般不须做麻醉。常规消毒后,用 11 号手术刀将鸡眼表面角质层削除露出白色角质栓,分清与正常组织分界的乳白色环,用刀沿此环分离后取出鸡眼栓,然后,将鸡眼基底膜剥离干净,以免复发。

(2)咬骨钳拔鸡眼术:先用咬骨钳将鸡眼周围角质层咬除(以不出血为度),至鸡眼栓子成为一个孤立的圆柱,高出皮肤 0.3～0.8 cm 时,常规消毒鸡眼周围皮肤及咬骨钳,然后用手捏起鸡眼基底部(起固定与止血作用)用另一手持咬骨钳,咬住鸡眼根部用力向外拔出,用敷料压迫止血,再用胶布固定 48 小时即可。

(3)冷冻加剥离术治疗鸡眼:先削去鸡眼上部的角质层,选用大小合适的冷头,对准病损加压接触,采用 1 次冻融法,使局部变成Ⅱ度冻伤状态为宜。24 小时后用盐水浸泡半小时左右,再用尖头手术刀沿血疱与正常皮肤分界边缘划开剥离,以有齿镊钳住,将鸡眼完整取出,清理创面压迫止血后再行包扎,待组织修复。结果与单用液氮冷冻对比,两组痊愈率有非常显著差异。

4.物理治疗

(1)双极磁针疗法:热水浸洗鸡眼角质层软化,取双极磁针的强磁端,将针尖放在鸡眼的压痛点上,针体垂直,略施加压力,以患者自觉有明显的麻痛胀为宜,留针15分钟,1或2次/天,连续7～10天可脱落。

(2)高频电刀(针)局麻下电凝。

(3)多功能电离子机治疗:常选用长火,电压10～15 V,烧灼深度3～5 mm。

(4)CO_2激光烧灼。

(5)浅层X线照射。

(五)预防

预防发生鸡眼,应减少摩擦和挤压。鞋靴宜柔软合脚,鞋内可衬厚软的鞋垫或海绵垫,在相当于鸡眼处剪孔(有孔鞋)。足趾畸形者应进行矫治,如有足部外生骨疣应予手术治疗。

二、胼胝

胼胝是局部皮肤对长期机械性摩擦和压迫刺激的一种保护性角质增生反应,常与职业有关,多见于体力劳动者。

(一)病因及发病机制

手足部尤其骨突起部位易受压迫或摩擦,可形成局限性扁平状角质增生损害。本病亦与素质、足畸形或职业有关。胃癌或食管癌患者可有并发胼胝现象。

(二)临床表现

损害为局限性表皮角质层增厚,呈淡黄色条状或片状,斑块中央较厚,边缘不清,表面光滑,皮纹清晰,触之坚实。局部感觉迟钝,可有轻度压痛和不适感。见于成人,好发于掌、跖易受摩擦或压迫部位,常对称发生。一般无自觉症状,严重时有压痛。

(三)诊断及鉴别诊断

根据损害特点及好发部位一般诊断不难,但本病须与跖疣、鸡眼及掌跖点状角化病鉴别。

(四)治疗

1.一般处理

如行走时有压痛,可定期用刀片修削。以氧化锌胶布或各种硬膏胶布粘贴表面,每2～3天更换1次,可显著软化和剥脱角质,减轻疼痛,尤适用于冬季。

2.外用角质剥脱剂

如25%水杨酸火棉胶或0.3%维A酸软膏或30%尿素软膏。或以80%水杨酸、20%石炭酸用胶布封贴,1周后,揭去胶布,用血管钳将损害已游离的角质边缘轻轻分离,再用手术刀片进一步分离其中央黏着部分,即可完整取下角质斑块。

3.手术修治

自损害表面逐层削去增厚的角质,直到基底出现血红色,以不出血为度。

4.CO_2激光

选用连续波CO_2激光或超脉冲CO_2激光烧灼汽化,逐层激光汽化时用生理盐水棉球拭去表面炭化物,以便观察治疗深度。

(五)预防

除去致病因素与诱因。如果胼胝和足骨畸形或鞋子不合脚有关,移除这些因素后胼胝可自行消失。某些职业如锻工、冷作工、木工、船员或机械操作工人应加强劳动保护,宜戴手套,穿软底鞋或内衬厚软鞋垫。

(夏树伟)

第七节 压 疮

压疮是由于患者身体局部长期受压,影响血液循环,导致皮肤和皮下组织营养缺乏而引起的组织坏死。

一、病因和发病机制

昏迷、瘫痪等患者长期卧床且体位固定不变,致身体局部长期受压。或是使用石膏、夹板和绷带时,衬垫不当,松紧不适宜,使局部长期受压。

二、临床表现

压疮好发于受压的骨突部位,如骶尾骨、坐骨结节、股骨粗隆、足外踝及足跟等。受压后局部皮肤呈苍白、灰白或青红色,轻度水肿,境界清楚,自觉有麻木或触痛感,去除压力后可慢慢好转。如病情发展,表皮呈紫黑色,可出现水疱,破溃后形成溃疡。如不及时处理,溃疡可逐渐加深至肌肉、骨或关节。表面可形成坏疽。继发感染可引起败血症。

三、诊断

根据好发部位和典型皮损易于诊断。

四、治疗和预防

压疮是长期卧床者的一个常见并发症,如护理得当,可以避免。应定时翻身,避免相同部位持续受压。经常按摩受压部位。

一旦发生压疮,应避免再次受压,促进局部血液循环,加强创面处理,预防感染。压疮初期时,局部可予热敷或50%乙醇涂擦,也可以用2%碘酊涂抹。注意防止皮肤干燥,可适量涂以甘油或液体石蜡。小溃疡可外用0.5%的硝酸银溶液湿敷,大溃疡必要时需行外科清创术。辅助性治疗如超声波、紫外线、高压氧、生长因子、角质形成细胞移植等的疗效仍有待进一步研究。

(夏树伟)

第八节 手足皲裂

皲裂是指手足皮肤因各种原因而致的干燥、开裂。在寒冷季节从事露天作业及接触溶脂性、吸水性及碱性物质的劳动者最多见。

一、病因与发病机制

手足部容易发生皮肤皲裂与多种内外因素有关。掌跖部皮肤解剖生理特点为角质层较厚、无皮脂腺,加之冬季汗液分泌少,皮肤容易干燥;另外各种机械性和物理化学因素的刺激,如酸碱、有机溶媒的脱脂作用,当局部活动、摩擦、外伤时即可致皮肤皲裂。老年人、鱼鳞病、掌跖角化症、角化型手足癣等患者更易发病。

二、临床表现

手足皲裂常见于成人及老年人,部分患者发病有职业因素。好发于指屈面、指关节背面、甲周、手掌、足跟、足跖外侧等部位,多顺皮纹方向发生。皮损为深浅、长短不一的皮肤线状裂隙,在皮肤角层厚处更深,甚至出血,常有疼痛。根据裂隙深浅程度可分为三度:一度仅达表皮,无出血及疼痛等症状;二度由表皮深入真皮浅层,可有轻度疼痛,但不引起出血;三度由表皮深入真皮和皮下组织,常引起出血和疼痛。

三、诊断及鉴别诊断

根据手足皲裂的临床特点,诊断并不困难,但需与下列疾病鉴别。

(一)手足癣

主要是角化皲裂型手足癣。常局限于一侧掌、跖和指趾间,很少局限于足跟。原发损害为丘疱疹。常有痒感,甚少疼痛与出血。常并发指、趾甲癣。鳞屑直接镜检可找到真菌。

手足皲裂可并发手足癣,二病可互为因果。并发率为30%~85%。

(二)手足湿疹

急性或亚急性时原发损害多为红斑、丘疹、水疱等。慢性湿疹常位于掌跖,并累及手足背部,且多伴皮肤粗厚或苔藓化,故二者可鉴别。

(三)鱼鳞病与掌跖角化病

有时在鱼鳞病与掌跖角化病的基础上并发手足皲裂,寒冷季节鱼鳞病加重时,两病伴发率为24%~47%。

四、治疗

本病的治疗主要是局部外用角质离解剂和保湿剂,使损害处角质水合、软化、滋润,促使皲裂弥合。一般选用尿囊素软膏、15%尿素软膏、0.1%维A酸霜或10%硫黄水杨酸软膏、愈裂贴硬膏等。注意宜在温热水浸泡片刻拭干后厚搽。

(一)2%~5%尿囊素霜

2%~5%尿囊素霜是治疗手足皲裂的一种比较理想的药物。临床证实2%尿囊素与10%~20%尿素具有相等的活性,其疗效明显优于15%尿素霜及单纯霜。用1%尿囊素水杨酸复盐霜治疗皲裂,疗效亦优于1%尿囊素霜。

(二)水解明胶霜

水解明胶与尿素均有较强的水合作用,可防止皮肤干燥,加速细胞生长,从而修复和促进裂口的愈合。有人使用水解明胶霜治疗手足皲裂,疗效明显优于常用的尿素脂及硫黄水杨酸软膏。

(三)甘油搽剂

甘油 60%、红花油 15%、青黛 4%、香水 1%,75%乙醇,将各药混合调匀外搽,3 次/天,可在 3~7 天内使手足皲裂治愈。

(四)愈裂贴膏

愈裂贴膏是以尿囊素、白及、维 A 酸及苯丙咪唑掺入到普通氧化锌橡皮膏中制成的硬膏剂型。其中 2 号(尿囊素 0.14 g,白及 100.0 g)、3 号(尿囊素 0.14 g,维生素 A 酸 0.12 g,苯丙咪唑 1.0 g)对足手皲裂疗效显著。用药前先用热水浸泡患处,使角质软化,若角质过厚可用刀片削薄,然后按皮损大小剪取大于皮损面积的愈裂膏敷贴,每 2~3 天更换 1 次或 1 次/天。

五、预防

对手足皲裂应防治结合,防重于治。预防措施包括以下几点。

(1)去除引起皲裂的原因,对同时并存的手足癣、湿疹和鱼鳞病等进行治疗。

(2)少用肥皂及碱性物质洗手。

(3)冬季应注意防寒保暖,劳动后用热水浸泡手足,洗净擦干后擦防裂油、蛤蜊油、甘油搽剂(甘油 60%,红花油 15%,青黛 4%,香水 1%,75%乙醇)和凡士林等保护皮肤。

(4)注意职业防护,尽量避免用手足直接接触酸、碱、有机溶媒及吸水物质。

(夏树伟)

第九节 擦 烂

擦烂又称摩擦红斑、间擦疹,是一种发生在皮肤皱襞部位的急性表浅性炎症损害。

一、病因和发病机制

皮肤的皱褶部位由于温热、出汗、潮湿引起角质层浸渍,活动时皮肤相互摩擦刺激而发病。

二、临床表现

本病多发于湿热季节。多见于婴儿和肥胖者的皱褶部位(如颈、腋下、乳房下、腹股沟、臀沟等处)。皮损初起为局限性鲜红或暗红斑,表面潮湿,境界清楚,分布与相互摩擦的皮肤皱褶一致,如不及时处理,皮损表面可出现浸渍、糜烂、渗出,严重者可出现水疱、溃疡。自觉瘙痒或灼痛。常继发细菌和念珠菌感染。

三、诊断和鉴别诊断

根据典型临床表现易于诊断。本病应与股癣、念珠菌皮肤感染、尿布皮炎等相鉴别。

四、治疗和预防

应经常保持皱褶部位的清洁干燥,衣服宜宽松。早期的红斑可外用扑粉、炉甘石洗剂,同时避免使用肥皂热水擦洗和使用软膏,避免摩擦刺激;出现糜烂的皮损可用糊剂,若渗液较多,可用3%硼酸溶液湿敷;若继发感染可外用抗感染药物。

(夏树伟)

第十节 摩擦性苔藓样疹

摩擦性苔藓样疹也称儿童性丘疹性皮炎,是一种好发于儿童、与摩擦相关的皮肤炎症性疾病。

一、病因和发病机制

原因不明。可能与儿童在活动中接触和摩擦某些物品有关,如玩弄沙土、玩具或在地毯上爬行等,还可能与日晒、病毒感染等有关。

二、临床表现

多见于3~12岁儿童,男孩多见;好发于夏季。常累及手背、前臂、肘、膝等易受摩擦刺激部位,偶见累及腕、足和躯干。皮疹呈单一形态,多为直径1~3 mm多角形或圆形苔藓化小丘疹,密集成群但不融合,对称分布,呈正常皮色或淡红色,覆有细微糠秕状鳞屑。一般无自觉症状,也可轻度瘙痒。

三、诊断和鉴别诊断

根据典型临床表现易于诊断。本病应与儿童丘疹性肢端皮炎进行鉴别,后者皮损为较大而扁平的丘疹,呈暗紫红色,伴有淋巴结肿大,与乙肝病毒感染有一定关系。

四、治疗和预防

应避免不良刺激、减少摩擦。外用药物治疗以对症为主,可外用糖皮质激素或口服抗组胺药。

(夏树伟)

第十章

职业性皮肤病

第一节 职业性皮炎

职业性皮炎最常见,占全部职业性皮肤病的80%以上。

一、病因及发病机制

(一)职业性刺激性接触性皮炎

由致病物的原发刺激性作用引起,在接触部位通过非免疫机制直接作用于皮肤而发病。接触刺激物的浓度、时间与皮损程度有明显的剂量-效应关系,而个体差异不明显,同样条件下大多数接触者发病。常见的原发性刺激物有酸、碱、有机溶剂、某些金属盐类、有机溶剂、石油产品、肥皂、洗涤剂等。

(二)职业性变应(过敏)性接触性皮炎

由皮肤致敏物引起皮肤超敏反应,属典型的Ⅳ型超敏反应,即由T淋巴细胞介导的细胞免疫反应。其发病过程分为诱导和激发两个阶段,诱导期需要5~14天。初次接触致敏物时并不引起皮肤反应,经过一定的潜伏期,再接触该致敏物很快在接触部位发生炎症反应。反应程度因接触致敏物的强弱及个体的反应性差异而有所不同,同样条件下接触者只有少数人发病。常见的接触性致敏物有染(颜)料及其中间体类、显影剂类、橡胶制品的促进剂与防老剂、天然树脂及合成树脂、某些金属及其盐类、药物、香精及杀虫剂等。

(三)职业性光毒性接触性皮炎

职业性光毒性接触性皮炎是被光能激活的光敏性物质对皮肤毒理作用的结果,是一种非免疫性反应。任何个体只要存在某种光敏物质,再经过适当波长及时间光照后,半小时到几小时后即可在暴露部位出现晒斑样损害。常见的光毒性化合物有煤焦油、煤焦沥青、蒽、吖啶、蒽醌基染料、补骨脂素类、氯吩噻嗪、氨苯磺胺等。

(四)职业性光变应性接触性皮炎

进入皮肤的光敏物质,经光能作用转化为半抗原,然后与载体结合形成完全抗原后引起变态反应。发病有一定的潜伏期。初次接触光变应性物质和照光后不发病,经过5~14天后或更长时间再接触和照光时,一般在24小时内发病,发病与光照有明显关系。常见的光变应性化合物有卤代水杨酰胺、酚类化合物、氯丙嗪、磺胺类、噻嗪类化合物等。

(五)职业性电光性皮炎

紫外线被皮肤的色基吸收后,导致表皮和真皮细胞的广泛损伤并引发以组织修复为目的的炎症反应。

(六)职业性药疹样皮炎

类似于某些药物通过各种途径进入人体后引起的药物性皮炎,其发病机制为Ⅳ型变态反应。

二、临床表现

(一)职业性刺激性接触性皮炎

急性皮炎呈红斑、水肿、丘疹或水肿性红斑基础上密布丘疹、水疱或大疱,疱破后呈现糜烂、渗液、结痂,自觉灼痛或瘙痒。慢性改变者,呈现不同程度浸润、增厚、脱屑或皲裂。自接触到发病所需时间和反应强度与刺激物的性质、浓度、温度、接触方式及时间有密切关系,接触高浓度强刺激物,常立即出现皮损。在同样条件下,大多数接触者发病。皮损局限于接触部位,界限清楚。病程为自限性,去除病因后易于治愈,再接触可再发。

(二)职业性变应(过敏)性接触性皮炎

皮损表现与刺激性接触性皮炎相似,但大疱少见,常呈湿疹样表现。自觉瘙痒。初次接触不发病,一般情况下从接触到致敏需5~14天或更长时间,致敏后再接触常在24小时内发病,反应程度与致敏物的强度和个体素质有关。在同样条件下,接触者仅少数人发病。皮损初发于接触部位,界限清楚或不清楚,可向周围及远隔部位扩散,重时泛发全身。病程可能迁延,再接触少量即能引起复发。以致敏物进行皮肤斑贴试验常获阳性结果。

(三)职业性光毒性接触性皮炎

皮损呈局限性片状红斑,有烧灼感或疼痛,严重时可出现水肿和水疱,常伴有眼结膜炎及全身症状,如头痛、头晕、乏力、口渴、恶心等。接触光敏物并受日光紫外线照射后即发病;皮损多发生于曝光部位,界限明显;同工种、同样条件下大多数人发病;脱离接触光敏物或避免日光(紫外线)照射后,炎症消退较快,局部常留有不同程度的色素沉着。

(四)职业性光变应性接触性皮炎

皮损为水肿性红斑,尚有小丘疹或水疱,边缘常不清楚,伴有不同程度的瘙痒。初次接触致敏物后需5~14天或更久被致敏,致敏后再接触常在24小时内发病。皮损初发于接触部位,边缘不清,后可扩展至全身。脱离接触后,病程一般历时2周左右,愈后无明显色素沉着。同工种、同样条件下仅少数人发病。皮肤光斑贴试验常获阳性结果。

(五)职业性电光性皮炎

皮损表现为急性炎症,其反应程度视光线强弱、照射时间长短而定。轻者表现为界限清楚的水肿性红斑,有灼热及刺痛感;重者除上述症状外可发生水疱或大疱,甚至表皮坏死,疼痛剧烈。常伴有电光性眼炎。在无适当的防护措施或防护不严的情况下,于照光后数小时内发病,皮损常发生于面、手背和前臂等暴露部位,界限明显。

(六)职业性药疹样皮炎

皮损表现为急性皮炎,多呈剥脱性皮炎,部分为多形红斑、重症多形红斑或大疱性表皮坏死松解症,常伴有浅表淋巴结肿大,严重者伴内脏损害,死亡率高。同工种、同样工作环境下仅个别人发病。

三、诊断与鉴别诊断

根据明确的职业接触史、皮损特点及临床表现,必要时结合皮肤斑贴试验、光斑贴试验或其他特殊检查结果,参考现场职业卫生学调查和同工种发病情况综合分析,排除非职业因素引起的类似皮肤病并依据职业性接触性皮炎诊断标准、职业性光接触性皮炎诊断标准、职业性电光性皮炎诊断标准、职业性三氯乙烯药疹样皮炎诊断标准方可诊断。

职业性皮肤病应与非职业性皮肤病的相应皮肤病进行鉴别,职业暴露是关键因素。

四、治疗和预防

(一)治疗原则

及时清除皮肤上存留的致病物,暂时避免接触致病物及其他促使病情加剧因素,根据病情依照皮炎的治疗原则对症治疗。

职业性药疹样皮炎建议住院治疗,按药疹样皮炎的处理原则进行治疗。

(二)其他处理

职业性变应性接触性皮炎、职业性光变应性接触性皮炎反复发作、长期不见好转、影响工作者,可调换工种,脱离有致敏物的环境。职业性药疹样皮炎一经诊断立即脱离原岗位。

(三)预防

关键在于隔离或减少致病因素的接触,采取综合性的预防措施。改善劳动条件,操作过程自动化、机械化,保持清洁的生产环境,减少作业场所刺激物和变应原对皮肤的刺激;加强个人防护,防止化学物质直接接触皮肤。

(吴 玲)

第二节 职业性皮肤色素变化

职业性皮肤色素变化分为职业性黑变病和职业性白斑。

职业性黑变病是指劳动或作业环境中存在的职业性有害因素(主要是煤焦油、石油及其分馏产品,橡胶添加剂,某些颜料、染料及其中间体等)引起的慢性皮肤色素沉着性疾病。

职业性白斑是指长期接触苯基酚或烷基酚类等化学物引起的皮肤色素脱失斑。

一、病因及发病机制

(一)职业性黑变病

其外源性致病因素有三大类:煤焦油、石油及其分馏产品;橡胶添加剂及橡胶制品;某些颜料、染料及其中间体。其发病机制可能是由于致病物对皮肤的长期接触,增加酪氨酸酶的活性,或是垂体中黑素细胞刺激素分泌受刺激而增加,加速黑色素代谢过程,使黑素增加。致病物含有刺激皮肤的酚、萘等多种物质,可引起皮炎,所含的吖啶、蒽等光感物,使皮肤对光线过敏而发生日光性皮炎。接触致病物人群中只有少数人发病,说明本病发生与个体内在因素有关,一般认为内分泌紊乱和神经精神因素可能是本病的诱因。

(二)职业性白斑

某些苯基酚和烷基酚类如对苯二酚、对苯二酚单苯醚、对叔丁酚、儿茶酚、甲酚、3-羟苯甲醚、4-羟苯甲醚等皆有脱色作用。其发病机制比较复杂,现多认为酚类化学物质在黑素体被酪氨酸酶氧化成醌类,其中可能形成半醌游离基,弥散进入黑素细胞胞质,通过脂类过氧化的链反应,使胞质内细胞器的脂蛋白膜遭受破坏,造成细胞的损伤。半醌游离基对黑素细胞具有选择性破坏作用,引起色素脱失。致病物质作为抗代谢剂,可改变呼吸与产能反应而选择性地作用于黑素细胞,使之变性或死亡;抑制黑素形成,阻止酪氨酸酶氧化成多巴,阻止氧化酶与色素前身物结合,通过抑制酶的作用而影响黑素代谢。

二、临床表现

(一)职业性黑变病

多发生于中年人,女性多见,经常在冬季发病。本病呈渐进性慢性过程,呈现以暴露部位为主的皮肤色素沉着,严重时泛发全身,可伴有瘙痒及轻度乏力等症状。色素沉着前期或初期,常有不同程度的阵发性红斑或瘙痒,待色素沉着较明显时,这些症状即减轻或消失;皮损多呈网状或斑点状,有的可融合成弥漫性斑片,界限不清楚;有的呈现以毛孔为中心的小片状色素沉着斑,少数可见毛细血管扩张和表皮轻度萎缩;颜色呈深浅不一的灰褐色、褐黑色、紫褐色等,在色沉部位表面往往有污秽的外观;色沉部位以面颈等露出部位为主,可以发生在躯干、四肢或成全身分布;可伴有轻度乏力、头晕、食欲缺乏等全身症状。

(二)职业性白斑

于接触致病物1年或更长时间后发病。皮损好发于手、腕部及前臂、颈部等暴露部位,亦可发生于前胸、后背、腰腹等非暴露部位,少数患者皮损可泛发全身;皮损呈大小不一、不规则形、点状或片状色素脱失斑,境界比较清楚,少数皮损边缘色素略为增深,部分白斑中央可见岛屿状色素沉着;脱色程度与接触致病物的时间及程度有关;无自觉症状。

三、诊断及鉴别诊断

根据明确的职业接触史,在接触期间内发病,皮损部位、特殊的临床表现,病程经过,动态观察,参考现场职业卫生学调查和同工种发病情况进行综合分析,除外非职业性皮肤色素改变和继发性色素改变,依据职业性黑变病诊断标准、职业性白斑诊断标准诊断。

职业性黑变病应与非职业性黑变病和继发性色素沉着症、黄褐斑、扁平苔藓、色素性荨麻疹、多发性斑状色素沉着症、艾迪生病、血色病等鉴别。职业性白斑应与非职业性白癜风、花斑癣、特发性点状色素减少症、炎症后色素脱失斑等鉴别。

四、治疗和预防

(1)治疗原则:避免继续接触致病物,根据病情,按照黑变病及白癜风治疗原则对症处理。

(2)改善生活环境与劳动条件,安装良好的通风、吸尘设备,降低车间中烟尘、粉尘浓度,加强个人防护,采取必须的防护措施,避免直接接触致病物是预防本病的重要措施。

(3)职业性黑变病和职业性白斑一经诊断后,建议患者调换工作,彻底脱离接触物,必要时应调离发病环境。

(严文杰)

第三节 职业性痤疮

职业性痤疮是指在生产劳动中接触矿物油类或某些卤代烃类引起的皮肤毛囊、皮脂腺系统的慢性炎症损害。由煤焦油、页岩油、天然石油及其高沸点分馏产品与沥青等引起的称为油痤疮;由某些卤代芳烃、多氯酚及聚氯乙烯热解物等引起的称为氯痤疮。

一、病因及发病机制

(一)油痤疮

由石油(包括原油、各种柴油、机油、润滑油、切割油、乳化油、变压油等)和煤焦油分馏产品(包括煤焦油、焦油沥青及杂酚油等)引起。矿物油引起毛囊上皮细胞增殖与角化过度,使皮脂排除发生障碍;机械性的阻塞作用将毛孔阻塞,形成黑头粉刺;继发细菌感染可形成毛囊炎与疖肿;青年工人发病与其皮脂腺功能有关。

(二)氯痤疮

由卤代烃类化合物包括多氯(溴)萘、多氯(溴)联苯、多氯苯、多氯酚、多氯氧芴、四氯氧化偶氮苯、二噁英(TCDD)、聚氯乙烯热解物等引起。其发病机制与皮脂腺的鳞状上皮增生以及毛囊外根鞘部位的增粗有关。致病物质作用于未分化的皮脂腺细胞,使其转化为角质形成细胞,导致细胞增殖角化,产生黑头及囊肿。

二、临床表现

(一)油痤疮

接触部位多数毛囊性损害,表现为毛孔扩张、毛囊口角化、毳毛折断及黑头粉刺。常有炎性丘疹、毛囊炎、结节及囊肿。较大的黑头粉刺挤出黑头脂质栓塞物后,常留有凹陷性瘢痕。皮损一般无自觉症状或有轻度痒感或刺痛。多发生于眼睑、耳郭、四肢伸面,特别是与油类浸渍的衣服摩擦的部位,而不限于面、颈、胸、背、肩等寻常痤疮的好发部位。

(二)氯痤疮

接触部位发生成片的毛囊性皮损,表现以黑头粉刺为主。初发时常在眼外下方及颧部出现密集的针尖大的小黑点,日久则于耳郭周围、腹部、臀部及阴囊等处出现较大的黑头粉刺,伴有毛囊口角化,间有粟丘疹样皮损,炎性丘疹较少见。耳及阴囊等处常有草黄色囊肿。

三、诊断及鉴别诊断

根据职业接触史,特有的临床表现及发病部位,参考工龄、发病年龄、作业环境调查及流行病学调查资料;结合对病情的动态观察,进行综合分析,排除寻常痤疮及非职业性外源性痤疮,依据职业性痤疮诊断标准(GBZ55-2002)方可诊断。

职业性痤疮主要应与寻常痤疮鉴别。寻常痤疮有其固定的好发部位(面、颈、胸、背、肩)及好发年龄(15~25岁),而职业性痤疮可发生于任何年龄和任何接触部位。

四、治疗和预防

(1) 治疗原则:参照寻常痤疮的治疗原则,对症处理。注意及时清除皮肤上存留的致病物。囊肿较大者可考虑手术切除。

(2) 其他原则:合并多毛性毛囊炎、多发性囊肿及聚合性痤疮治疗无效者,调换工作,避免接触致病物。

(3) 加强就业前体检,改善生产环境及劳动条件,加强通风,减少有害气体及粉尘外逸。加强个人防护,工作后及时洗浴,穿戴好防护服并保持清洁,局部暴露部位涂抹皮肤防护剂。

(高培培)

第四节 职业性皮肤溃疡

职业性皮肤溃疡是指生产劳动中直接接触某些铬、铍、砷等化合物所致形态较特异、病程较慢性的皮肤溃疡,如铬溃疡(铬疮)、铍溃疡等。

一、病因及发病机制

常见致病物为铬酐、铬酸、铬酸盐、重铬酸盐等六价铬化合物及氟化铍、氯化铍、硫酸铍等可溶性铍化合物。这些物质具有较强的刺激性和腐蚀性,可经过伤口或摩擦穿透皮肤引起腐蚀发病。

二、临床表现

皮损初起多为局限性水肿性红斑或丘疹,继之中心演变成淡灰色或灰褐色坏死,并于数天内破溃,绕以红晕。而后溃疡四周逐渐高出皮面。典型的溃疡多呈圆形,直径 2~5 mm,表面常有少量分泌物,或覆以灰黑色痂,周边为宽 2~4 mm 的质地坚实的暗红色堤岸状隆起,使整个皮损状似鸟眼。恢复过程中炎症逐渐消退,溃疡变浅、缩小、愈合,最后堤岸状隆起逐渐变平,遗留轻度萎缩性瘢痕。如继续接触刺激物,溃疡难以愈合,病程可长达数月乃至年余。溃疡可有轻度压痛;疼痛一般不明显,但可于接触强刺激物后加重。

三、诊断及鉴别诊断

根据明确的职业接触史、特殊的皮肤表现,结合作业环境劳动卫生调查资料,排除其他类似的皮肤损害,依据职业性皮肤溃疡诊断标准(GBZ62-2002)方可诊断。

本病应注意与化学性皮肤灼伤、臁疮(深脓疱疮)引起的溃疡相鉴别。

四、治疗和预防

(1) 治疗原则:及时清除皮肤上残留的致病物;清洁创面,对症治疗。

(2) 加强生产设备的管理、清洁和维修,以防止污染作业环境。加强通风,减少有害物质浓度。做好个人防护,配备防护用品。做好就业前体检,及时发现禁忌证。

(丁一芳)

第十一章

瘙痒性皮肤病

第一节 瘙 痒 症

一、局限性瘙痒症

局限性瘙痒症是指瘙痒仅发生于身体的某一部位,如肛门、阴囊、外阴等,临床上常见。

(一)肛门瘙痒症

肛门瘙痒症是指发生于肛门及其周围皮肤的剧烈瘙痒。临床特征为肛周苔藓化及抓痕而无原发皮疹、感染或赘生物。慢性患者可有明显焦虑和睡眠障碍。

1.病因和发病机制

可分为原发性和继发性。原发性是指无明显肛肠疾病者,原因包括饮食(如过多摄入咖啡等)、不良卫生习惯以及精神性等因素(如焦虑和抑郁等);继发性是指有明确病因,包括慢性腹泻、大便失禁、痔疮、肛裂或肛瘘、直肠脱垂、直肠癌、生殖器疣、真菌、寄生虫(如蛲虫、疥虫)和细菌感染等。本病主要与接触某种致敏物或刺激物,过度清洗等对肛周皮肤的接触性刺激有关。

2.临床表现

好发于中年男性。瘙痒常局限于肛门周围,可蔓及阴囊或臀沟两侧。轻者皮肤外观正常或有轻度红斑,重者有明显刺激表现,常呈现灰白色或淡白色浸润,皱襞肥厚。因搔抓常发生辐射状皲裂、红斑、结痂或溃疡,日久肛周皮肤增厚而呈苔藓化、色素沉着。蛲虫引起者,好发于儿童。

3.诊断和鉴别诊断

根据无原发皮损而仅有瘙痒易于诊断。如诊断存在疑问或治疗无效时,应考虑行结肠镜检查等以排除肿瘤性瘙痒。

4.治疗

应力求查明病因,予以根治,包括停止所有刺激性的外用药物治疗,去除潜在的局部致敏物,避免过度烫洗、摩擦、搔抓,注意便后护理。

一般以局部治疗为主。外用糖皮质激素对大部分患者有效,推荐短期中弱效激素。钙调神经磷酸酶抑制剂对部分患者有效。晚间加用有镇静作用的抗组胺药物可改善睡眠。继发性患者在有效治疗潜在疾病后瘙痒可得到缓解。

(二)阴囊瘙痒症

阴囊瘙痒症瘙痒发生于阴囊,常累及阴囊悬垂部位;也可累及阴茎、会阴或肛门。主要与局部皮温高、多汗、摩擦或真菌感染等有关,常因精神因素诱发、加重。多为阵发性剧痒,长期剧烈搔抓可致阴囊皮肤水肿肥厚、色素沉着、苔藓样变,可见点状糜烂、渗液、结痂等湿疹样改变或继发感染。以局部治疗为主,可外用弱效糖皮质激素制剂,也可外用他克莫司软膏、吡美莫司乳膏、普鲁卡因或凡士林软膏等。

(三)外阴瘙痒症

即发生于女性外阴部的瘙痒症。

1.病因和发病机制

原发性外阴瘙痒,病因不明,也可继发于白带刺激、感染、恶性肿瘤、多种皮肤病及神经系统疾病,或由多种因素共同作用的结果。

2.临床表现

多为成年女性,主要累及大、小阴唇,阴阜和阴蒂亦可发生。绝大多数为更年期和老年妇女。瘙痒为阵发性,夜间尤甚。因不断搔抓,阴唇常有皮肤肥厚,呈灰白色浸渍,阴蒂及阴道黏膜可出现红肿、糜烂。

3.诊断和鉴别诊断

根据无原发皮损而仅有瘙痒易于诊断,阴道分泌物检查有助于鉴别真菌性和滴虫性阴道炎性瘙痒。搔抓致大阴唇苔藓化时需与慢性单纯性苔藓鉴别。

4.治疗

治疗原则是阻断瘙痒-搔抓的恶性循环,恢复皮肤屏障并减轻炎症。病因明确者去除病因;病因不明者主要是缓解症状,包括应用凡士林制剂或含氧化锌制剂,系统应用或外用糖皮质激素,或口服抗组胺药物。

二、冬季瘙痒症

冬季瘙痒症是一种与冬季气候干燥有明显关系的全身性瘙痒病。

(一)病因与发病机制

主要与老年人皮脂缺乏、空气干燥、过渡洗浴等引起皮肤干燥有关。干燥皮肤的表面弹性和抗张能力降低,容易形成浅层小皲裂,使皮肤容易受到外界因素的刺激。

(二)临床表现

瘙痒多为全身性,好发于胫前及后背,常为阵发性,往往在脱衣时诱发,夜间剧烈,影响睡眠。遇有温差剧变、空气干燥、过度洗浴、水温过高、使用碱性强的肥皂、化纤或粗硬面料的内衣、搔抓、摩擦等可诱发或加重瘙痒皮疹。表现为皮肤干燥、粗糙,有少许细小鳞屑和裂纹,可见条状表皮剥脱和血痂,严重者,由于剧烈搔抓和外界因素的刺激而发生湿疹样变和苔藓样变,可进一步加重瘙痒症状。久病者可出现精神忧郁、食欲缺乏等神经衰弱症状。

(三)诊断和鉴别诊断

根据皮肤干燥、只有瘙痒而无原发损害,常见于冬季、好发于老年人,容易诊断。一旦出现继发皮损,可结合病史(如开始仅有瘙痒而无皮疹)方可诊断。

(四)治疗和预防

指导患者尽量避免诱发或加重瘙痒的各种因素,用温水洗浴,沐浴后外涂润肤剂,使用加湿器以及穿着宽松的棉质衣物,避免烫洗、过度使用肥皂等。瘙痒严重者可应用抗组胺药、镇静催眠剂或抗焦虑药。长期不愈者应排除系统性疾病引起的瘙痒。

三、妊娠瘙痒症

妊娠瘙痒症又称妊娠胆汁淤积,是指妊娠期间出现的皮肤瘙痒,可出现黄疸。病因和发病机制未明。一般认为与遗传、雌激素及其代谢产物、肝内胆汁淤积,碱性磷酸酶升高、直接胆红素增多有关。

常见于多次妊娠的妇女。多发生于妊娠期后3个月,也可发生在妊娠早期。瘙痒可分为全身性或局限性,首先出现于腹部而后渐扩展至全身,常见因搔抓引起的表皮搓破。部分患者可出现黄疸,尿色深,大便呈灰白色。瘙痒可在短期内自行消失,也可持续至妊娠终止,一般分娩后(1～4周)瘙痒消失,以后妊娠时可再发。胎儿的早产率和死胎率较高,还可伴有围产期的合并症,须注意监测。

因本病于产后可自愈,妊娠期间一般对症治疗,局部可外用止痒剂。

四、内脏疾病性瘙痒症

瘙痒是某些内科疾病的重要症状。常发生瘙痒的内科疾病有慢性肾功能不全、胆汁淤积、真性红细胞增多症、甲状腺功能亢进症、糖尿病、多发性硬化、肿瘤、寄生虫病等。

(一)尿毒症性瘙痒

尿毒症性瘙痒是指发生于慢性肾衰竭患者的瘙痒,主要见于正在接受血液透析治疗的患者,女性多发。可能与缺乏皮脂、缺铁、继发性甲状旁腺功能亢进、血内多种致痒源,如组胺和阿片样物质等,以及对透析中所使用的物质过敏,尿毒症所致的运动、感觉、自主神经病变,钙磷代谢的改变等有关。瘙痒常是全身性和持续性的,症状明显,可影响患者睡眠和生活质量。瘙痒程度与接受透析的时间有明显的相关性。常有皮肤干燥,因搔抓可出现严重的擦伤、皮肤苔藓样变或痒疹样结节。少数患者的瘙痒可局限。

肾移植是唯一有效缓解尿毒症性瘙痒的治疗方法,在移植后瘙痒可很快消失。窄谱UVB是治疗的主要手段,有很好的疗效。伴有皮肤干燥者,可加用润肤剂,但停用后瘙痒常复发。多塞平、加巴喷丁和纳洛酮有效。抗组胺药物疗效差。

(二)胆汁淤积性瘙痒症

在胆汁淤积的患者中,瘙痒是常见的临床表现。可见于多种肝内或肝外性疾病,如原发性胆汁性肝硬化、乙型和丙型病毒性肝炎、原发性硬化性胆管炎、胆管癌、酒精性肝硬化、自身免疫性肝炎等。药物如睾酮、氯丙嗪、避孕药、红霉素、别嘌呤醇和利福平等也可引起胆汁淤积性瘙痒。引起瘙痒的确切物质不清楚,可能与内源性阿片样物质水平增高有关。

瘙痒通常从肢端开始,随后逐渐泛发,大多为全身性、持续性,搔抓也难以缓解,在手、足和衣服穿着过紧处尤为严重,夜间瘙痒剧烈,患者非常痛苦,可伴有黄疸。很少累及颜面、颈部和阴股部。

治疗可用熊去氧胆酸或考来烯胺、纳洛酮、利福平等。对于终末期肝衰竭,肝移植可改善症状。抗组胺药疗效不佳。

(三)血液病性瘙痒症

有些血液系统疾病伴发瘙痒,如骨髓异常增生性疾病、铁缺乏症、真性红细胞增多症等,常导致难以控制的严重而顽固的瘙痒。真性红细胞增多症的典型表现是躯干部严重瘙痒。铁缺乏症可能是真性红细胞增多症、其他恶性肿瘤或系统性疾病的一种表现,可有全身性或局限性瘙痒(尤其在肛周和外阴部位),在铁替代治疗后可缓解;此外,上述疾病本身就可引起瘙痒,而瘙痒可先于疾病数年出现,因此,对严重、顽固的瘙痒应考虑是否有真性红细胞增多症等血液病。骨髓移植后伴发移植物抗宿主反应(GVHR)的患者也可出现瘙痒。

治疗首选阿司匹林口服;UVB和PUVA可作为一线治疗;肌内注射α-干扰素可获良效;抗组胺药疗效不一。

(四)内分泌性瘙痒

糖尿病性瘙痒可能由神经病变、念珠菌感染、皮肤干燥和药物所引起。瘙痒可泛发全身,更多为局限于肛周及外生殖器部位,在女性患者更为常见,与血糖控制不佳有关。

严重的全身性瘙痒可以是甲状腺功能亢进的一种表现,瘙痒出现的频率与病情的严重程度相平行,发病机制不明,可能与皮肤血流加快和皮温持续升高有关。甲状腺功能减退发生的瘙痒可能与皮肤干燥和皮肤念珠菌感染有关。绝经后女性外阴瘙痒可能与性激素缺乏有关。瘙痒也可与自身免疫性甲状腺炎和抗某些甲状腺成分的自身抗体相关。

(五)恶性肿瘤相关性瘙痒

任何一种恶性肿瘤都会引起瘙痒,称为副肿瘤现象,但瘙痒与肿瘤之间的真正联系至今不明,其原因可能与免疫机制、肿瘤代谢产物、缺铁、皮肤干燥等有关;化疗药物和放疗也可引起瘙痒,但这种瘙痒通常有自限性。

肿瘤相关性瘙痒多为全身性、持续性,治疗困难。瘙痒可以是某些肿瘤的早期症状或首发症状,可出现于肿瘤的进展期,也可早于肿瘤诊断前数年出现,瘙痒的程度和范围与肿瘤累及的范围无相关性。因此,对持续、难以解释的瘙痒或常规治疗无效的全身性瘙痒患者,应排除有无潜在的恶性肿瘤。蕈样肉芽肿及霍奇金病瘙痒最多见,经放疗或化疗后可缓解;慢性白血病、淋巴肉瘤、肺癌、肝癌、胃癌、结肠癌、前列腺癌、乳腺癌、胰腺癌、脑瘤晚期等,也可引起全身瘙痒。瘙痒也可以是Sezary综合征的最初症状。类癌综合征的瘙痒多伴发颜面潮红。多发性内分泌肿瘤(即MEN综合征)可发生肩胛部瘙痒和伴发淀粉样物质沉积。

对于恶性肿瘤相关瘙痒最好的治疗药物是帕罗西汀;阿司匹林、窄谱UVB、干扰素(IFN)也可能有效。

(六)神经性瘙痒

神经性瘙痒是指外周或中枢神经系统感觉传导通路(输入)上一点或多点发生病理学改变的结果。如臂桡侧瘙痒,瘙痒为持续性,受累区域常有色素沉着和/或抓痕。临床常不易及时诊断。局部外用辣椒碱软膏治疗安全、有效。口服加巴喷丁或普瑞巴林也有效。

在脑病(脑卒中、多发性硬化、脑瘤、脓肿等)患者中,有时发生严重的全身性或局限性瘙痒。其特征是突然发作和单侧性瘙痒,可能是病理过程阻断了下行的抑制通路。通常这类患者感觉异常比瘙痒更常见。

(七)心因性瘙痒

心理因素如焦虑、抑郁、精神严重变态,均可引起瘙痒。成人全身性瘙痒患者中,10%以上是由心理性因素引起的。有一种特殊类型的寄生虫病性妄想,多见于老年女性,表现为坚信自己感染了某些寄生虫,如虱子、蚂蚁、蝇等,搔抓皮肤以去除虫害。

(八) 药物引起的瘙痒

一些药物可直接作用于皮肤引起瘙痒。有些药物是在治疗过程中引起肝肾毒性而导致瘙痒，如吗啡和阿片。其他药物如血管紧张素转换酶抑制剂、镇痛剂、B族维生素、造影剂、金制剂、氯喹和磺胺类药物等均可引起瘙痒。有报道，治疗突发性耳聋的羟乙基淀粉可引起瘙痒，这种药物可长期存在于皮肤巨噬细胞中，抗组胺药治疗无效。吸毒者也可出现全身性瘙痒。

(九) HIV感染的瘙痒

皮肤瘙痒是HIV感染者的一个常见的早期临床表现。随着疾病的进展和$CD4^+T$细胞数量的显著下降，可出现感染或体外寄生物而引起瘙痒。

(十) 其他疾病相关性瘙痒

风湿热、类风湿关节炎、结核病、肠道寄生虫、病灶感染等也可以引起全身性瘙痒。

(秦开利)

第二节 痒 疹

痒疹是一组急性或慢性炎症性皮肤病的总称。其主要损害为风团样丘疹、结节和继发性皮疹，奇痒难忍，致病原因比较复杂。

一、病因和发病机制

病因尚无定论。多数学者认为与变态反应有关。有的患者伴有花粉症、荨麻疹及哮喘等过敏性疾病，皮肤划痕试验阳性。营养不良及卫生条件较差易患本病，在营养及卫生状况改善后会自行痊愈。还有人认为遗传、感染性病灶、神经精神因素及恶性肿瘤等可能与发病有关。结节性痒疹可能与虫咬有关。

二、临床表现

(一) 成人急性单纯性痒疹

亦称暂时性或一过性痒疹。多见于30岁以上的女性。发病前常有疲倦、头痛、失眠及胃肠功能失调等全身症状，随后会突然发生绿豆至豌豆大之圆形或顶部略扁平的丘疹，初为淡白色，以后变为暗红色或红褐色，散在分布，亦可呈集簇状，但不融合。丘疹之间可伴有风团。数天或十余天后，丘疹可愈，但可有新疹发生。有的丘疹顶部起小水疱，水疱破裂后表面浆液性结痂，痂脱落后可遗留色素沉着或色素脱失。个别病例发生大疱或坏死，愈后有点状瘢痕。

皮疹好发于四肢伸面及腰部，以肘、膝部最为显著，躯干及臀部也可发疹。瘙痒剧烈，尤以夜间为甚，搔抓后可有抓痕、血痂或继发感染。2～3个月可自愈，但有时会复发。

(二) 单纯性痒疹

又称寻常性痒疹，多见于中年人，男女皆可患病。其临床表现与急性单纯性痒疹相似，但原发丘疹较小、较多。早期风团样红肿消失很快，继以较坚实丘疹为主，间有小水疱及结痂。皮疹好发于躯干和四肢伸面，有时可累及面部和头皮。常因反复发疹和剧烈搔抓，皮肤增厚粗糙，有时可出现苔藓样变和色素沉着，可伴有淋巴结肿大。

(三) Hebra 痒疹

多在幼儿期发病,常发于丘疹性荨麻疹或荨麻疹之后。初为风团及风团样丘疹,待此类皮疹逐渐消退后,即出现正常皮色或淡红色丘疹,粟粒至绿豆大,质较硬,称为痒疹小结节,亦可发生丘疱疹。瘙痒剧烈,常因搔抓而出现抓痕、血痂及湿疹样变,继发感染时,可发生脓疱疮及淋巴管炎。数天后,皮疹可自行消退,留有黄褐色色素沉着,严重者可发生点状小瘢痕。皮疹反复发作,亦可此起彼伏交替发生。多散在分布,亦可密集成簇。

皮疹好发于四肢伸面,两侧对称,下肢病变往往较上肢重。腹部、臀部、躯干及头面部亦可发生。常有淋巴结肿大,多见于颈部、腋窝、肘部及腹股沟等处,尤其以腹股沟淋巴结肿大最为显著,称痒疹横痃。

因病程长,患儿可出现失眠、消瘦和营养不良等症状。常延至青春期开始逐渐痊愈,也有少数患儿至成年仍然不愈。

(四) 结节性痒疹

初为淡红色丘疹,迅速变为半球形结节,黄豆至蚕豆大小,顶端角化明显,呈疣状外观,表面粗糙,红褐色或黑褐色,散在孤立,触之有坚实感。由于剧烈搔抓,发生表皮剥脱、出血及血痂。结节周围的皮肤有色素沉着或增厚,呈苔藓样变。结节好发于四肢,尤以小腿伸侧为著,偶尔可发生于背部。数目不等,可少至数个或多至数十个以上,有时呈条状排列。慢性经过,可长期不愈。

三、组织病理

表皮轻度角化过度和角化不全,棘层肥厚,偶有海绵形成及小水疱,真皮上部结缔组织水肿,血管周围淋巴细胞浸润。结节性痒疹还可见棘层肥厚及真皮乳头神经增生。

四、诊断和鉴别诊断

根据皮疹特征、好发部位及剧烈瘙痒进行诊断,但需要与下列疾病鉴别。

(一) 丘疹性荨麻疹

多在春夏秋季发病,病程短,无颈部及腹股沟淋巴结肿大。

(二) 疥疮

有接触传染史,皮疹在指间、腕部、腋下、膝、肘屈侧及腹股沟等处,以丘疹及小水疱为主。男性患者阴囊发生疥疮结节。水疱处可查见疥虫。硫黄软膏外用有效。

五、治疗

本病致病因素较复杂,往往难以明确发病原因,治疗有一定困难。应尽量寻找病因,予以根治。

(一) 局部治疗

以止痒、消炎为主。可外用各种具有止痒作用的药物,如糖皮质激素制剂等。亦可冷冻或皮损内糖皮质激素封闭治疗。

(二) 系统治疗

(1) 抗过敏治疗:可选用两种或两种以上抗组胺药联合或交替使用,同时辅以维生素 C、钙剂以及硫代硫酸钠静脉注射。

(2)皮疹泛发、瘙痒剧烈者,亦可用普鲁卡因静脉封闭。

(3)有神经精神因素的患者,可适当给予镇静催眠类药物,抑制神经兴奋性,从而缓解症状。

(4)对于难治的病例,可短期系统使用糖皮质激素,如泼尼松 10 mg,每天 3 次,待症状控制后,逐渐减量至停药。或复方倍他米松 1 mL 肌内注射,每 3~4 周 1 次。

(5)沙利度胺 100~150 mg/d,对部分患者有效。

(三)物理治疗

可试用窄谱中波紫外线治疗。结节性痒疹可用液氮冷冻、放射性同位素或浅层 X 线治疗。

(秦开利)

第三节 人工皮炎

人工皮炎是一种精神性皮肤病,主要指患者的精神状态为了满足有意识或无意识的某种心理需要,而自我伤害,引起各种皮肤损害。

一、病因和发病机制

多数患者有人格障碍,因对某种应激性心理压力不适应而致自我伤害。常见的自我伤害方式有机械性、物理性或化学性,如化学和热烧伤、注射外源性物质、阻塞血液循环、破坏原有的瘢痕或手术切口处的旧皮损等。

二、临床表现

多发于青少年和年轻人,常见于手易触到的部位。皮损的外观取决于伤害方式,范围可为轻微的划伤至大面积的创伤,特点是皮损形态奇特怪异,周围绕以正常皮肤,边界清楚,具有群集或线状分布的倾向,可见红斑、浅表脱屑、水疱、大疱、溃疡,严重者可导致脓肿、坏疽或危及生命的感染。多数患者常隐瞒病史,否认其自伤行为,并拒绝去精神心理咨询科就诊。

三、诊断和鉴别诊断

如遇形态奇异、用一般皮肤病难以解释的损害时,应疑诊本病;可通过详细询问病史、观察和了解损害的演变以及患者的性格类型,为确诊提供依据。首先需排除诈病。诈病是指为了获得额外的利益,如伤残或保险福利而故意造成皮损,这种情况不被认为是有精神障碍。

四、治疗

主要是对症和支持治疗。应用保护性敷料保护伤处,以免再次受伤。必要时应用抗抑郁药物,并通过引导鼓励,逐步改善其性格结构和生活适应能力。

(秦开利)

第四节　寄生虫幻想症

寄生虫幻想症是一种少见的原发性精神疾病,是指患者在缺乏任何客观证据的情况下,坚信自己的皮肤受到某种寄生虫感染,常认为病情严重,危在旦夕,因此而导致其不断搔抓皮肤,以"拔除"自认为侵入皮肤的生物或"异物"。

一、病因和发病机制

本病属单症状疑病症精神病之一,为单症状性妄想,除坚信自己患了皮肤寄生虫感染外,并无其他精神异常,但常伴有抑郁和焦虑、敏感多疑或其他性格缺陷继发的精神病。

二、临床表现

本病见于青年或老年人,呈双峰年龄分布。患者常有触觉幻觉,主要症状有蚁行感或蜇刺感。皮损为表皮剥脱、抓痕、血痂,结节及溃疡等继发性损害,部位不固定、分布不对称。患者常用火柴盒收集各种各样的"样本或标本",并以此证明导致其疾病的潜在原因,此行为被称为"火柴盒"征。常到医院要求进行不必要的检查与治疗,或自行挖取小块皮肤或皮屑、毛发等送到医院检查。当医务人员否认其有皮肤寄生虫病存在时,患者难以相信,顽固地坚持其错误信念,处于严重抑郁状态,有自杀的风险。

三、诊断和鉴别诊断

应对患者皮肤进行全面检查,在彻底排除了寄生虫感染而患者仍坚信其存在时,则可以诊断。

四、治疗

本病治疗困难,以心理治疗为主,尽量说服诱导。应仔细倾听患者主诉,同时表示关注。抑郁和焦虑症状明显者,可适当给予抗抑郁药或抗焦虑药或精神安定药,首选匹莫齐特,也可应用利哌立酮或奥氮平等。

（秦开利）

第十二章

红斑鳞屑性皮肤病

第一节 多形红斑

多形红斑又称渗出性多形红斑,是一种病因复杂的急性炎症性皮肤病。皮损具有多形性,常伴有黏膜损害,严重者出现全身症状。

病因复杂,目前多认为是机体对外来抗原产生的变态反应。变应原包括细菌、病毒、真菌、原虫、支原体、食物、药物、疫苗、血清等。近年来比较重视单纯疱疹病毒感染。另外,还与物理因素如寒冷和气候变化有关。

一、临床表现

本病多见于青年,女性多于男性,好发于春秋季节。发病前可有倦怠、头痛、咽痛、畏寒发热、食欲缺乏、关节痛及全身不适等前驱症状。皮疹在12~24小时突然发生,对称分布于颜面、躯干及四肢,尤其好发于面部、手足背、前臂及踝部,部分可累及黏膜。皮损呈多形性,有红斑、斑丘疹、丘疹、水疱、大疱、血疱和紫癜等。自觉灼痛、胀痛或瘙痒。根据皮损特点,可分为以下3型。

(一)斑疹-丘疹型

此型最常见。皮损为扁豆至钱币大小圆形或椭圆形水肿性红斑或扁平丘疹,颜色鲜红,境界清楚,皮损向周围扩大,1~2天后中央颜色变暗呈紫红色,或出现水疱、血疱或紫癜,形如虹膜样或靶形,为本病的特征性损害,有诊断价值。常对称分布。自觉瘙痒。黏膜损害轻或无。病程2~4周。

(二)水疱-大疱型

水疱-大疱型可由斑疹-丘疹型发展而来。皮损中央形成水疱、大疱或血疱,周围绕以红晕,呈虹膜样,尼氏征阴性。此型常有黏膜损害,口腔、鼻腔及外生殖器黏膜均可受累,表现为红斑、水疱、糜烂或浅表溃疡,自觉疼痛。眼可发生卡他性结膜炎,少数侵犯角膜和巩膜。全身症状有关节痛、发热、蛋白尿、血尿等。

(三)重症型

重症型即Stevens-Johnson综合征。此型发病急剧,有较重的前驱症状,如高热、头痛、乏力、咽痛、关节痛及全身不适。皮损发展迅速,常广泛分布于全身,尼氏征可阳性。黏膜损害出现早且严重,全身腔口部位黏膜均可受累,可出现水疱、糜烂、溃疡及出血,自觉疼痛,严重者食管及胃肠道黏膜受累,进食困难。眼部损害发生率高且严重,表现为结膜炎、角膜炎或角膜溃疡、虹膜炎甚至全眼球炎。常并发支气管炎、肺炎、消化道出血、心肌炎、坏死性胰腺炎、继发感染、电解质紊乱及肝肾损害等,可危及生命。病程3~6周。

二、组织病理

表皮角质形成细胞出现不同程度的坏死,基底细胞液化变性,可形成表皮下水疱,真皮上部水肿,血管周围淋巴细胞为主的浸润。

三、鉴别诊断

(一)冻疮

冻疮发生于冬季,好发于肢体末端外露部位,表现为局限性暗红色肿胀,严重时出现水疱、糜烂,但无虹膜样损害。无黏膜损害。自觉瘙痒灼痛,遇热后加剧。

(二)大疱性类天疱疮

大疱性类天疱疮多发生于老年人,早期为水肿性红斑,常有大疱,但无虹膜样损害,结合组织病理可鉴别。

四、治疗

寻找可疑病因,给予相应治疗,如控制感染、停用一切可疑致敏药物等。

(一)一般治疗

对重症者,应加强护理,卧床休息,给予高能量、高蛋白及多种维生素的流质或半流质饮食。对大面积渗出者应注意水、电解质平衡,加强支持疗法,必要时可输新鲜血液、清蛋白或血浆。

(二)内用疗法

(1)轻者一般给予抗组胺药物、钙剂、维生素C等。

(2)对重症者应尽早应用糖皮质激素,如氢化可的松200~400 mg,或地塞米松10~20 mg,每天1次静脉滴注,全身症状及皮损好转后逐渐减量至停药。

(3)及时选用抗生素控制和预防感染。

(4)抗病毒药物:阿昔洛韦0.2 g,每天5次口服,或阿昔洛韦0.5 g,每天2次静脉滴注,5~7天为1个疗程。

(三)外用疗法

以消炎、止痒、收敛、防止继发感染为原则。

1.皮肤损害

可外用炉甘石洗剂、糖皮质激素乳剂;对大面积糜烂者应干燥暴露,严格隔离消毒。

2.黏膜损害

口腔黏膜损害,可用复方硼砂溶液或2%碳酸氢钠溶液漱口。为减轻进食时疼痛,可在餐前用2%普鲁卡因溶液漱口或喷涂1%~2%盐酸丁卡因溶液。眼部损害用生理盐水冲洗后,交替滴氯霉素滴眼液和氢化可的松滴眼液。肛门及外阴部损害,可用生理盐水或用1:(5 000~8 000)高锰酸钾溶液湿敷。

(赵海纵)

第二节　离心性环状红斑

离心性环状红斑为一种原因不明、反复发作的环形红斑性皮肤病。可发生于任何年龄，但以青壮年多见。

一、病因和发病机制

病因不清，可能与真菌感染、食用真菌性食品、昆虫叮咬、细菌感染或某些药物（如抗疟药、解热镇痛类或青霉素等）相关；极少数患者与内脏肿瘤有关；也有报道该病与肝炎、系统性红斑狼疮、干燥综合征等疾病相关。目前认为该病是皮肤针对以上因素的Ⅳ型变态反应。

二、临床表现

好发于臀部和股部，躯干、四肢或面部也可受累，一般手足不受累。皮损开始为淡红色扁平丘疹，然后离心性向外扩大，中央皮损消退，边缘稍隆起，形成环状或半环状，多环互相重叠可呈地图状，环的内缘侧可有少许鳞屑。非典型患者可伴有毛细血管扩张、紫癜、鳞屑、小水疱等。皮疹发展缓慢，一般无自觉症状或有轻微瘙痒。有学者将该病分为浅表型和深在型。前者在红斑消退或移行后留有鳞屑并有痒感；后者浸润显著，无鳞屑，也无明显的瘙痒。可呈反复周期性发作，但最终自动缓慢消退，严重患者可维持几年左右，平均病程为 11 个月。实验室检查可有白细胞计数增高、抗链 O 抗体阳性、血沉增高等改变。

三、组织病理

表皮轻度或中度海绵形成、病灶区角化不全；真皮中下部血管周围有境界清楚、袖套状分布的炎症细胞浸润，主要为淋巴细胞，少数组织细胞、嗜酸性粒细胞。

四、诊断和鉴别诊断

根据典型临床表现，诊断一般不难。本病应与环状肉芽肿、体癣、亚急性皮肤型红斑狼疮、匐行性回状红斑、风湿性边缘性红斑等疾病进行鉴别。

五、预防与治疗

多数患者可自然缓解，所以治疗主要为去除病因和对症治疗。对症治疗包括口服抗组胺药物、外用糖皮质激素软膏等。有感染者可及早进行抗感染治疗。某些患者发病与恶性肿瘤有关，皮疹反复发作在肿瘤发生前 2 年甚至更长时间，也可伴随肿瘤或在肿瘤诊断后才发生，因此对此类患者，应除外其他恶性肿瘤。

（赵海纵）

第三节 远心性环状红斑

远心性环状红斑的特征是环形或弧形红斑，表面有或无鳞屑，红斑倾向外周扩展而中央消退。组织学表现为大量的淋巴细胞，组织细胞呈袖套状聚集在真皮浅层和深层血管周围，不累及表皮。

远心性环状红斑的病因尚不完全明确，可能是机体对多种因素的超敏反应，包括药物、节肢动物叮咬、感染（细菌、真菌、病毒、丝虫等）、饮食和恶性肿瘤。注射癣菌、念珠菌属和肿瘤提取物或结核菌素等可以诱发远心性环状红斑。

一、临床表现

皮损初发于躯干部，为米粒大红色丘疹，后皮损逐渐扩大，呈离心性向外扩展，数周后直径达 6~8 cm，形成环状、弧形、圆形，而红斑中央消退残留暗红色或褐色色素沉着斑，边界清晰。

二、检查

(一)皮肤科检查

躯干、四肢散在分布的圆形、地图状或多环状红斑，边缘不规则较硬，4~6 mm。皮损中央为淡褐色或暗红色斑。皮损边界清晰，表面无鳞屑。

(二)病理结果和实验室检查

表皮无改变。真皮中下部大量细胞致密聚集在血管周围形成袖套样改变，细胞类型为淋巴细胞和组织细胞。

三、诊断要点

(1)躯干四肢部位红斑。
(2)初为红斑丘疹，呈离心性向外扩展，中心消退或残留色素斑。
(3)环形或多环形，边缘较硬、边界清晰。
(4)表面无鳞屑，不伴有瘙痒。
(5)病理表现为真皮下部大量淋巴细胞聚集在血管周围形成袖套样改变。

四、鉴别诊断

应与皮肤T细胞淋巴瘤、匍行性回状红斑、面部肉芽肿、亚急性皮肤型红斑狼疮等相鉴别；其他如游走性红斑、良性淋巴细胞浸润等。匍行性回状红斑几乎毫无例外地与恶性肿瘤有关，且皮疹更稀奇古怪，扩展速度非常快（几天），而远心性环状红斑扩展速度较慢，约需几周。另外，皮损鳞屑应行真菌学检查以排外皮肤癣菌感染。Lyme抗体滴度检测除外游走性红斑。浅表型表现为真皮浅层血管周围非特异性淋巴细胞浸润，真皮乳头层水肿，表皮可伴有角化不全和棘细胞层水肿。临床上此类皮损表面有鳞屑或水疱，伴有瘙痒。

五、治疗

外用皮质类固醇制剂或他克莫司软膏。

(赵海纵)

第四节 银 屑 病

银屑病是免疫介导的多基因遗传性皮肤病,多种环境因素如外伤、感染及药物等均可诱导易感患者发病。银屑病是一系统性疾病,典型皮疹表现为鳞屑性红斑或斑块,部分患者可同时患有银屑病性关节炎,中重度银屑病患者患代谢综合征和动脉粥样硬化性心血管疾病的风险增加。银屑病严重影响患者的生活质量,目前的治疗措施虽然有效,但不容易达到长期的缓解。

一、病因和发病机制

银屑病的确切病因尚不清楚,目前认为银屑病是遗传因素与环境因素相互作用导致,外伤、感染、药物、饮酒、吸烟、精神创伤等内外环境因素均可诱发具有遗传易感性的患者发生银屑病。

(一)遗传因素

流行病学资料、HLA分析和全基因组关联研究(GWAS)均支持银屑病的遗传倾向。20%左右的银屑病有家族史,父母一方有银屑病时,其子女银屑病的发病率为16%左右;而父母均为银屑病患者时,其子女银屑病的发病率高达50%。单卵双生和双卵双生双胞胎之间发病一致性的研究表明遗传因素对银屑病发病影响很大。HLA Ⅰ类抗原中 Cw6 位点与银屑病相关最明显。通过全基因组扫描或 GWAS 已经确定的银屑病易感基因位点有 PSORS1-9、IL-12B、IL23R、LCE3B/3C/3D、ZNF313、IL23A、ERAP1、TNFAIP3、TRAF3IP2、NFKBIA、PTPN22 等。

(二)环境因素

仅有遗传因素不足以引起发病,环境因素在诱发及加重银屑病中起重要作用,包括感染、精神紧张和应激事件、外伤、手术、妊娠、肥胖、酗酒、吸烟和某些药物等,其中感染是促发或加重银屑病的主要因素。

(三)免疫因素

寻常型银屑病中淋巴细胞、单核细胞浸润明显,尤其是 T 淋巴细胞和树突状细胞,表明免疫系统参与了该病的发生和发展。Th1 细胞因子 IFN-γ 和 IL-2、天然免疫细胞因子 IL-1、IL-6、TNF-α,以及 Th17 细胞因子 IL-17、IL-22、IL-23 等均可刺激角质形成细胞增殖,并释放血管内皮生长因子、bFGF、血管生成素等促进真皮血管新生,促发并参与银屑病的发展。

二、临床表现

根据银屑病的临床特征,可分为寻常型、关节病型、脓疱型及红皮病型,其中寻常型占99%以上,其他类型多由寻常型银屑病转化而来。

(一)寻常型银屑病

初起皮损为红色丘疹或斑丘疹,逐渐扩展成为境界清楚的红色斑块,可呈多种形态(如点滴状、斑块状、钱币状、地图状、蛎壳状等),上覆厚层银白色鳞屑,若刮除最上层的银白色鳞屑,可观察到鳞屑成层状的特点,就像在刮蜡滴一样(蜡滴现象)。刮去银白色鳞屑可见淡红色发光半透明薄膜(薄膜现象),剥去薄膜可见点状出血(Auspitz征),后者由真皮乳头顶部迂曲扩张的毛细血管被刮破所致。蜡滴现象、薄膜现象与点状出血现象对银屑病有诊断价值。皮损可发生于全身各处,以四肢伸面,特别是肘部、膝部和骶尾部最为常见,常呈对称性。不同部位的皮损表现略有不同,面部皮损多为点滴状浸润性红斑、丘疹或脂溢性皮炎样改变;头皮皮损鳞屑较厚,常超出发际,头发呈束状(束状发);腋下、乳房和腹股沟等皱褶部位常由于多汗和摩擦,导致皮损鳞屑减少并可出现糜烂、渗出及裂隙;少数损害可发生在唇、颊黏膜和龟头等处,颊黏膜损害为灰白色环状斑,龟头损害为境界清楚的暗红色斑块;甲受累多表现为"顶针状"凹陷。患者可有不同程度的瘙痒。

寻常型银屑病根据病情发展可分为3期:①进行期,旧皮损无消退,新皮损不断出现,皮损炎症明显,鳞屑厚积。在此期间,如针刺、搔抓、手术等损伤正常皮肤后,可导致受损部位出现典型的银屑病皮损,称为同形反应或Köbner现象;②静止期,皮损稳定,无新皮损出现,旧疹也不见消退;③退行期,皮损缩小或变平,炎症基本消退,遗留色素减退或色素沉着斑。

急性点滴状银屑病又称发疹型银屑病,常见于青年,发病前常有咽部链球菌感染史。起病急骤,数天可泛发全身,皮损为0.3~0.5 cm大小的丘疹、斑丘疹,色泽潮红,覆以少许鳞屑,痒感程度不等。经适当治疗可在数周内消退,少数患者可转化为慢性病程。

2.关节病型银屑病

除皮损外可出现关节病变,后者可与皮损同时或先后出现,任何关节均可受累,包括肘膝的大关节,指、趾小关节、脊椎及骶髂关节。表现为关节肿胀、疼痛,活动受限,严重时出现关节畸形,呈进行性发展,但类风湿因子常阴性,X线示软骨消失、骨质疏松、关节腔狭窄伴不同程度的关节侵蚀和软组织肿胀。

3.红皮病型银屑病

表现为全身皮肤弥漫性潮红、浸润肿胀并伴有大量糠状鳞屑,其间可有片状正常皮肤(皮岛),可伴有全身症状如发热、浅表淋巴结肿大等全身症状。病程较长,易复发。

4.脓疱型银屑病

分为泛发性和局限性两型。

(1)泛发性脓疱型银屑病:急性发病,在寻常型银屑病皮损或无皮损的正常皮肤上迅速出现针尖至粟粒大小、淡黄色或黄白色的浅在性无菌性小脓疱,常密集分布,可融合形成片状脓湖,皮损可迅速发展至全身,伴有肿胀和疼痛感。常伴全身症状,寒战和高热,呈弛张热型。患者可有沟状舌,指、趾甲可肥厚浑浊。一般1~2周脓疱干燥结痂,病情自然缓解,但可反复呈周期性发作;患者也可因继发感染,全身衰竭而死亡。

(2)掌跖脓疱病:皮损局限于手掌及足跖,对称分布,掌部好发于大小鱼际,可扩展到掌心、手背和手指,跖部好发于跖中部及内侧。皮损为成批发生在红斑基础上的小脓疱,1~2周后脓疱破裂、结痂、脱屑,新脓疱又可在鳞屑下出现,时轻时重,经久不愈。甲常受累,可有点状凹陷、横沟、纵嵴、甲浑浊、甲剥离及甲下积脓等。

(3)连续性肢端皮炎:这是局限性脓疱型银屑病的一种少见类型。临床上可发生在手指或足趾。脓疱之后可见到鳞屑和痂皮,甲床也可有脓疱(甲板之下的区域),甲板可脱落。

三、组织病理学检查

银屑病病理生理的一个重要特点是表皮基底层角质形成细胞增殖加速,有丝分裂周期缩短为37.5小时,表皮更替时间缩短为3~4天。因此,寻常型银屑病的组织病理学表现为表皮角化过度伴融合性角化不全,角化不全区可见Munro微脓肿。颗粒层明显减少或消失,棘层增厚,表皮突整齐向下延伸,真皮乳头上方棘层变薄,毛细血管扩张、延伸并迂曲,周围可见淋巴细胞、中性粒细胞等浸润。红皮病型银屑病的病理变化主要为真皮浅层血管扩张充血更明显,余与寻常型银屑病相似。脓疱型银屑病表现为Kogoj微脓肿。

四、诊断和鉴别诊断

根据典型临床表现诊断不难,组织病理学表现具有一定的诊断价值。

本病应与下列疾病进行鉴别。

(一)脂溢性皮炎

应与头皮银屑病鉴别。皮损为边缘不清的红斑,上覆细小的黄色油腻鳞屑,毛发可稀疏、变细、脱落,无束状发。

(二)头癣

应与头皮银屑病鉴别。皮损上覆灰白色糠状鳞屑,有断发及脱发,易查到真菌,多见于儿童。

(三)二期梅毒疹

有不洁性交和硬下疳史,典型皮损为掌跖部铜红色、浸润性斑疹或斑丘疹,梅毒血清反应阳性。

(四)扁平苔藓

皮损为多角形扁平紫红色丘疹,可融合成鳞屑性斑块,黏膜常受累,病程慢性。

(五)慢性湿疹

与发生于小腿、前臂伸侧及骶尾部的肥厚性银屑病皮损进行鉴别。湿疹往往有剧烈瘙痒,皮肤呈浸润肥厚、苔藓样变。

五、治疗

银屑病的治疗不能单单局限于皮肤,还应关注已经存在或可能发展的并发症。本病治疗只能控制皮疹,不能防止复发。治疗中应禁用刺激性强的外用药,以及可导致严重不良反应的药物(如系统使用糖皮质激素),以免使病情加重或向其他类型转化。应做到针对不同病因、类型、病期,考虑患者的受益与风险,给予恰当的治疗,同时应重视心理治疗,避免上呼吸道感染、劳累、精神紧张等诱发或加重因素。

(一)外用药物治疗

糖皮质激素霜剂或软膏有明显疗效,应注意其不良反应,大面积长期应用强效或超强效制剂可引起全身不良反应,停药后甚至可诱发脓疱型或红皮病型银屑病;维A酸制剂常用浓度为0.025%~0.1%,其中0.05%~0.01%他扎罗汀凝胶治疗斑块型银屑病疗效较好;维生素D_3衍生物如卡泊三醇有较好疗效,但不宜用于面部及皮肤皱褶部;也可选用各种角质促成剂(如焦油制剂、蒽林软膏、10%~15%喜树碱软膏、水杨酸软膏等)。

2. 系统治疗

维 A 酸类药物适用于各型银屑病，如阿维 A 酯 0.75～1 mg/(kg·d) 口服。免疫抑制剂主要适用于红皮病型、脓疱型、关节病型银屑病，常用的有甲氨蝶呤，成人剂量为每周 10～25 mg 口服，每周剂量不超过 50 mg；还可用环孢素或雷公藤总苷；感染明显或泛发性脓疱型银屑病患者应使用抗生素类药物；糖皮质激素一般不主张用于寻常型银屑病；谨慎用于红皮病型银屑病、急性关节病型银屑病和泛发性脓疱型银屑病等，与免疫抑制剂、维 A 酸类联用可减少剂量，应短期应用并逐渐减量以防止病情反跳。

3. 生物制剂（靶向免疫调节剂）

从 2000 年开始生物制剂被引入治疗银屑病性关节炎和中重度寻常型银屑病。主要针对两个靶点：T 细胞和细胞因子，包括 TNF-α 和 IL-12/23。目前通过美国 FDA 认证的治疗银屑病的生物制剂包括阿法西普、依那西普、英利昔单抗、阿达木单抗、优特克单抗。生物制剂因价格昂贵、可能导致潜在的感染如结核的发生，因此需严格掌握适应证和禁忌证。

4. 物理治疗

如光化学疗法（PUVA）、UVB 光疗（特别是窄波 UVB）、308 nm 准分子激光、沐浴疗法等均可应用。

（赵海纵）

第五节　副银屑病

副银屑病是一组原因不明的慢性皮肤病，表现为与银屑病相似的鳞屑性红斑或斑块，但有与银屑病不同的发病机制、病理表现和治疗反应。

一、病因和发病机制

病因不明，有报道苔藓样糠疹与感染有关。感染因素包括 EB 病毒、弓形虫病、HIV 感染及其他病毒感染。小斑片状副银屑病可能是以 $CD4^+$ 阳性 T 淋巴细胞为主的皮肤炎症反应过程，其基因表型与慢性皮炎相似。也有人认为大斑块型副银屑病是蕈样肉芽肿的早期表现。

二、临床表现

临床可分为以下 4 种类型。

（一）点滴型副银屑病

常见，多于青年期开始发病，男女比例为 3:2。好发于躯干两侧、大腿和上臂等处，屈侧为多，一般不累及头、面、掌跖及黏膜部位。皮损为淡红色或褐色、散在分布的丘疹、斑丘疹或红斑，针头或米粒大小，浸润较显著，互不融合，上覆少量不易剥掉的细薄鳞屑，用力刮除后无点状出血。无自觉症状。病程缓慢，经数周和数月后，皮损可消退，但也可出现新发皮疹，少数患者可多年不愈。

（二）斑块型副银屑病

可分为 2 种类型。

1. 小斑块型副银屑病

多见于中老年患者,男女患者比例约为3∶1。表现为躯干部圆形或椭圆形界限清楚的红斑或略隆起斑块,上覆少许鳞屑,一般无自觉症状,有时可沿皮纹方向分布。皮损的直径一般不超过5 cm。

2. 大斑块型副银屑病

主要见于中老年患者,发病高峰年龄为50岁左右,男性多于女性。皮疹好发于臀部、躯干及身体屈侧。皮疹表现为境界清楚的肥厚性斑片或斑块,呈圆形、椭圆形或不规则形,有轻度浸润,淡红色、黄红色,有少许细薄鳞屑,无点状出血现象;分散存在,有时可互相融合呈大片,大小不一,数目不定。多数皮损直径超过5 cm。一般无自觉症状或微痒。皮疹表面有"卷烟纸"样外观,提示有不同程度的表皮萎缩;萎缩明显的皮损还可见毛细血管扩张和色素改变(皮肤异色症)。少数可演变为蕈样肉芽肿。

(三)急性痘疮样苔藓样糠疹

患者可有低热、头痛、乏力和关节痛等系统表现,发生于皮疹出现之前或与皮疹同时发生。皮疹表现为散发的红色、水肿性丘疹,中央可形成水疱、脓疱,甚至出血性坏死、结痂。消退后可有萎缩斑或色素改变。一般无自觉症状,偶有瘙痒或灼痛感。皮疹常见于躯干和四肢屈侧;手足、头面和黏膜一般不受累。

(四)慢性苔藓样糠疹

较急性者常见。表现为连续成批出现的红棕色、圆形或椭圆形、苔藓样丘疹,直径3～10 mm;一般无自觉症状。皮损中央可附有黏着鳞屑,边缘部分鳞屑较少。受累部位主要为躯干和四肢近端;一般手足和面部很少受累。经4～6周,丘疹扁平,其上鳞屑脱落,遗轻度色沉。旧皮损消退过程同时,可有新发皮疹。

三、组织病理

小斑块型副银屑病表现为局灶性角化不全,轻度棘层肥厚及灶状海绵形成,真皮浅层轻度水肿,血管周围有淋巴-单核炎细胞浸润。大斑块/斑片型副银屑病早期可表现为表皮轻度肥厚、角化过度和灶状角化不全;真皮有散在或血管周围的淋巴细胞浸润。在充分发展的皮疹,可见表皮下带状炎性细胞浸润,炎症细胞可进入表皮内,浸润细胞部分可有异型性,表皮出现基底细胞液化变性或色素失禁。在皮肤异色症样皮损处,可见血管扩张、表皮萎缩和色素吞噬现象。无论是急性还是慢性苔藓样糠疹,其共有的病理表现包括表皮淋巴细胞外溢、角化不全、灶状海绵水肿和围管状淋巴细胞浸润。急性痘疮样苔藓样糠疹可见真皮深层或浅层血管周围淋巴细胞浸润和血管纤维素样坏死,以及基底细胞的细胞样小体和表皮坏死。

四、诊断和鉴别诊断

因病理无特殊性且皮损形态多样,诊断较困难。若为慢性病程,有丘疹、红斑、鳞屑等皮损又无自觉症状的中青年患者,当无法诊断其他皮肤病时可考虑为本病,应排除下列疾病。

(一)银屑病

鳞屑为银白色,较厚,刮除鳞屑可见点状出血,有甲病变及典型的组织学特征。

(二)梅毒疹

皮损广泛对称,常累及掌跖,有黏膜损害、全身淋巴结肿大;梅毒血清学反应阳性。

(三)扁平苔藓

皮损为紫红色多角形扁平丘疹,鳞屑少而紧贴,瘙痒剧烈,黏膜可受累;有典型的组织病理学特征。

(四)丘疹坏死性结核疹

好发于四肢伸面,病理组织表现有干酪样坏死;结核菌素试验阳性。

(五)蕈样肉芽肿浸润期

常有大斑块样损害,浸润明显,瘙痒剧烈,常伴有消瘦、乏力及内脏损害;组织病理有特异性改变。需要与大斑块型副银屑病鉴别。

(六)皮肤坏死性血管炎

应与急性痘疮样苔藓样糠疹鉴别。前者组织病理学上为白细胞碎裂性血管炎改变。

(七)淋巴瘤样丘疹病

临床表现为群集发生的丘疹、结节,可自愈。其病理改变与苔藓样糠疹不同,可以鉴别。

五、治疗

本组疾病治疗效果不理想。小斑块型副银屑可以无须治疗或外用皮肤润泽剂、糖皮质激素,甚至光疗法。对大斑块型副银屑应当外用强效糖皮质激素、光疗或光化学疗法,以阻止或延缓向MF的发展。患者应定期随访观察。

(一)系统治疗

糖皮质激素可试用于急性痘疮样苔藓样糠疹,可用泼尼松 30～60 mg/d,分 3 次口服,可与抗生素类药物联用;维生素 D_2、维生素 C、维生素 E 及 B 族维生素(维生素 B_1、维生素 B_6、维生素 B_{12})均可应用;此外抗组胺药、硫代硫酸钠、抗疟药、氨苯砜、甲氨蝶呤(5 mg/d,分 2 次口服,每周连服 3 天)等也可使用。

(二)外用治疗

可用糖皮质激素、焦油类、维 A 酸、10％尿素软膏、5％水杨酸软膏等。

(三)物理疗法

光疗或光化学疗法对苔藓样糠疹有效,如 UVB 或 PUVA 治疗。还可用药浴疗法如矿泉浴、硫黄浴、米糠浴、淀粉浴等。

(赵海纵)

第六节 玫瑰糠疹

玫瑰糠疹是一种具有特征性皮损和特定病程的炎症性自限性皮肤病;初发皮疹后 1～2 周可出现泛发皮疹,持续约 6 周。该病患病率约 0.1％,大多数的患者发病年龄在 10～43 岁,男女之间发病率无明显差异。

一、病因和发病机制

病因不明。因本病多在春秋季节发病,有时有群发性,病程自限,较少复发,因此怀疑与病毒感染有关。最近人们关注其与人疱疹病毒-7(HHV-7)的关系,但至今未分离出病毒。也有人认为与细菌、真菌或寄生虫感染以及过敏因素有关,但都未被证实。某些药物也能引起玫瑰糠疹,包括砷剂、巴比妥类、铋剂、卡托普利、异维 A 酸等;药物引发的病例可有典型的病程,或病程较短。特应性素质者患该病的概率高于正常人群。研究表明细胞免疫反应参与本病发生,如皮肤内浸润的细胞主要为辅助/诱导 T 淋巴细胞,表皮、真皮乳头内朗格汉斯细胞明显增多,角质形成细胞出现 HLA-DR 抗原的表达。

二、临床表现

本病常见,男女发病无明显差别,青年与成年人居多,大多在 10~40 岁,其他年龄少见。多数患者首先在躯干和四肢近端出现一个圆形或椭圆形淡红或黄褐色斑,直径 2~3 cm,上覆细小鳞屑,称为母斑;母斑多分布于躯干。1~2 周后躯干部及四肢近端出现多数斑疹,对称分布,呈玫瑰红色,圆形或椭圆形,直径比母斑小,附着少许细小糠状鳞屑,其长轴与皮纹一致,面及手足部发疹者较少见。不典型病例可无母斑;或皮疹可分布于身体其他部位,如头面、手足等;还可出现紫癜、风团、水疱;罕有口腔黏膜损害。瘙痒程度不等。多无全身症状,少数有轻度头痛、咽喉痛、低热及淋巴结肿大等。本病有自限性,一般经 4~8 周可自行消退而不复发,少数可迁延半年以上。

三、组织病理

玫瑰糠疹的无特征组织病理学表现,一般不做病理活检。因为临床表现非常具有特征性,而组织病理学改变相对无特异性。组织病理常表现为表皮局灶性角化不全及棘层轻度肥厚,有细胞内水肿及海绵形成或有小水疱出现;真皮上部水肿,毛细血管扩张并有密集的淋巴细胞浸润。

四、诊断和鉴别诊断

根据皮损特点好发部位、排列状况不难诊断。本病应与下列疾病进行鉴别。
(一)体癣
皮损呈圆形,边缘有丘疹、水疱,渐向外扩大,中心炎症较轻;镜检可见菌丝及孢子。
(二)梅毒疹
皮损呈铜红色或暗红色,泛发分布,手掌及足跖部有孤立性角化性圆形脱屑性斑丘疹,有不洁性交史;梅毒血清学反应呈阳性。
(三)银屑病
好发于四肢伸面、头皮及骶尾部,皮损具有典型性,慢性经过。
(四)药疹
有服药史,发病急骤,无母斑,皮损多形、色红,瘙痒显著,病程短,经治疗易于消退。
(五)脂溢性皮炎
头皮或面部较多,有油腻性鳞屑,位于躯干的皮损,在排列上无特殊性。
(六)花斑癣
皮损形态及发病部位有时与玫瑰糠疹相似;真菌检查阳性。

五、治疗

本病有自限性,以对症治疗为主。可内服抗组胺药物、维生素 C、维生素 B_{12}、葡萄糖酸钙及硫代硫酸钠等,一般不用糖皮质激素;也有应用氨苯砜或红霉素成功治疗的报道。局部可外用炉甘石洗剂、5%樟脑霜、硫黄霜或少量糖皮质激素制剂;窄谱中波紫外线照射对进行期可能有效,可用红斑量或亚红斑量交替照射。

(刘晶晶)

第七节 毛发红糠疹

毛发红糠疹是一种以皮肤潮红、鳞屑性斑片及毛囊角化性丘疹为特征的慢性角化性炎症性皮肤病。

一、病因及发病机制

尚不明确,有的学者将本病分为家族型及获得型两种,前者常于儿童期发病,后者可发生于任何年龄,男女均可患病。

二、临床表现

初发由头皮及颜面部开始,表现为头皮较厚的灰白色糠秕样鳞屑,颜面潮红,附有较多细碎鳞屑,类似干性脂溢性皮炎。继之在颈部、躯干、四肢伸侧,尤其是第1、2指节背部,手腕关节、肘关节、膝部出现粟粒大,正常皮色、淡红或红褐色毛囊角化性坚硬丘疹,多聚集成片,外观似鸡皮疙瘩,触之有刺手感。丘疹中心有小角质栓,并有毳毛贯穿。基底浸润潮红。角质栓伸入毛囊较深,故不易剥除。此种皮损具有特征性,呈对称分布,很少出现在颜面部。继续发展可成为大小不等、境界清楚的落屑性斑片,重症者可波及头皮及全身皮肤,呈弥漫性红皮症,常可见岛屿状正常皮肤残存。此种皮损酷似银屑病或扁平苔藓,但其边缘仍可见孤立的毛囊性丘疹,有时在抓痕上可见新损害(kobner 现象)。偶见头面部出现类似狼疮样,瘢痕性红色斑块。

患者自觉皮肤干燥紧张,易发生皲裂,掌跖部角化过度。皮损广泛或继发红皮病时,可出现发热,出汗减少,食欲减退,消瘦,继发感染等全身症状。夏季日光暴晒常可加重。

指甲及毛发也常受累,指甲浑浊肥厚,表面有嵴纹,但无银屑病中特征性点状凹陷。甲下过度角化,毛发稀疏。发于口周者,可发现放射状皲裂。常伴沟状舌。少数患者在口腔黏膜,如硬腭等处可有白色线状或点状斑疹,个别伴有结膜炎,角膜浑浊,或形成树枝状角膜溃疡。

家族型发病缓慢,症状较轻,但常终身不愈。而获得型者发病较急,可周期性缓解,部分于2～3 年后自行缓解或痊愈。

最近发现,本病可与 HIV 感染相伴随,这些患者通常合并有囊肿性结节及脓疱等痤疮样损害。已报道一青少年病例同时伴有丙种球蛋白低下及疝病。本病与肿瘤的相关性可能是偶然的。

实验室检查发现有些患者血浆维生素 A 降低,部分患者有嗜酸性细胞增多。

三、组织病理

主要病变在表皮有弥漫性角化过度,毛囊口有点状角化不全,毛囊角栓形成,粒层及棘层肥厚,基底细胞液化变性。表皮突短粗,真皮浅层血管扩张,血管及毛囊周围有淋巴细胞,多数肥大细胞及浆细胞浸润。

四、诊断

开始在指背、颈侧、四肢伸侧具有特征性棕红或淡红色毛囊角化性丘疹,丘疹逐渐融合成淡红或橘黄色的鳞屑性斑块,周围仍可找到毛囊性丘疹。头面部可见干性鳞屑性皮损,掌跖部角化过度,干燥及皲裂。严重者皮肤广泛受累而成红皮病,间有皮岛。一般诊断不难。

五、鉴别诊断

(一)银屑病

具多层银白色鳞屑,剥除鳞屑,有点状出血,皮疹不与毛囊一致,掌跖部一般无改变。组织学上两者迥然不同,银屑病角质层内有 Munro 微脓肿,角化不全突出,乳头上表皮板变薄,表皮突细长。

(二)扁平苔藓

皮疹为紫红或暗红色有光泽的多角形扁平丘疹,有 Wickham 纹,无毛囊性角质栓,很少累及头面及掌跖部。

(三)毛发苔藓

毛发苔藓好发于四肢伸侧,呈棘状毛囊性小丘疹,无炎症,长期存在,不融合,指背多不累及。

(四)脂溢性皮炎

皮损多见于多脂区,无毛囊性角质丘疹,有渗出倾向。

(五)维生素 A 缺乏症

皮损为角化性毛囊丘疹,但无炎症,不发生红皮病,掌跖无改变,常伴夜盲,眼干燥症及角膜软化,暗适应延长。

六、治疗

(一)全身治疗

1.维生素治疗

(1)内服维生素 A:每天 15~30 万 U,分 3 次服。儿童每天 10 万 U,胃肠吸收不良者可肌内注射,连用 2 个月,无效则停用,显效者可连续 4~6 个月。如出现头痛,唇炎干燥,厌食,头发干枯脱落,预示中毒或不能耐受,应停药。维生素 A 疗法的不良反应有肝中毒,高甘油三酯血症,神经异常。凝血及凝血酶原时间延长,骨痛等。孕妇禁用。本疗法适于病程长,病情严重及局部疗法无效的患者。

(2)维生素 E 丸口服每次 100 mg,每天 3 次,可保护维生素 A 不被氧化,大大增强维生素 A 的感染。

(3)复合维生素 B、酵母、烟酸、维生素 D_2 等口服或注射均可改善症状。

2.维 A 酸对幼年组的疗效优于成年组。

(1)异维 A 酸口服为开始 0.5~1.0 mg/(kg·d),以后隔 2~3 周加量至出现疗效,治疗量为 1 mg/(kg·d)左右,最高剂量不超过 2 mg/(kg·d),一般每个疗程 16 周,因停药后,药效仍存在,在继续另 1 个疗程时,应在停药 8 周以后。常见不良反应与维生素 A 相同,但停药后消失,长期大量使用可致畸。

(2)阿维A酯开始 0.5 mg/(kg·d),加到最大 1 mg/(kg·d),分 2～3 次口服,最高不超过 75 mg/d,连续服药数天。其不良反应同异维A酸,但出现在较低剂量时,致畸形亦发生在治疗量。因此,育龄期妇女慎用。

(3)维胺脂为第一代全反式维A酸,口服每次 25～50 mg,每天 2～3 次,其疗效及不良反应均较芳香维A酸和异维A酸为低。

3.甲状腺素片

30 mg,每天 1～2 次口服,有促使肝内胡萝卜素转变为维生素A的作用。

4.免疫抑制剂

免疫抑制剂适用于重症病例。常用者为氨甲蝶呤,用法与银屑病大致相同。或口服硫唑嘌呤,开始剂量为 50 mg,每天 2～3 次,或 100 mg 每天 2 次,以后依病情逐渐减至每天 25 mg,直至停药。用药期间注意骨髓抑制及肝脏的不良反应。与银屑病不同,环孢霉素A对本病无效。

5.类固醇皮质激素

类固醇皮质激素仅在急性短期使用,因停药后可复发。

6.其他

普鲁卡因静脉封闭可有效,亦可用胎盘组织液 2 mL,肌内注射,每天或隔天 1 次。红皮症者可输血治疗。

7.物理疗法

糠浴、淀粉浴、温泉浴,光化学疗法(PUVA)均有效。

(二)局部治疗

原则为溶解角质,润泽皮肤。

角质分离剂丙烯乙二醇及乳酸局部封包 2～4 小时,随后外用糖类固醇皮质激素软膏 4～8 小时已经证实是治疗本病的有效方法。另外,可选用 5% 水杨酸、10% 硫黄软膏或 0.1% 维A酸软膏、10% 尿素霜、5%～10% 黑豆馏油软膏或 10%～20% 鱼肝油软膏、钙泊三醇软膏等。

(刘晶晶)

第八节 扁平苔藓

扁平苔藓是一种较为常见皮肤疾病,从临床角度归类于红斑鳞屑性皮肤病,从病理表现的角度,属于苔藓样皮炎。扁平苔藓特征性的临床表现为紫红色、多角形扁平丘疹,可伴有瘙痒,易累及黏膜部位。典型的病理特征为真皮浅层淋巴细胞带状浸润及界面皮炎。该病病因不清,目前认为可能与自身免疫等多种因素有关。

一、致病因素或危险因素

本病病因尚不清楚,有如下学说。

(一)免疫学机制

认为该病主要是以细胞介导免疫反应为主。直接免疫荧光发现皮损表皮下胶样小体处 IgA、IgG、IgM、C3 颗粒状沉积。

(二)遗传因素

有同一家族中数人发病的报道,姐妹同患病最多见。

(三)感染

丙型肝炎病毒被证实与该病相关。

(四)神经精神因素

患者精神紧张、压抑会导致病情加重。

(五)药物因素

磺胺类、青霉胺及口腔修复材料等均可引起。

(六)疾病相关

该病与系统性红斑狼疮等疾病可合并存在。

二、临床特点

典型的扁平苔藓为紫红色扁平丘疹,类圆形。有时丘疹中央可有微小凹陷,附有蜡样的薄膜状鳞屑,表面可有白色带光泽的小斑点或细小的白色网状条纹,称 Wickham 纹。其他相对少见的类型:肥厚性、萎缩性、水疱大疱性、毛囊性和色素性。除了皮肤外,该病常累及口腔黏膜,多表现为小丘疹,老年患者以糜烂渗出型最常见。生殖器部位亦为该病好发部位,可表现为糜烂溃疡及丘疹。少于 10% 的患者出现甲受累,表现为甲板增厚、凹凸不平及甲畸形。扁平苔藓患者瘙痒可轻可重,多数患者在 2 年内痊愈。

特殊类型的扁平苔藓如下。

(一)大疱性扁平苔藓

具有斑块及水疱皮损,少数在足跖发生大疱和溃疡,可伴有甲缺失和瘢痕性脱发,可明显影响行走。

(二)类天疱疮样扁平苔藓

同时具有扁平苔藓和大疱性类天疱疮的皮损,扁平苔藓常为急性或泛发性,随后出现水疱和大疱,水疱透明、疱壁紧张,多发于四肢。

(三)头皮部扁平苔藓

表现为单个、多灶性萎缩性瘢痕和永久性脱发。

(四)扁平苔藓-红斑狼疮重叠综合征

具有扁平苔藓和红斑狼疮的特点,好发于四肢远端及唇部,表现为萎缩性斑块,上覆细小鳞屑。

(五)扁平苔藓与癌变

扁平苔藓发生癌变较少,下肢肥厚扁平苔藓足部溃疡性扁平苔藓可发生鳞状细胞癌,病变多在慢性糜烂、溃疡、萎缩及增生性斑块上发生。舌及口腔黏膜也可出现癌变。

三、辅助检查

组织病理典型表现为表皮角化过度,颗粒层楔形增厚,基底细胞液化变性,真皮上部淋巴细胞带状浸润。直接免疫荧光可发现皮损表皮下胶样小体处有 IgM 等颗粒状沉积。

四、诊断要点

临床表现结合组织病理,容易对多数患者作出诊断。主要的鉴别诊断:扁平苔藓样角化病,该病表现为单发的平顶丘疹,病理可见角化不全,真皮浸润细胞中常有嗜酸性粒细胞及浆细胞。

五、治疗

首选糖皮质激素,剂量为泼尼松 30~60 mg 每天 1 次,难治病例可加用雷公藤制剂或海棠合剂等免疫抑制剂,用药时应注意药物不良反应。其他可用药物包括阿维 A 酯、环孢素、硫唑嘌呤、氨苯砜、沙利度胺、氯喹。外用药物可使用强效糖皮质激素,他克莫司及阿维 A 等。

六、临床转归

本病目前尚无根治方法,易反复。应保持良好心态,定期复查。皮损累及范围广,治疗效果不佳的患者,建议至上级医院诊断治疗。

(刘晶晶)

第九节 光泽苔藓

光泽苔藓是一种以具有特殊光泽的微小丘疹为特征的皮肤病。

一、病因和发病机制

病因不清楚,它可能与扁平苔藓同时存在,二者有时不能区别,因此有学者认为光泽苔藓是扁平苔藓的一个亚型,仅在直接免疫荧光检查中有不同;另外过去曾认为本病可能与结核有关,但缺乏相关的证据;部分学者认为本病可能为反应性网状组织细胞增生症的表现之一。

二、临床表现

幼年与青年男性略多见。好发于阴茎、龟头、下腹部、前臂、胸部、大腿内侧、肩胛部,踝腕关节、足和手部,也可播散全身。皮损多为 1~2 mm 大小的圆形或多角形、半球状顶部扁平的丘疹,肤色、淡白或淡红色,坚实有光泽,散在不融合,有时因同形反应而呈线状排列;甲常受累,表现为凹凸不平、断裂、纵嵴。一般无自觉症状。病程慢性,可自行消退。

三、组织病理

病理检查可见真皮乳头部局限性球形浸润,浸润细胞主要由淋巴细胞及组织细胞组成,有时可见上皮样细胞,偶见多核巨细胞,浸润灶两侧表皮突延伸并内弯,环抱着浸润的细胞而呈抱球状,浸润灶上方表皮萎缩,基底细胞液化变性,表皮下或有空隙。

四、诊断和鉴别诊断

根据皮损特点、好发部位以及组织病理表现可以确诊。

本病应与下列疾病进行鉴别。

(一)扁平苔藓

丘疹为多角形,呈紫红色,可融合,瘙痒明显;组织病理改变有特征性。

(二)瘰疬性苔藓

患者多为患结核的青年；好发于躯干部，为成片的毛囊性丘疹，顶端覆少量鳞屑，呈正常皮色或棕红色，无光泽；组织病理改变与光泽苔藓不同。

(三)阴茎珍珠状丘疹

阴茎珍珠状丘疹发于冠状沟边缘，为珍珠状大小一致的白色圆形小丘疹，孤立散在或带状排列。

(四)毛周角化症

主要见于四肢伸面的与毛囊一致的角化性丘疹，约针头至粟粒大；祛除角质栓后，有时可见蜷曲的毳毛。

五、治疗

由于大部分患者皮疹在一年或数年内自然消退。治疗主要是对症治疗。一般瘙痒明显时，可局部外用糖皮质激素软膏和口服抗组胺药物。若无自觉症状，常不需治疗。泛发性光泽苔藓用 NB-UVB、PUVA 治疗有效。

（刘晶晶）

第十节 线状苔藓

线状苔藓为一种以线状排列的苔藓样小丘疹为特征的自限性皮肤病，好发于儿童。

一、病因和发病机制

尚不清楚。有人认为与脊髓神经的功能障碍有关，或患处的末梢神经对外来的刺激反应性增强所致；外伤受压可能为诱因；在兄弟姐妹中常有同时发生，且多见于春、夏季，提示与病毒感染相关。也有研究发现特应性素质患者发病率较高。线状苔藓可能代表一种具有异常免疫反应的特应性素质。

二、临床表现

本病主要发生在儿童，女略多于男。皮损常沿四肢或躯干发展，少数患者发生在面部，多为单侧性。初发皮损为针头大或粟粒大小的苔藓样丘疹，呈多角形或圆形，顶部扁平，红色或灰白色，有光泽，少许白色鳞屑，丘疹迅速增多呈连续或断续的线状排列，宽 0.2～3 cm 不等；少数患者伴甲受累，表现为甲板条纹，纵嵴及甲营养不良。本病多无自觉症状，偶有瘙痒。病程缓慢，可自行消退，愈后皮肤恢复正常或留有暂时色素沉着或减退斑，个别患者可以复发。

三、组织病理

真皮浅层血管周围有致密的淋巴细胞和组织细胞浸润，偶见浆细胞，表面细胞内和组织间水肿，伴有不同程度的角化不全，通常无棘层肥厚，陈旧性损害较易发现苔藓样的改变；有些患者可见到角化不良细胞，类似毛囊角化病的圆体细胞，但体积较小。

四、诊断和鉴别诊断

根据皮损特点、好发部位及组织病理改变进行诊断。

本病应与下列疾病进行鉴别。

(一)线状扁平苔藓

皮损为多角形紫红色扁平丘疹,有 Wickham 纹;病理变化有特征性。

(二)带状银屑病

基本皮损为附有银白色云母状鳞屑的红色斑丘疹;组织病理有特征性。

(三)慢性单纯性苔藓

慢性单纯性苔藓有典型皮肤苔藓样变,瘙痒剧烈,持续时间较长。

(四)单侧性疣状痣

单侧性疣状痣多在出生时已经存在,有角质性疣状突起,无自愈倾向;组织病理倾向于银屑病样型,而线状苔藓倾向于苔藓样型变化。

五、治疗

因有自愈性,若无自觉症状,可不治疗。局部外用糖皮质激素软膏或神经钙调磷酸酶抑制剂对瘙痒或皮损消退有一定的疗效。

(吴　玲)

第十一节　硬化性苔藓

硬化性苔藓既往称为硬化萎缩性苔藓,是一种病因不明的慢性炎症性皮肤黏膜疾病,晚期可形成瓷白色萎缩斑。

一、病因和发病机制

病因不明,可能与免疫、遗传、内分泌、代谢障碍等因素有关。

二、临床表现

(一)典型皮肤损害

淡白色、瓷白色扁平丘疹,周围有红晕,质地硬且有光泽,毛囊口扩大且内有角栓,随病情发展可融合成片,皮肤萎缩如羊皮纸样,也可出现水疱、大疱、血疱等。无自觉症状或瘙痒剧烈。皮损常见于躯干、颈部、腋下、脐周等。

(二)女阴硬化性苔藓

女阴硬化性苔藓指发生于女性外生殖器的硬化性苔藓。常见于45～60岁的女性,典型皮损为瓷白色丘疹和斑块,常伴有瘀斑,外阴和肛门萎缩斑融合成"哑铃状"外观,随病情进展大小阴唇、阴蒂及系带可全部萎缩,形成女阴干枯症。

(三)包皮龟头硬化性苔藓

包皮龟头硬化性苔藓指发生于男性外生殖器的硬化性苔藓。好发于15～50岁男性,皮损多发生于包皮内侧、冠状沟和龟头。典型皮损为白色扁平丘疹或白色萎缩性水肿性斑片，表面干燥，皱缩并伴有少量鳞屑。约有40%的后天包茎患者与该病有关，易形成瘢痕，导致尿道口狭窄，晚期往往形成闭塞性干燥性龟头炎。

三、组织病理

组织病理学具有特征性，常表现为角化过度伴毛囊角栓形成，表皮萎缩变薄，基底细胞广泛液化变性，真皮乳头层胶原均一样变，其下方多具有带状的炎细胞浸润。

四、诊断及鉴别诊断

根据典型临床表现结合组织病理学可诊断本病。需要与白癜风、慢性皮炎、外阴白斑等疾病鉴别。

五、治疗

主要为抗感染治疗及对症治疗，部分儿童和年轻女性的皮损可以自行消退。

（一）一般治疗

去除诱因，尽量减少局部刺激。

（二）局部治疗

强效糖皮质激素、钙调磷酸酶抑制剂、丙酸睾酮软膏、黄体酮软膏等外用。也可应用复方倍他米松或曲安奈德皮损内注射。

（三）系统治疗

女性更年期患者可酌情口服己烯雌酚，男性患者可口服司坦唑醇。

（四）外科治疗

硬化性苔藓引起的后天性包茎、尿道口狭窄、继发鳞状细胞癌时可手术治疗。

（吴　玲）

第十二节　红　皮　病

红皮病又称剥脱性皮炎、红人综合征，是一种以全身90%以上皮肤潮红、脱屑为特征的炎症性疾病。红皮病是根据它的临床特征"广泛性红斑和皮肤脱屑"来定义的。它不是一个独立的疾病，而是多种疾病的临床表型。

一、病因和发病机制

病因较多且复杂。继发于其他皮肤病者（如特应性皮炎、湿疹、银屑病、毛发红糠疹、药疹和皮肤T细胞淋巴瘤等），多由治疗不当或其他刺激引起；某些药物（如青霉素、磺胺类、抗疟药、苯妥英钠或巴比妥类、别嘌呤醇和卡马西平等）内用或外用也可引起；各种恶性肿瘤、网状内皮系统肿瘤和内脏恶性肿瘤患者临床上也可出现红皮病改变；部分患者无确切病因，称特发性红皮病。

二、临床表现

依据病情、预后可分为急性与慢性。

(一)急性红皮病

发病急骤,伴高热、全身乏力、肝脾淋巴结肿大等。皮损初为泛发的细小密集斑片、斑丘疹,呈猩红热样或麻疹样,迅速增多,融合成全身弥漫性潮红、水肿,以面部、肢端显著,并伴大量脱屑,呈大片或细糠状,掌跖可呈手套或袜套样脱屑,手、足、四肢关节面出现皲裂,甚者出现脱发、甲脱落,口腔、外阴及皱褶部位可糜烂、渗出。常伴有剧烈瘙痒。经1～2月皮肤逐渐恢复正常,遗留色素沉着。

(二)慢性红皮病

表现为慢性弥漫性浸润性潮红、肿胀,表面附着糠状鳞屑。皮肤血流量增加可导致过多热量丢失,体温调节失衡,患者可有畏寒、低热和高热交替。反复脱屑可因蛋白质大量丢失导致低蛋白血症、酮症酸中毒,还易继发感染及消化道功能障碍、心血管病变、内分泌失调等。

依据自然病史可分为原发性和继发性。在原发性红皮病,红斑常始于躯干,可在数天和数周内扩展至全身,随之产生脱屑。而继发性红皮病源于原先存在的局限性皮肤病,如银屑病和特应性皮炎等。

三、诊断和鉴别诊断

根据典型临床表现本病不难诊断,但寻找原因有时相当困难。红皮病有几个共同特点:皮肤红斑脱屑皮损面积超过体表面积的90%。90%的患者可有瘙痒,这是最常见的主诉。瘙痒症状严重程度往往依原发病的不同而各异。以皮炎和皮肤淋巴瘤患者最重。在瘙痒-搔抓的恶性循化下患者皮肤反应性增厚,约1/3患者可有苔藓样变。在慢性红皮病患者常有色素异常,其中色素沉着多于色素减退。30%的红皮病患者可见掌跖角化皮损,而这往往是毛发红糠疹的早期体征。红皮病是许多疾病的临床表现,明确其潜在的病因在皮肤科临床工作中是非常具有挑战性的。首先要有完整的病史:约45%的红皮病患者之前有局限性皮肤病的病史。20%的红皮病患者由药物引起。认真的临床检查可为发现潜在的疾病提供其他的依据。一旦将潜在疾病的范围缩小,则可以通过进一步的实验室检查来确定最后的诊断。

四、治疗

红皮病是可危及生命的严重疾病。因此患者需要住院治疗以明确原发病。重视病因治疗,针对原发疾病进行积极治疗,有明确诱因者应尽早去除,如确诊为肿瘤者应积极治疗原发病。

(一)外用治疗

外用药应无刺激性,常用植物油、氧化锌油、硅油霜或低浓度和低效糖皮质激素乳膏(小面积外用),以减轻症状。局部渗出者可用3%硼酸液湿敷。

(二)系统治疗

及时补充营养,维持水、电解质平衡等支持疗法,注意保暖,维持正常体温。多数患者需使用糖皮质激素,成人剂量为相当于泼尼松40～60 mg/d[1～2 mg/(kg·d)],应根据病情调节剂量,但应注意不良反应。瘙痒明显者可口服抗组胺药;合并感染时给予抗感染治疗。病情严重者可给予静脉注射大剂量免疫球蛋白 IVIg 或口服环孢素 5 mg/(kg·d),病情好转后减量至1～3 mg/(kg·d)。随着生物制剂的临床应用不断推广,TNF-α 拮抗剂在炎症性疾病为基础的红皮病的治疗中正在显示较好的疗效和安全性。

(吴 玲)

第十三章

大疱性皮肤病

第一节 天疱疮

天疱疮是一类慢性自身免疫性大疱性疾病,多见于中年,无性别差异。

一、病因和发病机制

虽然诱因不清,目前认为天疱疮是一种自身免疫性皮肤病,寻常型天疱疮患者和落叶型天疱疮患者体内存在抗角质形成细胞表面的桥粒芯糖蛋白(Dsg)3和/或1的IgG抗体。自身抗原抗体反应,可能通过空间效应、信号传导或凋亡等途径导致细胞间黏附丧失,造成细胞松解,形成表皮内水疱。

二、临床表现

根据临床特点天疱疮可分为寻常型天疱疮、增殖型天疱疮、落叶型天疱疮、红斑型天疱疮。其他类型的天疱疮有疱疹样天疱疮、IgA天疱疮、药物性天疱疮等。

(一)寻常型天疱疮

寻常型天疱疮是最常见又最严重的类型,多发于中年人,好发于口腔、胸、背、头颈部、鼻、眼结膜、生殖器、肛门、尿道等部位的黏膜均可受累,60%患者初发症状为口腔黏膜水疱和糜烂,典型的皮损为外观正常的皮肤或红斑上发生水疱或大疱,疱液清亮,疱壁薄,尼氏征阳性,易破溃形成糜烂面。

(二)增殖型天疱疮

增殖型天疱疮是寻常型的良性型,临床少见,发病年龄较轻,口腔损害较晚。好发于头面、鼻唇沟、乳房下、脐窝、腋下、腹股沟等部位。轻型者原发损害为小脓疱,水疱不明显,疱破后在糜烂面上形成增殖性损害,临床表现类似增殖型皮炎,病情轻,经过缓慢,预后好。

(三)落叶型天疱疮

多累及中老年人,皮损初发于头面、躯干,逐渐发展,遍及全身。水疱常发生于红斑基础上,疱壁更薄,尼氏征阳性,极易破裂,渗出少,在糜烂面上可形成黄褐色油腻性疏松的鳞屑和落叶状薄痂;本型黏膜受累极其少见。

(四)红斑型天疱疮

红斑型天疱疮是落叶型的良性型,好发于头面、胸背上部,下肢和黏膜很少累及。早期皮损类似于红斑狼疮的蝶形红斑,之后出现散在、大小不等的浅表性水疱,尼氏征阳性,极易破裂,在糜烂面上常结成黄痂或脂状鳞屑。本病日晒后可加重,除轻微瘙痒外,一般无全身症状。病程长,水疱此起彼伏,有时可发展成落叶型天疱疮。

(五)疱疹样天疱疮

临床表现为荨麻疹样红斑和疱疹样排列的水疱,黏膜损害轻,发生率低,多伴剧烈瘙痒。

(六)IgA 天疱疮

分角层下脓疱性皮肤病型(SPD 型)和表皮内中性粒细胞性 IgA 皮肤病型(IEN 型)。好发于腋下和腹股沟等皮肤褶皱部位,躯干、四肢近端和下腹部也常常受累,黏膜极少受累。皮损多表现为红斑或正常皮肤上出现松弛性脓疱或水疱,脓疱多倾向于融合成圆形或环形、中央有结痂和鳞屑、边缘有少数水疱,伴明显瘙痒,尼氏征可阴性或阳性。瘙痒明显,呈良性经过,病程缓慢。

(七)药物性天疱疮

多在用药数月甚至 1 年后发生,可由 D-青霉胺、卡托普利、吡罗昔康和利福平等含有硫氢基团的药物诱发。黏膜受累少而轻,多表现为红斑型天疱疮,停药后能自愈。

三、组织病理学和其他实验室检查

(一)组织病理学

天疱疮基本组织病理变化是棘层松解、表皮内裂隙和水疱,疱腔内有棘层松解细胞。各型天疱疮棘层松解的部位不同。

(1)寻常型天疱疮的水疱或裂隙发生于棘层下方或基底层上方;疱液中有棘层松解细胞,细胞体积大,核浓缩居中,胞质均一。

(2)增殖型天疱疮早期水疱或裂隙的发生与寻常型相同,晚期有表皮角化过度、棘层肥厚呈乳头瘤样增生。

(3)落叶型天疱疮的水疱、裂隙位于棘层上部或颗粒层,陈旧的皮损有角化过度、角化不全、角栓形成和棘层肥厚,颗粒层内可见形态类似的角化不良细胞,真皮内中等量炎症细胞浸润。

(4)红斑型天疱疮与落叶型天疱疮相同,但陈旧损害中毛囊角化过度、颗粒层棘层松解、角化不良细胞更显著。

(5)IgA 天疱疮的组织病理特征分为 2 型。①角质层下脓疱型:角质层下单房性脓疱中含有大量嗜中性粒细胞和少数棘层松解细胞。②表皮内脓疱型:脓疱分布于整个表皮内,疱液中含有大量嗜中性、嗜酸性细胞和棘层松解细胞,棘细胞层内有海绵形成。

(二)免疫荧光

1.直接免疫荧光检查

几乎所有患者在表皮细胞间有 IgG、C3 呈网格状沉积;寻常型天疱疮主要沉积在棘层中下方,落叶型天疱疮主要沉积在棘层上方甚至颗粒层;红斑型天疱疮暴露部位的皮肤除表皮细胞间有 IgG、C3 呈网状沉积外,部分患者在基底膜带有 IgG、C3 呈线状沉积;IgA 天疱疮角质层下脓疱型的 IgA 主要沉积于表皮上层细胞间,表皮内脓疱型 IgA 沉积于整个表皮内,并在表皮内偶有 C3、IgG、IgM 沉积。

2.间接免疫荧光检查

可发现患者血清中存在抗棘细胞间物质的抗体。滴度与病情相关。

(三)细胞学检查

用玻片在疱底或糜烂面上轻压印片,或用钝刀轻刮糜烂面后涂片作革兰染色,可见单个或成群的棘层松解细胞,细胞圆形或卵圆形,细胞间桥消失,胞核圆形,大而深染,可见核仁,核周围有浅蓝色晕,胞浆均匀,呈嗜碱性。天疱疮细胞聚集或者孤立存在。

(四)酶联免疫吸附实验

对特异性抗 Dsg1 和 Dsg3 抗体的检测能够帮助鉴别诊断寻常型天疱疮和落叶型天疱疮。抗体滴度与病情的严重程度基本平行。临床症状改善后抗体滴度可下降或转阴。在 IgG 型抗体中,抗体亚型对天疱疮患者严重度和预后的判定也尤为重要。

四、诊断和鉴别诊断

主要根据临床表现、组织病理、免疫荧光进行诊断和分型,临床上需与以下疾病相鉴别:大疱性类天疱疮、疱疹样皮炎、线状 IgA 大疱性皮病、获得性大疱性表皮松解症等。口腔损害需与阿弗他口腔溃疡和扁平苔藓等鉴别。

五、治疗

给予高蛋白、高维生素饮食。注意维持水、电解质平衡。全身衰竭者给予白蛋白、血浆或者全血等支持治疗。长期应用糖皮质激素以及免疫抑制剂容易引起各类并发症如高血压、糖尿病、骨质稀疏、股骨头无菌性坏死、继发感染、水电解质紊乱及精神神经症状等。应予以相应处理。

(一)系统治疗

1.糖皮质激素

为目前治疗本病的首选药物。一旦确诊应及早应用,初始剂量应足够,以尽快控制病情。按照皮损范围、严重程度决定最初剂量(首剂量),给药后应密切观察病情,若治疗规律,多数患者可逐渐停药达到痊愈,一般需要 4~5 年的服药时间。

2.免疫抑制剂

与糖皮质激素联合应用,疗效较好,可选用硫唑嘌呤、环磷酰胺、氨甲蝶呤、环孢素或麦考酚酸酯(骁悉)。应用免疫抑制剂需密切注意监测其胃肠道反应、骨髓抑制及肝肾功能损伤等不良反应,及时采取相应对策。

3.静脉大剂量丙种球蛋白

对大剂量糖皮质激素及与免疫抑制剂联合治疗效果不佳者同时又合并严重的感染症状时可考虑此方法。

4.单克隆抗体疗法

可单独使用或者联合免疫抑制剂、联合静脉注射丙种球蛋白。国外常用 Rituximab(抗CD20 单抗,美罗华)来治疗重症的寻常型天疱疮。

5.其他

雷公藤多苷,氨苯砜,反应停,烟酰胺,四环素,左旋咪唑,苯丁酸氮芥及血浆置换或免疫吸附疗法及体外光化学疗法,也都有一定效果。

（二）局部护理和外用药物

加强护理，防止继发感染。对皮损广泛者给予暴露疗法，用1∶8 000高锰酸钾溶液或者1∶1 000苯扎溴铵清洗创面，保持创面清洁，感染性皮损根据细菌培养结果选取有效抗生素。口腔黏膜损害可用漱口液含漱，外涂他克莫司软膏、碘甘油或者2.5%金霉素甘油。

（赵海纵）

第二节　副肿瘤性天疱疮

副肿瘤性天疱疮（PNP）是一种特殊类型的天疱疮。该病是一种伴发肿瘤的自身免疫性大疱性皮肤黏膜疾病，临床特点为疼痛性口腔炎和多形性皮损。对治疗反应差，患者常死于合并症，包括继发败血症、消化道出血、多器官衰竭或呼吸衰竭。

一、病因和发病机制

PNP的发病机制尚不明确。认为其发病与伴发的肿瘤有关，体内产生多种自身抗原的抗体，包括桥粒芯糖蛋白、大疱性类天疱疮抗原1、包斑蛋白、周斑蛋白、网蛋白等。这些自身抗原属于斑蛋白家族，是一组大分子蛋白，连接着角蛋白中间丝和桥粒/半桥粒，在保持细胞完整性和细胞间连接中起重要作用。PNP患者体内存在的抗体与斑蛋白反应，使原本完整的细胞间连接被破坏，产生皮肤、黏膜损害，同时隐蔽的自身抗原表位暴露，导致机体产生更多的抗体，进一步加剧皮肤和黏膜的损害。

二、临床表现

PNP可发生于任何年龄，病情较重。临床表现呈多器官性损害，不同个体差异较大。

（一）皮肤黏膜损害

最常见和最早出现的症状为广泛、严重的口腔及口唇黏膜糜烂、溃疡、出血、分泌物增多、表面结焦黑色厚痂。有时口腔损害为本病的唯一临床表现。其他黏膜如舌、鼻咽、支气管、食管和外阴等黏膜亦可累及；另一突出表现为疼痛性、糜烂性眼结膜炎。

PNP的皮肤损害表现为多形性，常见有红斑、水疱、糜烂、结痂、丘疹鳞屑性损害、多形红斑样损害及扁平苔藓样损害，疼痛显著。皮疹常出现在口腔损害之后，以躯干上部、头、颈及四肢近端为主。掌跖部位可见红斑水疱及角化性损害，具有特征性。

（二）系统受累

肺部侵犯可见于部分PNP患者，且病情较重，多为致死原因。临床表现为进行性喘憋、呼吸困难，最终可发展为呼吸衰竭。尸检发现PNP患者气管、支气管、小气道细胞凋亡、坏死、堆积，导致闭塞性细支气管炎。除了表皮和其他上皮组织外，神经系统也常因机体对潜在肿瘤的异常免疫反应而成为受累靶器官，结果导致机体衰弱或威胁生命。

（三）伴发肿瘤

PNP多伴随潜在的良性或恶性肿瘤，以淋巴细胞增生性肿瘤为主。大约2/3病例中，皮疾病出现在已存在肿瘤的患者；另1/3病例皮损发生后肿瘤才被检测到。PNP伴发的肿瘤主要为非霍奇金淋巴瘤、慢性淋巴细胞白血病、Castleman 肿瘤、胸腺瘤、霍奇金淋巴瘤、Waldenstrom 巨球蛋白血症等。此外,还可伴发非淋巴细胞增生性肿瘤,包括炎性纤维肉瘤、乳腺癌、肺癌、宫颈癌等。

三、组织病理学和免疫学检查

PNP 患者皮损的组织病理学特点为棘层松解发生于基底层上方,表皮内散在坏死的角质形成细胞,基底细胞空泡变性,真皮浅层致密以淋巴细胞为主的炎症细胞浸润。根据所取皮损的形态不同,其组织病理可有所不同,基底层上松解及表皮内个别坏死的角质形成细胞是诊断 PNP 的一个重要线索。

直接免疫荧光(DIF)检查:大多数受累上皮的细胞表面有 IgG 自身抗体,少部分病例在细胞表面和基底膜带有 IgG 和补体 C3 沉积。

间接免疫荧光检查(IIF):以大鼠膀胱为底物行间接免疫荧光检查可见鼠膀胱上皮棘细胞间荧光。

免疫印迹试验和免疫共沉淀:以表皮蛋白提取物为底物,患者血清可识别多种表皮棘细胞间连接蛋白,主要是斑素蛋白系列。最常见的是包斑蛋白(210×10^3)、周斑蛋白(190×10^3),其次为桥粒斑蛋白Ⅰ(250×10^3)和桥粒斑蛋白Ⅱ(210×10^3)、大疱性类天疱疮抗原1(230×10^3)等。

四、诊断和鉴别诊断

主要根据临床表现、组织病理、免疫荧光进行诊断。

Anhalt 等最早提出 PNP 的诊断标准为:①疼痛性黏膜糜烂和多形性皮损;②皮损组织病理示表皮内棘层松解,有坏死的角质形成细胞和空泡界面皮炎;③DIF 示表皮细胞间有 IgG、补体 C3 沉积伴或不伴基底膜带沉积;④以大鼠膀胱作底物的 IIF 可检测到循环免疫抗体;⑤免疫印迹试验可检测到相对分子质量为 250×10^3、230×10^3、210×10^3、190×10^3 的 4 种多肽复合物。另外需找到肿瘤的客观证据,诊断才能成立。

鉴别诊断:PNP 的临床表现易与寻常型天疱疮(PV)、重症多形红斑等疾病相混淆,需与之鉴别。PV 对糖皮质激素治疗反应较好,以大鼠膀胱为底物的 IIF 检查结果多阴性,组织病理为基底层上棘层松解性水疱,无基底细胞液化变性,表皮内无散在坏死的角质形成细胞;重症多形红斑起病多较 PNP 迅速,皮疹泛发,与感染、药物和其他因素诱发有关,糖皮质激素治疗效果明显,通过 IIF 检测以及肿瘤的筛查也可对这两种疾病进行鉴别。

五、治疗

PNP 的治疗主要包括对潜在肿瘤的治疗和对自身免疫反应的治疗。

(一)对潜在肿瘤的治疗

PNP 最重要的治疗措施是早期发现并完全切除肿瘤。对伴有良性肿瘤或包裹性肿瘤的 PNP 患者,如胸腺瘤或 Castleman 肿瘤,肿瘤切除后,绝大多数患者皮损改善或完全消退,皮损完全消退 6~18 个月。术前、术中和术后静脉给予丙种球蛋白(IVIG)1~2 g/kg 有可能改善预后;对于伴发恶性肿瘤者,目前无公认的有效治疗方案。手术切除肿瘤及糖皮质激素和免疫抑制剂治疗只能使皮损部分缓解,不能影响疾病的活动性,也难以改善疾病预后。

(二)对自身免疫反应的治疗

包括术前、术后常规使用糖皮质激素、免疫抑制剂治疗。如患者病情危重,常规治疗无效,可行血浆置换,必要时可选用抗 CD20 单克隆抗体利妥昔单抗(美罗华)。

如果患者出现呼吸道或其他感染症状,应选用相应的敏感抗生素。此外,支持疗法,如加强营养、注意水电解质平衡、纠正低蛋白血症等也非常重要。

(赵海纵)

第三节 大疱性类天疱疮

大疱性类天疱疮是一种大疱性自身免疫性疾病,表现为表皮下的张力性大疱,多见于老年人。免疫病理为基底膜带有补体 C3 和 IgG 沉积,血清中出现抗基底膜带 IgG 自身抗体,预后良好。

一、病因和发病机制

自身抗体与大疱性类天疱疮抗原 BPAG1(分子量 230×10^3,是构成桥粒的重要成分)和 BPAG2(分子量 180×10^3,是一种表皮基底细胞半桥粒的跨膜蛋白)在基底角质形成细胞半桥粒中相互作用后,沉积在表皮基底膜带的自身抗体激活补体,形成过敏性毒素,释放趋化因子,吸引中性粒细胞及嗜酸性粒细胞至基底膜,释放溶酶体酶,靶抗原裂解,导致基底膜细胞半桥粒断裂,形成表皮下水疱。

二、临床表现

本病多见于 60 岁以上的中老年人。典型表现为正常或红斑皮肤上出现疱壁紧张的半球形大疱,一般为樱桃至核桃大小不等,甚至鸭蛋大小,疱液为浆液性或血性,多为散在分布,好发于躯干、四肢屈侧、腋窝和腹股沟。尼氏征阴性。与天疱疮相比,疱壁较厚,多在 1 周内破溃,糜烂面不扩大并较快结痂愈合,愈后留有色素沉着,不留瘢痕。皮损成批出现或此消彼长。部分患者疾病早期出现红斑、丘疹或荨麻疹样皮损,伴瘙痒,水疱出现之前,易误诊为荨麻疹。10%~35%的患者黏膜受损,主要是口腔黏膜出现小水疱、糜烂,较易愈合,少数可见生殖器黏膜受损。一般无全身症状,急性期可伴中性粒细胞及嗜酸性粒细胞增多。

本病若未治疗,可呈慢性病程,数月至数年不等,有自限性,治疗后大多可完全缓解。本病的局限型(水疱型、结节型、增殖型、红皮病型等)预后好。少数老年患者不经治疗可危及生命。

三、实验室检查

组织病理示表皮下水疱,疱内以嗜酸性粒细胞浸润为主,无棘层松解现象。直接免疫荧光见基底膜带处 C3 及 IgG 呈线状沉积,盐裂皮肤直接免疫荧光示 IgG 沉积在表皮侧。间接免疫荧光约 75% 的患者有抗基底膜带的 IgG 自身抗体。

四、诊断和鉴别诊断

根据好发于中老年人,腋下、腹部、腹股沟或四肢屈侧出现张力性大疱,疱液澄清或血性,疱壁较厚,尼氏征阴性,破溃后很快愈合,黏膜累及少而轻,组织病理提示表皮下水疱,基底膜带IgG、补体 C3 沉积,血清中出现抗基底膜 IgG 抗体等特点,即可诊断。

本病应注意与寻常型天疱疮、疱疹样皮炎和线状 IgA 大疱性皮病等进行鉴别。寻常型天疱疮表现为红斑或正常皮肤上的松弛薄壁水疱,尼氏征阳性,黏膜损害较重,组织病理示表皮内水疱,棘层松解。疱疹样皮炎多为环形红斑、丘疹及水疱,瘙痒剧烈,尼氏征阴性,常伴谷胶敏感性肠病,免疫病理示真皮乳头 IgA 沉积。线状 IgA 大疱性皮病为表皮下水疱,基底膜带为线状 IgA 沉积。

五、治疗

(一)一般治疗

注意休息,维持水、电解质平衡,对老年患者及皮损广泛者补充蛋白质、维生素,危重患者必要时可行血浆置换。

(二)系统治疗

糖皮质激素为首选药物,应尽早治疗,具体用量可依据病情严重程度及皮损范围调整,一般系统使用泼尼松 0.5~1 mg/(kg·d),至无新发皮损出现后 1~2 周开始逐渐减量。免疫抑制剂可与糖皮质激素联合应用,如硫唑嘌呤,50 mg,每天 2 次;或氨甲蝶呤,5~12.5 mg,每周1次等。此外,部分患者可选用抗生素,如四环素、米诺环素等,可合并使用烟酰胺;部分患者使用氨苯砜、柳氮磺胺吡啶有效。

(三)局部治疗

加强皮损处护理,保持清洁干燥,预防继发感染及压疮发生。皮损局限的患者局部外用糖皮质激素或他克莫司有效。

(赵海纵)

第四节 瘢痕性类天疱疮

瘢痕性类天疱疮又称良性黏膜类天疱疮,是一种慢性水疱性皮肤病,病因尚不明确,主要发生于口腔和眼部黏膜,水疱愈后遗留永久性瘢痕。

一、病因和发病机制

病因尚不明确,有认为可能是大疱性类天疱疮的一种亚型,发病可能与自身抗原 BPAG2 或层黏蛋白 5 有关。

二、临床表现

本病好发于中老年人,女性多于男性。典型表现是黏膜或腔口部位反复出现水疱,留有瘢痕。皮损主要发生于黏膜，口腔黏膜(85%)和眼结膜(75%)多见，其他还可发生于鼻腔、咽喉、食管、尿道口、阴道与肛门黏膜。

口腔黏膜的损害主要表现为齿龈、颊、腭部水疱，水疱破溃后形成糜烂面，愈合缓慢，愈合后可形成瘢痕，引起黏膜粘连。累及咽喉及食管黏膜时，引起吞咽困难、食管狭窄，累及喉黏膜时可出现声嘶，甚至窒息。

眼部黏膜受损早期无特异性，表现眼睛红肿、干燥、疼痛或者烧灼，渐出现水疱和糜烂，反复发作，可持续数年，逐渐形成瘢痕，导致结膜粘连、眼睛活动困难，严重者可致失明。

少数患者可出现皮肤损害，可见于头颈部及黏膜附近的皮肤，愈后形成萎缩性瘢痕，引起永久性脱发；也可广泛见于四肢及腹股沟处，愈后可留或不留瘢痕。

本病呈慢性病程，具有致残性，无自限性，活动与缓解交替发作。

三、实验室检查

组织病理示表皮下水疱，真皮内淋巴细胞、浆细胞及嗜酸性粒细胞浸润，后期真皮浅层纤维化改变。结膜病理示上皮内炎性细胞浸润，黏膜下肉芽肿形成。直接免疫荧光在基底膜带可见 C3 及 IgG 线状沉积，约 1/4 患者可见 IgA 或 IgM 沉积。

四、诊断和鉴别诊断

根据好发于中老年人，黏膜(主要为口腔黏膜、眼结膜)反复发生水疱、糜烂，愈后留有瘢痕，组织病理示表皮下疱，直接免疫荧光为基底膜带 C3 和 IgG 线状沉积。

本病应注意与天疱疮黏膜病变和 Stevens-Johnson 综合征鉴别。寻常型天疱疮皮损多发于头部及躯干，为松弛性水疱，尼氏征阳性，常伴有黏膜损害，组织病理示表皮内水疱，有棘层松解，直接免疫荧光示表皮细胞间有 IgG 和 C3 沉积。Stevens-Johnson 综合征发病急，突然高热、头痛，并出现水肿性红斑、水疱、大疱、血疱和淤斑等皮损，广泛分布，黏膜损害广泛而严重，可伴多器官受损。

五、治疗

对于轻中度患者，以保守治疗为主；对于病情进展迅速且严重影响视力及通气功能的患者，应尽快控制症状。

(一)系统治疗

泛发性皮损和严重累及呼吸道的患者可用糖皮质激素治疗，口服泼尼松 40~60 mg/d，皮损控制后逐渐减量。免疫抑制剂可合用或单用。有报道氨苯砜、磺胺类药及四环素等对治疗有益。

(二)局部治疗

口腔损害可局部使用糖皮质激素、庆大霉素漱口液或四环素漱口液漱口。眼部损害可选用四环素可的松眼膏外涂、局部糖皮质激素注射等。其他部位黏膜可外用糖皮质激素。皮肤损害可行强效激素外用或局部注射。

(赵海纵)

第五节　妊娠类天疱疮

妊娠类天疱疮曾称妊娠疱疹，是一种以水疱为主的具有多形性损害的自身免疫性皮肤病，伴剧烈瘙痒，发生于妊娠期或产褥期，分娩后可自行缓解，再次妊娠时亦可发生。

一、病因和发病机制

病因尚不明确。有认为孕妇对胎儿产生自身抗体，自身抗体与羊膜基底膜反应，基底膜带C3和IgG沉积，在胎盘和胎儿皮肤上也可出现沉积。雌激素、黄体酮水平及避孕药可能参与其发病。

二、临床表现

本病较为罕见，从妊娠初期到产褥期均可发病，其中妊娠4～7个月时发病率最高。再次妊娠时也可能发生，且发生时间早、病情重。

病变最先出现于脐周，再扩展至全身，常见于腹部、四肢、股部、臀部、手掌和足底。极少数可出现口腔黏膜受累。皮损开始表现为红斑、丘疹、环形风团，伴剧烈瘙痒，随之在此基础上出现水疱、大疱，疱壁紧张。水疱破裂后糜烂、结痂，愈后不留瘢痕。以上症状可反复发作，多在分娩后缓解，但少数患者分娩后加重，完全消退需数月至数年不等。口服避孕药可使疾病加重或复发。

多数胎儿不受累，少数可发生新生儿低体重、早产、流产或死产。少数婴儿出生后皮肤上可见水疱，可自行消退。

三、实验室检查

组织病理示表皮下水疱，含有大量嗜酸性、中性粒细胞。直接免疫荧光示基底膜带C3或伴IgG呈线状沉积。间接免疫荧光可发现部分患者血液中有抗基底膜带自身抗体。

四、诊断和鉴别诊断

根据孕妇腹部、四肢水疱、大疱多形性皮损伴剧烈瘙痒，组织病理示表皮下水疱，疱内以嗜酸性粒细胞浸润为主，基底膜带C3或伴IgG线状沉积，不难诊断。

本病应注意与妊娠性多形疹、疱疹样皮炎、疱疹样脓疱病等进行鉴别。妊娠性多形疹多见于妊娠后期，水疱少见，直接免疫荧光阴性。疱疹样皮炎多见于肩胛、臀部及四肢近端处，水疱常呈环形排列，组织病理示表皮下水疱，真皮乳头有中性粒细胞为主的微脓肿。疱疹样脓疱病以脓疱为主，全身症状明显，多有高热、呕吐和腹泻等，组织病理示Kogoj脓疱。

五、治疗

（一）系统治疗

糖皮质激素为首选药物，口服泼尼松 $0.5\sim1\ mg/(kg\cdot d)$，症状缓解后逐渐减量至最小有效剂量维持治疗至分娩后。对于特别严重的患者可考虑血浆置换，有认为应用免疫抑制剂或人免疫球蛋白对严重患者有效。应注意哺乳期间药物对婴儿的影响。

（二）局部治疗

皮损局部根据情况可外用炉甘石洗剂或糖皮质激素制剂。

（赵海纵）

第六节　疱疹样皮炎

疱疹样皮炎是一种少见的慢性复发性丘疹水疱性疾病，皮疹对称分布，瘙痒剧烈，常伴有无症状的谷胶敏感性肠病。

一、病因和发病机制

疱疹样皮炎患者常伴发谷胶敏感性肠病，患者皮损及外观正常皮肤的真皮乳头有 IgA 沉积，患者摄入谷胶或蛋白质可在肠道产生抗谷胶 IgA 抗体或特异性抗体，与真皮乳头组织抗原成分结合或形成免疫复合物沉积，通过旁路途径激活补体系统，使中性粒细胞聚集并释放蛋白酶，引起组织损伤，表皮与真皮分离形成水疱。主要组织相容性抗原（HLA）的研究表明，疱疹样皮炎患者多与 HLA-DR3 及 HLA-DQW2 基因表型有关。

二、临床表现

本病我国罕见，常发生于中青年，特别是 30～40 岁者，也可发生于儿童。男女之比约为 2∶1。皮疹好发于腋后、肩胛部、臀部、肘膝和四肢伸面，对称分布，呈多形性。表现为红斑、丘疹、风团、水疱，常以水疱为主。水疱常聚集成群或者排列成环形或地图形，疱壁较厚，紧张饱满，不易破裂，尼氏征阴性。抓破后留下糜烂和结痂，皮疹消退后可遗留炎症后色素减退或色素沉着斑。

患者自觉剧痒，甚至烧灼或疼痛感，口服含碘药物或者含谷胶食物后，皮损会加重。65%～75%的疱疹样皮炎患者有肠道病变，但仅 20%～30%患者有腹泻、腹胀和吸收不良。肠黏膜病变在长期无谷胶饮食（大米）后会减轻，但食用大麦、小麦等大量谷蛋白后会使皮肤及肠道病变复发和加重。病程较长，达数年，约 1/3 患者最终自行好转。

三、实验室检查

（一）组织病理

早期皮损表现为真皮乳头顶部毛细血管周围形成微脓肿，为中性粒细胞及嗜酸性粒细胞聚集，皮损进展可使乳头顶部与表皮分离，形成表皮下水疱，真皮内血管周围有多数嗜酸性粒细胞及中性粒细胞浸润。

（二）免疫荧光

在多数患者的皮损、皮损周围皮肤甚至正常皮肤处可以检测到颗粒性的 IgA 和 C3 在真皮乳头处沉积，直接免疫荧光阳性。

(三)血清学研究

少数患者血清 IgA 升高,在 90% 的谷胶敏感性肠病患者中有 IgA 抗肌内膜抗体阳性,并且部分患者血清中可检测出抗网状蛋白 IgA 及 IgG 抗体,抗甲状腺抗体,抗核抗体可阳性,提示此病与免疫紊乱有关。

四、诊断和鉴别诊断

根据对称分布的多形性皮疹,水疱为主,排列呈环形,好发于肩胛、四肢伸面和臀部,瘙痒剧烈,可伴发消化不良表现有助于诊断,组织病理的中性粒细胞为主的表皮下水疱以及直接免疫荧光 IgA 颗粒状沉积可确诊。但仍需要与异位性皮炎、大疱性类天疱疮和线状 IgA 大疱性皮病相鉴别。特应性皮炎有屈侧皮肤受累瘙痒史,病理表现为一般皮炎、湿疹的表现。大疱性表皮松解症表现为紧张性的大疱和糜烂面,常累及口腔及阴道黏膜,表现为表皮下水疱,线状 IgG 沉积在基底膜带。线状 IgA 大疱性皮病表现为环状、群集的丘疹、水疱、大疱,可伴有口腔糜烂和溃疡,病理表现为表皮下水疱伴有中性粒细胞,但免疫荧光提示线状 IgA 沉积在基底膜带。

五、治疗

(一)无谷胶饮食

严格限制谷胶摄入,除大米外许多食物含有谷胶,饮食限制至少 6 个月,一般为 2 年,肠道黏膜及皮肤病变可改善。

(二)系统药物治疗

服用氨苯砜(成人每天 25~50 mg)可缓解瘙痒,皮损消退,停药皮疹又可复发。不含谷胶的饮食可以使缓解期延长,或减少药量。葡萄糖 6-磷酸脱氢酶缺乏患者不宜使用。柳氮磺胺吡啶亦可使用,每天 1~1.5 g,用药期间需多饮水,不良反应包括恶心、胃肠刺激、肾损害,需要监测肾功能和尿管型。

(三)局部治疗

外用药物以止痒和预防继发感染为主。

(赵海纵)

第七节 线状 IgA 大疱性皮病

线状 IgA 大疱性皮病是一种发生于儿童和成年人的免疫相关的慢性获得性表皮下大疱性疾病,以皮肤基底膜带线状 IgA 抗体沉积为特征。

一、病因和发病机制

线状 IgA 大疱性皮病与自身免疫单倍型 HLA-B8、CW7、DR3 密切相关,并且与早年发病有关。药物诱导发病较为罕见,相关报道的药物为万古霉素、锂、苯妥英钠、磺胺甲噁唑、呋塞米、卡托普利、双氯芬酸等,万古霉素是常见的药物之一。有报道表明线状 IgA 大疱性皮病与多种疾病相关,如胃肠疾病、自身免疫性疾病,恶性肿瘤及感染,但其相关性的意义还有待明确。

本病自身抗体为 IgA,常为 IgA1,患者血清中发现循环自身抗体,能够与多种基底膜抗原结合,主要抗原是 BPAG2 和它脱落的外功能区(命名为 LABD97,分子量为 $97×10^3$)。实验显示这些抗体可引起体外培养的皮肤裂解以及导致嗜中性粒细胞在基底膜带的浸润。

二、临床表现

本病分为成人型和儿童型。儿童型一般发生在 10 岁以内的儿童,始发年龄 5~6 岁,起病急,第一次发病较严重。成人型常在 60 岁后发病。线状 IgA 大疱性皮病在中国发病率较高,约为大疱性类天疱疮的 1/3,是非遗传性疱类疾病中儿童发病率最高的类型。

临床表现类似于疱疹样皮炎,但此病更多以水疱表现。皮损表现为环形或簇集的丘疹、水疱、大疱,对称分布于躯干和四肢,特别是手肘、膝盖和臀部。环形或多边形的红斑、丘疹边界围绕水疱,类似"珍珠项链"结构。瘙痒明显,但较疱疹样皮炎轻。黏膜损害常见,轻重不一,轻者无症状的口腔糜烂和溃疡,重者严重的口腔疾病,声嘶提示咽受累,甚至系统性黏膜受累,鼻黏膜受损表现为鼻塞和鼻出血。眼睛疼痛和沙砾感,还可有结膜炎。慢性经过,部分病例可自行缓解。

三、实验室检查

(一)组织病理

表皮下水疱,真皮乳头顶部沿棘突处有中性粒细胞浸润。

(二)免疫荧光

直接免疫荧光示皮损周围皮肤 IgA 沿基底膜带的线状沉积。间接免疫荧光,可发现抗表皮基膜带 IgA 自身抗体,儿童患者大约 80% 阳性,明显高于成年患者的 30% 左右。

四、诊断和鉴别诊断

儿童(多为 5~6 岁)或成人(多为 60~80 岁)发病,皮损表现为环形红斑边缘的大疱,有"串珠"征。结合组织病理表皮下疱,真皮乳头顶部及真表皮交界有中性粒细胞聚集以及直接免疫荧光检查发现沿基底膜带有均质型线状 IgA 沉积,部分患者有 IgA 循环抗基底膜带抗体,即可诊断。本病需与疱疹样皮炎、大疱性类天疱疮相鉴别。疱疹样皮炎皮疹对称分布,瘙痒剧烈,与谷胶敏感性肠病有关,直接免疫荧光提示真皮乳头颗粒状 IgA 沉积。大疱性类天疱疮表皮基底膜带为 IgG 的线状沉积,循环抗基底膜带抗体亦为 IgG。

五、治疗

某些患者症状较轻,局部外用糖皮质激素即可。严重患者可使用氨苯砜,儿童早期给氨苯砜 0.5 mg/(kg·d)、成人 25~50 mg/d,逐渐可增加至儿童 1 mg/(kg·d)、成人 100~150 mg/d。柳氮磺胺吡啶为替代药品,可联合应用氨苯砜和柳氮磺胺吡啶。对上述治疗无反应可系统使用糖皮质激素。

(赵海纵)

第十四章 皮炎湿疹类皮肤病

第一节 接触性皮炎

接触性皮炎指皮肤接触某些外源性物质后,引起接触部位甚至接触部位以外皮肤的炎症性反应。

一、病因与发病机制

能够引起接触性皮炎的外源性物质种类众多,根据其性质主要分为动物性、植物性和化学性3类。

(一)动物性

主要包括动物的毒素和昆虫的毒毛等,如蜂类、水母、毛虫等。

(二)植物性

某些植物的叶、茎、花、果等,如漆树、荨麻、补骨脂等。

(三)化学性

化学性是引起接触性皮炎的主要原因,种类繁多,主要有以下几种:金属及其制品,如镍、铬等;日常生活用品,如洗涤剂、肥皂、清洁养护用品、皮革、塑料、橡胶制品等;化妆品,如染发剂、油彩、止汗剂等;外用药物,如汞剂、磺胺类药物、抗生素类药物、某些中草药等;化工原料,如油漆、染料、甲醛、汽油、机油等;杀虫剂与除臭剂。此类物质多引起变态反应性炎症,少数为刺激性炎症。

不同接触物根据其刺激性和致敏性的不同,主要引起两种不同的炎症反应,其发病机制如下。

1.刺激性接触性皮炎

通常是由于接触具有刺激性或毒性的物质所引起,任何人均可发生。这是由于外界物理或化学物质的毒性效应引起皮肤屏障破坏,造成皮肤黏膜组织损伤。皮炎的发生与接触物的性质、浓度和接触时间等有关。强刺激性或浓度高的毒性物质如强酸、强碱等可在短时间内引起急性皮炎,而弱刺激性物质如洗涤剂、植物汁液等长期反复刺激可引起慢性皮炎。

2.变应性接触性皮炎

变应性接触性皮炎是接触变应原引起的皮炎,致敏物本身无刺激性或毒性,大多数人接触后不发病，仅在少数敏感个体引起炎症反应。此型皮炎主要是 T 细胞介导的Ⅳ型迟发型变态反应。致敏物相对分子量较小，属于半抗原，在初次接触时与表皮细胞膜蛋白结合形成完全抗原，经皮肤朗格汉斯细胞吞噬、处理并迁移至淋巴结，使 T 淋巴细胞致敏，并产生记忆性 T 淋巴细胞。当机体再次接触相同致敏物后可激发 T 细胞免疫应答，通常在 24~48 小时引起炎症反应。常见接触物如染发剂中的对苯二胺、金属制品中的镍等均可引起变态反应性接触性皮炎。一般初次接触不发病，再次接触时发生皮炎。

二、临床表现

接触性皮炎的范围通常与接触物大体一致，境界较清楚。接触物的性质、浓度、接触方式及个体反应性不同，皮炎的形态、范围及严重程度也不尽相同。轻者表现为红斑，轻度水肿，或针尖大小密集丘疹；重者红斑肿胀明显，其上可见多发丘疹、水疱甚至大疱，水疱破裂后出现糜烂、渗出或结痂，严重时出现皮肤坏死、溃疡等。自觉症状多为瘙痒、灼热、胀痛，严重者可出现全身反应，如发热、畏寒、头痛、恶心等。

根据病程可分为急性期、亚急性期和慢性期。急性期表现为红斑、水肿，可伴有丘疹、水疱、渗出。疱破后出现糜烂，结痂，偶有坏死。急性期未经治疗或反复刺激可进入亚急性期和慢性期。亚急性期表现为渗出减少，出现结痂及脱屑。慢性期表现为皮肤苔藓化及鳞屑等。

系统性接触性皮炎是接触性皮炎的一种特殊类型，是半抗原经口服、吸入、注射、透皮等方式进入敏感性个体体内，到达皮肤产生的一种炎症性皮肤病。常表现为：①既往接触部位的皮炎复发，指既往发生皮炎部位或斑贴试验阳性部位再次发生皮炎。②汗疱疹型表现为掌跖和手指侧缘出现深在性小水疱、脱屑。③泛发性湿疹型或发疹性药疹型表现为全身出现泛发性湿疹或发疹性药疹样皮炎。④狒狒综合征是指股内侧、腹股沟和阴囊部位出现境界清楚的红斑，在眼睑、颈侧、腋窝、肘窝等部位出现对称性湿疹样改变。

三、组织病理

急性皮炎可见表皮细胞间及细胞内水肿、水疱及海绵形成，疱内可见淋巴细胞、中性粒细胞；真皮浅层血管扩张，血管周围炎症细胞浸润，以淋巴细胞为主，可有少量中性粒细胞和嗜酸性粒细胞。亚急性皮炎可见灶性角化不全、表皮细胞内水肿、海绵形成及少数水疱，棘层轻度肥厚；真皮浅层血管周围较多淋巴细胞浸润。慢性皮炎可见角化过度、角化不全，棘层肥厚，表皮突延长；真皮浅层血管周围少量淋巴细胞浸润。

四、诊断和鉴别诊断

详细询问患者接触史，根据接触部位出现境界清楚的红斑、丘疹、丘疱疹或水疱、大疱，皮损形态较单一，去除接触物并经适当处理后皮损很快消退等特点，本病容易诊断。斑贴试验有助于确立诊断，但急性期不宜进行。人体各部位常见接触物及主要致病成分见表 14-1。

本病主要与急性湿疹鉴别：急性湿疹病因不明确，皮损常泛发、对称，呈多形性，慢性病程，有复发倾向。刺激性接触性皮炎与变应性接触性皮炎的鉴别见表 14-2。

五、治疗和预防

治疗原则是寻找病因、脱离或避免接触物并对症处理。

表14-1　人体各部位常见接触物及主要致病成分

部位	常见接触物	主要致病成分
头面部	染发剂、化妆品、眼镜架、耳钉、手机	对苯二胺、香料、防腐剂、防晒剂、乳化剂、镍、铬、塑化剂
颈部	项链、衣领、围巾	镍、铬、染料
腋窝	止汗剂、脱毛膏	香料、防腐剂、松香、蜂蜡
躯干、四肢	衣物、金属扣腰带、止痛膏药、药水	染料、甲醛、镍、铬、松香、香料、镇痛剂
会阴部	内裤、卫生巾、避孕套、药物	染料、甲醛、松香、黏合剂、乳胶、抗真菌剂
手、腕部	手表、手链、戒指、橡胶和乳胶手套、清洁用品	镍、铬、橡胶及其添加剂、乳胶、洗涤剂
足部	鞋、袜	橡胶及其添加剂、塑料、对苯二胺、染料、甲醛
口腔	牙托、牙填充物	银汞合金

表14-2　刺激性接触性皮炎与变应性接触性皮炎的鉴别要点

鉴别要点	刺激性接触性皮炎	变应性接触性皮炎
发病人群	所有人	少数人
发病部位	直接接触部位	泛发
致敏	无须	需要,初次接触多不发病
发病时间	初次接触后4～12小时或反复接触后	再次接触24～48小时后
接触物特性	刺激性或毒性物质	半抗原
发病机制	非免疫反应	Ⅳ型超敏反应
自觉症状	多为刺痛或灼痛,可有瘙痒	瘙痒

(一)一般治疗

应明确病因,避免再次接触刺激物、致敏物,一旦接触应立即清除,慎用刺激性治疗如热水洗烫等。

(二)外用治疗

根据皮损严重程度及分期选择合适的外用药物剂型:急性期无渗液时可选用炉甘石洗剂;有少量渗液可外用氧化锌油;有明显渗液时可用3%硼酸溶液冷湿敷。亚急性期无渗液时可外用糖皮质激素霜剂;有少量渗液时可外用糖皮质激素糊剂或氧化锌油;有感染时可外用抗生素如莫匹罗星。慢性期可外用糖皮质激素软膏。

(三)系统治疗

以抗炎、止痒治疗为主,根据病情严重程度可给予抗组胺药物、维生素C、钙剂等治疗。皮疹严重、泛发的患者可短期应用糖皮质激素。有继发感染时应用抗生素。

加强宣传教育,使公众对常见刺激物和致敏物有所了解,提高防护意识,对于职业暴露者应加强劳动保护。在治疗时应避免使用可能致敏的药物。

(赵海纵)

第二节 特应性皮炎

特应性皮炎又名特应性湿疹,曾称为异位性皮炎、遗传过敏性皮炎等,是一种慢性复发性、炎症性、瘙痒性皮肤病,与遗传过敏素质有关。特应性皮炎表现为皮肤干燥、湿疹样皮疹、剧烈瘙痒,常自婴幼儿期起病;伴有血清IgE水平升高和外周血嗜酸性粒细胞增多,可伴哮喘和过敏性鼻炎。特应性皮炎、哮喘和过敏性鼻炎3种特应性疾病可随年龄增长相继出现,因此近年提出了"特应性进展"的概念,在婴幼儿期多表现为特应性皮炎,在儿童期可出现哮喘,而在成人期出现过敏性鼻炎。

特应性皮炎已成为全球一大公共卫生问题。近年全球特应性皮炎的发病呈逐渐升高的趋势,发展中国家患病率明显增加,可能与城市化、工业化有关。

一、病因与发病机制

特应性皮炎的病因尚不完全清楚。主要与遗传、免疫异常、皮肤屏障功能障碍等因素相关。

(一)遗传

患者通常有特应性疾病家族史如过敏性鼻炎、哮喘,父母均有特应性疾病史者子女特应性皮炎患病率可高达79%,而父母一方有特应性疾病史者子女患病率可达50%。疾病相关基因主要包括与皮肤屏障功能相关基因及免疫功能相关基因,其中编码丝聚蛋白的FLG基因突变与AD发病密切相关,其他基因还包括SPINK5、LEKTI、ADAM17、ZNF365等。

(二)免疫异常

本病以Th2/Th22型免疫反应为主。皮肤屏障功能损伤、变应原、病原体等均可诱导、加重Th2型免疫反应。IL-4、IL-5、IL-13等可引起外周血和组织嗜酸性粒细胞、IgE升高。Th1细胞在疾病慢性期发挥重要作用。另外,患者免疫功能下降,易发生感染。

(三)皮肤屏障功能障碍

皮肤屏障功能破坏引起皮肤通透性增加,经表皮水分丢失增加导致皮肤干燥、脱屑。此外,变应原、病原体容易经皮进入人体,从而诱发加重免疫和炎症。

(四)瘙痒

组胺、神经肽、IL-31等介质可引起皮肤瘙痒导致搔抓过度,进一步破坏皮肤屏障功能。

以上因素相互作用、相互影响,形成疾病加重的恶性循环。环境因素如变应原等、不良情绪如紧张、焦虑、抑郁等均可诱发或加重疾病。

二、临床表现

特应性皮炎的临床表现在不同年龄阶段具有不同特点,可分为婴儿期、儿童期、青少年和成人期。

(一)婴儿期(出生后1个月至2周岁)

即婴儿湿疹,常首先出现面颊部红斑、丘疹、丘疱疹,伴渗出、结痂,后逐渐扩展至头皮、颈部、四肢伸面和躯干。瘙痒剧烈,常引起婴儿哭闹、睡眠不安。多数患儿在2年内逐渐缓解,少数可持续进展至儿童期甚至成人期。

(二)儿童期(2~12岁)

可由婴儿期发展而来或直接发病,累及肘窝、腘窝、腕屈侧、颈前和颈侧、面部及眼睑,表现为皮损干燥、红斑、毛周隆起、丘疹脱屑及苔藓化,可见抓痕、血痂等,较少渗出。约45%的患儿有耳郭下、鼻下或口角皲裂,此期可迁延至成人期或暂时痊愈,但可复发。

(三)青少年和成人期(12岁以上)

可由儿童期发展而来或直接发病,好发于肘窝、腘窝、颈前及侧部,也可见于面部、眼睑。皮损多为亚急性和慢性改变,表现为皮肤干燥、红斑、丘疹及苔藓样变,严重者可泛发。皮损周围可见抓痕、血痂、鳞屑、色素沉着等。

患者在各阶段都有明显瘙痒,因冷热刺激、出汗、情绪变化、羊毛衣物等诱发,夜间可发生阵发性剧痒。患者常伴发干皮症、鱼鳞病、毛周角化、白色糠疹、钱币状湿疹、乳头湿疹、眼睑皮炎、掌纹症、眶周黑晕、白色划痕征等改变。

多数患者皮损处有金黄色葡萄球菌定植,可引起毛囊炎、淋巴结肿大。单纯疱疹病毒感染可引起疱疹性湿疹(Kaposi水痘样疹),多见于儿童,原皮损处出现群集小水疱,好发于头、颈和躯干。

三、实验室检查

40%~50%的患者有血清IgE升高,30%~40%的患者外周血嗜酸性粒细胞升高,儿童约50%有食物过敏,30%有吸入物过敏;成人食物过敏发生率大大降低,有少许患者有吸入物过敏。

四、诊断和鉴别诊断

根据患者及家族特应性疾病史(特应性皮炎、过敏性鼻炎和哮喘)、瘙痒明显、不同年龄阶段的临床表现以及实验室检查可见外周血嗜酸性粒细胞和IgE水平升高等特点,容易诊断。目前国内外有多种诊断标准,中华医学会皮肤性病学分会特应性皮炎治疗指南推荐Williams诊断标准,该诊断标准的特点是简便、实用。

皮肤瘙痒加以下标准中的3条或以上:①2岁前发病(适用≥4岁者);②屈侧皮肤湿疹史(包括肘窝、腘窝、踝前、颈部,10岁以下儿童包括颊部);③全身皮肤干燥史;④屈侧皮肤有湿疹(或4岁以下儿童面颊、前额、远端肢体可见湿疹);⑤个人哮喘或过敏性鼻炎史(或4岁以下儿童一级亲属有特应性疾病史)。

特应性皮炎严重度评价方法有湿疹面积和严重度评分(EASI)、特应性皮炎评分(SCOAD)等。

本病应与接触性皮炎、婴儿脂溢性皮炎、不典型疥疮、Wiskott-Aldrich综合征、高IgE综合征、嗜酸性粒细胞增多性皮炎、Sezary综合征等进行鉴别。

五、治疗

治疗原则是恢复皮肤正常的屏障功能、寻找并去除诱发和加重因素、减轻或缓解症状。

(一)患者教育

衣物宜宽松舒适,穿纯棉制品。避免过度洗浴,禁用碱性肥皂、热水烫洗。保持适宜的环境温度,减少汗液刺激。保持清洁的生活环境,减少尘螨、动物毛、花粉等变应原。避免紧张和焦虑情绪。忌食致敏食物。此外,应避免搔抓,坚持每天温水沐浴,洗后立即涂抹保湿润肤剂。

(二)外用治疗

1. 糖皮质激素

特应性皮炎一线疗法是外用糖皮质激素配合保湿润肤。根据患者年龄、皮损部位及病情选用不同制剂,初治时应用强效糖皮质激素以快速控制症状,病情缓解后可改用弱效糖皮质激素或非糖皮质激素类药物维持治疗。面部、颈部及皱褶部位应用弱效糖皮质激素,儿童慎用强效制剂。

2. 钙调磷酸酶抑制剂

钙调磷酸酶抑制剂包括他克莫司软膏和吡美莫司乳膏,有较强的抗炎作用,可用于面颈部及其他薄嫩部位。长期使用安全性较好,他克莫司在少数患者有一过性局部刺激和灼热。

3. 抗生素

如莫匹罗星、夫西地酸软膏可减少细菌和真菌定植,避免加重局部炎症。

4. 其他

可外用止痒剂如多塞平乳膏、非甾体抗炎药软膏,或根据皮损情况选用湿敷、氧化锌油等。

(三)系统治疗

1. 抗组胺药物

可不同程度缓解瘙痒症状。根据病情及患者情况选用第一代或第二代抗组胺药物。一般早晨口服第二代抗组胺药,睡前口服有镇静作用的第一代抗组胺药。

2. 抗生素

对于病情严重或明确有细菌感染者,可系统使用抗生素。

3. 糖皮质激素

尽量不用或少用,病情严重者可采用中小剂量短期用药,好转后及时逐渐减量直至停药,避免长期使用引起不良反应或停药太快引起病情反跳。

4. 免疫抑制剂

对于病情严重而常规疗法效果不佳者可酌情使用环孢素、硫唑嘌呤、霉酚酸酯等,免疫抑制剂也需进行较长期治疗,病情控制后递减。需注意药物的不良反应。

5. 生物制剂

近年来欧美报告用抗 IL-4 和 IL-13 单克隆抗体 dupilumab 治疗难治性特应性皮炎获得成功。

(四)物理治疗

紫外线照射可有效改善皮损,一般采用窄波 UVB(NB-UVB)和 UVA-1 治疗,12 岁以下患儿慎用。紫外线治疗有良好安全性。

根据患者年龄、病程、皮损部位及严重程度等,可采用个性化分级治疗(表 14-3)。在选择治疗方法时应综合评估治疗效益和风险,防止过度治疗。在疾病得到控制后应注意基础护理和维持治疗,以长期控制疾病。

表14-3 特应性皮炎的分级治疗

分级	治疗方案
第一级：干燥皮肤	基础皮肤护理；润肤保湿；避免或减少诱发因素
第二级：轻度皮炎	第一级方案加：弱效外用糖皮质激素和/或钙调磷酸酶抑制剂；考虑光疗（儿童禁用）；考虑外用止痒或抗菌治疗
第三级：中度偶有重度泛发性皮炎	第一、二级方案加：青少年和成人间断外用强效糖皮质激素；光疗（儿童慎用）
第四级：顽固性重度泛发性皮炎	第一、二、三级方案加：系统免疫抑制治疗（如环孢素）；光疗（环孢素或硫唑嘌呤治疗时禁用）；生物制剂

（赵海纵）

第三节 神经性皮炎

神经性皮炎又称慢性单纯性苔藓，是以阵发性剧痒和皮肤苔藓样变为特征的慢性炎症性皮肤病。

一、病因和发病机制

本病的病因及发病机制尚不清楚。一般认为与大脑皮质兴奋和抑制功能失调有关。患者常有头晕、失眠、烦躁易怒、焦虑不安等神经衰弱症状。内分泌紊乱、胃肠功能障碍、感染病灶、过度疲劳、精神紧张及搔抓、日晒、饮酒、机械物理性刺激等均可促发本病，使病情加重。

二、临床表现

典型皮损为多数扁平丘疹融合而成的皮肤苔藓样变，可有少许鳞屑。瘙痒剧烈，常呈阵发性。根据受累范围，可分为局限性和播散性。

（一）局限性

多见于青年或中年，常发生于颈部、背部、肘、腰、骶尾部、会阴、阴囊等部位。初发时局部先有瘙痒或摩擦等机械性刺激，局部皮肤迅速出现皮纹加深和皮嵴隆起的典型苔藓样变。典型皮损为多数针帽大小或稍大的正常皮色或淡红色、褐黄色扁平丘疹，表面光滑或有少量鳞屑。多数丘疹密集成片，形成钱币至掌心大小，类似圆形或不整形苔藓样变。患部皮肤干燥，浸润肥厚，嵴沟明显，表面可有抓痕、血痂以及轻度色素沉着。斑片数目不定，一片或数片，大小不等，可如指甲或手掌大小，形状可为圆形、类圆形或不整形。自觉阵发性瘙痒。

（二）播散性

皮疹分布广泛，除在局限性神经性皮炎中所述及的部位外，眼睑、头皮、躯干及四肢受累时，则称为泛发性慢性单纯性苔藓。好发于成年人及老年人。皮损呈多数苔藓样变，散布全身多处。本病的自觉症状常为阵发性剧烈瘙痒，夜间为甚，病程迁延，长期难愈，治愈后也易复发，可因搔抓继发毛囊炎及淋巴结炎等。

三、组织病理

表皮角化过度,棘层肥厚,表皮突延长,也可伴有轻度海绵形成。真皮乳头层增厚,成纤维细胞增多,胶原纤维粗厚红染,浅层血管管壁增厚,血管周围有淋巴细胞浸润。

四、诊断和鉴别诊断

根据典型的皮肤苔藓样变,好发部位,阵发性剧痒,易于诊断。应与慢性湿疹、瘙痒症、原发性皮肤淀粉样变、特应性皮炎、扁平苔藓等疾病相鉴别。

五、治疗

治疗的根本目的是止痒,中断"瘙痒-搔抓"这一恶性循环。尽可能减少或去除环境激发因素,包括刺激性皮肤护理产品、洗浴方式、摩擦和皮肤过度潮湿或干燥。具体治疗方法可根据病情及皮肤受累范围的大小来选择。

(赵海纵)

第四节 自身敏感性皮炎

自身敏感性皮炎是由于患者对自身内部或皮肤病灶组织所产生的某些物质发生变态反应而引起的急性皮肤炎症。

一、病因和发病机制

发病前在皮肤某部位常有湿疹病变,面积大小不定,较多见为钱币状湿疹或小腿湿疹,由于过度搔抓,外用药物的刺激,或并发感染使湿疹恶化,红肿糜烂,渗出明显增加,加之处理不当,创面不洁,使组织分解物、细菌产物等形成一种特殊的自身抗原,被吸收而发生致敏作用,导致其附近及全身泛发急性过敏性皮损。从原发皮损至发生全身泛发一般需经7~10天。

其机制至今仍未完全明确。有以下两种假说。

(1)细菌及其外毒素、真菌等变应原的血源性播散引致感染远隔部位出现多种皮肤非感染性表现,类似"结核疹""细菌疹""癣菌疹"。

(2)表皮对抗原的反应:皮肤的炎症过程,无论是变应性、刺激性或感染性均能降低远隔部位皮肤的刺激阈,活化循环中的记忆 T 细胞,促进角质形成细胞产生促炎症介质 IL-1、IL-6、TNF-α 等介导炎症反应,从而引起皮肤炎症。

二、临床表现

自身敏感性皮炎一般出现在原发皮损加重之后的数天到数周。皮损有明显对称性分布的倾向,除原发病灶附近新发皮损外,可见对称性分布弥漫或散在丘疹、丘疱疹及水疱,呈群集性,可相互融合,边界不清。可见"同形现象",如沿搔抓部位呈线状排列的皮疹。少数患者可发展为湿疹性红皮病。皮疹最常见于四肢,也可见于面部,较少累及躯干。自觉瘙痒剧烈。在原发灶好转后,续发病灶也自然减轻或消退。

三、诊断和鉴别诊断

根据发病前常有某处皮肤湿疹样病变,经不适当处理或继发感染,原发灶恶化继之四肢、躯干突然出现丘疹或丘疱疹,结合病史及皮疹形态不难诊断。

四、治疗

治疗原则是积极治疗原发病灶及抗炎止痒治疗,主要是短期系统应用糖皮质激素。系统应用抗生素及抗组胺药。局部可用氢化锌糊或糖皮质激素与抗菌药物的复方制剂。

(赵海纵)

第五节 脂溢性皮炎

脂溢性皮炎是发生在头、面、胸背部或会阴部等皮脂溢出部位的一种红斑性皮疹,有油腻性鳞屑,可伴有不同程度的瘙痒。

一、病因和发病机制

病因尚不明确。本病是在皮脂溢出基础上所发生的一种炎症反应,主要见于婴儿头皮、面部及尿布区及成年人皮脂溢出部位,但与皮脂腺分泌多少无直接关系。目前多认为卵圆糠秕孢子菌与本病有关,该菌是寄生于正常成人体表的一种微生物,并不见于健康儿童。临床上,由于使用酮康唑外用治疗脂溢性皮炎有效更支持糠秕马拉色菌与本病有关。易患脂溢性皮炎的个体,可因疲劳、情绪紧张或感染所诱发,饮食与脂溢性皮炎的关系还不明确。

二、临床表现

分为婴儿型及成人型。

(一)婴儿型

发生在生后 3~4 周,在头皮、面部,包括眉弓、双颊、躯干部、尿布区以及腋部,出现油腻性细小的鳞屑性红色斑片,易结成淡黄色痂,严重者可伴有糜烂、渗出,瘙痒不明显,有自限性。可继发细菌或念珠菌感染。

(二)成人脂溢性皮炎

可累及头皮及胸骨前区、腋部、乳房下及腹股沟处皮肤。头皮的脂溢性皮炎分为炎症性及非炎症性两种。炎症性者表现典型性红斑及油腻性脱屑,常扩展至发际及耳后部位,轻度瘙痒;非炎症性者表现为轻重不等的糠样脱屑,即平常所说的头皮屑,又称干燥性糠疹,而无明显炎性表现。面部脂溢性皮炎常由头皮蔓延而来,常累及眉弓、眼睑、鼻唇沟及胡须区域,呈黄红色、油腻性鳞屑性斑片。

三、组织病理

组织病理表现随病期而不同。急性及亚急性表现为轻度至中度海绵形成,银屑病样增生,毛囊口角化不全,可见角栓,毛囊口顶端有含中性粒细胞的鳞屑痂,真皮血管周围少数淋巴细胞及组织细胞浸润。慢性期除上述变化外有明显毛细血管及浅静脉丛血管扩张。

四、诊断和鉴别诊断

根据本病好发于成人和婴儿,有皮脂溢出,典型皮损为油腻性鳞屑性黄红色斑片,容易诊断。应与特应性皮炎、头癣、银屑病、间擦疹、接触性皮炎、玫瑰糠疹等皮肤病相鉴别。

五、治疗

生活规律,少用热水和碱性肥皂洗头,避免搔抓。

(一) 系统治疗

可口服 B 族维生素;瘙痒剧烈时加用抗组胺药。炎症反应明显、皮损面积较大者,可短期口服四环素族抗生素或红霉素,目的在于抗炎而不是杀菌。

(二) 外用治疗

婴儿头皮脂溢性皮炎可用婴儿洗发液去痂皮,然后用润肤油。成人可先选含焦油、吡硫锌、硒或酮康唑的洗发液洗头,每周 2 次;还可外用糖皮质激素溶液制剂或酮康唑霜。

(赵海纵)

第六节 嗜酸性粒细胞增多性皮炎

嗜酸性粒细胞增多综合征(HES)是一组病因不明,以血液和/或骨髓嗜酸性粒细胞持续增多,组织中大量嗜酸性粒细胞浸润为特征的疾病。嗜酸性粒细胞增多性皮炎(HED)是嗜酸性粒细胞增多综合征的轻型或此疾病谱的良性端,是一种特发性嗜酸性粒细胞增多引起的皮肤病。半数以上 HES 出现皮肤黏膜损害。

一、病因和发病机制

其病因尚不明确。发病机制上分为骨髓增生型和淋巴细胞型。骨髓增生型 HES 嗜酸性细胞克隆增殖和 4q12 间质缺失,导致 FIP1QL1 和 PDGFRα 基因融合,出现多系统受累。淋巴细胞型 HES 与循环中 $CD4^+$ T 细胞克隆有关,$CD4^+$ T 细胞分泌 Th2 细胞因子,尤其是 IL-5,IL-5 对嗜酸性粒细胞的产生、增殖、活化发挥重要作用,嗜酸性细胞继而通过黏附而穿过血管壁,移行至皮肤组织,释放多种毒性介质,发挥促炎作用,从而导致皮损发生。淋巴细胞型 HES 皮肤受累最为常见,几乎所有患者均有皮肤表现。

二、临床表现

HED 以中老年男性多见。皮疹泛发,多形性,有红斑、丘疹、风团、结节等,瘙痒剧烈。病程慢性者因长期搔抓可致皮肤出现苔藓样改变。患者一般健康状况好,无系统损害。部分可伴有发热、乏力、体重下降、四肢非可凹性水肿、浅表淋巴结肿大等。

实验室检查外周血嗜酸性粒细胞增多,无寄生虫感染等明确引起嗜酸性粒细胞增多的原因。

三、组织病理

表皮轻度棘层肥厚、海绵水肿,可有灶性角化不全。真皮内血管周围中等密度嗜酸性粒细胞、淋巴细胞及组织细胞浸润。真皮中上层小血管管壁增厚,内皮细胞肿胀。

四、诊断和鉴别诊断

目前,HED 的诊断缺乏统一的标准。Chusid 等首先提出了 HES 的诊断标准:外周血嗜酸性粒细胞增多,绝对计数 $>1.5\times10^9/L$,持续 6 个月以上;骨髓中嗜酸性粒细胞增多;除了皮肤损害外同时有心、肺、神经系统、肝、肾等脏器受累的证据;排除嗜酸性粒细胞增多的其他疾病如寄生虫病、过敏性疾病、肿瘤等。Nir 等首先提出了 HED 的诊断,认为 HED 是 HES 的一个特殊类型,临床以多形性、瘙痒性、泛发性皮疹,周围血嗜酸性粒细胞增多及真皮血管周围嗜酸性粒细胞浸润为特征而不伴发其他内脏损害。

目前国内外应用最多的 HED 诊断标准仍然是符合 Chusid 制定的 HES 的标准,但是只有皮肤损害而没有明显的内脏损害。

鉴别诊断包括其他有明显嗜酸性粒细胞浸润的皮肤病,包括荨麻疹、特应性皮炎、药物性皮炎、Wells 综合征等。

五、治疗

本病病程迁延,易反复,治疗较困难,以系统治疗为主。治疗以消除患者皮损和瘙痒为主要目的,血液中的嗜酸性粒细胞计数下降可作为治疗有效的观察指标之一。同时尽量减少不良反应,需要同时监测患者器官受累情况。

(一)系统治疗

1.糖皮质激素

糖皮质激素是治疗该病的首选药物。起始剂量一般为 $0.5\sim1$ mg/(kg·d),外周血嗜酸性细胞计数常可在 3 天内迅速降低,皮损在 1~2 周明显缓解。病情稳定后激素要逐渐减量。

2.细胞毒药物

糖皮质激素疗效欠佳或不能耐受其不良反应时使用环磷酰胺、环孢素 A。

3.α-干扰素(IFN-α)

IFN-α 对两型 HES 均有效。其机制可能是通过抑制骨髓增生,也可能涉及细胞因子微环境(包括降低 IL-5 水平)的改变。

4.酪氨酸酶抑制剂

甲磺酸伊马替尼对于伴有 F/P 融合蛋白的骨髓增殖型 HES 非常有效。

5.IL-5 单克隆抗体

尤其是淋巴细胞型可以试用。

(二)局部治疗

可外用各种剂型的糖皮质激素。病情控制后,激素强度和用药频度递减。头面部、会阴等部位可用钙调磷酸酶抑制剂。也可用 NB-UVB 照射。

（赵海纵）

第七节 湿 疹

一、乏脂性湿疹

乏脂性湿疹又称裂纹性湿疹,以皮肤干燥、干裂伴脱屑为主要临床表现,冬季瘙痒、干皮症、干燥性湿疹及皲裂性湿疹等均属于乏脂性湿疹。

(一)病因和发病机制

本病并不少见,与皮肤表面油脂减少或功能不良有关。多见于鱼鳞病患者或老年人,由于皮脂腺功能降低多缓慢发病,一般在 50 岁左右在洗澡后开始瘙痒,随年龄增加逐步加重。洗浴次数过多、使用强碱性肥皂、洗面奶或洗浴水温过高者可引起人为皮肤脱脂而导致本病。过度清洗或使用脱脂剂引起者多起病急,实际上是刺激性接触性皮炎。本病也可见于肿瘤患者、使用利尿剂或组胺Ⅱ型受体拮抗剂者以及 HIV 感染者。

(二)临床表现

多见于冬季、老年人及洗浴过度者易发,小腿伸侧及手部多发,皮肤干燥,有细裂纹,呈淡红色,类似"碎瓷"。

根据特征性临床表现,不难诊断。

(三)治疗

去除病因。使用润肤剂治疗,如白凡士林、维生素 E 霜、矿物油等,每天可用 1～2 次。沐浴后马上使用润肤油,以保住皮肤内的水分不被蒸发,由于皮肤屏障功能已经明显破坏,最好不外用糖皮质激素制剂。

二、手部湿疹

手部湿疹是指单纯发生于手部或原发于手部的皮炎,多数呈慢性过程。

(一)病因

本病发病率较高。职业人群中护士的发病率较高,可能与反复洗手及接触药物等因素有关。相当一部分手部皮炎最终可能确定为接触性皮炎。有些可能与飘尘及食入某些食物有一定关系。由于很难彻底避免这些环境因素,根除较难。

(二)临床表现

皮损呈亚急性或慢性湿疹表现,多发生于指背及指端掌面,可蔓延至手背和手腕部,自觉症状主要为瘙痒,但也可以有刺痛或烧灼感、蚁走感;皮疹可分为以下几型。

1.皮肤刺激

主要是急性或慢性刺激造成的刺激性皮炎。慢性者多见于中青年女性,尤其是家庭主妇,故又称主妇皮炎。特征为干燥性红斑、皲裂或脱屑,少见水肿及水疱。

2.变应性接触性皮炎

起病可急可慢。急性者多有明确接触史,皮疹多见于手背皮肤,比如乳胶过敏者,戴用乳胶手套引起的接触性皮炎,瘙痒明显,接触部位出现红斑、丘疹、水疱及渗液。慢性患者接触史不清,往往需斑贴试验才能明确病因,比如有对劳动工具中的镍过敏导致慢性手部红斑肥厚的报告。

3.角化肥厚性湿疹

可发生于手掌或手背侧,为限局性片状肥厚角化斑,可伴皲裂或轻度脱屑,无渗出,多查不出病因。

手部湿疹仅发生在指尖部,又称为指尖湿疹。发生于掌中部及指掌侧皮损干燥、角质增生、皲裂,称为慢性复发性水疱/角质增生性手部湿疹。发生于足部则称为足部湿疹。发生于邻近两指至掌部远端掌指关节皮肤,皮损形态如围裙状,又称围裙样湿疹。因手部经常接触动物肉及内脏引起的手部湿疹,又称为屠宰场湿疹、屠夫皮炎、脂肪湿疹。

(三)诊断和鉴别诊断

根据病史和临床表现容易诊断,难点在于寻找病因,仔细询问病史及斑贴试验有助于病因诊断。本病需与手癣、剥脱性角质松解症、银屑病鉴别。

(四)治疗和预防

1.治疗

肥厚皲裂性皮损可先用角质松解剂,如20%尿素霜,使皮肤变薄后再应用糖皮质激素。某些顽固病例可试用PUVA治疗。应注意去除病因及加重因素,注意皮肤保护。

2.预防

(1)皮肤保护:包括洗手时不要使用碱性太强的肥皂,不要使用非皮肤清洁剂,每天洗手的次数不可太多,洗完手后要立即擦干,使用润肤剂。接触刺激性物质或致敏原要戴手套。

(2)职业咨询:选择职业前应先行职业咨询,如特应性皮炎患者及特应性体质者不应从事理发、修理等接触过量水及洗涤剂的工作,镍过敏者不应从事电镀及金属加工制造等工作。

三、钱币状湿疹

钱币状湿疹又称为盘状湿疹,皮损为边界清楚的钱币状湿疹样斑块。

(一)病因和发病机制

病因不明,皮损细菌检出率高,但与细菌感染的关系还不清楚。

(二)临床表现

皮损好发于下肢,有瘙痒或烧灼感,皮损为钱币大小湿疹样损害,有黄色渗液或黄痂,可为急性、亚急性或慢性皮疹表现。皮损单发或多发,对称分布,可融合成大片。易于复发。常规化验检查无特殊发现。

(三)诊断和鉴别诊断

主要根据典型临床表现进行诊断。本病需与体癣鉴别,后者多为干性无渗出,有周边扩展中心消退的现象,真菌镜检阳性。

(四)治疗

外用糖皮质激素制剂及抗菌药物可清除多数皮损,一般无须内用药物治疗。

四、乳房湿疹

多见于哺乳期女性。表现为乳头、乳晕、乳房暗红斑,其上有丘疹和丘疱疹,边界不清楚,可伴糜烂、渗出和裂隙,可单侧或对称发病,瘙痒明显,发生裂隙时可出现疼痛。仅发生于乳头部位者称为乳头湿疹。治疗同其他类型的湿疹。

五、阴囊湿疹与女阴湿疹

阴囊湿疹为湿疹中常见的一种,局限于阴囊皮肤,有时延及肛门周围,少数可延至阴茎。临床表现多呈慢性湿疹改变。皮肤皱纹深阔,浸润肥厚,大多干燥,有薄痂和鳞屑,色素增加,间或有部分色素脱失。当有渗出时,则阴囊皮肤水肿性肿胀、结痂及皲裂。自觉剧痒故经常搔抓。慢性经过,常多年不愈。本病需与核黄素缺乏性阴囊炎相鉴别,后者病程短,无明显浸润肥厚,常伴有舌炎,内服核黄素后1周左右见效。

女阴湿疹是女性常见的一种湿疹。累及大小阴唇及其附近皮肤。患处浸润肥厚,境界清楚,因奇痒而经常搔抓,可见糜烂抓痕。有时呈水肿性。月经及分泌物的刺激可使病程慢性难愈。本病可继发色素减退,易被误诊为女阴白斑,应予注意。

治疗同其他类型的湿疹。

六、肛门湿疹

局限于肛门,少数可累及附近皮肤及会阴部。临床表现为浸渍样皮损,皮肤浸润肥厚,可发生皲裂。奇痒难忍。治疗同其他类型的湿疹。

七、汗疱疹

汗疱疹又称为出汗不良性湿疹,是一种手足对称性、复发性水疱脱屑型疾病。

(一)病因和发病机制

本病病因尚未完全清楚,过去认为是由于手足多汗、汗液潴留于皮内而引起,现在多认为汗疱疹为一种内源性皮肤湿疹样反应。与镍、铬等金属的系统性过敏有关。精神因素可能为本病的重要原因之一。

(二)临床表现

本病多见于青中年,一般于春末夏初开始发病,夏季加重,入冬自愈。典型损害为位于表皮深处的小水疱,米粒大小,呈半球形,略高出皮面,无炎症反应,分散或成群发生于手掌、手指侧面及指端,少见于手背、足底,常对称分布。水疱内含清澈浆液,发亮,偶尔可变浑浊。水疱一般不自行破裂,干涸后形成脱皮,露出红色新生上皮,薄而嫩,此时常感疼痛。周围皮肤正常。本病有程度不同的瘙痒、刺痛及烧灼感。常每年定期反复发作。

(三)诊断和鉴别诊断

根据季节性反复发作,对称性双手水疱,干燥后脱屑等特点,不难诊断。斑贴试验可用于检测系统性接触性皮炎。本病需与水疱型手癣、汗疱性癣菌疹及剥脱性角质松解症等进行鉴别。

(四)治疗

1.内用药

口服抗组胺药控制瘙痒。短期口服泼尼松可迅速收敛。对情绪紧张的患者可应用镇静剂。

2.外用药

早期水疱性损害的治疗以干燥止痒为主,可用1%酚炉甘石洗剂外搽;开始脱皮时可用糖皮质激素霜剂或软膏、曲安奈德尿素软膏等;局部反复脱皮、干燥疼痛者,可外用2%～5%水杨酸软膏、10%尿素脂等。

八、淤滞性皮炎

淤滞性皮炎又称为淤滞性湿疹、静脉曲张性湿疹,为继发于下肢静脉高压的一种小腿湿疹。

(一)病因和发病机制

与下肢静脉曲张、血液回流障碍等静脉压增高有关。由于静脉高压,造成局部血液渗入到组织之中,出现局部紫癜及含铁血黄素沉着,由于局部缺氧营养障碍造成局部萎缩或溃疡。

(二)临床表现

本病多见于中老年人,分为急性和慢性。急性者多见于深静脉血栓性静脉炎患者,下肢突发肿胀、皮肤发红,出现湿疹样损害,多伴发热。静脉曲张引起者多起病缓,在小腿内侧下1/3部分逐渐出现轻度水肿、紫癜及含铁血黄素沉着,逐渐向周边扩展,多为慢性,处理不当可急性发作。有不同程度的瘙痒。由于含铁血黄素沉着皮肤逐渐变成褐色,由于血运不佳、营养不良、纤维化而成瘢痕样或萎缩。创伤或感染后易引发难以愈合后的溃疡,疼痛明显。

(三)诊断和鉴别诊断

根据小腿湿疹伴下肢静脉曲张,皮肤棕褐色色素沉着、萎缩或溃疡,一般不难诊断。静脉曲张不明显的小腿溃疡应与创伤、感染、血管炎、糖尿病等其他原因引起的小腿溃疡相鉴别。

(四)治疗

1.处理静脉高压

这是最为重要的一环,包括抬高患肢,用弹力绷带,减少久站等。患者在卧床或睡眠时应垫高双足,坐位时也应将足部垫高,使其高于膝部。弹力绷带应从足趾部打起一直打到膝部,不但有助于血液回流,还可保护皮肤,减少搔抓创伤。必要时可施行手术治疗。

2.湿疹样损害的治疗

同湿疹治疗,但不应长期使用糖皮质激素。患者易对外用药物过敏,尤其是抗菌药物过敏,故避免应用易过敏的外用药。

3.治疗溃疡

首先要清洁创面,可用盐水或依沙吖啶液清创,清创后用含凡士林的绷带包扎以保护创面。一般每周换药1～2次,久不愈合的溃疡可行手术植皮。

(赵海纵)

第十五章

荨麻疹类皮肤病

第一节 荨 麻 疹

荨麻疹是由于皮肤黏膜小血管暂时扩张和通透性增加而发生的一种局限性血管反应,临床表现为风团,常伴有剧烈瘙痒。本病十分常见,发病率为1‰~5‰。

一、病因

病因复杂,可分为外源性、内源性和特发性。

(一)外源性

1.食物及食品添加剂

食物是急性荨麻疹的常见原因,但与慢性荨麻疹关系不密切。最常见的巧克力、贝壳类(虾、蟹)、草莓、番茄、核桃、坚果、花生、牛奶、鸡蛋等。通常动物蛋白比植物蛋白更容易致敏诱发荨麻疹。食物蛋白引起的荨麻疹通常由Ⅰ型变态反应所致。

少数慢性荨麻疹患者发病与食品添加剂有关,如防腐剂、人工色素、抗氧化剂和酶素等,包括酵母、水杨酸盐、枸橼酸、鱼白蛋白、偶氮染料、苯甲酸衍生物、亚硫酸盐等。食品添加剂主要通过非免疫途径诱发荨麻疹。

2.药物

药物是引起急性荨麻疹最常见的原因。常见的药物有抗生素、非甾体抗炎药、生物制品等。

3.感染

各种微生物(包括病毒、细菌、真菌等)和寄生虫感染机体,可诱发荨麻疹。急性荨麻疹与急性上呼吸道感染,特别是链球菌感染关系密切。儿童发生急性荨麻疹,通常与急性上呼吸道病毒感染有关。体内的一些局灶性感染如口腔、咽部、扁桃体、牙齿、胆囊等感染与慢性荨麻疹发生可能有关,胃部的幽门螺杆菌感染与慢性荨麻疹发生也可能在某些患者发病中存在一定的关联。

4.吸入物

已知能引起荨麻疹的吸入物有花粉、羽毛、尘螨、甲醛、真菌等。

5.物理因素

冷、热、震动、日光、摩擦和压力等。

(二)内源性

1.精神因素

情绪波动、精神紧张、抑郁等可诱发或加重荨麻疹。已经证明 P 物质、其他神经肽等可诱发肥大细胞释放组胺。

2.系统性疾病

合并有糖尿病、甲状腺功能亢进、肾病、慢性胆囊炎、白血病、骨髓瘤、结缔组织病等,容易发生荨麻疹。

3.免疫异常

包括免疫功能失衡、自身抗体介导等。

(三)特发性

尽管众多因素可以诱发荨麻疹,但临床上常常难以明确病因,多认为是一个多因素的疾病,尤其是慢性荨麻疹。有研究认为,体内可能存在组胺释放因子或肥大细胞呈高反应性现象,在多种因素刺激下使肥大细胞活化、脱颗粒,释放组胺等介质,导致荨麻疹。

二、发病机制

荨麻疹发病中的主要效应细胞是肥大细胞,其发病的中心环节是肥大细胞活化和肥大细胞活化后发生的事件。引起肥大细胞活化的机制有免疫机制和非免疫机制。

(一)免疫机制

免疫介导的荨麻疹涉及Ⅰ、Ⅱ、Ⅲ、Ⅳ型变态反应,其中Ⅰ型变态反应作用机制最为明确。当变态原进入机体后,刺激机体产生 IgE 后,后者吸附于肥大细胞,当再次接触抗原可使肥大细胞活化,释放组胺及其他活性物质,诱导风团的形成。Ⅰ型变态反应在急性荨麻疹发病中可起重要作用,但与慢性荨麻疹发生关系不大。体内的抗 IgE 分子和抗 IgE 受体的自身抗体,可以通过Ⅱ型变态反应活化肥大细胞,这一机制在慢性自发性荨麻疹发生中占有重要地位,即形成所谓的自身免疫性荨麻疹。某些结缔组织病或生物制品可通过形成抗原抗体复合物结合补体并激活肥大细胞,即Ⅲ型变态反应。新近研究也证实,T 细胞活化也可以激活肥大细胞脱颗粒,即Ⅳ型变态反应也参与荨麻疹发病。

(二)非免疫机制

非免疫机制在荨麻疹尤其是慢性荨麻疹发生中起重要作用。一些因素如物理、微生物感染等因素可不经免疫途径激活肥大细胞。另外,一些药物或食物既不经免疫途径,也不借肥大细胞受体,而是直接作用于肥大细胞,被称为"假变应原",这是药物引起的荨麻疹中的重要机制。

肥大细胞活化后可发生 3 个事件,即脱颗粒、分泌细胞因子及合成前列腺素和白三烯等炎症介质。肥大细胞脱颗粒释放的组胺可结合皮肤毛细血管后微静脉上的受体,导致血管扩张和血浆蛋白外渗,是引起风团形成的主要机制。组胺、TNF-α 等炎症因子可使内皮细胞的黏附分子表达上调,促进循环中的炎症细胞从血管内迁移至皮损处,引起炎症反应。后期合成的前列腺素和白三烯等炎症介质,一方面导致变态反应迟发相的形成,另一方面可加重肥大细胞不稳定,是慢性荨麻疹反复发作的基础。

三、临床表现

任何年龄都可以发病。荨麻疹临床上分为自发性、物理性和其他类型荨麻疹,后两种类型又属于可诱导性荨麻疹。

(一)自发性荨麻疹

根据病程可分为急性自发性荨麻疹和慢性自发性荨麻疹,后者指风团每天或几乎每天发作,持续超过6周。

1.急性自发性荨麻疹

起病急,常先有皮肤瘙痒,很快出现风团,风团呈鲜红或苍白色、皮色。风团大小不一,开始孤立散在,周围多绕以红晕,可逐渐扩大,融合成片。中央消退后呈环状、地图状或不规则状。皮疹可局限或泛发,消退后不留痕迹。自觉剧痒,少数有烧灼感或刺痛感。数小时风团消退,但新的风团又起,此起彼伏。常伴有恶心、呕吐、腹痛、腹泻等消化道症状,重者可累及喉头和支气管,引起呼吸困难甚至窒息。可伴有心慌、烦躁,甚至血压下降等过敏性休克样症状。

2.慢性自发性荨麻疹

病程超过6周,主要表现为风团或伴有红斑,常不伴其他系统症状。风团时多时少,时有时无,多不对称,故可表现为每天或几乎每天发作,称为慢性持续性荨麻疹;亦可风团发作和消失交替,间歇数天或数周,称为慢性发作性荨麻疹。慢性荨麻疹病程迁延,可持续数月或数年。慢性荨麻疹可伴有其他自身免疫性疾病,如自身免疫性甲状腺炎、白癜风、Ⅰ型糖尿病、类风湿关节炎等,少数患者可以合并血液系统肿瘤。

(二)物理性荨麻疹

物理性荨麻疹是一种独特的亚型,由外源性的物理因素刺激引起,包括皮肤划痕症、寒冷性接触性荨麻疹、热接触性荨麻疹、延迟压力性荨麻疹、日光性荨麻疹和震动性荨麻疹等,以皮肤划痕症和寒冷性接触性荨麻疹最常见。

1.皮肤划痕症

皮肤划痕症是最常见的物理性荨麻疹,表现为皮肤搔抓处出现界限分明的线状风团,周围绕以红晕。患者搔抓前常感觉瘙痒,以夜间发作为主,呈阵发性出现,皮损通常在1小时内消退。本型与系统性疾病、特应性体质、食物过敏或自身免疫无关。病程5~7年。

2.寒冷性接触性荨麻疹

暴露在寒冷环境中可诱发风团的形成,分为原发性、症状性和家族性,后两者不属于荨麻疹范畴。原发性寒冷性接触性荨麻疹其风团通常局限于受冷的部位。如果接触面积较大,可伴有皮肤潮红、头痛、晕厥、腹痛等系统症状。多见于成年人,冰块试验阳性。平均病程6~9年。少部分患者发生于呼吸道病毒感染后或节肢动物咬伤后。

(三)其他类型荨麻疹

包括胆碱能性荨麻疹、接触性荨麻疹、水源性荨麻疹等,以胆碱能性荨麻疹最常见。

胆碱能性荨麻疹的发病机制不甚清楚,主要与运动、应激、饮酒、进食辛辣食物和被动发热(如热水浴)使皮肤局部中心体温升高,引起肥大细胞脱颗粒,无明确胆碱能神经功能亢进证据,有研究提示与胆碱酯酶代谢缺陷有关。表现为细小而极痒的点状风团,1~3 mm大小,周围有红晕,不融合,伴有瘙痒。主要累及躯干和四肢近端,掌跖不出现风团。风团持续30~60分钟消退。发作严重时,可伴有头痛、流泪、流涎、恶心、腹泻等症状。本病多见于特应性体质的年轻人,而老年人较为少见。

四、诊断和鉴别诊断

根据基本皮肤损害为风团,可伴有血管性水肿,反复发作及消退迅速,再结合各类型的临床特征,不难诊断。诊断中要仔细询问病史,包括病程、发作规律、发病诱因、基础疾病等,可以找到明确的病因或诱因,通常不需要做实验室检查。对疑有变应原引起的荨麻疹,可以做点刺试验和血中变应原特异性 IgE 检测。对疑物理性荨麻疹,可做必要的冷热等试验,以明确诊断。对慢性荨麻疹病程较长,抗组胺治疗反应较差的患者,可选择性开展血常规、红细胞沉降率、C 反应蛋白、免疫球蛋白、抗甲状腺自身抗体等检查。

急性自发性荨麻疹需与荨麻疹型药疹、成人 Still 病、金黄色葡萄球菌败血症等鉴别。慢性自发性荨麻疹主要与荨麻疹性血管炎鉴别,后者通常风团持续 24 小时以上,消退后可留有色素沉着,病理上有血管炎症受累的证据。寒冷性接触性荨麻疹需与家族性寒冷性荨麻疹和症状性寒冷性荨麻疹鉴别。

五、治疗

(一)病因治疗

对病因明确或可疑的荨麻疹患者要进行病因治疗,尽量避免诱发物质的吸入、接触和食入。如明确为细菌、真菌或寄生虫感染所致,可针对性抗细菌、抗真菌和驱虫治疗。可避免如冷、热、日光等一些物理因素,可有效预防物理性荨麻疹的发生。特异性免疫疗法即脱敏治疗在荨麻疹治疗中的作用还不十分肯定。

(二)对症治疗

对症治疗是荨麻疹、特别是慢性自发性荨麻疹最基本的措施。选择药物以安全、有效、方便和规律为原则,以提高患者生活质量为目标。

1. 非镇静抗组胺药

一般首选第二代无镇静或低镇静作用的抗组胺药,如非索非那定(120～180 mg/d)、氯雷他定(10 mg/d)、地氯雷他定(5 mg/d)、依巴斯汀(10～20 mg/d)、咪唑斯汀(10 mg/d)、西替利嗪(10 mg/d)、左西替利嗪(5 mg/d)、奥洛他定(5～10 mg/d)等药物。要注意不同抗组胺药在不同个体疗效有一定差异。对急性患者疗程需 14 天以上,慢性需服用 1～3 个月。第一代抗组胺药如氯苯那敏、苯海拉明、多塞平、异丙嗪、酮替芬等治疗荨麻疹的疗效确切,但因中枢镇静、抗胆碱能作用等不良反应限制其临床应用。在注意禁忌证、不良反应及药物间相互作用等前提下,可酌情选择。

如果一种抗组胺药物无效,可选择联合治疗,常用联合方案有联合两种抗组胺药或联合抗白三烯药物如孟鲁司特等。

2. 环孢素

对上述治疗无效的患者,可以考虑选择环孢素,每天 3～5 mg/kg,分 2～3 次口服。因其不良反应发生率高,只用于严重的、对抗组胺药治疗无效的患者。

3. 糖皮质激素

适用于急性、重症或伴有喉头水肿的荨麻疹,泼尼松(或相当剂量)30～40 mg,口服 5～7 天后停药。不主张在慢性荨麻疹中常规使用。

4. 免疫球蛋白

如静脉注射免疫球蛋白,每天 2 g,连用 5 天,适合严重的自身免疫性荨麻疹。

5. 生物制剂

如奥马珠单抗(抗 IgE 单抗)对难治性慢性荨麻疹有肯定的疗效。

6.光疗

对于慢性自发性荨麻疹和人工荨麻疹患者在抗组胺药治疗的同时可使用 UVA 和 UVB 治疗 1～3 个月。

(三)特殊类型荨麻疹的治疗

1.伴有喉头水肿或过敏性休克的荨麻疹

应立即皮下注射 0.1% 的肾上腺素 0.5～1 mL,30 分钟后可视病情重复使用。同时应吸氧,给予糖皮质激素如氢化可的松 200～300 mg 滴注。注意保持呼吸道通畅。

2.皮肤划痕症

可联合使用酮替芬或抗 H_2 受体药物。

3.寒冷性接触性荨麻疹

可选用赛庚啶、咪唑斯汀、奥洛他定或联合应用 6-氨基己酸。

4.胆碱能性荨麻疹

可选择应用如羟嗪、赛庚啶、去氯羟嗪,必要时可选择同化类固醇药物如达那唑,可能有效,但要注意男性化和肝损伤的不良反应。

(赵海纵)

第二节 血管性水肿

血管性水肿又称巨大荨麻疹,是一种发生于较疏松部位的真皮深部和皮下组织或黏膜的局限性水肿,分为获得型和遗传型。

一、病因及发病机制

获得型和遗传型血管性水肿的发病机制不同。获得型血管性水肿发生于有过敏体质的个体,药物、食物、感染、尘螨、花粉、冷热等为常见病因或诱因,其发生机制与荨麻疹基本相同;遗传型血管性水肿为常染色体显性遗传,又称 Quincke 水肿,常突发。根据其发病机制不同,分为 3 型:Ⅰ型为正常的 C1 酯酶抑制物(C1INH)呈低抗原性和低功能性;Ⅱ型为 C1INH 抗原性正常或增强,但功能障碍;Ⅲ型为 C1INH 功能正常,补体正常,发病存在其他特殊机制。

二、临床表现

(一)获得型血管性水肿

好发于组织疏松部位如眼睑、口唇、舌、外生殖器,或非疏松部位如手足肢端。表现突发的局限性肿胀,边界不清,呈肤色或淡红色,表面光滑,触之有弹性感,常为单发,偶可多发。手部、足部、前臂、踝部可有弥漫性肿胀。自觉不痒或轻度烧灼感。一般持续 1～3 天可逐渐消退,但也可以在同一部位反复发作。如累及鼻、咽、喉、口腔黏膜,可引起流涕、呼吸困难、吞咽困难、声音嘶哑,严重的喉头水肿可造成窒息致死。常合并风团,也可单独发生。

(二)遗传型血管性水肿

见于青少年或青壮年。突然且频繁发作,每 2 周发作 1 次,持续 2～5 天,反复发作,可持续终生,但部分患者中年以后发作频率和程度可减轻。肿胀呈典型的不对称性,常发生在面部或一侧肢体,亦可累及外生殖器。皮损为局限性、非凹陷性皮下水肿,常为单发。自觉不痒,也不出现风团。可累及口腔、咽部、呼吸道和胃肠道黏膜等并出现相应的症状,特别是上呼吸道水肿,可危及生命。微小创伤、外科手术、温度突然变化或情绪突然波动可诱发。

三、诊断和鉴别诊断

根据好发组织疏松部位,突发无症状性肿胀,可自行消退,可以建立诊断。若近半数家庭成员发病,皮损显著不对称性,累及多个系统,则考虑遗传型,检测血清 C1INH、C3、C4 和 C1q 水平有助于诊断。

四、治疗

获得型治疗与荨麻疹相同,但治疗反应较差,需要更长的疗程。遗传型对抗组胺药、糖皮质激素无效,急性发作时输入新鲜血浆以补充 C1INH。长期使用抗纤溶酶药物如 6-氨基己酸,或雄性激素如达那唑等可预防发病。

(赵海纵)

第十六章 结缔组织病

第一节 红斑狼疮

红斑狼疮(LE)是一种经典的自身免疫性疾病,常见于育龄期女性,为病谱性疾病,病情较轻的如皮肤型红斑狼疮(CLE),主要累及皮肤;较重的如系统性红斑狼疮(SLE),可累及全身多系统。

一、病因及发病机制

LE确切的病因和发病机制尚不十分清楚,目前认为其发生发展是由多因素、多机制共同作用的结果。

(一)病因

1.遗传

LE发病具有家族聚集性。患者亲属患病率是一般人群患病率的20倍左右,同卵双胞胎发病一致率为24%~65%,而异卵双胞胎发病一致率仅2%~9%。这些均说明遗传在LE发病中发挥着重要作用。

2.感染

大量研究表明,LE发生、发展可能与病毒、细菌感染有关,主要涉及EB病毒等慢病毒、金黄色葡萄球菌、链球菌、肺炎球菌、大肠克雷伯菌、结核杆菌等。

3.药物

目前报道可诱发LE的相关药物多达80种,包括确定可引起LE的药物,如肼屈嗪、普鲁卡因胺、异烟肼等;可能引起LE的药物如柳氮磺吡啶、特比奈芬、青霉胺、氯金酸钠、青霉素、链霉素等;生物制剂如IL-2、依那西普、英夫利昔单抗等。

4.理化因素

紫外线是诱发和加重LE较肯定的环境因素之一,SLE患者病程中因接受日光照射而激发或加重病情者高达60%。另外,工农业生产及生活中可接触到的某些化学物质,如肼、联氨、芳香胺、重金属等与LE的发生也有一定的相关性。

5.性激素

LE多见于育龄期妇女,妊娠、分娩、口服避孕药可诱发或加重病情。动物实验证明雌激素可使狼疮模型鼠病情加重,而雄激素则可缓解其病情。这些均说明性激素与 SLE 发病有密切关系。

6.其他

也有研究发现抑郁、人种等因素与 LE 发病相关。

(二)发病机制

目前研究认为 LE 是具有遗传易感性的个体在多种内外环境因素共同作用下发生的疾病。

1.遗传学机制

目前已明确的与 SLE 相关的易感基因已不少于 30 个,包括 HLA-DR3、STAT4、IRF5 等。不同人种间可能具有相同或不同的易感基因,我国学者发现了 5 个与汉族人群发病密切相关的易感基因 ETS1、IKZF1、RASGRP3、SLC15A4、TNIP1。

2.表观遗传学机制

大量研究表明表观遗传机制在 LE 发病中发挥着重要作用。普鲁卡因胺、肼屈嗪可通过降低 DNA 甲基转移酶(DNMT)水平,抑制 DNA 甲基化,诱导药物性狼疮。SLE 患者 T 细胞中一些自身免疫相关基因的调控序列甲基化水平低下,导致其基因过度表达,参与 SLE 发病。由于女性 SLE 患者 T 细胞 DNA 低甲基化使原来已经灭活的一条 X 染色体被重新激活,从而使 X 染色体上编码的 CD40L 等基因过度表达,刺激 B 细胞产生大量自身抗体,诱导 LE 发病,这可能是女性容易患 LE 的重要分子机制。除 DNA 甲基化异常外,组蛋白修饰及 microRNAs 异常也参与 SLE 的发病过程。

3.免疫学机制

有研究表明,感染可能通过结构或功能上的模拟效应诱导交叉反应性自身抗体或自身反应性免疫细胞产生,某些药物如肼屈嗪、青霉素、异烟肼等可影响细胞免疫应答和自身抗原的免疫原性,诱发药物性红斑狼疮。紫外线可通过改变皮肤组织中 DNA 的化学结构、诱导细胞凋亡和组织损伤、增加自身抗原的暴露、诱导炎症因子的释放等机制诱发自身免疫反应的发生。LE 患者存在多种免疫细胞和分子的异常,包括 T 细胞和 B 细胞活化异常、抑制性 T 细胞功能受损、循环 B 淋巴细胞多克隆活化产生大量自身抗体,并与自身抗原形成免疫复合物。同时单核-吞噬细胞系统清除免疫复合物功能减弱,补体系统缺陷和 NK 细胞功能失常。近年来发现 Th1、Th2、Th17、Tfh 及 Treg 等效应 T 细胞的异常分化与活化在红斑狼疮的发生、发展中起重要作用。

二、临床表现

(一)皮肤型红斑狼疮

根据 Gilliam 和 Sontheimer 分类标准将 LE 相关皮肤损害分为仅见于 LE 患者的狼疮特异性皮损(与 CLE 意义相同)和与 LE 相关但也可在其他结缔组织病患者中见到的狼疮非特异性皮损。

1.急性皮肤型红斑狼疮

急性皮肤型红斑狼疮(ACLE)常为 SLE 患者的皮肤表现,也有少数患者表现为单纯的 ACLE 皮损。ACLE 可分为局限型和泛发型。局限型皮损限于颈部及以上,经典表现为面颊和鼻背融合性水肿性红斑,即蝶形红斑。泛发型多表现为全身对称分布的融合性小斑疹、丘疹,夹杂有紫癜样皮损,可发生于身体任何部位,口腔和鼻腔黏膜可见浅溃疡。

实验室检查:90%以上患者抗核抗体(ANA)阳性,抗 Sm 抗体、抗双链(ds)DNA、抗 Ro/SSA

和抗 La/SSB 抗体也可以阳性。组织病理学:表皮萎缩,基底细胞液化变性;真皮浅层水肿,皮肤附属器周围散在或灶状淋巴细胞浸润。真皮上部水肿区及真皮毛细血管壁可有纤维蛋白样沉积。

2.亚急性皮肤型红斑狼疮

亚急性皮肤型红斑狼疮(SCLE)可依皮疹特点分为丘疹鳞屑型和环形红斑型。前者皮损近似于银屑病样,后者呈环形或多环形红斑表现。皮损好发于暴露部位如上背、肩、手臂伸侧、颈胸V形区,常伴光敏感。约50%的SCLE可符合SLE分类标准。

实验室检查:SSA、SSB 抗体为 SCLE 患者的标志性抗体,其阳性率为 70%~90%;SSB 抗体阳性者环形红斑型皮疹较多。ANA 阳性率常在 90% 以上。组织病理学:与盘状红斑狼疮相似,但炎性浸润较 DLE 部位浅而轻。无明显的角化过度、毛囊角栓。

3.慢性皮肤型红斑狼疮

慢性皮肤型红斑狼疮(CCLE)可分为以下5类。

(1)盘状红斑狼疮(DLE):CCLE中最常见的一型,DLE最常发生于头皮、面部、耳部及口唇。典型表现为境界清楚的盘状红斑、斑块,表面黏着性鳞屑,剥离鳞屑可见其背面有毛囊角栓,外周色素沉着,中央色素减退、轻度萎缩,愈后可产生萎缩性瘢痕,发生于头皮、眉毛处的DLE可导致不可逆的瘢痕性脱发。患者多无自觉症状,少数可有轻度瘙痒。DLE分为两型:皮损仅限于头面颈部的为局限型DLE;若皮损波及躯干和四肢,则为泛发型DLE,又称为播散性DLE(DDLE)。约5%的DLE患者可发展为SLE。

组织病理学:表皮角化过度,毛囊口扩张,有角质栓,颗粒层增厚,棘层萎缩,表皮突变平,基底细胞液化变性,有时可见基膜增厚,表皮下层或真皮浅层可见胶样小体,真皮血管和皮肤附属器周围较致密的灶状淋巴细胞浸润。

(2)疣状红斑狼疮(VLE):临床较少见,常发生于上肢伸侧、手和面部,皮损肥厚呈疣状,类似角化棘皮瘤或肥厚性扁平苔藓。皮损表面覆盖有多层角质性白色黄色鳞屑。在其他部位常有典型的DLE皮损。其组织病理基本同DLE,但表皮有角化过度伴疣状增生,颗粒层增厚伴显著棘层肥厚。

(3)肿胀性红斑狼疮(LET):皮损为多环状隆起性红斑或风团样斑块,表面光滑,无鳞屑和毛囊角栓。好发于面部或肢体,明显的光敏感。其组织病理学特点:表皮变化轻微,可有轻度毛囊角化过度伴基底层空泡变性,主要变化是真皮可见明显的淋巴细胞浸润和黏蛋白沉积。

(4)深在性红斑狼疮(LEP):又称狼疮性脂膜炎(LEP),多见于女性,好发于面部、上肢(尤其三角肌部位)和臀部。皮损为境界清楚的皮下结节或斑块,表面皮肤正常或暗紫红色,极少破溃,可单发或多发,病程长,消退后可形成凹陷性瘢痕。组织病理表现为真皮深部和脂肪层有淋巴细胞性脂膜炎。

(5)冻疮样红斑狼疮(CHLE):皮损多发生于寒冷而潮湿的环境,表现为面颊部、鼻背、耳郭、手足和膝肘部紫红色斑块。该型多数患者有光敏感和雷诺现象。大部分患者缺乏冷球蛋白或冷凝集素的证据。其组织病理学特点:有表皮萎缩,基底细胞液化变性,真皮血管和毛囊皮脂腺周围大量淋巴细胞浸润。

(二)系统性红斑狼疮

SLE可累及多器官、多系统,临床表现多种多样。

1.皮肤、黏膜损害

SLE患者最常见的狼疮特异性皮损为ACLE,约70%的ACLE患者符合SLE诊断标准,蝶形红斑是SLE的特征性改变。SLE患者也可出现SCLE、DLE或其他CCLE样皮损。另外,10%～15%的SLE患者可发生黏膜损害(如红斑、糜烂、浅溃疡等),常在病情加重时出现。脱发也为SLE一种常见特征,常表现为弥漫性脱发,可分为2种类型:①休止期脱发表现为累及整个头皮的明显脱发,病情缓解后可恢复;②狼疮发又叫"羊毛发",表现为额部发线下降、发散乱、干燥、变细、脆弱、无光泽、容易拔脱及在头皮上方折断,以上改变在前发际线及头皮外周尤其明显。光敏现象在SLE患者中出现率很高,日光暴晒可诱发或加重SLE。

2.内脏器官受累

任何系统均可受累,但不一定同时受累。关节病变常是SLE最早出现的症状,常出现对称性多关节疼痛、肿胀,部分伴有晨僵。长期激素治疗的患者可出现股骨头无菌性坏死、骨质疏松等并发症。肌痛和肌无力可见于部分SLE患者。

肾脏损害是SLE最常见和最严重的内脏损害,也是SLE的主要死亡原因之一,50%～70%的SLE患者病程中会出现临床肾脏受累,肾活检显示几乎所有SLE均有肾脏病理学改变。临床表现为尿检出现蛋白、红细胞、白细胞和/或管型,可出现水肿、高血压,病情进展后期可能出现肾功能不全甚至尿毒症。世界卫生组织(WHO)将狼疮性肾炎(LN)病理分为6型:Ⅰ型为正常或微小病变、Ⅱ型为系膜增殖性、Ⅲ型为局灶节段增殖性、Ⅳ型为弥漫增殖性、Ⅴ型为膜性、Ⅵ型为肾小球硬化性。LN病理分型对于估计预后和指导治疗有重要意义。

SLE患者血液系统受累表现为贫血和/或白细胞减少和/或血小板减少。部分患者可伴有淋巴结肿大和/或脾大。

SLE患者心脏损害常表现为心包炎、心包积液,也可表现为心肌炎、心律失常、疣状心内膜炎(Libman-Sack心内膜炎)、冠状动脉炎或粥样硬化。部分SLE患者可出现周围血管病变,如动脉炎或血栓性静脉炎等。

SLE患者呼吸系统损害主要表现为干性胸膜炎或胸腔积液,病程长者可出现弥漫性间质性肺炎、肺萎缩,肺动脉高压,弥漫性出血性肺泡炎是重症SLE表现之一。

精神、神经系统损害是SLE疾病严重或活跃表现之一,轻者仅有偏头痛、情绪改变、记忆力减退或认知障碍,重者可表现为脑血管意外、昏迷、癫痫持续状态等。

部分SLE患者可出现肠系膜血管炎、急性胰腺炎、肝脏损害等消化系统损害。此外,SLE患者还可出现眼部受累,如结膜炎、葡萄膜炎、眼底改变、视神经病变等。部分SLE患者可伴有继发性干燥综合征,表现为口干、眼干等。

(三)特殊类型红斑狼疮

1.新生儿红斑狼疮

本病是由母亲体内的自身抗体(主要为抗Ro/SSA或/和抗La/SSB抗体)经胎盘转移给婴儿所致,多见于出生后几周的女婴,患儿母亲可以是SLE患者,也可以是其他结缔组织病患者。皮损表现为环形红斑型SCLE样红斑、完全或不完全性先天性房室传导阻滞,也可有血小板减少、溶血性贫血、白细胞减少、肝炎等系统症状。皮损通常在6个月内自动消失、不留瘢痕。严重房室传导阻滞者发生率低,预后差。

2.药物性红斑狼疮(DILE)

药物性红斑狼疮(DILE)是由于服用某些药物后出现类似于自发性SLE表现的一种综合

征。多数 DILE 的症状轻,常有关节痛和肌痛,其次为胸膜炎、肺部异常及心包炎,面部红斑、口腔溃疡、脱发、肾脏及神经系统损害较少见。常伴有 ANA 阳性,但抗 ds-DNA 抗体常阴性。大部分 DILE 为自限性,停用药物后即可恢复,症状明显者需药物治疗。

3.不完全型红斑狼疮(ILE)

不完全型红斑狼疮(ILE)是指患者具有 SLE 样临床表现和自身免疫的迹象,但目前尚未到达 4 项或 4 项以上 SLE 分类标准的一种疾病状态。

三、辅助检查

(一)常规检查及各系统特异性检查

血常规可表现为贫血、淋巴细胞和/或白细胞减少、血小板减少。约 15% 的患者 Coombs 试验为阳性。在疾病活动期常有红细胞沉降率增快、补体下降、循环免疫复合物水平升高。部分患者类风湿因子可为阳性,可有丙种球蛋白升高、白蛋白/球蛋白比率倒置。肾脏受累时尿常规检查可有蛋白尿、血尿、管型尿,24 小时尿蛋白定量是判断 LN 病情活动的重要指标之一。当其他内脏器官受累时可出现相应的肺功能、胸部 X 线、心电图、超声、头部磁共振和脑脊液等检查异常。

(二)免疫学检查

对 LE 的诊断至关重要。主要有以下几种。

1.抗核抗体(ANA)

有均质型、周边型、斑点型、核仁型等多种不同类型。95% 以上的 SLE 患者 ANA 阳性,为目前最佳的 SLE 筛选试验,如多次阴性则 SLE 可能性不大。周边型为 SLE 所特异,均质型和斑点型对 SLE 无特异性,核仁型在 SLE 中不常见。

2.抗双链 DNA(ds-DNA)抗体

特异性 96%～99%,敏感性 50%～70%,阳性表明狼疮活动和肾病的高危性。

3.抗盐水可提取物抗原(ENA)抗体

为一个抗体谱,主要包括以下几种自身抗体:抗 Sm 抗体(SLE 标记抗体之一,但与疾病活动性无关)、抗 U1 核糖核蛋白(U1-PNP)抗体(常与抗 Sm 抗体伴随)、抗 Ro/SSA 抗体及抗 La/SSB 抗体(常与红斑狼疮及干燥综合征有关)、抗核糖体 RNP(rRNP)抗体(在活动期 SLE 患者中阳性率可达 40%,对 SLE 诊断有价值)。

4.抗组蛋白抗体

药物引起的 SLE 患者 90% 以上的病例可发现此抗体,而在特发性 SLE 中发生率较低。

5.抗增生性细胞核抗原(PCNA)抗体

少见,但在 SLE 中有高度特异性。

6.抗磷脂抗体

SLE 患者常有梅毒血清反应假阳性,还有凝血抑制物存在,称为狼疮抗凝物(LAC)。LAC 是一类抗磷脂抗体,包括抗心磷脂抗体及其他 5 种抗体。该类抗体阳性的 SLE 患者常可伴有复发性静脉或动脉栓塞和习惯性流产、血小板减少症,称为抗磷脂综合征。

7.狼疮带试验(LBT)

对疑诊 LE 者皮损或非皮损处"正常"皮肤进行直接免疫荧光检查称为 LBT。在皮肤的真皮-表皮连接处有局限性免疫球蛋白和补体沉积带,即为 LBT(+)。LBT 特异性高,有助于 LE

的诊断及鉴别。"正常"皮肤 LBT(+)高度提示 SLE,有助于与 DLE 鉴别和确诊无皮损的 SLE,尤其是无肾外表现的 LN。

四、诊断和鉴别诊断

DLE 可依据典型临床表现结合组织病理学改变做出诊断。但应注意有无系统受累,以与 SLE 鉴别,此外尚需与脂溢性皮炎、扁平苔藓、多形性日光疹等鉴别。SCLE 应注意与银屑病、环形红斑、离心性环形红斑、Sweet 综合征等鉴别。不典型的 CCLE 需与环状肉芽肿、寻常狼疮、三期梅毒疹、日光性角化、寻常疣、结节病和淋巴细胞浸润症等进行鉴别。SLE 诊断标准国内外已不下十余种,既往国内外广泛使用的是 1997 年美国风湿病学会(ACR)修订的 SLE 分类标准;2009 年在 ACR 年会上系统性红斑狼疮国际临床协助组(SLICC)提出了最新标准,该标准在 1997 年 ACR 版本的基础上做了新的修订,融入了近年来对狼疮免疫的新认识,强调 SLE 诊断的临床相关性(表 16-1)。SLE 应与皮肌炎、成人斯蒂尔病、系统性血管炎、类风湿关节炎、急性风湿热、感染性疾病及原发性肾小球疾病等相鉴别。

表 16-1 SLE 诊断标准

临床标准	免疫学标准
1.急性或亚急性皮肤型红斑狼疮	1.ANA 阳性
2.慢性皮肤型红斑狼疮	2.抗 ds-DNA 抗体阳性;ELISA 方法需 2 次阳性
3.口鼻部溃疡	3.抗 Sm 抗体阳性
4.脱发	4.抗磷脂抗体阳性;狼疮抗凝物阳性,或梅毒血清学实验假阳性,或中高水平阳性的抗心磷脂抗体,或 β_2-糖蛋白Ⅰ阳性
5.关节炎	5.补体降低:C3、C4 或 CH50
6.浆膜炎:胸膜炎和心包炎	6.直接抗人球蛋白实验(Coombs)阳性(无溶血性贫血)
7.肾脏病变:24 小时尿蛋白>0.5 g 或有红细胞管型	
8.神经病变:癫痫、精神病、多发性单神经炎、脊髓炎、外周或颅神经病变、急性精神混乱状态	
9.溶血性贫血	
10.至少一次白细胞减少($<4\times10^9$/L)或淋巴细胞减少($<1\times10^9$/L)	
11.至少一次血小板减少($<100\times10^9$/L)	

确诊标准:1.满足上述 4 项标准,包括至少 1 项临床标准和 1 项免疫学标准;或 2.肾活检证实狼疮肾炎,同时 ANA 阳性或抗 ds-DNA 抗体阳性。

五、预防和治疗

(一)皮肤型红斑狼疮的预防和治疗

对患者进行教育,消除其恐惧心理,注意防寒,避免日晒,避免劳累,避免服用光敏物,如四环素、磺胺等药物,芹菜、韭菜、香菜等食物。外出时可使用广谱、高 SPF 值的遮光剂,并加强物理防晒措施(如穿长衣长裤、打伞、戴帽)。

1.外用药物治疗

外用糖皮质激素,皮损顽固者或肥厚及疣状皮损可行糖皮质激素皮损内注射。

2.内服药物治疗

用于皮损较广泛或伴有全身症状者。

(1)抗疟药:各型 LE 的一线用药,常用羟氯喹 0.2~0.4 g/d,分 2 次口服;病情好转后减为半量,主要不良反应是眼底病变,长期服用者应定期进行眼底检查。有心动过缓或有传导阻滞者禁用抗疟药。

(2)沙利度胺:1~2 mg/(kg·d),分 2~3 次口服。因可致胎儿畸形,孕妇和哺乳期妇女及 1 年内有生育意向的患者禁用。

(3)维 A 酸类药物:抗疟药治疗无效的 DLE 可选用口服维 A 酸,尤其对疣状 DLE 效果好。常用异维 A 酸 1 mg/(kg·d)。

(4)糖皮质激素:仅用于皮损泛发病例合并其他异常者,一般用小剂量泼尼松 15~30 mg/d,病情好转后缓慢减量。

(5)免疫抑制剂和生物制剂:个别患者对上述药物治疗无反应,可考虑使用免疫抑制剂,如免疫抑制剂仍然无效可试用生物制剂。

(二)系统性红斑狼疮的预防和治疗

恰当的治疗可以使大多数患者达到病情缓解。

1.预防及一般治疗

做好患者教育,使患者正确认识疾病、积极配合治疗,并避免 SLE 的可能诱因:如避免过多的紫外线暴露、使用防紫外线用品,避免过度疲劳,防治各种感染,避免使用可能诱发 LE 的有关药物等。另外,对症治疗和去除各种影响疾病预后的因素,如控制高血压、防治糖尿病、骨质疏松等。

2.轻型 SLE 药物治疗

轻型 SLE 药物治疗包括非甾体抗炎药、羟氯喹、沙利度胺、外用糖皮质激素制剂、系统小剂量激素(泼尼松≤30 mg/d),必要时可用免疫抑制剂。

3.中度活动型 SLE 的治疗

通常泼尼松剂量 0.5~1 mg/(kg·d)。部分患者需要联用其他免疫抑制剂,其用法及特点详见重型 SLE 治疗。

4.重型 SLE 的治疗

重型 SLE 的治疗主要分 2 个阶段,即诱导缓解和巩固维持治疗。常用药物包括以下几种。

(1)糖皮质激素:通常剂量是泼尼松 1~1.5 mg/kg,每天 1 次,病情稳定后 2 周或疗程 8 周内,开始以每 2 周减 10% 的速度缓慢减量,减至泼尼松 0.5 mg/(kg·d)后,减药速度适当调慢;如果病情允许,泼尼松维持治疗的剂量尽量<10 mg。SLE 的激素疗程漫长,应注意防治激素的不良反应,如感染、高血压、高血糖、高血脂、低钾血症、骨质疏松、无菌性骨坏死、白内障、体重增加、水钠潴留等。

(2)环磷酰胺(CTX):治疗重症 SLE,尤其是伴有 LN 和血管炎的有效药物之一。常用疗法:CTX 0.5~1 g/m² 体表面积,加入生理盐水 250 mL 中静脉滴注,每 4 周 1 次,多数患者 6~12 个月后病情缓解。在巩固治疗阶段,延长用药间歇期至每 3 个月 1 次维持 1~2 年。

(3)霉酚酸酯(MMF):又称为吗替麦考酚酯,常用于 LN 治疗,常用剂量为 1~2 g/d,分 2 次口服。其不良反应总体低于环磷酰胺。

(4)甲氨蝶呤(MTX):主要用于关节炎、肌炎、浆膜炎和皮肤损害为主的 SLE。剂量为 7.5～15 mg,每周 1 次。

(5)环孢素(CsA):常用剂量 3～5 mg/(kg·d),分 2 次口服。其无明显骨髓抑制性,对有血液系统受累的患者治疗有一定优势。

(6)硫唑嘌呤(Aza):用法 1～2.5 mg/(kg·d),常用剂量 50～100 mg/d。用药前几周应每周查血象。

使用 CTX、MMF、MTX、CsA、CsA、Aza 等免疫抑制剂应注意防治其不良反应,包括骨髓抑制、肝肾功能损害、感染、性腺抑制、胃肠道反应等。

(7)其他:血浆置换、血液透析、大剂量静脉注射丙种免疫球蛋白、生物制剂以及干细胞移植等。

(赵海纵)

第二节 皮 肌 炎

皮肌炎(DM)是一组主要累及皮肤和肌肉的自身免疫性疾病,通常包括皮肤和肌肉两方面病变,也可仅累及皮肤或肌肉,仅有肌肉受累者称为多发性肌炎(PM)。本病可发生于任何年龄,但其发病年龄在人群中有两个高峰,第一个高峰是儿童期,常伴钙质沉积,预后相对较好;第二个高峰是 40～60 岁的成年人,常伴恶性肿瘤。男女患病率之比 1:2。

一、病因和发病机制

(一)病因
皮肌炎的确切病因尚不清楚,可能与遗传因素、感染、恶性肿瘤及药物等因素有关。
1.遗传
皮肌炎患者中 HLA-B8、HLA-DR3 等 HLA 等位基因出现频率高,故认为在皮肌炎及多发性肌炎发病中可能有遗传倾向的存在,但家族聚集发病现象非常少。
2.感染
已有许多报道提出病毒感染与本病的发生有关,其中包括儿童柯萨奇病毒感染、成人 EB 病毒感染等,同时细菌感染和弓形虫感染也可诱发本病。
3.恶性肿瘤
皮肌炎患者伴恶性肿瘤的发病率较高,尤其是 40 岁以上皮肌炎患者可并发肿瘤,肿瘤以鼻咽癌、乳腺癌、卵巢癌、肺癌、胃癌等实体肿瘤为主,也可出现血液系统肿瘤,肿瘤切除或治愈后可缓解皮肌炎病情。
4.其他
某些药物如青霉胺、氯喹、西咪替丁、硫唑嘌呤等有时可诱发皮肌炎。

(二)发病机制
皮肌炎的发病机制可能与自身免疫有关。患者体内可有抗 Jo-1 抗体、抗 PL-7 抗体、抗肌凝蛋白抗体等多种抗体。病变肌肉和皮损血管周围有 CD4$^+$ T 细胞浸润，血管壁基底膜有 IgG、IgM 和 C3 沉积。免疫抑制剂治疗有效。

二、临床表现

本病多为逐渐发病，少数急性发病。临床表现以皮肤和肌肉病变为主，但两者可不平行。根据临床表现可分为多发性肌炎、皮肌炎、多发性肌炎/皮肌炎伴恶性肿瘤、儿童皮肌炎、多发性肌炎/皮肌炎伴其他结缔组织病、无肌病性皮肌炎。

(一) 皮肤损害

1. Heliotrope 征

以上眼睑为中心的水肿性紫红色斑，红斑可扩展至前额、头皮、面颊、胸前 V 形区。

2. Gottron 丘疹

为掌指/指（趾）关节伸侧的紫红色丘疹，其中心可发生萎缩并有色素减退和毛细血管扩张。Gottron 征为发生于掌指、指指、跖趾、肘、膝关节伸侧及内踝的对称、融合的脱屑性紫红色斑。一般发生在疾病后期，约见于 1/3 患者，皮损消退后可遗留皮肤萎缩、毛细血管扩张和色素减退。

3. 皮肤异色症

部分患者面、颈、上胸部在红斑鳞屑基础上逐渐出现褐色色素沉着、点状色素脱失、点状角化、轻度皮肤萎缩、毛细血管扩张等，称为皮肤异色症或异色性皮肌炎。个别患者在皮肤异色症基础上皮疹呈鲜红色、火红或棕红色，称"恶性红斑"，高度提示伴有恶性肿瘤。

以上 3 种皮损为皮肌炎特征性皮肤损害，对诊断有重要意义。

4. 甲周毛细血管扩张

甲周红斑，伴或不伴护膜出血、萎缩。

5. 对称融合的紫红色斑

可累及手背和指背、手臂伸侧、三角肌区、颈部和颈后部（披肩征）、颈前和上胸部 V 字区（V 征）、面部和前额中央、头皮。

6. 技工手

表现为手部非瘙痒性、角化过度性皮损伴鳞屑、皲裂和色素沉着，外观类似手工劳动者结了茧的手。皮损沿拇指尺侧和手指的桡侧对称分布，示指和中指较明显，偶可扩展至掌面。这种皮损与抗合成酶抗体如抗 Jo-1 和活动性肌炎密切相关。

7. 其他皮肤损害

在部分皮肌炎患者中可以见到雷诺现象、网状青斑、坏死性血管炎、皮肤钙质沉着等。

(二) 肌肉损害

主要累及横纹肌，亦可累及平滑肌，临床症状依受累肌群而不同，常表现为对称性近端肌无力。最常侵犯的肌群是四肢近端肌群、肩胛带肌群、颈部和咽喉部肌群。出现相应临床表现如举手、抬头、上楼、下蹲、吞咽困难及声音嘶哑等。病情严重时可累及呼吸肌和心肌，出现呼吸困难、心悸、心律不齐甚至心力衰竭。

肌肉症状和皮疹出现的时间也不一定同步，约 2/3 的患者皮疹与肌肉症状同时发生或先出现皮疹，而后出现肌肉症状。

(三) 伴发恶性肿瘤

20%～30% 成人患者合并恶性肿瘤，40 岁以上者发生率更高。肌炎可先于恶性肿瘤 2 年左右,或同时或后于肿瘤出现。肿瘤切除或治愈后,皮肌炎症状亦可改善或痊愈。

(四)其他表现

可伴不规律发热、消瘦、贫血,少数患者可出现关节肿胀疼痛,并发间质性肺炎、心肌炎。部分儿童患者可出现广泛血管炎,累及消化道致胃肠道穿孔或出血。

三、实验室检查

(一)血清肌酶

血清中与肌肉有关的各种酶的活性与肌肉病变的范围、轻重大致平行。肌酸磷酸激酶(CPK)、醛缩酶(ALD)、谷草转氨酶(AST)、谷丙转氨酶(ALT)和乳酸脱氢酶(LDH)都显著升高,它们都是肌肉损伤的敏感指标,特别是 CPK 和 ALD 是横纹肌组织内含有的酶,特异性较高。这些酶数值的增减常和本病肌肉病变的消长相平行,可反映疾病的活动性,一般在肌力改善前 3~4 周降低,临床病情复发前 5~6 周升高。

(二)自身抗体

本病可出现多种自身抗体,如抗核抗体(ANA)、抗 Jo-1 抗体、抗 PL-7 抗体、抗肌凝蛋白抗体等。抗 Jo-1 抗体是诊断 PM 的标记性抗体,阳性率为 25%,在合并有肺间质病变患者中的阳性率可达 60%。其他自身抗体阳性率及临床意义均较低,对诊断仅有参考价值。

(三)肌电图改变

显示为肌源性病变而不是神经源性损害。

(四)组织病理学检查

皮肤组织病理变化无特异性,可有表皮萎缩、基底细胞液化变性、血管周围淋巴细胞浸润等。肌肉的病理显示肌纤维变性和间质血管周围炎性病变。

四、诊断和鉴别诊断

(一)诊断标准

(1)对称性近端肌无力,伴或不伴吞咽困难和呼吸肌无力。
(2)血清肌酶升高,特别是 CK 升高。
(3)肌电图为肌源性损害。
(4)肌活检肌炎病理改变。
(5)特征性的皮肤损害。

具备上述(1)~(4)项者可确诊 PM。
具备上述(1)~(4)项中的 3 项可能为 PM。
只具备 2 项为疑诊 PM。
具备第(5)条,再加(1)~(4)项中的 3 项或 4 项可确诊为 DM。
第(5)条加上(1)~(4)项中的 2 项可能为 DM。
第(5)条加上(1)~(4)项中的 1 项为可疑 DM。

(二)鉴别诊断

1.系统性红斑狼疮

面颊部有蝶形红斑,光敏感,肌肉症状较轻或无,实验室检查 ANA、抗 ds-DNA 抗体、抗 Sm 抗体阳性而血清肌酶正常。

2.系统性硬皮病

四肢末端、颜面、上胸、上背等部位发生非炎症性硬化水肿,常伴雷诺现象。在病变早期出现的运动受限系因皮肤及肌肉纤维化,并非肌实质变性。

3.神经源性肌病

如重症肌无力、肌营养不良症。重症肌无力多为表现全身弥漫性肌无力,活动后肌无力更加明显,可出现眼睑下垂。肌活检无多发性肌炎的特征性改变,新斯的明试验有助鉴别。进行性肌营养不良症是遗传病,有家族发病史,肌无力主要表现在下肢,常有假性肌肥大,病情进展慢。

五、治疗

(一)一般治疗

急性期应卧床休息,适当进行肢体被动运动,以防肌肉萎缩;注意防晒;加强营养促进机体蛋白的合成;积极排查恶性肿瘤。

(二)药物治疗

以糖皮质激素或糖皮质激素加免疫抑制剂联合治疗为主。

1.抗疟药

羟氯喹可控制皮疹和减轻光敏感。用法为 0.2～0.4 g/d,主要不良反应是眼底病变,用药超过 6 个月者,应每半年检查眼底。

2.糖皮质激素

糖皮质激素是治疗皮肌炎的首选药。通常选用不含氟的激素如泼尼松等。泼尼松剂量取决于病情严重程度,成人泼尼松剂量开始时 1～2 mg/(kg·d);危重患者可试用甲泼尼龙 0.5～1 g/d 大剂量冲击疗法,连用 3 天之后改为 60 mg/d 口服,病情控制后根据肌力和肌酶水平逐渐减至维持量,一般以 10～15 mg/d 维持 2 年以上。使用糖皮质激素要注意其不良反应的发生。

3.免疫抑制剂

对糖皮质激素治疗无效或出现严重不良反应不能继续使用者,或对糖皮质激素存在禁忌证者可选用免疫抑制剂。最常用药是甲氨蝶呤,其次是硫唑嘌呤,环磷酰胺也有一定疗效。甲氨蝶呤剂量每周 7.5～15 mg,分 1～2 次口服,或每周 10 mg,肌内注射或静脉注射,以后每周加 5 mg,直至每周 20～25 mg,病情稳定后再逐渐减量。免疫抑制剂亦可与糖皮质激素联合应用以提高激素疗效,减少激素用量以及不良反应。

4.免疫球蛋白

对重症病例或激素治疗效果差者可选择大剂量静脉注射免疫球蛋白,如 400 mg/(kg·d) 连用 5 天。

5.血浆置换

有 5%～10% 的患者对激素和免疫抑制剂都无效,可推荐血浆置换。

6.其他

转移因子、胸腺素等可调节机体免疫功能;蛋白同化剂如苯丙酸诺龙肌内注射对肌力恢复有一定作用。

7.皮损局部治疗

可外用遮光剂、非特异性润肤剂、糖皮质激素制剂以及钙调磷酸酶抑制剂等。

(三)伴发疾病治疗

(1)伴有恶性肿瘤的皮肌炎者应尽快对肿瘤予以彻底治疗。

(2)伴钙质沉着症者可试用氢氧化铝、二磷酸盐、地尔硫䓬、秋水仙碱、小剂量华法林及手术切除等。

(赵海纵)

第三节 硬 皮 病

硬皮病是一种以局限性或弥漫性皮肤及内脏器官组织的纤维化或硬化为特征的疾病。

一、病因和发病机制

病因尚未明确,可能与遗传及环境因素有关,如长期接触矽尘、氯乙烯及反复照射 X 线等。另外,感染或外伤可能导致局限性硬皮病的发病。系统性硬皮病的发病机制,主要有以下学说。

(一)自身免疫学说

系统性硬皮病患者存在细胞免疫和体液免疫异常,如早期皮损真皮和皮下组织中见到活化的 T 淋巴细胞浸润;血清中可检测到抗 Scl-70 抗体、抗着丝点抗体等多种自身抗体。研究发现某些自身免疫反应相关基因异常;表观遗传修饰可能在系统性硬皮病的发生发展中起重要作用。

(二)血管异常学说

血清中 IL-1、IL-2 等多种因素能诱导内皮细胞损伤及功能失调,导致内皮细胞肿胀,毛细血管扩张,血管内膜增殖,致使弥漫性血管和微血管堵塞,使重要脏器处于低灌注和慢性缺血、缺氧状态,进而延长成纤维细胞的寿命及克隆生长,促进了组织纤维化。

(三)胶原合成异常学说

研究发现患者皮损中成纤维细胞增多,且比正常人的成纤维细胞合成更多胶原。真皮和/或皮下脂肪被新合成的胶原纤维所替代,致使皮肤紧绷和坚硬。

总之,多因素参与了硬皮病的发生,最终导致皮肤和内脏器官的纤维化。

二、临床表现

本病多见于 20~50 岁中青年女性,男女发病率比约为 1:3。根据疾病累及的范围,分为局限性硬皮病和系统性硬皮病两型。

(一)局限性硬皮病(LS)

又称硬斑病,可分为以下类型。

1.局限型硬斑病

此型最常见,儿童与成人均可发生,男女发病率比为 1:2。皮损多表现为直径数厘米的斑或斑块,也可见点滴状损害。斑块状皮损初期呈圆形或不规则淡红色或紫红色水肿性斑块,数周或数月后直径扩散至 10 cm 以内或更大的光滑质硬、稍凹陷、象牙白或黄白色皮损,表面干燥,有蜡样光泽,周围可有紫红色晕,伴毛细血管扩张,触之如皮革。点滴状硬斑病表现为胸、颈、肩和背部平滑或凹陷的小灰白色斑,这些皮损并不坚硬。本型皮损可于 3~5 年自然消退或萎缩。

2.线状硬皮病

10岁以前起病多见,皮肤硬化沿一侧肢体或肋间神经呈带状分布,或见于前额正中部,皮损呈刀砍形,局部显著凹陷,皮肤菲薄不发硬,不同程度地贴于骨面上。有人认为 Parry-Romberg 综合征为线状硬皮病的一型。线状硬皮病累及下肢时可出现脊柱裂、肢体运动障碍、偏侧萎缩或屈曲挛缩。

3.泛发性硬皮病

表现为广泛性硬性斑块,可分布于全身各处,但面部很少受累,皮损常融合,伴有色素沉着或色素减退,也可伴有肌肉萎缩,但无系统受累,此型可转化为系统性硬皮病,很少能自然缓解。

4.全硬化性硬斑病

表现为真皮、脂膜、筋膜、肌肉,甚至是骨骼的硬化,关节运动受限甚至残废。

5.混合型硬斑病

混合型硬斑病是局限型和线状或者广泛性和线状的组合。

(二)系统性硬皮病(SSc)

系统性硬皮病(SSc)又称为系统性硬化症,多见于中青年女性,除皮肤受累外,亦可累及内脏多器官系统,病情常较重。根据病情进展程度,分为肢端型硬化病和进行性系统性硬化病。

1.肢端型硬化病

皮损开始局限于手部,有时累及手部和面部下方,表现为手指皮肤肿胀,光亮紧绷,随后变尖变细,此期常称为肢端型硬化病。若同时出现钙质沉着、Raynaud 现象、食管功能障碍、指(趾)端硬化和毛细血管扩张,称为 CREST 综合征,病情较轻,预后较好。

2.进行性系统性硬化病(PSS)

(1)皮肤损害:皮损最累及手及面部,渐蔓延至前臂、颈部、躯干,依次经过水肿期、硬化期及萎缩期,呈对称性。水肿期皮损表现为红斑、肿胀、紧绷;进入硬化期后,皮肤变得光滑呈蜡样光泽、坚硬,不易捏起。典型面部及手部表现:面部弥漫性色素沉着、皱纹减少、嘴唇变薄、唇周出现放射状沟纹、鼻尖变锐似鹰钩,张口伸舌受限,面部缺乏表情,呈"假面具脸"样;双手指硬化呈腊肠状,指半曲呈爪样,指端及指关节伸侧皮肤可发生坏死和溃疡,不易愈合,可见瘢痕。疾病后期可发生色素沉着或色素减退或弥漫性青铜色改变。

(2)肺部受累:在 SSc 中普遍存在,多为双肺间质纤维化导致换气功能障碍而引起呼吸困难,严重者可并发气胸、肺炎、肺动脉高压等。

(3)消化道受累:消化道受累为 SSc 的常见表现,其中以食管受累最为常见。胃肠道硬化致张力缺乏、运动障碍可引起食管性吞咽困难、反流性食管炎、胃肠蠕动减慢、便秘或腹泻等。

(4)心脏受累:可出现心悸、呼吸困难,心肌硬化可引起传导改变、心包炎等。

(5)肾脏受累:肾脏病变临床表现不一,有些一开始无肾损的临床现象;有些在病程中突然出现肾危象;有些在病变晚期肾脏受累时,出现蛋白尿、血尿、氮质血症等。其中心力衰竭、肾衰竭、肺纤维化是患者死亡的主要原因。

(6)骨关节和肌肉损害:全身大小关节均可受累,以手关节受累最常见,表现为关节间隙狭窄,末节指骨吸收缩短,指关节畸形;手和足可发生骨质疏松和硬化;肌肉受累表现为肌无力、肌痛及肌萎缩等。

(7)血管损害:血管内膜增生、管腔狭窄,对寒冷及情绪刺激反应异常,可见甲皱襞毛细血管扩张、出血。

(8) 其他：如疾病早期可出现正中神经受压、腕管综合征等神经系统病变；部分患者伴有干燥综合征，表现出口干、眼干；20%~40%的患者可出现甲状腺功能减退。

三、实验室检查

(一) 实验室常规检查

系统性硬皮病患者可出现红细胞沉降率增快、贫血、类风湿因子和冷凝集素或冷球蛋白阳性，亦可有 γ-球蛋白增高、C3、C4 降低等表现，而局限性硬皮病患者一般无异常。

(二) 自身抗体检查

90% 以上的系统性硬皮病患者可检出 ANA 阳性，其中核仁型是最为特异性。ANA 均质型为多发性肌炎-硬皮病重叠征的标记；抗着丝点型和斑点型是 CREST 综合征敏感而特异的标记；抗 Scl-70 抗体阳性患者易发生弥漫性躯干受累、肺纤维化、指（趾）凹陷性瘢痕等；抗核 RNP 抗体常见于有雷诺现象、关节炎和手部肿胀的患者，而且 80% 以上的患者最后可发展为硬皮病；抗 ssDNA 抗体常见于线状硬皮病。

(三) 皮肤病理

局限性硬皮病与系统性硬皮病病理改变基本相同，主要改变是皮肤或受累器官组织的过度纤维化和小动脉病变。病变初期真皮胶原纤维肿胀。急性期真皮和皮下脂肪交界处血管周围有淋巴细胞和浆细胞浸润。后期真皮胶原纤维数量明显增多、均质化，附属器上移。小血管管壁增厚，管腔变小。晚期附属器减少消失，钙盐沉着。此外，筋膜、肌肉也可受累。

(四) 其他检查

如钡餐可显示食管、胃肠道蠕动减弱或消失，下端狭窄，近侧增宽；胸片可有双肺间质性病变，两肺纹理增强，也可见网状或结节状致密影，以肺底显著。高分辨率 CT 是检测和随访间质性肺病的主要手段。

四、诊断和鉴别诊断

局限性硬皮病根据典型的皮损及皮肤组织病理见到本病特有的胶原纤维肿胀或纤维化即可确诊。

对于 SSc 的诊断，由于 1980 年美国风湿病协会（ARA）提出的 SSc 分类标准敏感性和特异性不高，2013 年美国风湿病学会/欧洲抗风湿病联盟（ACR/EULAR）已制定新的分类标准（表 16-2）。

表 16-2 系统性硬皮病诊断标准

主项目	分项目	得分
双侧手指皮肤增厚并延伸至掌指关节近端（充分标准）		9
手指皮肤增厚（只计最高分）	手指肿胀	2
	指端硬化（离掌指关节较远，但接近近端指间关节）	4
指尖损伤（只计最高分）	指尖溃疡	2
	指尖凹陷性瘢痕	3
毛细血管扩张		2
异常甲襞毛细血管		2

续表

主项目	分项目	得分
肺动脉高压和/或间质性肺疾病(最高为 2 分)	肺动脉高压	2
	间质性肺疾病	2
雷诺现象		3
SSc-相关自身抗体[抗着丝点抗体、抗拓扑异构酶Ⅰ(抗Scl-70)、抗 RNA 聚合酶Ⅲ](最高为 3 分)	抗着丝点 抗拓扑异构酶Ⅰ 抗 RNA 聚合酶Ⅲ	3

注:将每一主项目和主项目对应分项目的最高分相加(如指尖损伤中同时出现指尖溃疡和指尖凹陷性瘢痕时,只计 3 分),当总分≥9 时可确诊为 SSc。

局限性硬皮病需与硬化性苔藓、类脂质渐进性坏死等鉴别。硬化性苔藓由白色光泽的多角形扁平丘疹组成,硬斑上可见毛囊性角栓,多聚集分布,但不融合。类脂质渐进性坏死为胫前多发的硬皮病样斑块,其中央萎缩呈褐色,有光泽,伴毛细血管扩张。除皮损有所不同之外,皮肤组织病理学检查可资鉴别。

系统性硬皮病应与成人硬肿病、慢性移植物抗宿主病(GVHD)及嗜酸性筋膜炎等鉴别。成人硬肿病多始于颈部,手足很少受累,表现为皮肤深层、筋膜和肌肉的木质样变,但无雷诺现象,不累及内脏,能自愈。GVHD 多表现为躯干皮肤的硬化,以边界清楚的硬斑病样斑块开始,亦可见到类似硬化性苔藓、嗜酸性筋膜炎的皮疹,虽肺和胃肠道亦常受累,但血管异常较少见,SSc 相关的自身抗体常阴性。嗜酸性筋膜炎常以肢体皮肤肿胀、紧绷、发硬起病,或兼有皮肤红斑及关节活动受限,但一般不累及手部和面部,对糖皮质激素反应好,组织病理学可鉴别。

五、治疗

局限性硬皮病一般无明显自觉症状,也基本不影响全身健康,部分病例经治疗后能缓解或停止发展。除泛发性硬皮病及伴血清免疫学异常的局限性硬皮病患者以外,主要以局部治疗为主。对于系统性硬皮病,早期治疗的目的在于阻止新的皮肤及脏器受累,晚期的治疗在于改善已有的症状。治疗措施包括抗炎及免疫调节、抗纤维化及针对血管病变的治疗。

(一)一般治疗

生活作息规律、注意劳逸结合,避免过度紧张、劳累和精神刺激,忌烟酒。避免外伤、注意保暖,避免使用具有血管收缩功能的药物(如肾上腺素及麦角碱类药物等),以避免雷诺现象反复发作而导致组织缺血坏死。注意关节活动、预防关节挛缩。

(二)局部药物治疗

(1)糖皮质激素制剂:早期局部涂搽或封包或者皮损内注射糖皮质激素。

(2)外用钙泊三醇软膏、他克莫司软膏、积雪苷软膏。

(三)系统药物治疗

1.抗炎药及免疫抑制剂

(1)糖皮质激素:硬皮病早期阶段(水肿期)应用效果较好,皮肤硬化后效果不显著;对发热、关节痛、肌炎、浆膜炎和间质性肺病的炎症期有一定的疗效。剂量为 30～40 mg/d,数周后渐减至维持量 5～15 mg/d。

(2) 免疫抑制剂：甲氨蝶呤对改善早期皮肤硬化可能有效，而对其他脏器受累无效。环磷酰胺推荐用于治疗 SSc 的间质性肺病，冲击治疗对控制活动性肺泡炎有效。

2.抗纤维化药物

(1) 积雪苷：能抑制成纤维细胞增殖及酸性黏多糖的合成，对皮肤硬化和溃疡有效。一般每次 18～24 mg，每天 3 次，连续半年至 1 年，最长可达 3 年。

(2) D-青霉胺：通过松弛胶原分子间的结合等，最终抑制胶原纤维的成熟。早期小剂量长期使用可改善皮肤受累程度，减少皮肤硬化及新的器官受累。剂量为 250 mg/d，逐渐增加至 500 mg/d，一般治疗 2 个月后才见效，维持治疗 2～5 年，当病情稳定后需继续治疗至少 1 年。

(3) 维 A 酸：能减少胶原的合成，对皮肤硬化和缺血性溃疡有效，亦可改善胃肠道症状和关节症状。13-顺维 A 酸为 0.5 mg/(kg·d)，一般阿维 A 为 50 mg/d，持续 2～5 周后减量。

(4) 其他：如 γ-干扰素、灰黄霉素、N-乙酰半胱氨酸等。N-乙酰半胱氨酸的作用类似 D-青霉胺，对肺间质病变可能有一定的辅助疗效。

3.血管活性药物

对肢端型和有雷诺现象的患者有效。

(1) 钙通道阻滞剂：常用的有硝苯地平，用法 10～20 mg，3 次/天。可联合抗血小板聚集药物，如低剂量阿司匹林和双嘧达莫进行治疗。

(2) 前列环素类药物：可选择性作用于肺血管，适用于肺动脉高压患者。常用吸入性伊洛前列素，用法 5～20 ug/d，每天吸入治疗次数 6～9 次。

(3) 血管紧张素转化酶抑制剂和血管紧张素Ⅱ受体拮抗剂：早期应用可防止或减轻 SSc 患者发生肾危象等血管疾病。常用卡托普利或伊那普利，剂量 150 mg/d；缬沙坦 50 mg/d。

(4) 维生素 E：能维持血管的正常通透性，改善末梢血管的血液循环。用法 30～100 mg，3 次/天。

(5) 其他：右旋糖酐-40、一氧化氮及硝酸甘油等血管活性药物也可用于 SSc 的患者，但右旋糖酐-40 可能会促进肾衰竭，硝酸甘油会引起头痛、低血压等不良反应。

(四) 物理治疗

物理治疗作为药物治疗的补充，亦为治疗本病的重要方法。UVA1 治疗局限性硬皮病效果显著；氦氖激光照射局部病灶有一定疗效。其他常用方法有局部按摩、体疗、热浴、音频电疗等。

(赵海纵)

第四节　混合性结缔组织病

混合性结缔组织病（MCTD）是一种少见结缔组织病，临床表现上常有系统性红斑狼疮（SLE）、系统性硬皮病（SSc）、皮肌炎/多发性肌炎（DM/PM）、类风湿关节炎（RA）等疾病的部分症状，血清学以高滴度抗 U1-RNP 抗体为特征。

本病好发于女性，女性与男性之比为 4∶1。儿童和成年患者均有报道，绝大部分患者起病于 30～40 岁年龄段。

一、病因及发病机制

遗传因素、免疫异常及病毒感染等可能与本病的发病有一定关系。HLA-DR4 在 MCTD 中显著升高。

多种异常的免疫学因素在 MCTD 的发病机制中起作用。其中，抗 U1-RNP 自身抗体是 MCTD 的一个标志性免疫学特征。该自身抗体的自身抗原是位于细胞核内的剪接体核糖核蛋白（RNP），自身抗原的主要成分是一种由 437 个氨基酸构成的多肽，在核内与 U1-RNA 以非共价形式结合，在细胞凋亡和 RNP 氧化裂解等过程中形成自身抗原。多种免疫细胞也参与了 MCTD 的发病。

二、临床表现

典型的 MCTD 常缓慢起病，出现雷诺现象、腊肠样指和双手肿胀，伴有多关节痛、肌肉酸痛、易疲劳等不适。但事实上 MCTD 的临床表现具有很大的异质性，可以呈现出类似系统性红斑狼疮、系统性硬皮病、皮肌炎/多发性肌炎和/或类风湿关节炎的任何临床症状及体征，但均达不到这些疾病各自的诊断标准。除皮肤、关节、肌肉外，多种内脏系统均可能受累，包括肺脏、胃肠道、肾脏、血液、心血管和神经系统等。还可有贫血、白细胞减少、肾小球肾炎、口腔溃疡、脱发、面部红斑、光敏感、心包炎、肢端硬化、食管运动功能障碍、肺间质纤维化、肺动脉高压、近端肌肉疼痛及乏力、多关节痛或关节炎甚至关节畸形等。

MCTD 疾病的严重程度因人而异。相当一部分患者临床症状较轻，表现为自限性病程，部分患者还可能发展为 SLE、SSc、DM 或 RA，部分患者可能出现脏器功能的严重受损，甚至危及生命。

三、辅助检查

抗核抗体（ANA）几乎可在所有 MCTD 患者中阳性，且多为斑点型。高滴度的血清抗 U1-RNP 抗体是 MCTD 的重要特征之一。有研究发现，存在高滴度抗 U1-RNP 抗体而无任何相应临床表现者，常可在两年内发展至 MCTD。也有研究提示，抗 U1-RNP 抗体的存在可能对 MCTD 患者肾脏损害具有一定的保护作用。皮肤直接免疫荧光检查可见表皮细胞核内斑点型 IgG 沉积。半数以上患者可有贫血、白细胞减少以及血清中的类风湿因子（RF）阳性。

四、诊断及鉴别诊断

由于本病存在较大的临床异质性，正确诊断 MCTD 并非易事。Kahn 等提出的诊断标准，包括血清学标准及临床标准两个方面，该标准简单，易于应用（表 16-3）。

表 16-3　Kahn 诊断标准

血清学标准	临床标准
存在高滴度抗 U1RNP 抗体，相应斑点型 ANA 滴度≥1∶1 200	雷诺现象 肌炎 滑膜炎 手指肿胀

注：诊断需同时满足血清学标准、雷诺现象以及其他 3 项临床标准中的至少 2 项。

MCTD需与其他类型的结缔组织病相鉴别,这些疾病均可出现雷诺现象及ANA阳性,但均有各自的诊断标准。当患者存在血清ANA阳性、抗U1RNP抗体阳性、无抗Sm抗体,且伴有上述结缔组织病的某些临床表现,但尚不能达到这些疾病的任一诊断标准时,可考虑MCTD诊断;如果同时满足两种(或以上)结缔组织病各自的诊断标准,则应考虑重叠综合征的诊断。

五、治疗

MCTD患者一般应注意手足部位保暖,避免手指外伤,避免操作振动性工具,而且应当戒烟。

中小剂量激素为治疗一线用药,用于控制病情,对大多数MCTD患者具有良好的疗效。激素对MCTD所致的多关节炎、肌炎、胸膜炎、心包炎、心肌炎以及无菌性脑膜炎等损害常有较满意的疗效,一般推荐剂量为泼尼松1 mg/(kg·d)。但并非所有患者都对激素治疗有较好的疗效,以雷诺现象、指端硬化、外周神经病变、肾病综合征等损害为主诉的患者激素疗效差。

免疫抑制剂与糖皮质激素联合使用,可应用于某些激素治疗效果不佳的患者,或用于减少激素的不良反应。常用的免疫抑制剂包括甲氨蝶呤、环磷酰胺等。在使用期间应动态复查血常规、尿常规、肝肾功能等,以及时发现可能出现的不良反应,此外,还应注意防治感染。抗疟药具有一定的免疫调节、抗过敏作用,也可应用于MCTD的治疗,且常与激素或免疫抑制剂联合使用。

针对患者出现的特定系统或器官的损害,应予以相应的对症支持治疗,其治疗原则可参照SLE、SSc、DM等其他结缔组织病的治疗原则。此外,针对雷诺现象,可应用硝苯地平(每天30 mg),或血管紧张素转化酶抑制剂如卡托普利(每天6.25~25 mg),以达到扩血管、改善末梢循环的作用。对于以关节炎为主诉的患者,还可使用非甾体抗炎药(NSAIDs)进行对症治疗。

(赵海纵)

第五节 干燥综合征

干燥综合征(SS)是一种主要累及分泌腺,特别是泪腺和唾液腺的慢性炎症性自身免疫疾病。除泪腺和唾液腺因淋巴细胞浸润而出现眼干、口干外,有50%的患者可表现为其他外分泌腺及腺体外其他器官受累而出现多系统损害的症状。经典的三联征为干燥性角结膜炎、口干和关节炎。干燥综合征可分为原发性和继发性两类,原发性干燥综合征(pSS)单纯具有眼干燥和口干燥;而继发性干燥综合征为合并硬皮病、类风湿关节炎、系统性红斑狼疮或多发性肌炎等结缔组织疾病的干燥综合征。

一、病因和发病机制

干燥综合征的病因及发病机制不明,可能与以下因素及机制有关。

(一)遗传与表观遗传机制

HLA基因变异与干燥综合征发病密切相关,HLA-B8、DR3、DQ2、DRw52a、IRF5、STAT4等基因变异可能与干燥综合征的发病有关。另外,DNA甲基化异常可能也在干燥综合征的发生发展中起一定作用。

(二)感染

可能与巨细胞病毒、慢病毒有关。在感染人类 T 细胞白血病病毒 1、HIV、HCV 的患者可见到干燥综合征样的临床表现。

(三)免疫学机制

T 细胞与 B 细胞均参与 pSS 的发病，pSS 患者外周血中 Breg 细胞数量明显增加，而 Treg 细胞数量无明显改变，pSS 患者唾液腺中淋巴细胞浸润招募巨噬细胞，导致组织损伤。

二、临床表现

本病起病多隐匿，临床表现多样，病情轻重差异较大。

(一)局部表现

1.口干燥症

(1)有 70%～80%患者诉有口唇干燥、疼痛、烧灼感，需频繁喝水，严重者口腔黏膜、牙齿和舌发黏、吞咽困难等。

(2)猖獗性龋齿是本病的特征之一。

(3)腮腺炎，少数有颌下腺肿大，舌下腺肿大较少，部分患者伴有发热。

(4)舌部表现为舌痛、舌面干、裂、舌头萎缩而光滑。

(5)口腔黏膜出现溃疡或继发感染。

2.干燥性角结膜炎

出现畏光、视物模糊、眼涩、异物感、泪少等症状，严重者痛哭无泪。部分患者有角膜炎、角膜变薄或溃疡、眼睑缘反复化脓性感染、结膜炎等。

3.其他浅表部位

阴道干燥在患者中常见，表现为干燥、烧灼感和/或性交困难。部分患者鼻、硬腭、气管及其分支、消化道黏膜外分泌腺体均可受累而出现相应症状。

(二)系统表现

除口、眼干燥表现外，患者还可出现全身症状如乏力、发热等。约有 2/3 患者出现系统损害。

1.皮肤

皮肤通常表现为干燥、瘙痒，部分患者可出现：①环状红斑，类似 SCLE 的环状红斑；②过敏性紫癜样或荨麻疹性血管炎样皮损；③结节红斑、结节状淀粉样变性和 Sweet 综合征较为少见；④雷诺现象，多不严重，不引起指端溃疡或相应组织萎缩。

2.骨骼肌肉

关节痛较为常见，很少出现关节结构破坏，仅小部分表现有关节肿胀，但多不严重，且呈一过性。5%的患者可出现肌炎。

3.肾脏

远端肾小管较常累及，因Ⅰ型肾小管酸中毒而引起低血钾性肌肉麻痹，也可表现为多饮、多尿的肾性尿崩，严重者出现肾钙化、肾结石及软骨病。约 50%患者可表现为亚临床型肾小管酸中毒。SS 很少累及近端肾小管。对肾小管酸中毒的患者建议行肾脏病理检查。部分患者可出现大量蛋白尿、低白蛋白血症甚至肾功能不全，提示肾小球损害。

4.肺脏

呼吸道症状较为少见。轻者表现为干咳，重者出现气短。可出现肺间质性病变，部分出现弥漫性肺间质纤维化,甚至进展至呼吸衰竭而死亡。尽早行高分辨率肺 CT 以便发现早期肺间质病变。部分患者可出现肺动脉高压。

5.消化系统

胃肠道黏膜层的外分泌腺体病变可出现萎缩性胃炎、胃酸减少、消化不良等非特异性症状。约 20% 患者特别是合并自身免疫性肝炎或原发性胆汁性肝硬化的患者,可出现肝脏受损。小部分患者出表现为慢性胰腺炎。

6.神经系统

5% 的患者可累及神经系统,与血管炎有关。周围神经损害为多见,中枢神经损害较少见。

7.血液系统

本病可出现白细胞减少和/或血小板减少,血小板低下严重者可伴出血现象。本病淋巴肿瘤的发生率明显增加。

三、病理学

对 SS 患者小唾液腺活检:在 4 mm² 唾液腺组织发现两处或更多处炎症细胞聚集($\geqslant$50 个淋巴细胞)是诊断条件之一,T 细胞和 B 细胞常混合存在。在疾病早期,腮腺活检可发现有诊断价值的病理改变。皮肤损害可表现为淋巴细胞性血管炎或白细胞破碎性血管炎改变。

四、诊断和鉴别诊断

根据临床干燥症状、皮肤、关节及其他系统的表现,结合 SSA、SSB 抗体阳性及其他辅助检查,干燥综合征诊断不难,需与 SLE、类风湿关节炎、淋巴瘤等鉴别。

五、治疗

(一)对症治疗

1.口干症

保持口腔清洁,勤漱口,减少龋齿和口腔继发感染的可能,可频繁饮水。可用人工涎液。使用含氟的漱口液漱口,减少龋齿的发生。

2.眼干症

予人工泪液滴眼可以减轻眼干症状,在夜间患者还可以护目镜内置湿棉球和使用含甲基纤维素的润滑眼膏。

3.阴道及皮肤干燥

可使用以甘油为基质的人工润滑液。部分患者因绝经引起,可补充雌激素可外用雌激素霜剂。皮肤干燥者可外用保湿剂。

4.肾小管酸中毒合并低钾血症

有低血钾性瘫痪者宜静脉补充氯化钾,缓解期可口服枸橼酸钾或缓释钾片,大部分患者需终身服用。

5.肌炎、关节痛

可用非甾体抗炎药,如布洛芬、吲哚美辛等治疗。

(二)改善外分泌腺体功能

毒蕈碱胆碱能受体激动剂(毛果芸香碱和西维美林)。环戊硫酮片(正瑞)、溴己新片(必嗽平)和盐酸氨溴索片(沐舒坦)等也可以增加外分泌腺的分泌功能。齐夫多定可增加唾液流量。

(三)羟氯喹及免疫抑制治疗

羟氯喹可改善患者口干、眼干、关节痛等症状。对于有重要脏器受累的患者,应使用糖皮质激素治疗,对于病情进展迅速者可合用免疫抑制剂甲氨蝶呤、环磷酰胺、麦考酚吗乙酯、硫唑嘌呤、环孢素等。也可用大剂量免疫球蛋白。合并原发性胆汁性肝硬化的患者应使用熊去氧胆酸治疗。

(四)生物制剂

顽固病例可用英夫利昔单抗、利妥昔单抗(美罗华,抗 CD20 单克隆抗体)。

(五)其他

血浆置换,部分淋巴瘤患者可及时联合化疗。

(赵海纵)

第六节 成人 Still 病

成人 Still 病(AOSD)又称急性全身性炎症性疾病,临床上以反复发热、一过性皮疹、咽喉痛、关节炎或关节痛,肝脾及淋巴结肿大等系统受累为特点,伴周围血白细胞增高,红细胞沉降率增快,C 反应蛋白及铁蛋白增高。

一、病因与发病机制

成人 Still 病的发病机制尚未明确,目前认为遗传因素和环境因素均参与其中。HLA-B17,B18,B35,DR2,DR5 和 DR7 等与成人 Still 病的发病相关。多数患者发病前有感染史,尤其是链球菌和葡萄球菌感染。此外,病毒感染如风疹病毒、EB 病毒、人疱疹病毒和巨细胞病毒等亦被认为是 AOSD 发病的风险因素。巨噬细胞和中性粒细胞的激活是本病的标志之一。

二、临床表现

发热、皮疹和关节症状为 AOSD 的三大症状,部分病例可合并内脏器官受累。

(一)发热

热型多为弛张热,体温常 39 ℃以上,多在午后或傍晚达高峰,伴或不伴寒战,中毒症状轻,一般情况好,未经处理次日清晨体温可降至正常,热退后活动如常。通常峰热每天 1 次,少数患者 2 次。

(二)皮疹

多在发热时出现皮疹,有时可先于发热出现,皮疹为多形性,可呈荨麻疹样点状或小片红斑或斑丘疹,也可表现为猩红热样、麻疹样、多型红斑、环状红斑或结节红斑,伴有不同程度瘙痒。

(三)关节炎

表现为关节痛,高热时出现,热退后消失或明显减轻,可伴有肌肉酸痛,但多无肿胀或畸形。常累及大关节,一般以膝、腕关节最常见,少数可呈游走性关节痛。

(四)其他

本病常伴有咽痛和肝、脾、淋巴结肿大。少数患者可出现腹痛、胸膜炎、间质性肺炎、心包炎、心肌炎、中枢神经异常、急性肝肾衰竭、弥漫性血管内凝血、噬血细胞综合征等。

三、实验室和辅助检查

(一)实验室检查

白细胞计数增高,可至$(10\sim45)\times10^9/L$,以中性粒细胞增多为主,并伴有明显的核左移。部分患者血小板计数升高及轻度贫血。红细胞沉降率加快,C反应蛋白增高,血清铁蛋白亦显著增高并与病情活动呈正相关。肝酶轻度增高。骨髓检查常提示感染性骨髓象,血培养阴性。少数人可有低滴度的类风湿因子和抗核抗体。

(二)关节X线片

早期急性期AOSD无特异性的影像学改变,可为正常或仅有关节周围软组织肿胀、轻度关节腔积液或关节骨端骨质疏松。晚期可出现关节软骨破坏,关节间隙狭窄。

(三)病理学检查

皮肤病理缺乏特异性,多作为排除其他疾病的证据,可有真皮水肿,真皮浅层血管周围轻度嗜中性粒细胞和单一核细胞浸润,直接免疫荧光法检测免疫球蛋白和补体呈阴性结果。淋巴结活检多为反应性增生或慢性非特异性炎症。

四、诊断

成人Still病无特异性的诊断方法,主要依据临床表现。通常为排除性诊断。目前临床上多依据日本AOSD研究委员会提出的Yamaguchi诊断标准(表16-4),符合5项表现或以上,其中主要表现必须在两项或以上并排除感染性疾病、恶性肿瘤和其他风湿性疾病者,可做出诊断。

表16-4 成人Still病的Yamaguchi诊断标准

主要表现	次要表现
发热≥39℃并持续1周以上	咽痛
关节痛持续2周以上	淋巴结和/或脾大
典型皮疹	肝功能异常
白细胞≥$15\times10^9/L$	类风湿因子和抗核抗体阴性

五、鉴别诊断

本病需与败血症、系统性红斑狼疮、风湿热、淋巴瘤等鉴别。

六、治疗

成人Still病尚无法根治,但如能及早诊断,早期治疗,联合用药,根据患者的临床特点、对治疗的反应及药物不良反应选择个体化治疗方案,可以控制发作,防止复发。

(一)非甾体抗炎药(NSAIDs)

对病情轻微的患者,NSAIDs类药物可作为一线治疗,早期使用可改善关节肌肉痛和发热症状,如吲哚美辛25 mg,每天3次,萘普生0.2 g,每天2次,双氯芬酸25~60 mg,每天3次。

(二)糖皮质激素

对于控制病情尤其是伴有系统性症状的患者疗效显著,是成人Still病治疗的一线药物。常用剂量为泼尼松每天0.5~1 mg/(kg·d),待病情控制后逐渐减量,总疗程不宜超过6个月。对伴有脏器严重损害的患者,如合并严重肝功能受损、心脏压塞、弥漫性血管内凝血或心肌炎,可采用甲泼尼龙冲击疗法。

(三)缓解病情抗风湿药(DMARDs)

对糖皮质激素反应不好或不能耐受其不良反应的患者,可采用下列药物治疗:氨甲蝶呤10~25 mg/w,口服或静脉滴注,硫唑嘌呤50~100 mg/d,环磷酰胺50~100 mg/d,环孢素3~5 mg/(kg·d)、柳氮磺胺吡啶2 g/d等。

(四)静脉注射免疫球蛋白

对合并威胁生命的并发症或糖皮质激素疗效不佳的患者,可采用静脉注射免疫球蛋白治疗。大部分患者对静脉注射免疫球蛋白反应较好,能有效诱导疾病缓解并控制症状,且耐受率高。

(五)生物制剂

主要针对促炎细胞因子TNF-α、IL-1β和IL-6等,通过阻断其信号传导通路,抑制细胞因子活性,调节炎症反应过程,起到治疗作用。

患者病情复杂多变,部分患者有自愈倾向,而多数患者缓解后易反复发作。在大多数情况下,对NSAIDs类药物治疗反应较好的患者,疾病常呈自限性,预后较好。

(赵海纵)

第十七章 皮肤血管炎与血管病

第一节 变应性皮肤血管炎

变应性皮肤血管炎又称白细胞碎裂性血管炎,是侵犯真皮毛细血管和小血管的坏死性炎症。

一、病因和发病机制

本病的病因复杂。急性起病者多与急性感染和药物有关,反复发作呈慢性病程者多与慢性感染、结缔组织病、血液系统疾病或恶性肿瘤有关。目前多认为本病由循环免疫复合物导致,属于Ⅲ型变态反应。可形成免疫复合物的抗原类型很多,可能的种类如下。①感染:如 A 型溶血型链球菌、金黄色葡萄球菌及结核分枝杆菌等细菌感染;肝炎病毒、单纯疱疹病毒、流感病毒等病毒感染;白念珠菌等真菌感染。②异种蛋白及药物:如抗流感疫苗、血清、胰岛素、青霉素、链霉素、磺胺类、噻嗪类药物等。③化学品:如杀虫剂、除草剂及石油产品。

免疫复合物主要沉积在毛细血管后静脉,导致补体级联反应的激活以及血管活性胺和炎症细胞因子的释放,增加血管通透性,趋化中性粒细胞,导致血管损伤。此外,淋巴细胞增生性肿瘤和实质性肿瘤患者病程的某一阶段也可发生变应性皮肤血管炎。

二、临床表现

皮疹常为对称性,好发于身体低垂部位如下肢和踝部,病情严重时可伴患肢疼痛和水肿,也可发生于身体其他部位。皮肤以紫癜性斑疹、斑丘疹为特征性损害,可继发血疱、脓疱、坏死和溃疡。皮损多形,针尖大小至数厘米,可有出血、坏死、丘疹、脓疱等表现。皮疹通常在数周内消退,可反复发作使病程迁延数月至数年。皮疹消退后可遗留色素沉着和萎缩性瘢痕。可有多脏器受累,如累及肾脏、胃肠道、关节等。

三、实验室检查

可有红细胞沉降率增快、补体下降。部分病例有贫血、白细胞升高。肾脏受累者可出现蛋白尿、血尿及管型。

组织病理:真皮毛细血管和小血管内皮细胞肿胀、闭塞,管壁纤维蛋白样变性。血管壁及血管周围嗜中性粒细胞浸润,核碎裂及核尘,可见红细胞外渗。

免疫荧光检查:早期可见 C3、IgG 或 IgM 沉积在血管壁和血管周围。

四、诊断和鉴别诊断

根据皮损形态、分布部位特点,结合组织病理可确定诊断。应与下列疾病进行鉴别。

(一)过敏性紫癜

多发生于儿童及青少年,皮损为双下肢对称分布的紫癜、淤点、淤斑,皮损较单一,可伴有关节痛。部分病例累及肾脏和胃肠道。

(二)丘疹坏死性结核疹

多见于中青年,女性稍多于男性,表现为四肢伸面、关节附近或臀部散在中心坏死性坚实丘疹,愈后留有萎缩性瘢痕,结核菌素试验呈强阳性。

(三)结节性多动脉炎

皮损为沿小动脉分布的皮下结节,自觉疼痛,皮肤组织病理表现小动脉炎及小动脉坏死。

五、治疗

去除病因。停用可疑致敏药物及异种蛋白。注意休息,抬高患肢,避免寒冷及创伤。

(一)糖皮质激素

对皮损严重和脏器受累者,能较好地控制症状,可迅速地缓解发热和关节痛。剂量相当于泼尼松 30～60 mg/d,病情控制后,逐渐减至 5～15 mg/d 维持量。

(二)免疫抑制剂

若伴有肾脏损害、对糖皮质激素反应差的病例,可加用免疫抑制剂,如环磷酰胺 100 mg/d,硫唑嘌呤 100 mg/d,用药时注意监测外周血。

(三)氨苯砜

能稳定溶酶体膜,使皮疹迅速消退。用量为 100～150 mg/d,分 2～3 次口服。长期应用要定期复查血象、肝酶,注意有无骨髓抑制或药物性肝炎的发生。

(四)抗生素

局部并发感染或体内有感染灶者,加用大环内酯类、四环素类、青霉素或头孢菌素类抗生素。

(五)非甾体抗炎药

可减轻关节疼痛和发热,常用的有吲哚美辛、阿司匹林等。

(六)其他

局部酌情外用抗生素软膏或糖皮质激素制剂。

(刘晶晶)

第二节　过敏性紫癜

过敏性紫癜又称 Henoch-Schonlein 紫癜,是一种以 IgA 免疫复合物介导的累及毛细血管及细小动脉的白细胞碎裂性血管炎。

一、病因和发病机制

部分患者与上呼吸道感染有关,病原菌多为 A 族 β 溶血性链球菌。其他有关因素:①感染,如病毒和肠道寄生虫等;②食物,如鱼、虾等异种蛋白;③药物,如抗生素(青霉素、链霉素、红霉素、氯霉素)、磺胺类、异烟肼、解热镇痛药等;④其他,如寒冷、花粉、尘螨等。

发病机制可能与 IgA 抗体水平升高,皮肤及肾脏中 IgA 免疫复合物沉积有关。有时也有细胞免疫异常,遗传免疫在发病中的作用也可能存在。

二、临床表现

多见于 2~10 岁的儿童。成人和低于 2 岁的婴幼儿临床表现往往不典型,易发生严重的胃肠道症状和迟发性肾脏并发症。

(一)皮肤

典型表现为可触及性紫癜。皮损最初为红色斑疹、斑丘疹或荨麻疹样皮疹,直径 1~10 mm,很快发展为可触及的紫癜,压之不退色,也可融合成片形成淤斑。皮损对称分布在下肢和臀部,以伸侧为主,也可播散至上肢、躯干和面部。初为红色,渐变至紫色、红褐色、褐色,常在数周内消退。病情严重者,可出现溃疡或大疱性损害。

(二)关节

表现为关节肿胀、疼痛、压痛及功能障碍,为一过性关节炎,不会造成关节畸形。主要影响下肢关节,尤其是踝关节和膝关节,也可发生在肘关节、腕关节等。约 25% 的患者关节炎或关节痛先于皮疹出现。

(三)胃肠道

腹痛最为常见,可为轻微的腹痛,也可为伴呕吐和肠梗阻的剧痛,发作时易与急腹症混淆。呕血、黑便或大便隐血试验阳性等出血表现也较常见。病情严重者可出现肠穿孔和肠套叠,此外,其他少见的并发症包括胰腺炎、胆囊积液、蛋白丢失性肠道疾病等。

(四)肾脏

常有肾脏累及,大多病变较轻,表现为轻微的蛋白尿及血尿。儿童远期预后较好,成年患者发展成严重肾病的概率较儿童高。

三、实验室检查

实验室常规检查多为正常。约半数患者 IgA 水平可升高。凝血功能正常。伴肾脏损害时,肾功能检测可有相应的异常。

组织病理表现为真皮浅层及乳头层小血管为主的白细胞碎裂性血管炎。直接免疫荧光显示血管壁和血管周围 IgA、C3 沉积。

四、诊断和鉴别诊断

根据以下肢为主的可触及紫癜,伴或不伴胃肠道、关节、肾脏表现,血小板数量正常,基本可确定诊断。直接免疫荧光检查发现血管壁 IgA 沉积有助于本病的诊断,但不具有特异性。需要与特发性血小板减少性紫癜鉴别,根据临床表现和血小板计数正常可区别两者。

五、治疗

(1) 多数患者只需要支持疗法,如卧床休息、去除诱发因素即可恢复。有明显感染时,可系统应用抗生素,轻症或单纯性紫癜可使用芦丁、钙剂、维生素C以及抗组胺药物。

(2) 伴有肾脏损害可予糖皮质激素、血管紧张素转化酶抑制剂(ACEI)和血管紧张素受体拮抗剂(ARB)治疗。ACEI类药物对持续性蛋白尿的治疗效果明显,为过敏性紫癜继发高血压的首选药物。

(3) 进行期肾损害可单用大剂量糖皮质激素,或与环磷酰胺和双嘧达莫联合使用。严重病例可选用血浆置换及静脉注射丙种球蛋白。反复发作或重症患者的肾功能不全可进行透析及肾移植。

(刘晶晶)

第三节 结节性红斑

结节性红斑为累及皮下脂肪小叶间隔的脂膜炎,是炎症性脂膜炎中最常见的类型。

一、病因和发病机制

病因复杂。常见病因有感染、药物、结节病、自身免疫病、炎症性肠病、妊娠和恶性疾病。感染因素如链球菌、分枝杆菌、支原体、衣原体等;药物因素有口服避孕药、磺胺类、阿莫西林等;少部分患者伴克罗恩病、溃疡性结肠炎等。

发病机制可能与细菌、病毒和化学物质等诱发的迟发型超敏反应有关。有研究发现结节性红斑患者皮损和外周血中有Th1型细胞因子mRNA的表达。此外,黏附分子和炎症介质也参与疾病的发生,如血管内皮细胞黏附分子1(VCAM-1)、血小板内皮细胞黏附分子1(PECAM-1)以及E选择素等。

二、临床表现

女性常见,可发生于任何年龄,高峰发病年龄为20~30岁。急性起病者,在结节性红斑出现的前1~3周常有前驱症状,如体重下降、乏力、低热、咳嗽、关节痛等。临床表现为触痛显著的红斑性皮下结节,对称分布在下肢的伸侧,胫前最为常见,前臂、大腿和躯干的伸侧也可受累。数目不等,直径1~10 cm,边界不清,结节表面皮肤呈红色,可在几周内消退。皮损无化脓和溃疡,缓解后无萎缩和瘢痕形成,有时会遗留轻微的色素沉着。

三、实验室检查

白细胞计数、红细胞沉降率可升高。

组织病理:主要表现为间隔性脂膜炎,皮下脂肪间隔增厚。早期脂肪间隔水肿,伴嗜中性粒细胞浸润;晚期淋巴细胞、组织细胞浸润,偶见多核巨细胞。脂肪小叶间隔的中小血管内膜增生,管壁增厚,管腔可见血栓。真皮深层血管周围慢性炎症细胞浸润。

四、诊断和鉴别诊断

根据临床表现和病史不难诊断。皮肤深部活组织检查有助于确定诊断。

五、治疗

(1) 支持疗法，如抬高下肢、卧床休息有助于缓解。非甾体抗炎药可缓解疼痛。

(2) 口服碘化钾饱和溶液每天 3 次，每次 5 滴，或 10% 碘化钾溶液，10 mL，每天 3 次，逐天增加直至症状得到缓解，长期应用应注意避免甲状腺功能减退。

(3) 病情重者，可系统应用糖皮质激素，泼尼松 0.5~1 mg/(kg·d)，病情控制后递减。

(4) 秋水仙碱可用于结节性红斑合并白塞病的患者。

(5) 糖皮质激素联合羟氯喹、环孢素 A 或沙利度胺用于炎症性肠病合并结节性红斑者。

（刘晶晶）

第四节　青斑样血管病

青斑样血管病又称节段性透明性血管炎、白色萎缩、青斑血管炎，是一种微血管闭塞综合征的皮肤表现。

一、病因和发病机制

病因尚不明确，主要与血液高凝状态和自身免疫疾病有关。真皮内小静脉形成血栓，导致血管闭塞和继发缺血坏死。高凝状态与蛋白质 C 缺乏、凝血因子 V Leiden 突变、凝血酶原基因突变、高同型半胱氨酸血症、脂蛋白水平升高和抗凝血酶缺乏有关。自身免疫疾病如抗磷脂抗体综合征、SLE、结节性多动脉炎等也可导致继发性血液高凝状态。此外，丙肝、妊娠等也可导致其发病。

二、临床表现

好发于 15~50 岁女性。典型表现为下肢尤其是踝周和足部的痛性斑疹、丘疹、红斑和紫癜，可进展为形状不规则的溃疡。愈后形成瓷白色萎缩性斑。慢性病程，周期性复发。

三、实验室检查

组织病理学以纤维蛋白沉积和血栓形成导致的真皮血管闭塞、节段性玻璃样变和内皮细胞增殖为特点，偶见血管周围淋巴细胞浸润。直接免疫荧光可见免疫球蛋白、纤维蛋白和补体沉积在血管。

四、诊断和鉴别诊断

根据病史、体格检查、组织病理学证据进行诊断。排除是否存在高凝状态、结缔组织病、先天性和获得性血栓形成倾向、副蛋白血症等。进行乙肝、丙肝病毒和 HIV 检测等。

需与静脉淤滞溃疡、冷球蛋白血症等鉴别。

五、治疗

(一)抗血小板聚集药
阿司匹林、双嘧达莫或己酮可可碱,可缓解症状。

(二)人工合成雄激素
小剂量的达那唑可用于低纤维蛋白溶酶原血症、蛋白质 C 缺乏症和静脉血栓形成等。

(三)血管舒张剂
硝苯地平可作为辅助治疗,解除小动脉痉挛,缓解临床症状。

(刘晶晶)

第五节 坏疽性脓皮病

坏疽性脓皮病(PG)是一种复发性、疼痛性、坏死性溃疡性皮肤病,常伴有潜在的系统性疾病。

一、病因和发病机制

发病机制尚未明确。本病常合并一些系统性自身免疫性疾病,如血液病、类风湿关节炎、炎症性肠病、HIV 感染、慢性活动性肝炎等。体液免疫和细胞免疫异常可能与该病的发生有关。有报道患者体内存在皮肤和肠组织的自身抗体,γ球蛋白增高或减少,在部分患者溃疡的活动性边缘取材直接免疫荧光检查,发现真皮乳头层和网状层毛细血管后静脉血管壁有 IgM、C3 及纤维蛋白沉积;另外,患者对白色念珠菌、结核菌素、腮腺炎病毒无反应性,还有淋巴细胞转化试验、植物血凝素抗原皮试阴性等细胞免疫缺陷现象。因此,认为本病可能是一种免疫性疾病。皮肤外伤是本病的诱发因素之一。

二、临床表现

本病可发生于不同年龄,以 30~60 岁常见,儿童少见,女性略多于男性。好发下肢、臀部、躯干和外生殖器,其他部位亦可受累,如面、颈、舌、颊黏膜、上肢等部位。另外,溃疡可发生在外伤的部位,尤其是注射部位。病程经过可急可缓。

根据临床不同的表现又分为溃疡型、脓疱型、大疱型或"不典型"型、增殖型或浅表肉芽肿型四种亚型。皮损呈多样性,初起表现为炎症性红色、紫红色丘疹、小水疱、脓疱和小结节,迅速中心坏死,形成大小不等的剧烈疼痛性溃疡,边界清楚,边缘皮肤呈紫红色,其下方组织有潜行性破坏,周围可出现卫星状排列紫红色丘疹、水疱。发生破溃后又与中心部溃疡融合,底部溢脓,表面常覆有坏死组织及肉芽组织。溃疡中心不断愈合,形成菲薄萎缩性瘢痕,同时又不断向四周扩大,形同崩烛性溃疡。皮损可单发或多发,通常低于 10 cm,也可巨大。

临床可伴发热、肌痛、1/3 以上患者伴轻重不一的关节症状。有的病例可伴有皮肤外的其他症状,如炎症性肠病、结缔组织病、骨髓瘤、白血病、淋巴瘤、类癌、慢性活动性肝炎、糖尿病、心血管疾病等。

本病可复发,间隔时间不定,从数月至数十年。碘化钾摄入可使病情加重,部分病例碘化钾斑贴试验阳性。

三、诊断和鉴别诊断

根据炎症性红色丘疹、小水疱、脓疱和小结节,潜行性溃疡,边界清楚,伴剧烈疼痛,发病的特定部位及全身症状,本病易于诊断,应注意全身检查,以了解是否合并其他系统疾病。因本病的实验室检查和组织病理检查无特异性,仅作为排除性诊断。

本病应与梅毒肉芽肿性溃疡、寻常狼疮和瘰疬性皮肤结核、急性发热性嗜中性皮病和白塞病进行鉴别诊断。

四、治疗

积极治疗原发性疾病。增强体质,改善患者的全身状况,预防和治疗继发感染;有人认为大多数 PG 皮损可以有自愈倾向。

(一)系统治疗

1.氨苯砜

适应于病情发展缓慢者,其作用机制可能是抑制中性粒细胞移行和髓过氧化物酶系统活性。150～200 mg/d,分 2 次或 3 次口服。

2.糖皮质激素

适用于病情严重的急性病例,或局部外用药物保守治疗后无效病例。泼尼松 1 mg/(kg·d),病情控制后可减量,必要时低剂量维持治疗。若常规剂量无效,可试用甲泼尼龙 1 g/d,共 5 天冲击治疗。

3.免疫抑制剂

常用于病情严重或顽固者。可联合糖皮质激素治疗,亦可单独使用。常用有硫唑嘌呤、环磷酰胺、甲氨蝶呤、秋水仙碱、苯丁酸氮芥等。对常规药物治疗无效及病情进展极快的病例,可改用或开始即使用环孢素,能获得很好的疗效,通常剂量≤5 mg/(kg·d)有效,治疗效果不好的可以加至 10 mg/(kg·d),起效时间需要 1～3 周。也可选用霉酚酸酯、他克莫司、氯法齐明等药物,但疗程不宜过长,并注意其不良反应。

4.其他

米诺环素、磺胺吡啶、柳氮磺胺吡啶、沙利度胺、色甘酸钠、人免疫球蛋白。有使用 TNF-α 抑制剂如英夫利昔单抗、依那西普、阿达木单抗有效者。也有报道血浆置换、静脉注射丙种球蛋白、高压氧治疗有效。

(二)局部治疗

对轻症者,应以外用药物治疗为主,外涂他克莫司、吡美莫司、色甘酸钠、糖皮质激素等外用制剂。

(三)手术治疗

有报道在病情稳定期可考虑分层皮片移植和带血管游离皮瓣移植治疗成功的病例,但因为伤口可能发生同形反应,外科手术可能会加重疾病。

(刘晶晶)

第六节 网状青斑

网状青斑(LR)又名树枝状青斑、环状青斑、树枝状皮炎,是以皮肤表现特征性网状或树枝状青紫色斑的血管性疾病,常遇冷后加重。

一、病因和发病机制

网状青斑可分为生理性、特发性和继发性。生理性网状青斑(大理石样皮肤)发生于健康的儿童和成人,是一种对寒冷气候的反应,较弥漫,轻微、短暂,通常无自觉症状。特发性网状青斑病因不明,也可以是先天性的(先天性毛细血管扩张性大理石样皮肤)。但两者的组织学检查发现各种程度的网状青斑有小动脉、静脉内膜炎。继发性网状青斑常继发于引起血管内阻塞或血管壁的疾病,血管内阻塞如麻痹(瘫痪)、心力衰竭;栓子、草酸盐沉着症、潜水员病、减压病、血小板减少或增多症、冷球蛋白血症、红细胞增多症、冷凝集素症、巨球蛋白血症。血管壁的疾病如动脉硬化、红斑狼疮、皮肌炎、硬皮病、类风湿关节炎、风湿热、各种类型的动脉炎、蕈样肉芽肿、乳腺癌、动脉造影并发症等。有报道患者服用某些药物如米诺环素、奎尼丁、金刚烷胺可发生网状青斑。

二、临床表现

本病儿童和女性多见,多发生于下肢,偶尔累及上肢及躯干。当遇冷时皮损处出现青紫色或红色网状斑,斑间皮肤正常或苍白,可有轻度水肿,早期去除病因或保暖后症状可消退,但日久后血管可发生持久性扩张,皮损固定不变。一般无自觉症状,也可有麻木、隐痛或刺痛等感觉异常。坏死性网状青斑可发生皮肤溃疡,较顽固。

三、诊断和鉴别诊断

根据好发年龄、特征性临床表现易于诊断。应积极寻找潜在致病原因,应与火激红斑鉴别。

四、治疗

注意防寒保暖,先天性网状青斑无须治疗,有些患儿随着年龄增长可以改善,甚至消失。继发性网状青斑,应积极寻找病因并予以治疗。停用致病药物。严重患者包括有溃疡者,需长期使用抗凝、抗纤溶和溶栓治疗,如给予肝素抗凝、苯乙双胍和炔雌醇治疗。也可应用链激酶、尿激酶和低分子右旋酐静脉注射。有报道前列环素、硫唑嘌呤、达那唑、己酮可可碱或系统使用糖皮质激素及抗血小板治疗溃疡有效。

(刘晶晶)

第七节 肢端发绀症

肢端发绀症又称肢端青紫症,表现为遇冷后手足部皮肤呈对称性、持续性青紫色、多汗、冰凉,温暖后症状缓解。

一、病因和发病机制

本病病因尚不明了。有家族史,认为与遗传因素有关。肢端发绀症可分为原发性和继发性两类。原发性病因不明,继发性见于自身免疫性疾病,如结缔组织病、原发或继发性抗心磷脂抗体综合征;良性或恶性副蛋白血症、副肿瘤综合征;冷凝集素病;冷球蛋白血症等疾病。没有并发冻疮的病例,用光学显微镜观察和免疫组化研究,未发现支配皮肤脉管系统的神经、血管活性肽能神经有病变。因此,推测是由于皮肤末梢细、小动脉对寒冷刺激的反应过度,发生痉挛,血流缓慢,毛细血管和乳头下静脉丛继发性扩张、淤血所致,有报道检测血黏度增高和情绪变化可使疾病加重。

二、临床表现

多见于年轻女性,常于冬季发病,发病部位多位于指、趾,可扩展至腕和踝部,少数患者可累及鼻、唇、颊、颏和耳郭。遇冷后皮肤呈紫红色或青紫色,或杂以斑点,压之褪色。患处皮肤冰凉、多汗,温暖后皮色逐渐转变回红色。患者易患冻疮,亦可伴网状青斑及红绀病。有的整个冬季症状持续存在,肢端有麻木感或感觉异常。严重类型称为间歇性坏死性肢端青紫症,常突然发生于成年人,与季节无关,持续几周或几个月,一些患者仅发生1次,也有几年后复发,甚至手、足、指(趾端)出现溃疡和坏死现象,自觉疼痛。

三、诊断和鉴别诊断

根据肢端皮肤潮湿冰凉、呈紫红或青紫色,冬季发病或加重,脉搏正常,无静脉栓塞等可以诊断。主要与雷诺病、闭塞性动脉硬化症、冻伤鉴别。雷诺病为病因不明,受到寒冷和情绪波动等因素的影响,引起肢端小动脉痉挛,指、趾端皮肤苍白、青紫和潮红等改变疾病。闭塞性动脉硬化症多见于45岁以上,常伴有心血管疾病的男性患者,是一种动脉阻塞性疾病,表现为运动时下肢疼痛、间歇性跛行、麻木、酸胀和乏力,休息后症状减轻。夜间卧床休息时有发生激烈疼痛"休息痛"。严重缺血时患肢足、趾和小腿发生溃疡及干性坏死。闭塞血管处可闻及收缩期杂音,相应部位动脉搏动减弱或消失。实验室检查显示动脉斑状钙化,管腔不规则狭窄和节段性闭塞。冻伤是人体在$-2 \sim -10\ ℃$低温的作用下,局部或全身组织受到急性损伤,常见于指(趾)、手足、耳、鼻等暴露部位,冻伤后皮肤出现苍白、冰冷、麻木,复温后可表现红斑、水肿、水疱、大疱,甚至坏死等,自觉瘙痒、疼痛等不适。

四、治疗

患者应注意防寒、保暖,规律锻炼、戒烟、忌饮茶和咖啡。

可以适当系统使用血管扩张剂和钙通道剂,如硝苯地平、硫氮䓬酮、哌唑嗪、利舍平,但效果常不显著。局部应用烟酸衍生物和米诺地尔。严重者可行交感神经切除术。

(刘晶晶)

第八节 白 塞 病

白塞病又称白塞综合征、眼-口-生殖器综合征,是一种反复发作、多系统、多脏器受累的慢性炎症性疾病。其特征是同时或间歇发生的口腔、眼、生殖器溃疡及皮肤损害。

一、病因及发病机制

本病的病因及发病机制尚不清楚。多个报道显示此病可能与病毒、链球菌等感染因素导致的迟发型超敏反应有关,在部分患者血清中可检测到自身抗体如抗内皮细胞抗体和抗心磷脂抗体,有的患者皮损中存在 IgM、IgG 及免疫复合物的沉积。部分患者有一定的遗传易感性,有研究发现 HLA-B5 及其亚型 HLA-B51 与白塞病相关。

二、临床表现

本病好发于中青年,男性患者多见。主要表现为复发性口腔溃疡、复发性生殖器溃疡、视网膜血管炎或葡萄膜炎以及多种皮肤损害,部分患者可累及其他器官和系统。

(一)口腔损害

多为首发表现,发生于唇、舌、颊黏膜、牙龈、腭、扁桃体甚至咽部和鼻腔。皮损呈单发或多发,为圆形或椭圆形的疼痛性溃疡,直径 2~10 mm 或更大,境界清楚,有淡黄色坏死性基底绕以鲜红色晕。除部分患者显示深部溃疡,愈后留有瘢痕外,其余患者持续 1~2 周自然愈合,不留瘢痕。隔数天到数月又复发。每年至少发作 3 次。在整个病程中口腔溃疡的发生率高达 98%。

(二)生殖器损害

发生率仅次于口腔溃疡,可达 80%。见于男性的龟头、尿道口、阴茎甚至阴囊;女性为阴唇、尿道甚至子宫颈。两性都可发生于肛门、股皱襞甚至直肠。溃疡形态与口腔溃疡类似,一般较口腔溃疡大但发生数目及次数较口腔溃疡少,疼痛剧烈,不易愈合。

(三)眼损害

发生率约 50%,一般发生较晚,男性患者眼病变发生率高而症状重。开始一般有强烈的眶周疼痛和畏光。早期症状为结膜炎、虹膜睫状体炎或角膜炎。前房积脓可为眼色素层炎的后期并发症。本病若不及时治疗可发生脉络膜炎、视神经乳头炎、视神经萎缩、青光眼,最终可导致失明。

(四)皮肤损害

60%~80% 的患者有皮肤损害,发生率次于口腔及外生殖器黏膜病变。最常见为痤疮样和毛囊炎样皮损、结节性红斑样皮损和多形红斑样皮损,还可表现为丘疹脓疱性皮疹、疖样脓皮病、甲下脓肿、血栓性静脉炎等。40%~70% 的患者有针刺反应阳性,即用无菌针斜刺入非血管的皮肤 5 mm,48 小时后观察针刺部位反应,出现直径>2 mm 红色丘疹或脓疱为阳性,有诊断意义。

(五)其他表现

20%~40%患者伴有血管炎改变,静脉病变多于动脉病变(动脉受累占血管病变的7%),常表现为血栓性静脉炎、动脉瘤或动脉闭塞等。另外,还可出现中枢神经系统损害,类似于多发性硬化症的脑部症状。也可出现关节损害,常表现为游走性不对称性非侵蚀性关节炎,好发于膝关节、踝关节、肘关节。胃肠道、心血管系统等也可受累。

三、实验室检查

(一)实验室检查

可有贫血、白细胞增多,红细胞沉降率升高,C反应蛋白及类风湿因子阳性,血清黏蛋白及血浆铜蓝蛋白增加。检眼镜检查和眼底荧光造影检查有助于眼损害的诊断,胃镜或肠镜有助于发现消化道溃疡。

(二)组织病理

损害通常显示为血管炎。可累及大小血管,口腔和皮肤损害常常早期为白细胞碎裂性血管炎,后期为淋巴细胞性血管炎。

四、诊断与鉴别诊断

(一)诊断

国际白塞病协作组的诊断标准如下。

1. 必要条件

复发性口腔溃疡:在一年内观察到至少3次口疮样或疱疹样溃疡。

2. 次要条件

(1)复发性生殖器溃疡或瘢痕:目前或病史中观察到溃疡或瘢痕。

(2)眼部损害:前、后色素层炎和裂隙灯查到玻璃体有细胞;或眼科医师检查到的视网膜血管炎。

(3)皮肤损害:目前或以往有过结节性红斑或假毛囊炎,或脓性丘疹,或痤疮样结节(见于青春发育期后,未服激素者)。

(4)针刺反应阳性。

1条必要条件加4条次要条件中的2条即可诊断。

(二)鉴别诊断

需与阿弗他口腔炎、早期梅毒黏膜斑、念珠菌病、天疱疮、结节性红斑、细菌性毛囊炎、炎症性肠病等相鉴别。

五、治疗

(一)一般治疗

调整生活规律,劳逸结合,适当休息。保护口腔黏膜;不要戴隐形眼镜,防止角膜溃疡;保持外阴清洁、干燥、减少摩擦等。

(二)系统用药

1. 沙利度胺

能明显减轻严重的口腔与生殖器溃疡,剂量为100 mg~200 mg/d,注意其致畸作用和神经系统的不良反应,有妊娠计划妇女禁用。

2.糖皮质激素

可以减轻各种症状,尤其能够改善黏膜溃疡和关节疼痛,对有眼部受损和中枢神经受损者宜及时应用。开始剂量相当于泼尼松 $1\sim1.5$ mg/(kg·d),病情控制 2 周后逐渐减量。病情危重者可进行冲击治疗。

3.免疫抑制剂

可用于有糖皮质激素使用禁忌证者、单独使用糖皮质激素不能缓解的患者或伴有严重系统并发症的患者(如伴有中枢神经系统或血管病变者)。可与糖皮质激素联合使用,以减少糖皮质激素的用量。常用的有环磷酰胺 $8\sim12$ mg/(kg·d)、甲氨蝶呤 $15\sim25$ mg/w、硫唑嘌呤 $1\sim2$ mg/(kg·d)、环孢素 $3\sim5$ mg/(kg·d)等。此外也可用雷公藤总苷 $40\sim80$ mg/d,但应注意其生殖系统毒副反应,育龄期妇女禁用。

4.其他药物

秋水仙碱 0.6 mg,每天 $2\sim3$ 次,对黏膜溃疡有较好的疗效;氨苯砜可作为替代药物或同时使用以增强疗效,通常 100 mg/d。阿司匹林 $25\sim75$ mg/d、双嘧达莫 $75\sim150$ mg/d 有抗血小板聚集作用,可用于有血栓形成者。其他如布洛芬、吲哚美辛、柳氮磺吡啶可选用,对关节痛、关节炎有效。

(三)局部用药

口腔溃疡疼痛剧烈者,可局部使用 2% 利多卡因凝胶、外用四环素制剂等;外阴溃疡可给予高锰酸钾溶液局部清洗,然后涂抗生素软膏。

(刘晶晶)

第九节 色素性紫癜性皮肤病

色素性紫癜性皮肤病也称色素性紫癜性皮疹,是一组由毛细血管炎引起的毛细血管扩张、通透性增加所致的红细胞外渗和含铁血黄素沉积,以皮肤淤点样出血为特征的疾病。色素性紫癜性皮肤病包括进行性色素性紫癜性皮病、毛细血管扩张性环状紫癜、色素性紫癜性苔藓样皮病。

一、病因和发病机制

病因尚未明了。属淋巴细胞围管性毛细血管炎、管壁病变。重力和静脉压升高是重要的局部诱发因素,运动可能为激发因素。有人认为毛细血管扩张性环状紫癜可能是某些全身疾病(如心血管系统、肾脏疾病、类风湿疾病、蕈样肉芽肿等)的一种表现,但大多数本病患者均健康。也有认为与某些药物(如钙通道阻滞剂、β受体阻滞剂、维生素 B_1、非那西丁、呋塞米、阿司匹林等)或食物添加剂有关。病变血管周围浸润细胞主要为 T 淋巴细胞和朗格汉斯细胞,提示为细胞介导的变态反应,未发现有免疫复合物的沉积。

二、临床表现

进行性色素性紫癜性皮病青壮年男性多见。极少数患者有家族性发病。皮疹好发于下肢小腿及踝周，亦可发生于其他部位，包括手掌。其典型特征是群集性针尖大小红色淤点，逐渐融合成片，中心部位由于含铁血黄素的沉积逐渐转变成棕褐色，但在旧皮疹内及周围不断有新发皮疹，外观似胡椒粉样小点。皮疹数目多少不定。通常无自觉症状或伴轻度瘙痒。病程慢性，反复发作多年后可自行缓解或消失。

毛细血管扩张性环状紫癜又称 Majocchi 病。本病可发生于任何年龄，但青年女性多见。极少数患者有家族内发病。早期呈紫红色、直径 1～3 cm 环状斑疹，表现暗红色毛细血管扩张或胡椒粉样小点，逐渐中央消退，且向周围扩展形成环状、半环状，伴褐黄色色素沉着，中央轻度萎缩。皮疹数目多少不定，几个或多个。多发生于小腿，然后可发展至大腿，甚至延伸到臀部、躯干和上肢。患者无静脉淤积现象。通常无自觉症状。有自愈倾向。如果皮疹数目少且为形状较大的不规则弓形损害，则称为弓形毛细血管扩张性环状紫癜，为本病的一个亚型。

色素性紫癜性苔藓样皮病/皮炎又称 Gougerot-Blum 病/综合征，中年男性多见，好发小腿，也可累及大腿、臀部、躯干下部。对称分布。皮疹表现为针尖大小铁锈色苔藓样丘疹，常融合成斑块（伴有苔藓样皮炎的紫癜）。边缘不清，表面少许鳞屑。本病可合并有卟啉症，损害亦可发生于口腔黏膜。

三、诊断和鉴别诊断

根据皮疹好发下肢，尤其以小腿伸面多见，特征性皮损诊断不难。应与过敏性紫癜、静脉曲张性湿疹、匐行性血管瘤、高球蛋白血症性紫癜鉴别。过敏性紫癜下肢皮肤成批出现淤点，压之不退色，常无自觉症状。可伴弥漫性腹痛、关节炎或关节痛、肾脏受累，血小板计数正常。静脉曲张性湿疹中老年男性发病率高，患肢有不同程度静脉曲张，小腿下部常伴水肿。皮疹为片状暗红斑及色素沉着斑、丘疹、小水疱、糜烂、结痂、鳞屑或不易愈合的溃疡，可干燥或渗出。匐行性血管瘤多见于单侧下肢，皮疹为匐行状、环状或网状红色、紫红色斑片，伴毛细血管扩张。无自觉症状。高球蛋白血症性紫癜多见于中老年女性，好发下肢胫前及足背，损害为小片红斑，迅速形成淤点和淤斑，成群发生，反复发作。实验室检查：蛋白电泳 γ 球蛋白异常增高，呈宽带峰等。

四、治疗

本病通常不需治疗。治疗时积极寻找病因并治疗基础疾病。注意提高患肢，避免较长时间站立，可穿弹力袜。局部外用糖皮质激素有效。系统药物有复方芦丁、维生素 C、维生素 E、己酮可可碱，皮疹较泛发者可顿服少量糖皮质激素，泼尼松 10 mg/d，皮疹消退后递减剂量，直至停药。瘙痒时可口服抗组胺药。有使用 PUVA 治疗成功的报道。

（刘晶晶）

第十节　急性发热性嗜中性皮病

急性发热性嗜中性皮病又名 Sweet 综合征、Sweet 病，以发热、触痛性红色斑块或结节、外周血中性粒细胞增多和真皮弥漫性中性粒细胞浸润为特点。

一、病因和发病机制

病因尚不明确,可能是机体对感染、恶性肿瘤、药物的高敏反应,亦可发生于外伤后。可能与免疫复合物性血管炎和中性粒细胞的功能改变相关。局部或全身的细胞因子分泌失衡亦可能参与发病,包括白介素-1(IL-1)、粒细胞集落刺激因子(G-CSF)、粒细胞-巨噬细胞集落刺激因子(GM-CSF)、γ-干扰素(IFN-γ)等。

二、临床表现

任何年龄均可发病,女性多见。皮损好发于面部、颈部和上肢,躯干部也可累及。典型皮损为突发性触痛性红色斑块和结节,可伴发热。斑块扁平隆起、边界清楚,表面可出现假性水疱。皮损可自发消退。

可累及其他器官,但相对少见。眼部受累表现为眼睑炎、结膜炎、虹膜炎、溃疡性角膜炎、巩膜炎和葡萄膜炎等。骨骼肌肉系统病变表现为无菌性骨髓炎、肌炎、筋膜炎、关节痛、急性无菌性关节炎等。神经系统表现为无菌性脑膜炎、脑炎、格林巴利综合征、精神异常等。肾脏受累可见血尿、蛋白尿。心脏受累可有主动脉狭窄、主动脉炎、心脏肥大、冠状动脉闭塞等。肺部受累可见胸腔积液、胸部X线异常和肺泡炎等。

三、组织病理学

表皮内散在中性粒细胞浸润,偶见表皮内水疱。真皮乳头区高度水肿,真皮浅中层中性粒细胞弥漫性浸润,可见核尘。血管及汗腺周围中性粒细胞致密浸润,但无明显血管炎的改变。

四、诊断和鉴别诊断

主要标准:①急性发作的触痛性红色斑块或结节;②真皮弥漫性嗜中性粒细胞浸润且无血管炎改变。

次要标准:①发热(>38 ℃);②发疹前有上呼吸道或胃肠道感染或免疫接种史,或存在肿瘤、自身免疫性疾病、妊娠;③ESR>20 mm/h、WBC>8 000/mm^3、中性粒细胞百分比>70%、CRP升高;④对糖皮质激素或碘化钾反应良好。满足主要标准,同时有2项或2项以上次要标准可诊断该病。

急性发热性嗜中性皮病需与结节性红斑、多形性红斑鉴别,根据临床表现和组织病理可以鉴别。

五、治疗

(1)系统应用糖皮质激素:常以1 mg/(kg·d)为起始剂量,控制病情后逐渐减至10 mg/d维持,病情较重者可延长激素使用时间。对于局部病变可局部皮损内注射激素。

(2)碘化钾肠溶片:每天300 mg,分3次口服,或者饱和溶液1次3滴,一天3次。潜在的不良反应为血管炎和甲状腺功能减退,需严密随访。

(3)上述药物反应不敏感者,可联合环孢素A和氨苯砜。环孢素A的初始剂量为2～3 mg/(kg·d),氨苯砜的初始剂量为100～200 mg/d。

(刘晶晶)

第十八章

皮肤附属器疾病

第一节 玫瑰痤疮

玫瑰痤疮又称酒渣鼻,是一种累及面部皮肤血管和毛囊皮脂腺单位的慢性炎症性皮肤病。发生在颜面中部,以皮肤潮红、毛细血管扩张及丘疹、脓疱为主要表现。

一、病因和发病机制

病因不明,与毛囊虫感染、皮脂溢出、血管异常等有关。此外,日晒、嗜酒、辛辣食物刺激、高温及寒冷刺激、情绪激动、内分泌障碍等均可促使发病。发病机制可能是在皮脂溢出的基础上,由于感染和冷热刺激等因素造成颜面血管运动神经失调,毛细血管长期持续扩张,继而形成皮损。

毛囊蠕形螨可能在玫瑰痤疮的发病机制中起作用。在玫瑰痤疮患者皮疹中,蠕形螨感染率较面部健康者明显升高,颊部螨密度最高,包括毛囊蠕形螨和皮脂蠕形螨,寄居于毛囊皮脂腺单位。螨虫通过自身酶分解上皮蛋白及皮脂为其生存提供营养物质,其分解产物可导致毛囊周围的炎症反应。而皮损区毛细血管扩张、血流增加又可加重螨入侵、繁殖。

二、临床表现

本病多见于30~50岁的中年人,女性多于男性,但严重病例一般见于男性。常并发痤疮及脂溢性皮炎,无明显自觉症状。根据皮损的类型,美国国家玫瑰痤疮协会专家委员会提出玫瑰痤疮的临床分型标准,将患者分为红斑毛细血管扩张型、丘疹脓疱型、鼻赘型和眼型。

(一)红斑毛细血管扩张型

面中部特别是鼻部、两颊、前额、下颌等部位对称发生红斑,尤其在刺激性饮食、外界温度突然改变及精神兴奋时更为明显,自觉灼热。红斑初为暂时性的,反复发作后持久不退,并在鼻翼、鼻尖及面颊等处出现如树枝状的毛细血管扩张,使面部持久性发红,常伴毛囊口扩大及皮脂溢出等。

(二)丘疹脓疱型

病情继续发展时,在红斑基础上成批出现针头至绿豆大小丘疹、脓疱、结节,毛细血管扩张更为明显,纵横交错,鼻部、面颊部毛囊口扩大明显。皮损时轻时重,常此起彼伏,可数年或更久。

中年女性患者皮损常在月经前加重。

(三) 鼻赘型

病期长久者鼻部皮脂腺及结缔组织增生,致使鼻尖部肥大,形成大小不等的紫红色结节状隆起,称为鼻赘,其表面凹凸不平,毛囊口明显扩大,皮脂分泌旺盛,毛细血管显著扩张。从红斑期发展至鼻赘期需要数十年。仅见于少数患者,几乎均为40岁以上男性。

(四) 眼型

很少单独发病,通常在以上3型中出现,多见于绝经期后的女性和鼻赘期的男性。表现为眼睑炎、结膜炎、角膜炎、复发性睑板腺囊肿等,患者可出现眼睛干燥、异物感、流泪、畏光、视力模糊等症状,甚至发生视物模糊、视力丧失。

三、组织病理学

轻型玫瑰痤疮组织学改变常仅限于血管扩张和轻度水肿。随着疾病发展,会出现血管周围及毛囊周围淋巴组织细胞浸润。某些患者皮脂腺增生很明显,并可见弹性组织溶解。无粉刺形成,炎症最严重的可见到毛囊周围非干酪样上皮样肉芽肿。

四、诊断和鉴别诊断

根据鼻部和面中央部发生典型皮损,结合实验室检查容易诊断。

本病需与寻常痤疮、脂溢性皮炎、激素性皮炎等进行鉴别。

长期外用激素特别是含氟糖皮质激素制剂所致面部毛细血管扩张及口周皮炎改变可与酒渣鼻皮损相似,称为酒渣鼻样激素性皮炎(SIRD),它与传统的酒渣鼻不同,与长期外用糖皮质激素有关,是停止外用糖皮质激素后出现的一种反跳现象。根据长期用药病史,皮损较稳定,无阵发性加重充血等特点可与之鉴别。

五、治疗

(一) 一般治疗

去除病灶,纠正胃肠功能,调整内分泌,避免过冷过热刺激及精神紧张,忌饮酒及辛辣食物。注意劳逸结合。避免长时间日光照射。

(二) 外用药物治疗

可以使用复方硫黄洗剂、2.5%硫化硒洗剂,每天2~3次;外用维A酸有助于真皮乳头层和网状层的结缔组织重塑,并可减轻真皮炎症浸润;0.03%他克莫司软膏可通过对钙调磷酸酶抑制作用而抑制炎性细胞因子释放;5%过氧苯甲酰凝胶对毛囊蠕形螨和细菌有杀灭作用;外用0.75%甲硝唑凝胶、1%甲硝唑霜可以杀灭毛囊虫,也可外用含1%~3%甲硝唑的硫黄洗剂;脓疱多时应使用抗生素制剂如2%~4%红霉素醇、1%林可霉素醇等。可同时配合温和护肤品外用,如维生素E乳膏等,减轻药物对皮肤的刺激。有眼部受累者,可选择四环素眼药膏、金霉素眼药膏等。

(三) 内用药物治疗

对自主神经功能不稳定或紊乱,尤其是女性在月经前或月经期面部易发生阵发性潮红者,可内服谷维素、地西泮等。对于镜检有较多毛囊虫的患者,可用甲硝唑0.6 g/d,连服2周后减为0.4 g/d,共服1个月。炎症明显的患者,可用四环素1 g/d,连服2周后减为0.5 g/d,共服1个月,也可选用多西环素或米诺环素。对于四环素不耐受或禁用患者,可选用克拉霉素、阿奇霉素等大环内酯类。如经以上治疗仍效果不佳者,可选用口服小剂量的维 A 酸类药物治疗,特别是严重的肉芽肿型、鼻赘型、爆发型玫瑰痤疮的治疗。丘疹脓疱型玫瑰痤疮患者服用 $0.2\sim0.5$ mg/(kg·d)即可收到较好疗效。

(四)其他疗法

光动力疗法、强脉冲光以及脉冲染料激光可以去除毛细血管扩张。对毛细血管扩张期及鼻赘期可用切割术,即以手术刀片按纵、横方向,浅划局部以切断毛细血管网。鼻赘期损害也可采用外科手术切除整形。

(刘晶晶)

第二节 斑 秃

斑秃是一种突然发生的局限性斑片状脱发,可发生于身体任何部位。

一、病因和发病机制

病因尚不完全清楚,目前认为可能与遗传、情绪应激、自身免疫等因素有关,约25%患者有家族史,神经精神因素被认为是重要的诱发因素。

斑秃常与一种或多种自身免疫性疾病并发,桥本甲状腺炎、糖尿病、白癜风患者及其亲属患本病的概率比正常人明显增高,斑秃患者体内存在自身抗体;有学者认为斑秃的发病与生长期毛囊丧失免疫赦免有关。

二、临床表现

本病可发生于任何年龄,以青壮年多见。典型表现为突然出现的圆形或椭圆形、直径 $1\sim10$ cm、数目不等、边界清楚的脱发区,患处皮肤光滑,无炎症,无鳞屑,无瘢痕。按病期可分为进展期、静止期及恢复期,进展期脱发区边缘头发松动,很易拔出(轻拉试验阳性),拔出头发,光镜下可见毛干近端萎缩,呈上粗下细的惊叹号样,如损害继续扩大,数目增多,可互相融合成不规则的斑片;静止期时脱发斑边缘的头发不再松动,大多数患者在脱发静止3~4个月后进入恢复期;恢复期有新毛发长出,最初出现细软色浅的绒毛,逐渐增粗,颜色变深,最后完全恢复正常。

病程可持续数月至数年,多数能再生,但也能再次发生;脱发愈广泛,复发机会愈多痊愈机会愈少。头皮边缘部位(特别是枕部)毛发较难再生。斑秃继续发展出现头发全部脱失,称为全秃,严重者眉毛、睫毛、腋毛、阴毛和全身毳毛全部脱落,则称为普秃。全秃和普秃病程可迁延,发病年龄越小,越难恢复。

三、诊断和鉴别诊断

根据临床突发性斑状秃发易于诊断。本病应与假性斑秃及头癣鉴别。假性斑秃是一种多发性圆形、椭圆形或不规则形头皮萎缩性斑片,往往由扁平苔藓等导致,逐渐出现毛囊萎缩和永久性脱发,秃发部位皮肤萎缩变薄,毛囊口消失,秃发区境界清楚,但边缘不规则。头癣仅发生于儿童,为不完全脱发,毛发易折断,残留毛根,附有鳞屑或癣痂,断发中可查到真菌。

四、治疗

(一)一般治疗

去除可能的诱发因素,注意劳逸结合。向患者解释病程及预后,绝大多数斑秃可在6~12个月自行痊愈。对秃发范围广或全秃、普秃患者,可戴假发。

(二)局部治疗

(1)2%或5%米诺地尔酊剂或霜剂、10%辣椒酊等,可改善头皮局部血液循环、促进毛发生长,一般每天外用2次,2~3个月可有毛发新生。

(2)秃发区用泼尼松龙混悬液或复方倍他米松注射液进行多点皮内注射,每3~4周1次,一般3~4次后可见效。

(三)系统药物治疗

可用胱氨酸、泛酸钙、B族维生素等口服。对于精神紧张、焦虑、失眠的患者可给予镇静剂如地西泮等。对急性期重度斑秃包括全秃及普秃可口服泼尼松,每天10~20 mg/d,数周后逐渐减量,维持数月,一般1个月内即有头发生长,宜缓慢减量,减药过快或停药过快易致复发,应注意长期应用糖皮质激素的不良反应。

(刘晶晶)

第三节 雄激素性秃发

雄激素性秃发又称男性型秃发,是男性秃发的最常见类型,但也可发生于女性,具有高度遗传性状。特征是进行性脱发,主要影响头顶中央的头发。雄激素性脱发影响人类各个种群,中国男性的患病率约为20%,女性约为6%。患病率随着年龄的增大而逐渐增加。

一、病因和发病机制

本病常有家族史,雄激素在本病的形成中发挥重要作用。在头皮秃发区域,二氢睾酮、5α还原酶和雄激素受体的浓度明显增加。二氢睾酮可使毛囊逐步缩小,最后导致终端毛囊转变为毳毛,形成临床上的秃发。

二、临床表现

多从青春期开始发病。常见的脱发模式是额颞区和头顶弥散性脱发。一般前额双侧头发开始变得稀疏而纤细,逐渐向头顶延伸,额部发际线向后退缩,头顶头发也逐渐开始脱落。随着病情进展,前额变高,头发呈M字形。最后额部与头顶秃发区融合成片,仅两颞和枕部保留剩余头发。脱发处皮肤光滑,仅可见少量毳毛。本病无自觉症状,女性脱发模式与男性有所不同,多为头顶部毛发稀疏,前额发际线不后移。国际上常用改良的Norwood-Hamilton分类法,将男性分为7类和4种特殊的变型,女性用Ludwig法分为Ⅰ、Ⅱ、Ⅲ级。

三、诊断和鉴别诊断

典型的慢性脱发病史;头发稀疏,主要累及额部、头顶部区域。家族史有助于诊断雄激素性脱发。女性患者应注意评估是否有内分泌功能紊乱。

本病一般不需要实验室检查,尤其是男性患者。45 岁以上的男性患者开始非那雄胺治疗前应进行前列腺特异性抗原检测。对女性患者进行实验室检查的主要目的是为了排除任何潜在的内分泌功能紊乱性疾病,尤其是多囊卵巢综合征。可化验游离雄激素、脱氢表雄酮和催乳素。必要时可进一步检测排除罕见的先天性肾上腺皮质增生症。

四、治疗

口服非那雄胺(仅适用于男性)和外用米诺地尔(适用于男性和女性)是雄激素性秃发的标准治疗方法。

非那雄胺是 II 型 5α-还原酶抑制剂,可以抑制睾酮转化为二氢睾酮。口服非那雄胺 1 mg/d,可以改善男性轻中度雄激素性秃发。需服用 6 个月至 1 年。女性一般无效。

外用 2% 或 5% 米诺地尔可有效抑制本病的进展和改善病情。推荐女性外用 2% 米诺地尔,男性外用 5% 米诺地尔。常见不良反应是多毛症,有时有刺激性和接触性皮炎。

其他治疗方法包括毛发移植等。

(刘晶晶)

第四节 多 毛 症

多毛症是指血液循环中雄激素生成增多,造成体毛密度增加变长变多,超过正常生理范围的症状。

一、病因和发病机制

(一)卵巢疾病导致的多毛症

最常见于多囊卵巢综合征,占多毛症的 90%,其典型临床表现为月经失调、不育、肥胖和多毛。

(二)肾上腺疾病导致的多毛症

1. 先天性肾上腺皮质增生

为常染色体隐性遗传,以 21-羟化酶缺乏最为常见。由于此酶缺乏,使皮质醇合成减少,反馈促进促肾上腺皮质激素分泌以代偿皮质醇合成之不足,继而导致其中间产物雄激素大量合成和分泌。

2. 肾上腺肿瘤

单纯分泌雄激素的肾上腺肿瘤临床少见,多伴有男性化表现。

3. 皮质醇增多症

无论是肾上腺皮质肿瘤、异位内分泌肿瘤或垂体分泌过量 ACTH 的库欣病,都可促使皮质醇及其中间产物雄激素的过量分泌,诱发多毛症。

(三)药物性多毛症

外源性雄激素可导致多毛症。甲睾酮、丹那唑和其他合成类固醇都可能引发毛发过度生长和痤疮。

(四)特发性多毛症

指不能确定病因的多毛症。5%～6%的多毛症患者属此类。

二、临床表现

毛发生长过盛,主要表现为颜面、耳前、口周、胸前、乳头周围、腋窝、背部、下腹部、阴毛多而浓密。

三、诊断和鉴别诊断

多毛症的诊断一般不难,在体毛稀少部位出现多毛者即应考虑诊断。应注意与多囊卵巢综合征、肾上腺皮质增生、肾上腺皮质腺瘤、肾上腺皮质癌及卵巢肿瘤等鉴别诊断。

四、治疗

治疗原则为寻找和去除诱因,积极寻找原发病灶,广泛多毛症可系统应用抗雄激素药物。

(一)药物治疗

1. 抑制肾上腺皮质增生药物

有迟发型先天性肾上腺皮质增生时,可用糖皮质激素类药物,如泼尼松每晚2.5 mg口服,或用地塞米松0.25～0.5 mg,每晚睡前口服。

2. 抑制卵巢雄激素分泌药物

口服避孕药:多用于治疗特发性多毛症,可用复方炔诺酮片,每片含炔雌醇0.35 μg加炔诺酮0.5 mg,每天1次,21天为1个周期,疗程半年至1年。

3. 其他拮抗雄激素作用的药物

(1)螺内酯:一般每天用量为60～180 mg,分3次口服。

(2)环丙孕酮:一般每天用量为10～100 mg,连用5～14天。可与其他药联合应用,如与炔雌醇30 μg/d合用,对合并有痤疮的女性多毛症效果较佳。

(二)脱毛

应用红宝石、半导体激光、Nd:YAG激光或强脉冲光照射治疗,疗效肯定。不良反应常见局部红肿、红斑、淤斑、色素沉着等。

(刘晶晶)

第五节 多 汗 症

多汗症是指在正常生活环境和条件下患者局部或全身皮肤异常多汗。全身性多汗症少见,常发生在身体的某些部位。

一、病因和发病机制

多汗症的原因可分为疾病性和功能性失调两种。前者见于内分泌失调或激素紊乱，如甲状腺亢进、垂体功能亢进、妊娠、糖尿病、神经系统疾病等；功能性多汗则与精神性因素有关，为交感神经功能失调所致。

本病的发生可能为各种因素导致交感神经冲动增加，乙酰胆碱分泌量增多而导致多汗；或由于汗腺神经紧张性增加，对于正常强度的神经性和非神经性刺激的出汗反应增强。服用大剂量糖皮质激素时也常出现多汗。

二、临床表现

可分为局限型多汗和泛发型多汗。

(一)局限型多汗

男女均可发生。多见于掌跖、腋下、腹股沟、会阴部，其次为前额、鼻尖和胸部，其中以掌跖最为常见，无明显季节区别。常初发于儿童或青春期，一般持续数年，至 25 岁以后常自然减轻。患者常伴有末梢血液循环功能障碍，如手足皮肤湿冷、青紫或苍白、易患冻疮等。足部多汗由于汗液蒸发不畅，致足底皮肤浸渍发白，伴脚臭，并易继发细菌和真菌感染。腋窝部及阴部多汗时，同时伴有臭汗症。由于该部位皮肤薄嫩，经常潮湿摩擦，易发生擦烂性红斑，伴发毛囊炎、疖等。

(二)泛发型多汗

主要由于其他疾病引起的全身广泛性多汗，如感染性高热，由于神经系统的调节或口服退热剂，通过出汗进行散热。其他如中枢神经系统损伤(包括皮质及基底神经节)、脊髓及周围神经损伤也可发生全身多汗。

三、治疗

避免精神紧张及情绪激动，由其他疾病导致者应针对病因进行治疗。

(一)外用药物治疗

注意保持皮肤清洁。常用收敛性药物如 5% 明矾溶液、5% 鞣酸溶液或 2%～4% 甲醛溶液，腋部多汗者可外用 20% 氯化铝乙醇溶液，用药前应先将腋部擦干，每晚睡前外用，连续 7 天。

(二)系统药物治疗

某些镇静药如溴剂、苯巴比妥、氯丙嗪、谷维素等对情绪性多汗症有效。抗胆碱能药物如阿托品、颠茄、溴丙胺太林等内服有暂时效果，但可致口干、皮肤潮红、心悸等不良反应。

(三)注射治疗

A 型肉毒杆菌毒素(BTA)可用于治疗腋窝多汗症，对掌跖多汗症亦有效。BTA 可通过阻止胆碱能神经元释放乙酰胆碱发挥作用。注射部位的皮肤 4～6 个月基本不出汗，常见不良反应为注射部位疼痛和肌无力，均为暂时性。

(四)物理治疗

用自来水及直流电进行电离子透入疗法，适用于手足多汗症。

(五)手术治疗

其他治疗无效时可以考虑手术治疗。切除汗腺对腋部多汗症通常有效，交感神经切除术对手足多汗症有良好疗效。

(刘晶晶)

第六节 臭汗症

臭汗症是指汗腺分泌液具有特殊臭味或汗液及皮肤表面污物被分解而释放出臭味的一类疾病。臭汗症可来源于小汗腺也可以来源于顶泌汗腺。通常以腋窝、足部和会阴部为多，典型疾病如腋臭。

一、病因和发病机制

小汗腺引起的臭汗症多由表皮细菌分解汗液和皮肤表面污物引起，常与多汗症伴发，以足趾和趾间常见。一些代谢性疾病患者由于汗液含有的特殊物质具有特殊臭味，如苯丙酮尿症患者的汗液具有"霉"味或"鼠尿"味。一些患者服用药物或食用大蒜和生葱等后某些成分可由小汗腺随汗液排出而产生臭味，引起全身性臭汗症，如使用青霉素或溴剂的患者。

顶泌汗腺引起的臭汗症多由该部位各种细菌与顶泌汗腺分泌物中所含的有机物起作用后产生的不饱和脂肪酸和氨所致，一般引起局部臭汗症，最常见为腋臭。

二、临床表现

臭汗症多见于多汗、汗液不易蒸发和顶泌汗腺所在的部位，如腋窝、腹股沟、足部、肛周、外阴、脐部及女性乳房下等处，而以足部和腋下最为常见。足部臭汗症表现为足底和脚趾间发出臭味，常与足部多汗症伴发。腋部臭汗症又称腋臭，为腋窝部发出特殊的刺鼻臭味，天热汗多或运动后最为明显，可同时伴有色汗（以黄色多见），年轻女性多见，常有家族史，少数患者的外阴、肛门和乳晕等部位也可累及，由于顶泌汗腺的分泌受性激素影响，在青春期后较严重，老年期则逐渐减轻或消失。代谢性疾病、服用药物或特殊食物引起的臭汗症表现为全身臭味，同时患者唾液和尿液可能具有相同气味，因此一些全身泛发臭汗症可为系统性疾病诊断提供线索。

三、治疗

臭汗症的患者首先要明确病因，有代谢性疾病的需进一步明确诊断，由药物或特殊食物引起的需尽量避免服用。无特殊病因的患者应注意清洁卫生，经常洗澡，勤换衣袜，保持皮肤干燥与清洁。腋臭患者可将腋毛刮去，以减少局部寄生菌数量。

（一）外用药物治疗

局部臭汗症可外用 2%～4% 甲醛溶液、20% 氯化铝无水乙醇溶液等；足臭可用 1：5 000 高锰酸钾溶液浸泡，每天 30 分钟，共数周；腋臭可用腋臭粉（枯矾 30 g、蛤蜊壳粉 15 g、樟脑 15 g 共研细末）；局部臭汗症也可使用肉毒素局部注射。

（二）物理治疗

腋臭可选择高频电针刺入毛根破坏顶泌汗腺及其导管；激光脱毛亦有微效；物理治疗疗效有限。

（三）手术治疗

腋臭可采用小切口剥离术。

（刘晶晶）

第七节 顶泌汗腺痒疹

顶泌汗腺痒疹又称顶泌汗腺粟丘疹、福克斯-福代斯病或汗腺毛囊角化病,是指由于毛囊漏斗部形成角栓阻塞顶泌汗腺管入口,汗液潴留并发汗管破裂导致的炎症性疾病,临床表现为顶泌汗腺区域毛囊性丘疹。

一、病因和发病机制

本病病因尚不明确,由于多发于青少年女性,部分患者月经期加重,绝经期后和妊娠期减轻,因此可推测该病与雌激素代谢失调有关。情绪和机械刺激也可能与发病有关。发病机制为顶泌汗腺导管上端被毛囊漏斗部角栓阻塞,阻塞下方的导管因而扩张并破裂,形成表皮内水疱。

二、临床表现

本病以顶泌汗腺分布区发生持续性毛囊性丘疹为特征,伴有瘙痒。皮损分布于顶泌汗腺分布区域,最常见于腋窝,也分布于乳晕、脐凹、阴阜、大阴唇及会阴部。皮损为绿豆大小毛囊性丘疹,正常皮色或稍有色素沉着,丘疹坚实且不融合。丘疹顶端为毛囊口,挤压可有浑浊液体在毛囊口溢出。受累区可见毛发缺少。皮损瘙痒剧烈,月经期加重,妊娠或口服避孕药可减轻瘙痒,受热或情绪紧张可使症状加重。

三、组织病理

本病早期病理表现为毛囊漏斗部角质栓,在栓塞下端导管壁出现海绵水肿性水疱,导管旁的顶泌汗腺有汗液潴留性水疱。其他表现有毛囊周围和附属器周围炎症细胞浸润,多为淋巴细胞。

四、治疗

(一)局部治疗

局部外用糖皮质激素为一线治疗,可外用0.1%丁酸氢化可的松软膏或0.1%糠酸莫米松乳膏等,但长期使用激素会导致皮肤萎缩。也可使用表面麻醉剂,如10%~20%的苯佐卡因乳膏、1%达克罗宁霜、复方利多卡因乳膏等。亦可选用维A酸、0.01%~0.025%辣椒碱或钙调神经磷酸酶抑制剂。

(二)系统治疗

症状较重患者可考虑口服药物治疗。
(1)已烯雌酚1 mg,每天1次,女性也可口服避孕药,用法按避孕方法使用。
(2)异维A酸10 mg,每天1~2次,皮损消退后小剂量维持,但易复发。

(三)其他治疗

可以采用电灼和光疗,少量皮损可切除。

(刘晶晶)

第八节 甲 病

一、厚甲症

厚甲症临床表现为甲板明显肥厚性增大、变硬、变脆、失去光泽,易破裂。可将它分为先天性厚甲症和后天性厚甲症两大类。

(一) 病因和发病机制

先天性厚甲症为一罕见的外胚叶缺陷病,系常染色体显性遗传,主要分为两型,均和编码角蛋白的基因突变有关。第Ⅰ型也称 Jadassohn-Lewandowsky 型,主要与角蛋白 6A(KRT6A)或角蛋白 16(KRT16)基因突变有关;第Ⅱ型亦称 Jackson-Lawler 型,与角蛋白 6B(KRT6B)或角蛋白 17(KRT17)基因突变有关。后天性厚甲症常为慢性甲病、甲板外伤或老年性的一种病变。甲板外伤、真菌感染或不良刺激(如长期鞋子不合适)可引起厚甲,某些皮肤病如银屑病、毛发红糠疹、毛囊角化病等也可伴发厚甲。

(二) 临床表现

先天性厚甲症主要表现为生后一岁内即开始出现所有指(趾)甲对称性增厚、变硬,或生后数年内甲板变厚、变黄呈楔形,甲前缘最厚,甲质硬脆,由于甲下堆积物可使甲远端翘起。有的病例伴有掌跖角化过度或广泛的毛周角化,有的则伴有类似毛发营养不良表现或角膜角化、白内障、杵状指等发生。

后天性厚甲症常伴其他疾病,多见于成人,出现厚而极度坚硬的指(趾)甲,甲的修剪极为困难,亦可合并掌跖角皮症。

(三) 治疗

先天性厚甲症尚无有效治疗方法,后天性厚甲症可以在治疗原发疾病时试用维 A 酸类乳膏涂搽患处。厚甲行拔除术只能暂时缓解症状。去除甲母质无益于疗效。角化性皮损可局部应用角质溶解剂,如乳酸洗液,水杨酸和尿素制剂等。

二、甲萎缩

甲萎缩临床表现为一个、几个甚至全部指、趾甲的甲板变薄且小。

(一) 病因和发病机制

本病可为先天性或后天性。先天性的甲萎缩可见于先天性外胚叶发育不育症、大疱表皮松解症、色素失禁症。后天性甲萎缩与甲基质不可修复的损伤有关,多由于外伤、溃疡、烧伤和瘢痕引起,麻风、梅毒、扁平苔藓、毛囊角化病、甲状腺功能亢进、闭塞性血栓性脉管炎、雷诺病、风湿病、脊髓空洞症等也可引起本病。长期服用阿维 A 酯或 13-顺维 A 酸也可发生甲萎缩。

(二) 临床表现

一个或多个甲停止生长,变薄,变短,最后出现萎缩,有时可使甲脱落。有时可有部分软甲症和无甲症。

(三)治疗

先天性甲萎缩无特殊治疗方法。后天性甲萎缩则主要治疗原发病。

三、嵌甲症

嵌甲症是指甲板侧缘长入附近的软组织中,类似异物插入甲沟而引起疼痛,常见于大踇趾趾甲。

(一)病因和发病机制

引起嵌甲的原因较多,主要为:①遗传因素,甲的曲度和轴向与嵌甲的发生有关;②机械性损伤、碰撞、挤压等,使甲板侧缘更接近甲沟软组织而形成嵌甲;③某些疾病引起的畸形甲,如先天性踇趾外翻、甲营养不良、厚甲症或甲真菌病等;④穿鞋不当、穿鞋过紧、多由穿尖头高跟鞋挤压足趾引起,趾甲侧缘受压迫而向甲沟软组织内生长,并摩擦软组织使之肿胀,使嵌甲加重;⑤修甲过短过深为最常见的病因。甲侧缘没有剪齐,剪得过短、过深、使趾甲像硬刺般地刺向甲沟里的软组织。嵌甲症与职业也有一定关系,多见于长期站立工作者。

(二)临床表现

嵌甲为甲侧缘嵌入甲沟,容易继发感染,引起甲沟炎,伴持续疼痛,严重时可影响患者的工作与日常生活。绝大多数嵌甲发生于足踇趾甲,尤其以外侧多见,部分患者足踇趾双侧嵌甲或双踇趾双侧嵌甲。

(三)治疗

避免修甲过短、过深和甲外伤,穿宽松的鞋。及时纠正甲畸形,尽量避免长久站立。

1.非手术治疗

适用于炎症轻、病程短者,局部轻度红、肿、痛时,可用碘酒局部外涂,每天 2~3 次,局部合并细菌感染严重者,可适当口服抗生素。

2.手术治疗

适用于嵌入严重、非手术治疗无效者,或局部反复感染者。可行嵌甲根治术。术后卧床休息,抬高患肢,适当口服抗生素,酌情应用止痛剂。进行嵌甲根治时,必须将相应的甲根组织彻底刮除,否则日后嵌甲可重新出现。

四、甲沟炎

甲沟炎是指甲周围组织的炎症,包括两侧的旁甲沟和底部近侧甲沟,表现为红、肿、热、痛,严重时化脓。

(一)病因和发病机制

甲沟炎分为急性甲沟炎与慢性甲沟炎。急性甲沟炎的发生均源于甲床部分的微小创伤,如肉刺、修剪指甲等,这些微小的创伤可以使甲周正常的皮肤屏障破坏,导致细菌定植在甲周皮中。常见病菌为金黄色葡萄球菌,少数为白念珠菌。慢性甲沟炎可能与患者反复暴露于同一刺激因子有关。家庭主妇、调酒师、理发师、厨师、游泳者、护士等出现慢性甲沟炎的概率较高。其他内科疾病,如糖尿病、免疫抑制状态等均容易导致患者出现慢性甲沟炎。白念珠菌是慢性甲沟炎最为常见的病原菌。

(二)临床表现

急性甲沟炎病程低于 6 周,初期症状为指甲局部红肿,轻触红肿部分即会产生刺痛。约数天后开始化脓,并可能延伸至指甲下方。后期甲周皮肤脓肿波动可能扩散至甲下,累及对侧甲上皮和甲周皮。在甲板下可见脓肿形成,将甲板从甲床基质中推离分开。慢性甲沟炎通常病程超过6周,表现为皮肤红、肿、痛,但程度通常轻于急性甲沟炎。患者的临床症状也可呈现突然间加重。甲周近端皮肤褶皱会抬起,并和下方的甲板分离。通常还会出现甲形态的变化,如隆起、沟槽、褪色、甲板变圆等。

(三)治疗

1.急性甲沟炎

急性甲沟炎的治疗取决于炎症影响的范围和脓肿是否形成。对有轻微炎症反应而无明显脓肿形成者,可使用温肥皂水、醋酸铝溶液或者氯己定进行冲洗。对轻度红肿但无脓肿形成的甲沟炎,在采用上述治疗的同时,可加用抗生素治疗。通常手术治疗急性甲沟炎仅适用于有明确的脓肿形成、保守治疗失败或者炎症广泛累及甲上皮者,手术方法包括脓肿引流、拔甲等。

2.慢性甲沟炎

去除慢性刺激因素,局部使用抗真菌药物或联合局部使用激素类药物。手术治疗仅适用于反复发作病例,术式包括切除或抬高受累及的甲上皮组织等。

五、甲营养不良

甲营养不良是多因素引起的甲损害。常累及所有指、趾甲。患者指(趾)甲变薄,浑浊,变形,易碎。甲表面失去光泽,粗糙。常有纵嵴及甲剥离。

(一)病因和发病机制

甲营养不良可以是先天性甲形成不全的结果,也见于后天性甲营养障碍。许多皮肤病如银屑病、扁平苔藓、梅毒、系统性硬皮病、毛囊角化病、掌跖角化病及早老症等均可伴随甲的营养障碍。全身性疾病如营养缺乏、甲状腺机能低下、中毒等也可引起。其他如外伤、冻疮、烧伤及许多局部因素也可造成甲营养不良。

(二)临床表现

临床多见甲营养不良,表现为20个甲板均变薄或增厚,且表面有表浅细小线纹纵嵴,如砂纸样外观,甲板无光泽呈乳白色浑浊,有切迹或纵嵴。甲下及甲周无改变。18岁以下青少年多见,多数到成人消退;少数可成人发病。也有患者表现为数个指甲无光泽,砂纸样外观,无皮肤、毛发、牙齿及口腔黏膜的病变。

(三)治疗

无特异疗法。建议合理摄入营养物质;治疗系统性疾病。合理补充维生素 A 和维生素 E、钙、铁等。

(刘晶晶)

第十九章

皮肤恶性肿瘤

第一节 鳞状细胞癌

鳞状细胞癌(简称鳞癌)是常见的皮肤恶性肿瘤之一。鳞癌常在一些皮肤病基础上发生,包括慢性溃疡、烧伤瘢痕、盘状红斑狼疮、慢性放射线皮炎、着色性干皮病、长期HPV感染等,有的由光线性角化转变而来。

一、病因和发病机制

鳞状细胞癌的发生可能与理化因素、病毒感染、长期炎症刺激及机体免疫状态相关。长期紫外线照射造成DNA损伤,导致角质形成细胞基因突变和恶性转化;长期局部接受射线治疗、光疗患者中鳞状细胞癌的发病率升高;与鳞状细胞癌的发生相关的化学制剂包括煤焦油、沥青等石油制品、长期摄入过量砷剂等;长期的HPV感染和鳞癌的发生密切相关,如龟头、宫颈等生殖器部位发生的疣状癌、宫颈癌;外阴肛周的巨大型尖锐湿疣也是低度恶性的鳞状细胞癌;长期不愈的慢性溃疡、烧伤瘢痕、盘状红斑狼疮、寻常狼疮等均可发生鳞状细胞癌;长期应用免疫抑制剂患者,如器官移植患者皮肤鳞状细胞癌的发生率升高。

二、临床表现

常见于50岁以上老年人,好发头面、手背等曝光部位,也可见于非暴露部位。病变初发为暗红色斑块、结节或溃疡,继而明显增生呈菜花状或乳头状,随后损害向四周扩展,中央常破溃形成溃疡,基底部浸润,触之较硬,边界不清,溃疡底部高低不平,易出血。可坏死结痂,腥臭明显。若进一步向深部侵袭可达肌肉或骨骼,常伴明显疼痛。鳞癌早期仅局部症状,如果通过局部淋巴道转移,晚期患者可出现发热、消瘦等全身症状。

三、组织病理

原位鳞癌表现为表皮细胞排列紊乱、有异型性。随病程进展,鳞癌组织自表皮向下侵袭,突破基底膜至真皮,细胞核大小及染色不一,核分裂象常见。根据细胞分化和角化程度,高分化的Ⅰ或Ⅱ级癌细胞间可见到细胞间桥,角化明显可出现鳞状旋涡、角珠,恶性程度低;低分化的Ⅲ或Ⅳ级大多由未分化或低分化的梭形细胞组成,无角珠或较少,可见个别角化不良细胞,侵犯真皮深,恶性程度较高。肿瘤组织周围伴有淋巴细胞、中性粒细胞、组织细胞及浆细胞等混合炎细胞浸润。鳞状细胞癌组织学分型包括棘层松解型、假性腺样型、Bowen样型、硬化型、黏液型等。

四、诊断和鉴别诊断

根据头面部等好发部位出现质地较硬的斑块或结节、向周围扩展,乳头瘤样或菜花样,易形成溃疡,表面污秽,应尽早行病理活检。如果有慢性溃疡、放射损伤、烧伤瘢痕、肥厚性红斑狼疮等原发皮肤病更应警惕,皮肤组织病理学检查是确诊手段。需与基底细胞癌、日光性角化、角化棘皮瘤和一些深部真菌感染鉴别。

五、治疗

(一)手术治疗

1.常规手术治疗

对于常见较小肿块手术切除即可,根据部位、肿瘤深度常需要超过边缘0.6~2 cm,局部淋巴结穿刺活检有受累需要清除局部淋巴结。如果耳前损害侵犯腮腺,预后较差;口唇鳞状细胞癌淋巴结转移率较高,在治疗时要加以重视;>2 cm的鳞状细胞癌抗原(SCC)复发率和转移率升高。深度超过4 mm的损害转移扩散率为45.7%,而低于3 mm的鳞状细胞癌转移扩散率仅为6.7%。

2.Mohs手术切除

莫氏外科手术的显著优点是经组织学确认后切除病变,最大限度保留正常组织,复发率明显降低。适合于眶周、鼻、耳郭等部位肿瘤和复发风险高、皮损较大、边界不清的鳞状细胞癌。

(二)药物治疗

部分损害边界不清患者,术后可联合应用5-氟尿嘧啶、5%咪喹莫特乳膏治疗,或采用ALA光动力治疗。对于头颈部鳞状细胞癌发生转移患者,在积极的手术治疗、淋巴结清扫后,有些需要适当化疗。

(三)放疗

对于有手术禁忌证的患者可行放疗,但其缺点是边缘控制差、治疗时间延长,增加了放射线引起皮肤癌的风险。

(杨 凯)

第二节 基底细胞癌

基底细胞癌(BCC)又称基底细胞上皮瘤,是最常见的皮肤肿瘤之一,由类似表皮基底层或附属器的基底样细胞构成,低度恶性、生长缓慢、极少转移。

一、病因和发病机制

发病率随日光暴露量、年龄增加而增加。日光暴露特别是290~320 nm的UVB,能够引起日晒伤,在BCC的发生中扮演重要角色,长期应用防晒霜可以预防BCC的发生。接受电离辐射的人群BCC风险增加,另外由于环境、职业、医源性因素引起的慢性砷中毒能促进BCC的发生;

免疫功能低下的器官移植患者 BCC 的发生率升高。

二、临床表现

基底细胞癌多见于中年以上肤色较浅的成人,尤其是男性长期户外工作者。好发于曝光部位,如面、耳部、手背和前臂等,浅表型基底细胞癌常发生在躯干部位,根据临床形态可分为 5 型。

(一)结节溃疡型

较常见亚型,多位于头、颈部,典型损害初发为蜡样小结节,逐渐增大,表面糜烂或破溃,边缘卷起,似珍珠样,伴毛细血管扩张,溃疡中央可结痂。

(二)浅表型

发生于躯干或四肢,头颈也常见,发病年龄相对年轻,损害多表现为单个或数片红斑,表面鳞屑,轻度浸润,偶尔边缘略隆起,生长模式主要是水平生长。

(三)色素型

与结节溃疡型相似,但色素沉着明显,边缘呈深褐色,中央呈点状或网状分布。

(四)硬斑病样型

局部皮肤硬化,轻度萎缩,呈白色或黄白色,边界不清,边缘略高出皮面,可有毛细血管扩张,似局限性硬斑病。

(五)纤维上皮瘤型

比较少见,常位于背部,表现为一个或数个高出皮面的红色结节、斑块,质地中等,表面光滑,偶有破溃。

三、组织病理

根据分化方向和程度不同分为分化型和未分化型,两型之间无明显界限,可相互交叉。进一步可分为色素型、浅表型、纤维上皮瘤型、硬斑病型、瘢痕性、小梁状、角化性、腺样和囊性等多种分型。还有釉质样、颗粒状、向不同附属器分化的特殊类型基底细胞癌。虽然组织学类型较为多样,但具有一些基本病变如瘤细胞团由基底样细胞构成,核大,呈卵圆形或梭形,胞质少,呈嗜碱性,可见不典型核分裂象;制片时实质和间质之间的黏蛋白收缩导致瘤细胞团与周围结缔组织间质之间常有裂隙,瘤细胞团周边基底样细胞呈栅状排列。

四、诊断和鉴别诊断

根据临床及组织学特征,基底细胞癌诊断较易,注意和老年性皮脂腺增生、脂溢性角化病、Bowen 病、角化棘皮瘤、局限性硬斑病、鳞状细胞癌、恶性黑素瘤等鉴别,浅表型不易与日光性角化、Bowen 病鉴别。

五、治疗

治疗原则包括避免阳光暴晒,使用防光剂、减少强烈日光暴露有一定的预防作用。根据损害大小、部位、深浅选取不同治疗方法。

(一)外用药物治疗

浅表型 BCC 可局部应用 5-氟尿嘧啶、5% 咪喹莫特乳膏、皮损内注射干扰素 α 等,近年来外用 ALA 等光敏剂后进行光动力治疗取得良好疗效。

(二)手术治疗

1.常规手术治疗

常见较小损害单纯手术切除即可,适用于多数 BCC 患者,直径<2 cm 的非硬斑病型 BCC,切除留出 4 mm 边缘即可。

2.Mohs 手术切除

对于复发性 BCC、特殊部位如眶周、鼻周、口周、手足指、生殖器等尽量保留正常组织,宜选用 Mohs 手术,治愈率高于常规手术。另外硬斑病型、皮损较大、边界不清损害也应选用 Mohs 手术切除。

(三)其他

对于比较小、局限损害还可选用冷冻、刮除、激光、电干燥多种方法治疗,必要时部分患者可联合治疗提高疗效。

(杨 凯)

第三节 Bowen 病

Bowen 病是一种常见皮肤原位鳞状细胞癌,表现为缓慢生长、边界清楚的红斑鳞屑性斑片,可有轻度隆起,老年曝光部位的 Bowen 病也可在光线性角化基础上发生,部分可演变成浸润癌。

一、病因和发病机制

Bowen 病病因发病机制未明,可能与过度日光暴露、慢性砷中毒、HPV 感染等有关,长期用免疫抑制剂的患者发生 Bowen 病的机会较高。

二、临床表现

多发生于中老年,躯干和四肢相对多见,也可发生于身体其他任何部位皮肤黏膜,通常为单发,少数多发,早期表现为淡红色丘疹、斑片,上有少许鳞屑,无明显不适。逐渐进展为暗红色或褐色斑块,边界清楚,不规则,稍隆起,表面鳞屑、结痂,不易剥离。皮损大小不一,呈圆形或不规则形。如强行将痂剥离,则露出颗粒状或乳头状湿润糜烂面,皮损边缘往往色素较深。多数病程缓慢,迁延数年甚至数十年保持原位癌状态,有报道显示约 1/4 进展为鳞癌。

三、组织病理

通常表现为表皮角化过度和角化不全,棘层肥厚,表皮突延长。表皮全层细胞排列紊乱,极性消失,可见不典型细胞和角化不良细胞。部分细胞核大,形成瘤巨细胞,异常核分裂象多见,基底层完整。真皮浅层单个核细胞为主的炎症浸润,轻重程度不一。

四、诊断和鉴别诊断

老年人躯干、四肢病程较长的边界清楚略隆起暗红色斑块,表面有结痂者,均应做病理检查确诊。本病需与浅表性基底细胞癌、光线性角化、湿疹样癌、恶性黑素瘤、鲍温样丘疹病、银屑病等鉴别。

五、治疗

避免阳光暴晒,使用防光剂、减少强烈日光暴露有一定的预防作用。治疗方法多样,根据皮损大小、厚度选用不同方法,治疗后应定期随访。

(一)手术治疗

如果皮损面积不大,外科手术切除即可。若损害较大,形状不规则,最好用 Mohs 手术切除。

(二)其他治疗

部分患者不能接受手术切除也可用二氧化碳激光、冷冻、刮除术等治疗。其他非手术治疗包括外用 5-氟尿嘧啶、咪喹莫特乳膏等方法。也可用 ALA 光动力治疗,主要不良反应有局部红斑、疼痛和结痂。

(杨 凯)

第四节 乳房 Paget 病

乳房 Paget 病又称乳房湿疹样癌,患者乳头乳晕呈湿疹样改变,为乳腺导管癌扩展至乳头及其周围表皮的肿瘤。

一、病因和发病机制

乳房 Paget 病占乳腺恶性肿瘤的 3% 左右,一般发生在绝经后的妇女,因此随年龄增长,雌雄激素失衡是危险因素之一,乳头溢液、乳房外伤、放射暴露史和相关的遗传因素也影响其发病。通常认为多数乳房 Paget 病起源于乳房原位或侵袭性导管癌,肿瘤细胞可能从 Toker 细胞发生,初为原位癌,向下侵入乳腺,向上侵入表皮,因此乳房 Paget 病局部伴发相关肿瘤比例较高,约 90% 患者可触及乳腺肿块。

二、临床表现

通常见于绝经后的中老年女性,男性患者罕见,几乎全部存在潜在的乳腺癌。一般初发于单侧乳头,后渐向周围扩展,累及乳房大部分皮肤,表现为鲜红色糜烂面,覆以灰黄色痂皮,边界清楚,稍隆起,似湿疹样外观。生长缓慢,往往诊断延误,乳头可有溢液、结痂,逐渐糜烂、溃疡,乳头回缩、乳晕破坏,甚至乳头脱落。部分患者乳腺可扪及肿块,甚至腋窝淋巴结受累。

三、组织病理

特征表现为表皮出现单个或簇集的 Paget 细胞,该细胞较正常角质形成细胞大,胞质丰富、淡染,胞膜不清楚,无细胞间桥,胞核大,常有明显核仁。胞内常含丰富黏蛋白,PAS 染色阳性。免疫组化染色上皮膜抗原和癌胚抗原阳性,同时表达 GCDFP-15、CK7,Paget 细胞可局限于表皮或扩展至毛囊或小汗腺导管上皮内,但不侵犯真皮。

四、诊断和鉴别诊断

对于中老年女性患者乳头、乳晕部位长期不愈的湿疹样皮损,应及时活检以明确诊断。

临床上首先与乳房湿疹、乳头乳晕角化等鉴别,湿疹常为双侧,伴明显瘙痒,组织病理检查表皮无 Paget 细胞浸润。组织学上有时需与 Bowen 病和浅表扩散性恶性黑色素瘤等鉴别。

五、治疗

一旦诊断乳房 Paget 病,应及时乳房体检包括 X 线检查、穿刺活检。对于单纯乳头、乳晕病变患者,常规切除损害辅助放疗即可;如果可触及乳房肿块,且边界不清,建议患者可行乳房肿瘤切除术及辅助放疗,部分复发患者必要时需完整乳房切除。

(杨　凯)

第五节　恶性黑素瘤

恶性黑素瘤是一种黑素细胞来源的高度恶性肿瘤,多发生于皮肤,可由先天性或获得性良性细胞痣演变而来,也可从发育不良痣发展而成,也可新发。

一、病因和发病机制

恶性黑素瘤的发生与多因素相关。8%～14%恶性黑素瘤患者有家族发病史,与家族性恶性黑素瘤相关的易感基因位点是 CDKN2A,此位点编码两个不同的蛋白 p16 和 p14ARF,分别通过视网膜母细胞瘤蛋白及 p53 通路对细胞周期产生调控。创伤与刺激可使良性色素性皮肤病恶变,有统计数据显示 10%～60%的恶性黑素瘤患者发病前有创伤史。过度紫外线照射在恶性黑素瘤的发生中占重要地位。此外机体的免疫状态也与黑素瘤发生相关。

二、临床表现

恶性黑素瘤好发于男性,男女之比为 3∶2,且男性患者死亡率较高。多见于 30 岁以上的成年和老年人,恶性黑素瘤主要有 4 种重要亚型。

(一)恶性雀斑样痣黑素瘤

常见于老年慢性日光暴露的皮肤,好发于面部。表现为慢性增长的不对称斑疹,呈现不均匀的灰色或黑色,边界不规则。恶性雀斑样痣为侵袭性的恶性雀斑样痣黑素瘤前驱损害,约有 1/3 损害发展为侵袭性黑素瘤。本型较晚发生转移,多转移至局部淋巴结。5 年存活率为 80%～90%。

(二)浅表扩散性恶性黑素瘤

浅表扩散性恶性黑素瘤是最常见的皮肤恶性黑素瘤,中年患者多见,男女发病率无明显差别。好发于男性背部和女性腿部,可单独发生或起源于色素痣。皮损初起为扁平、有鳞屑的斑片或斑块,逐渐发展为呈侵袭性生长的蓝色或蓝黑色结节。主要特点是色调多变且不一致,除了深浅不一的棕褐色,还混杂黑色、红色、蓝色和白色。典型皮损的边缘呈扇贝形。侵袭性生长的速度较恶性雀斑样痣黑素瘤迅速,常常 1～2 年即出现浸润、结节、溃疡或出血。5 年存活率约 70%。

(三) 肢端黑素瘤

此型为黑人和亚洲人中最常见的类型,好发于 50 岁～60 岁,男女发病率相等。常见于手指或足趾以及负重部位,足底最为好发。此型原位生长期较短,很快发展为侵袭性生长,且具有双向生长模式,既有水平生长,也有垂直生长。皮损早期表现为边缘不规则、边界不清的斑块损害,逐渐发展为蓝色或黑色的结节,可有溃疡发生。甲下黑素瘤可表现为病甲出现纵行色素带或黑色条纹,甲周色素沉着。5 年存活率仅 29%。

(四) 结节性恶性黑素瘤

本型无明显的放射状生长期,预后较差。常见于 50～60 岁老年人,好发于头、颈、躯干部的暴露部位。皮损初为隆起的黑色或青黑色的斑块、结节或深在结节,生长迅速,瘤体可发展为蕈样或菜花样,形成溃疡或出血。常较早发生转移,在转移前治疗者 5 年存活率为 50%～60%。

三、组织病理

真皮表皮交界的基底层内见大小、形态不一的异型性黑素瘤细胞巢和单个黑素瘤细胞,可向表皮各层生长,或穿越基底层达真皮、皮下组织,瘤细胞具有非典型性,有核分裂象。大部分肿瘤细胞胞浆中含有色素颗粒。免疫组织化学染色肿瘤细胞 S-100 蛋白阳性,HMB45 和 Melan A 阳性。

四、诊断和鉴别诊断

早期诊断是提高恶性黑素瘤生存率的关键。诊断主要根据临床表现及组织病理学检查。临床上恶性黑素瘤可与多种损害类似,如色素痣、色素性基底细胞癌、色素性脂溢性角化病、化脓性肉芽肿、卡波西肉瘤以及甲下外伤性出血等。美国国立癌症研究所提出了所谓"ABCD"早期诊断恶性黑色素瘤的方法,该方法简单、易于记忆,是黑素瘤与普通色素痣及其他色素增加性皮损的鉴别要点,即不对称性、边缘、颜色及直径。早期黑素瘤皮损常不对称、边界不清楚、颜色不均匀、直径多超过 5 mm。

五、治疗

早期发现、早期手术切除是最有效的治疗方法。可根据恶性黑素瘤的分型、分期等进行治疗选择。

(一) 手术治疗

对原位黑素瘤建议切除时应包括边缘 0.5～1 cm;厚度≤1 mm 的黑素瘤切除时应包括边缘 1 cm;厚度≤2 mm 的黑素瘤切除时应包括边缘 1～2 cm,厚度>2 mm 的黑素瘤切除时应包括边缘 2 cm。初诊有淋巴结肿大者,应行局部淋巴结清扫。

(二) 化疗

可用于已有转移的老年患者,远期效果不理想,仅部分患者症状获得缓解,延长生存时间。使用的药物包括顺铂、长春碱、紫杉醇等。灌注化疗用于晚期局限患者。

(三) 干扰素治疗

IFNα-2b 疗效具有剂量依赖性,大剂量优于小剂量。具体方案分两个阶段,即静脉诱导阶段和皮下注射维持阶段。开始 4 周,每周 5 天,给予最大耐受剂量 20 MU/m^2,静脉注射;随后

11个月,每周3次,给予10 MU/m²,皮下注射。其中第1个月的静脉诱导治疗对降低术后复发是必不可少的。但有研究表示高剂量干扰素治疗后的整体生存率并无改善。

(四)放疗

对于老年患者不能耐受手术者可考虑此法。

(五)免疫治疗

免疫治疗是新兴的治疗方式,但疗效并不肯定。用培养的恶性黑素瘤细胞注射给患者,同时注射淋巴细胞,可产生类似疫苗接种的效果。此外可用白细胞介素-2,5×10⁵U加入生理盐水100 mL,每天1次,每周5天,连续治疗4~6周。其他还有皮损内注射BCG、注射棒状杆菌等。

(杨 凯)

第六节 皮肤淋巴瘤

皮肤淋巴瘤可分为原发性和继发性。原发性皮肤淋巴瘤是指在明确诊断时,没有皮肤外器官累及的、原发于皮肤的淋巴瘤。继发性是指皮肤和皮肤外同时发病,或在皮损发生之前已经存在皮肤外组织受累证据的淋巴瘤。根据起源细胞的类型,皮肤淋巴瘤可分为T细胞淋巴瘤、B细胞淋巴瘤、真性组织细胞淋巴瘤和罕见类型的淋巴瘤,本文主要介绍临床上较常见的3类不同细胞来源的皮肤淋巴瘤。

一、蕈样肉芽肿

蕈样肉芽肿又称蕈样霉菌病(MF),是记忆性辅助T细胞来源的皮肤T细胞淋巴瘤,约占所有原发性皮肤T细胞淋巴瘤的50%。其主要组织病理学特征为具有脑回状胞核的中小淋巴细胞亲表皮浸润。

(一)病因和发病机制

本病病因尚不明,遗传、环境以及免疫等因素可能参与本病的发生发展。有些患者有10号染色体的短臂缺失、p53以及CDKN2A的突变。持续慢性刺激在MF的发生中可能起到重要的作用。特应性皮炎患者发生MF的风险增高,提示持续的抗原刺激可能导致T细胞的恶性克隆。MF细胞表达皮肤淋巴细胞抗原(CLA)和E选择素配体,从而介导肿瘤细胞在血管内皮细胞表面游走,由外周血进入皮肤。MF细胞还表达趋化因子受体CCR4,通过与基底层角质形成细胞表面的相应配体结合进入表皮。

(二)临床表现

蕈样肉芽肿的病程呈慢性经过,可分为红斑期、斑块期和肿瘤期。

1.红斑期

特征性的皮损为大小不等的红斑,伴轻度脱屑。有时出现不同程度的萎缩和皮肤异色样改变,如斑点状色素异常和毛细血管扩张。皮损好发于躯干,随着病情进展可向四周扩展,或排列成弧形、环状、半环状或地图状。瘙痒常为早期或唯一自觉症状,难以忍受且治疗难以缓解,但也有患者不痒或偶痒。此期常常持续2~5年,少数病例持续时间短暂,也有长达30年者。

2.斑块期

可由红斑期发展而来或在正常皮肤上直接发生。皮损呈暗红色、不规则隆起的斑块,表面紧张、光亮、高低不平,甚至可呈疣状或因反复渗出结痂而呈蛎壳状。浸润斑块可泛发全身或局限于原有皮损的部位,可伴有丘疹和小结节。

3.肿瘤期

在浸润斑块基础上逐渐出现大小不等的肿瘤。肿瘤隆起呈蕈样或半球样,可有破溃,形成深在性溃疡,基底覆有灰色坏死物,边缘隆起。皮损通常好发于躯干,但其他各处均可发生,也可累及口腔和上呼吸道。有时肿瘤也可为蕈样肉芽肿的首发症状。

(三)组织病理

早期斑片期的病理表现容易被忽视,表皮厚度可正常、也可轻度棘层肥厚或萎缩,真皮散在少量淋巴细胞浸润。斑块期亲表皮现象明显,单个散在的深染脑回状单一核细胞,周围有晕,往往在表皮内出现Pautrier微脓肿。肿瘤期亲表皮现象不明显,真皮内大量的细胞浸润,可达皮下脂肪组织,细胞有异性。损害常破坏表皮,形成溃疡。

(四)诊断和鉴别诊断

主要根据临床特点和组织学特征进行诊断,早期诊断需通过组织病理学检查确定,往往需要连续切片法观察。红斑期皮损及组织病理无特异性,对于临床上拟诊其他慢性瘙痒型皮肤病但常规治疗无效者,应考虑此病。斑块期及肿瘤期根据临床表现,结合组织病理学特征可做出诊断。此外,还可用免疫过氧化物酶染色协助诊断。T细胞受体的基因重排也为诊断提供了较为特异的方法。MF需要与湿疹、鱼鳞病、光线性类网状细胞增生症等鉴别。

(五)治疗

治疗的目的主要是控制或减轻病情,以提高生存质量、延长无病生存率及总体生存率。早期MF主张以皮肤局部治疗为主,系统性化疗仅适用于进展期伴淋巴结或内脏受累的晚期患者。

1.局部治疗

(1)外用糖皮质激素:尤其是Ⅰ级(超强效)对于红斑期皮损效果较好。糖皮质激素对轻度浸润性斑块也有效,同时也是进展期MF的重要辅助治疗方法。

(2)外用氮芥:对于斑块期皮损疗效较好,也可用于肿瘤期皮损。通常应用0.01%或0.02%氮芥溶液或软膏。氮芥溶液常用生理盐水或蒸馏水(10 mg/50 mL)稀释后外用,每天1次。皮损消退后,仍需要维持治疗6个月。复发者再用仍有效。

(3)外用卡莫司汀(BCNU):通常用乙醇溶液配制成2 mg/mL浓度的溶液外用,每天1次,8~12周可有明显疗效。其不良反应包括骨髓抑制、毛细血管扩张,需注意监测血象。主要用于不能耐受或对氮芥过敏的患者。

(4)外用贝扎罗汀:该药为RXR选择性维A酸类药物,耐受性良好,可用于红斑期及轻度浸润性斑块期。

2.物理治疗

(1)PUVA治疗:用于治疗早期MF,对于肿瘤前期浸润不深的损害也有效。若浸润较深则效果不好。补骨脂用量为0.6 mg/kg,照射UVA前2小时服用。皮损消退前每周照2次,皮损消退后,需维持治疗。长时间PUVA治疗可发生光线性损害、皮肤癌以及眼损害等。

(2)UVB治疗:目前多应用窄谱UVB治疗,治疗初期每周照3次,治疗后逐渐增加剂量。皮损消退后维持1~2个月,以后逐渐减少治疗次数,维持每周治疗1次,疗程1年以上。其治疗红斑期皮损疗效与 PUVA 相当,但不良反应较小。

(3)全身皮肤电子束照射(TSEI):适用于肿瘤期、全身广泛浸润以及大片斑块患者。可以在照射深度控制在 1~2 cm 情况下进行全身照射。最佳剂量为 30~36 Gy。2 Gy 为 1 个周期,在 8~9 周照完。

3.免疫调节剂

常用的免疫调节剂是 IFN-α,(6~9)×10⁶U,每周 2 次,肌内注射,连续 3 个月。缓解后每周 (3~9)×10⁶U 维持。不良反应包括流感样综合征、毛发脱落、恶心和骨髓抑制。口服维 A 酸类药物可治疗 MF,也可与 PUVA 或干扰素联合应用。

4.化疗

适用于晚期患者;肿瘤前期患者应避免化疗,因化疗后可能加重免疫抑制,促进病情恶化。方案有 COP(环磷酰胺、长春新碱、泼尼松)、CHOP(阿霉素+COP)等。

5.其他治疗

其他新型免疫疗法包括单克隆抗体(如抗 CD52 的单抗)、靶向受体的细胞毒融合蛋白(如地尼白介素)、细胞因子及疫苗。

二、原发性皮肤 B 细胞淋巴瘤

原发性皮肤 B 细胞淋巴瘤较皮肤 T 细胞淋巴瘤少见。

(一)病因和发病机制

病因不明,尚未发现与原发性皮肤 B 细胞淋巴瘤相关的基因异常。可能由于某种抗原的长期慢性刺激引发原发性皮肤 B 细胞淋巴瘤。螺旋体的感染可能与一小部分原发性皮肤 B 细胞淋巴瘤相关。AIDS 患者易继发本病,提示免疫紊乱与本病的发生相关。

(二)临床表现

1.原发性皮肤边缘区 B 细胞淋巴瘤

此型是原发性皮肤 B 细胞淋巴瘤中最常见的一型,呈低度恶性。皮损好发于躯干和四肢,为无症状的丘疹、结节或斑块,呈红到红棕色。皮损常单发也可多排列成串,较少形成溃疡。男女发病率相等。

2.原发性皮肤滤泡中心性淋巴瘤

原发性皮肤滤泡中心性淋巴瘤是由滤泡中心细胞肿瘤性增生形成的淋巴瘤,大多位于头、颈和躯干。皮损为单发或群集的丘疹、斑块或结节,周围围绕红斑。预后好,很少累及淋巴结和内脏器官。

3.原发性皮肤弥漫大 B 细胞淋巴瘤(腿型)

较少见,来源于生发中心或生发中心后细胞,好发于老年女性。皮损可单发或多发,表现为快速增长的红或紫红色结节,可出现溃疡。多见于腿部远端,可累及单侧或双侧小腿。

4.原发性皮肤弥漫大 B 细胞淋巴瘤(其他型)

包括一组少见、不能诊断为其他类别的原发性皮肤 B 细胞淋巴瘤。临床表现类似于原发性皮肤滤泡中心型及边缘区淋巴瘤,可发生于头部、躯干及四肢。

5.血管内大 B 细胞淋巴瘤

血管内大 B 细胞淋巴瘤是大 B 细胞淋巴瘤的一种亚型,为淋巴细胞在血管内恶性增生形成的,大多为 B 细胞表型。皮损常表现为持续存在的、红色或紫红的斑片和斑块。常累及中枢神经系统、肺和皮肤,预后较差。

(三)组织病理

真皮内浸润的肿瘤细胞,有多种排列方式。

(四)诊断和鉴别诊断

要准确诊断原发性皮肤 B 细胞淋巴瘤,必须结合临床、病理特征、免疫表型和分子生物学特点。原发性皮肤弥漫大 B 细胞淋巴瘤需与原发性皮肤边缘区 B 细胞淋巴瘤和伴有明显生发中心的 B 细胞假性淋巴瘤鉴别。边缘区 B 细胞淋巴瘤显示 $CD5^-/CD10^-$,B 细胞假性淋巴瘤的浸润细胞由相等数量的 B 细胞和 T 细胞或较多 T 细胞组成,还伴有小淋巴细胞、浆细胞和嗜酸性细胞。

血管内大 B 细胞淋巴瘤需与反应性血管内皮瘤病、白血病、血管内转移瘤相鉴别。反应性血管内皮瘤病为少见的良性疾病,常见于女性,表现为浸润性红斑或斑块,好发于手臂、小腿、颊耳或躯干。血管内可见内皮细胞或组织细胞,细胞表达因子Ⅷ或 CD68,不表达 LCA。

(五)治疗

早期局限性病变可采用手术和放疗,晚期患者采用综合治疗可适当延长生命。

1. 手术治疗

局限性肿瘤可早期手术切除,术后结合放疗及化疗。

2. 放疗

局限性病变可采用放疗,剂量为 35～40 Gy,3～4 周为 1 个疗程。

3. 化疗

对病变广泛或晚期患者可选用化疗。可有 COP(环磷酰胺、长春新碱、泼尼松)、CHOP(COP＋阿霉素)以及 ABP(阿霉素、博来霉素、泼尼松)等方案。其中 COP 运用最广,COP 无效者可用 CHOP 或 ABP 方案。维持治疗可用 MOPP 方案(氮芥、长春新碱、丙卡巴肼、泼尼松)。

4. 生物治疗

皮下或皮损内注射干扰素可治疗低度恶性的 B 细胞淋巴瘤,主要用于多部位、多发皮损的患者。此外,皮损内或系统使用抗 CD20 单克隆抗体用于治疗惰性原发性皮肤 B 细胞淋巴瘤,也可联合其他治疗方法治疗一些恶性度较高的淋巴瘤。

三、结外 Nκ/T 细胞淋巴瘤,鼻型

结外 Nκ/T 细胞淋巴瘤,鼻型为 Nκ 细胞起源的恶性肿瘤,少数来源于细胞毒性 T 细胞。几乎所有病例中均可检测到 EB 病毒的表达,可能与 EB 病毒以及多重耐药基因有关。

(一)临床表现

好发于成年男性,常累及鼻腔和鼻咽部,其次累及皮肤。鼻型损害是指累及面中部的破坏性肿瘤,皮肤损害多表现为多发的红色或紫色斑块,常破溃,好发于躯干和四肢。可伴有发热、体重减轻等全身症状。发生在鼻腔外的肿瘤按累及部位不同有不同的临床表现,可出现多部位受累。进展较快,侵袭性高,若累及骨髓、内脏或淋巴结则提示预后不良。

(二)组织病理

早期有明显炎症细胞浸润。病变处见坏死,不典型细胞可为小、中等大或大的细胞,或不同比例的混合,胞核深染。核分裂象常见。

(三)诊断和鉴别诊断

根据临床表现、组织病理及免疫组化染色等特征,结外 Nκ/T 细胞淋巴瘤不难诊断,需与以下疾病鉴别。

1. 淋巴瘤样肉芽肿病

常累及皮肤和胃肠道,以及下呼吸道、肺、肾和中枢神经系统。EBV 阳性。

2. Wegener 肉芽肿

首发症状累及鼻和鼻窦,常伴有皮肤、下呼吸道和肾脏等多器官受累,组织学表现为中小血管的肉芽肿性坏死性血管炎,血清 C-ANCA 阳性。

(四)治疗

首选系统化疗,以 CHOP 方案为主,此外局限性肿瘤可使用放疗,但是疗效欠佳。

(杨　凯)

第七节　卡波西肉瘤

卡波西肉瘤又名多发性特发性出血性肉瘤,在艾滋病患者中发病率较高。

一、病因和发病机制

卡波西肉瘤是由异常血管内皮细胞增生而成,可能由多因素引起,如基因易感性、地理环境及内分泌等因素。人类疱疹病毒-8 型(HHV-8)被证实与卡波西肉瘤发生密切相关。HHV-8 基因组有许多开放性读码框,这些读码框编码的产物可导致生长调节障碍或逃避免疫监视。宿主的免疫反应和由病毒感染细胞释放的细胞因子可能通过自分泌和旁分泌进一步促进肿瘤生长。

二、临床表现

根据不同高危人群中卡波西肉瘤的临床表现,可分为经典型、非洲型、医源性免疫抑制型以及艾滋病相关型。

(一)经典型

多见于欧洲东部和南部的中年男性。早期损害为淡红色、淡蓝黑、青红或紫色斑或斑块,好发于下肢远端及手与前臂等处。皮损以后可扩大或融合成斑块或结节,数量大小不一,质地似橡皮,可伴毛细血管扩张及患处肿胀。可累及面、耳、躯干、生殖器及口腔黏膜,尤其是软腭。病程为缓慢进行性,后期可出现明显淋巴水肿。部分病例可缓解,结节自行消退,留下萎缩和瘢痕。

(二)非洲型

常见于热带非洲地区,好发于 25～40 岁成人,也可见于儿童。此型可分为结节型、鲜红色型、浸润型和淋巴结病型。结节型病程和临床表现均类似经典型卡波西肉瘤。鲜红色型和浸润型更具有侵袭性。淋巴结病型多见于儿童和年轻人,有或无皮肤损害,病程进行性,预后不良。

(三)医源性免疫抑制型

长期大剂量使用免疫抑制剂后诱发,包括器官移植后免疫抑制剂治疗所致。该型可在停用免疫抑制剂后完全消退。皮损广泛分布于皮肤和黏膜,可有淋巴结和内脏受累。

(四)艾滋病相关型

最常发生于免疫缺陷明显的HIV感染患者。皮损初起为红色斑,周围有苍白晕,随后发展为丘疹、结节或斑块,好发于头、颈、躯干和黏膜。进展迅速,治疗困难,死亡率高。

三、组织病理

早期表现为真皮内血管数量轻度增多,周围有淋巴细胞、浆细胞及肥大细胞浸润。晚期损害中可见广泛的真皮血管增生,内皮细胞增生显著。在血管瘤性损害中可见数量不等的境界较清的嗜酸性团块,团块中散在大量不规则、裂隙样的血管腔,无内皮细胞衬托。

四、诊断和鉴别诊断

卡波西肉瘤需结合临床和组织病理检查明确诊断。斑片期卡波西肉瘤需要与高分化血管肉瘤、良性淋巴瘤管病、微静脉血管瘤以及鞋钉样血管瘤等相区别,可通过组织病理检查鉴别。结节期卡波西肉瘤与卡波西样血管内皮瘤、梭形细胞血管瘤和中度分化的血管肉瘤相似。晚期的卡波西肉瘤需与慢性静脉功能不全引起的肢端淤积性皮炎和Stewart-Bluefarb综合征相鉴别。以上需鉴别的疾病可通过组织病理与免疫组化等检查进行区分诊断。

五、治疗

本病可采用放疗、化疗、手术治疗及生物治疗等。

(一)放疗

对位置较局限的损害可采用放疗。采用小量分次或大剂量单次方案,总剂量20~30 Gy,疗程为6~8周。

(二)化疗

使用于泛发或有内脏损害的患者。通常单独或联合使用长春新碱、阿霉素和博来霉素,主要的不良反应是骨髓抑制。对于单个皮损可瘤体内注射长春碱(0.1 mg/mL),可使红斑缓慢消退和变薄。

(三)手术治疗

早期局限的损害可手术切除。

(四)生物治疗

干扰素α对部分卡波西肉瘤效果较好。在临床研究中已联合使用IFNα2b与齐多夫定(AZT)治疗艾滋病相关型卡波西肉瘤。IFN-α2b初始剂量为每天3~5 MU皮下注射,用药2~4周后可根据患者对药物的耐受情况将剂量增至每天5~10 MU/m^2。此外还可采用白细胞介素-2每天5×10^5 U,加入生理盐水100 mL,每周5天,连续治疗4~6周。新的生物治疗正在出现,包括血管生成抑制剂(如沙利度胺)、抗血管内皮生长因子(如贝伐单抗)以及基质金属蛋白酶抑制剂COL-3等。

(杨 凯)

第八节 隆突性皮肤纤维肉瘤

隆突性皮肤纤维肉瘤（DFSP）是一种低度恶性的局部侵袭性肉瘤，以巨大隆突的新生物肿块为特征。

一、病因和发病机制

病因不明，可能与细胞遗传学异常有关，如染色体易位、交换等。此外有研究报道病灶中 p53 过表达，常伴较高的增殖活性和非整倍体。

二、临床表现

好发于中年人，偶见于儿童，男性多见。肿瘤初起表现为缓慢生长、无症状的隆起硬的肿块，其上发生多个结节，呈紫色或淡红色。皮损逐渐发展可融合扩大，可呈多叶形。触诊皮损坚实，与皮下组织黏着。常单发，身体各部位均可发生，但常见于躯干，其次是前胸、四肢。病期较长，可侵袭性生长至皮下组织，切除不彻底易复发。晚期可转移至肺、腹部、脑、骨骼或附近淋巴结，但少见。

三、组织病理

瘤细胞和胶原纤维常呈席纹状、车轮状、编织状、旋涡状或束状排列。偶见巨细胞、黄色瘤细胞、泡沫细胞、炎症细胞和出血坏死。

四、诊断和鉴别诊断

结合临床和组织病理检查可确诊此病。需与其他深在肌肉组织起源的软组织肉瘤鉴别，组织病理可以区分，但需要做特殊染色。有时需和无色素性黑素瘤鉴别，可以通过组织病理以及 S-100 蛋白等免疫组化染色鉴别。其他临床鉴别诊断包括瘢痕疙瘩、巨大皮肤纤维瘤、皮肤肌纤维瘤和硬斑病。

五、治疗

确诊后首选手术治疗，放疗无效。肿瘤有局部浸润和易复发的特点，手术治疗采用大范围切除或 Mohs 显微外科手术。手术切除范围尽可能大，包括肿瘤边缘 3 cm 的组织，深度应达到皮下脂肪层以下或筋膜层。切除组织送病理检查，以确定是否切除完全。对复发者，再次做扩大切除术。转移率较低，早期手术治疗预后较好。

（杨　凯）

第二十章

性传播疾病

第一节 疥 疮

疥疮是由疥螨引起的接触传染性皮肤病。它是可以通过性传播的，尤其在青年男女性乱者中，本病传播迅速，故本病已经被世界卫生组织列入性传播性疾病之中。

一、病原体

病原体为疥螨，俗称疥虫，是一种皮内寄生虫，种类很多，主要由人疥螨和动物疥螨致病。疥螨在表皮内掘成隧道，并在其中啮食角层组织，生活、繁殖，它的粪便、卵壳、死虫及钻行时可引起皮肤损害和瘙痒。成虫寿命 2 个月左右，离开人体还可活 2~4 天。因此，使用患者用过的衣服、被褥、鞋袜、帽子、枕巾也可间接传染。性生活无疑是传染的一个主要的途径。

二、临床表现

疥螨易侵犯皮肤的薄嫩部位，故发病常从手指间尤其是手指缝处开始，以后至腰围、阴股部、手腕、大腿内侧、肘窝、腋窝、乳房等处，很少侵犯头面部，主要造成的皮损为粟粒大丘疹或丘疱疹，散在分布或密集成群，有时为水疱或脓疱。疥螨钻行的隧道痕迹呈灰褐色不规则的曲线，长短不一。在阴囊、阴茎、阴唇、股内侧等处，可发生豆大淡红色结节称为疥疮结节。病损部位自觉瘙痒，夜间加重。

另有一种严重的疥疮称挪威疥，常发生在免疫功能低下及精神障碍者，表现为全身有大量的鳞屑和结痂，呈现剥脱性皮炎样，可发热、剧痒，伴化脓感染。

疥疮患者常有的伴随症状如下。

(一)抓痕血痂

由于疥疮患者瘙痒剧烈，患者不自觉地搔抓，常常出现皮肤的抓痕和血痂。

(二)继发湿疹化

由于疥虫的分泌物刺激皮肤，加上搔抓等因素，皮肤出现红斑、丘疹、水疱等损害，这就是继发湿疹化，往往加重瘙痒。

(三)继发感染

由于搔抓，卫生条件差，或气候炎热，出汗多等原因，皮肤很容易继发感染，出现继发性脓疱疮、毛囊炎、疖病、浅表淋巴结肿大的症状。

(四) 继发肾炎

由于疥疮继发感染,而疥虫的分泌物和细菌感染等因素可以作为抗原作用于人体,继而出现肾炎。患者可感到乏力、水肿、腰痛等。

三、实验室检查

刮取患处丘疹、水疱等的皮屑,在显微镜下发现疥虫或虫卵;如果发现隧道,可用针尖挑破直达闭端,挑取肉眼可看到的针头大灰白色小点,显微镜下可发现疥虫。

四、治疗

(一) 一般处理

家庭及集体中患者应同时隔离治疗,擦药应从颈部(小儿应包括头面部)以下,遍擦全身,病重处可适当多用。治疗前及疗程结束后,次日用热水肥皂洗澡,衣物用品用开水烫洗灭虫。

(二) 局部治疗

(1) 硫磺软膏外用,每晚1次,连用4天为1个疗程,成人用10%,儿童用5%。擦药期间不洗澡,不更衣,第5天洗澡后换清洁衣物,治疗后观察两周,如有复发,应重复治疗。

(2) 30%硫代硫酸钠溶液,每天擦药2次,1周可愈。

(3) 甲硝唑对蚧螨有杀灭作用,每次0.2 g口服,每天3次,外用2%~3%甲硝唑软膏(霜),7天为1个疗程。

(4) 也可选用1%优力肤霜、1%麝香草脑霜、0.2%呋喃西林霜等外用。

(5) 疥疮结节的治疗:①液氮冷冻。②肤疾宁贴膏,每3天换1次,炎热季节不宜使用。③氟轻松软膏,每天外擦1次,连用15~30天可以治愈。

(三) 全身治疗

继发感染时应加用抗生素,痒重时用氯苯那敏4 mg或苯海拉明25 mg,每晚1次。

(四) 中医药治疗

花椒、地肤子、硫黄、百部、艾叶煎汤洗浴或以膏剂外涂,每天1次,10次为1个疗程。

(夏树伟)

第二节 淋 病

淋病是淋病奈瑟菌(简称淋球菌)感染导致的以泌尿生殖系统化脓性感染为主要表现的性传播疾病,也可导致眼、咽、直肠感染和播散性淋球菌感染。男性最常见的表现是尿道炎,而女性则为宫颈炎。

一、流行病学

淋病是重要的全球性公共卫生问题,据估计全球每年新发病例达到8 800万,是我国,同时也是美国的第二大性传播疾病。近年来世界淋病有明显增加的趋势。

二、病因和发病机制

淋球菌属奈瑟球菌科,奈瑟球菌属。淋球菌呈肾形,两个凹面相对,大小一致,长约0.7 μm,宽0.5 μm。它是嗜二氧化碳的需氧菌,革兰染色阴性,最适宜在潮湿、温度为35 ℃、含5%二氧化碳的环境中生长。常存在多形核白细胞内,椭圆或球形,常成双排列,无鞭毛、无荚膜、不形成芽孢,对外界理化条件的抵抗力差,对干燥环境敏感,在完全干燥环境中1~2小时即可死亡。在高温或低温条件下都易致死。对各种化学消毒剂的抵抗力也很弱。

人是淋球菌的唯一天然宿主。淋球菌主要侵犯黏膜,尤其对单层柱状上皮和移行上皮所形成的黏膜具有较高亲和力。淋球菌感染后侵入男性前尿道、女性尿道及宫颈等处,通过其表面菌毛含有的黏附因子黏附到柱状上皮细胞的表面进行繁殖,并沿生殖道上行,经柱状上皮细胞吞噬作用进入细胞内繁殖,导致细胞溶解破裂。淋球菌内毒素及外膜脂多糖与补体结合后产生化学毒素,能诱导中性粒细胞聚集和吞噬,引起局部急性炎症,出现充血、水肿、化脓和疼痛。如果治疗不及时,可成为慢性感染。

三、传播途径

淋病主要通过性接触传播,淋病患者是其传染源。少数情况下也可因接触含淋球菌的分泌物或被污染的用具而被感染。儿童感染者多有被性虐待史,患淋病的母亲可经产道感染新生儿。

四、临床表现

淋病可发生于任何年龄,但主要发生在性活跃的青、中年;潜伏期一般为2~10天,平均3~5天;潜伏期患者具有传染性。

(一)无并发症的淋病

1.男性急性淋病

5%~10%的男性感染淋球菌后无明显症状。有症状的患者通常在暴露2~7天后出现尿道刺激征,很快出现尿道口红肿,有稀薄黏液流出,24小时后病情加重,分泌物变为脓性或脓血性,且量较前增多。有明显症状和体征的患者,即使未经治疗,一般在10~14天症状逐渐减轻,1个月后症状基本消失,但并未痊愈,可继续向后尿道或上生殖道扩散,甚至发生并发症。一般全身症状较轻,少数可有发热、全身不适、食欲缺乏等表现;并发症少见。

2.女性急性淋病

50%~60%的女性感染淋球菌后症状轻微或无症状。常因病情隐匿而难以确定潜伏期。有症状的患者通常在暴露3~5天后发生宫颈炎和尿道炎。淋球菌性宫颈炎的分泌物初为黏性,后转为脓性,体检可见宫颈口红肿,伴触痛;可有外阴瘙痒和烧灼感。淋球菌性尿道炎表现为尿道口红肿,有脓性分泌物,伴触痛;主要症状为尿道刺激征。

3.儿童淋病

男童多发生尿道炎和包皮龟头炎,有尿痛和尿道分泌物;检查可见包皮红肿、龟头和尿道口潮红,有尿道脓性分泌物。幼女表现为外阴阴道炎,有尿痛、尿频、尿急、阴道脓性分泌物;检查可见外阴、阴道、尿道口红肿,阴道及尿道口有脓性分泌物。

4.淋球菌性肛门直肠炎

男性同性恋者多发,女性主要由淋球菌性宫颈炎的分泌物直接感染肛门直肠所致。轻者可表现为肛门瘙痒、烧灼感、排出黏液和脓性分泌物；重者有里急后重，可排出大量脓性和血性分泌物。检查可见肛管和直肠黏膜充血、水肿和糜烂。

5.淋球菌性咽炎

淋球菌性咽炎主要见于口交者。可表现为急性咽炎和急性扁桃体炎，偶伴发热和颈淋巴结肿大，有咽干、咽痛和吞咽困难等表现。检查可见咽部黏膜充血、咽后壁有黏液或脓性分泌物。

6.淋球菌性结膜炎

成人多因自我接种或接触被污染的物品而感染，多为单侧；新生儿多为通过母亲产道感染，多为双侧。表现为眼结膜充血水肿，分泌脓性分泌物，体检时可见角膜成云雾状，重者可发生角膜溃疡或穿孔。

(二)有并发症的淋病

1.男性淋病的并发症

男性淋球菌性尿道炎患者因治疗不当、酗酒或性交等因素的影响，导致感染进一步发展和蔓延至后尿道，导致后尿道炎、前列腺炎、精索炎和附睾炎等。炎症反复发作形成瘢痕后可引起尿道狭窄。

2.女性淋病的并发症

女性淋病的主要并发症为淋球菌性盆腔炎，包括急性输卵管炎、子宫内膜炎、输卵管卵巢囊肿、盆腔腹膜炎、盆腔脓肿以及肛周炎等。

(三)播散性淋病

播散性淋病即播散性淋球菌感染，罕见，占成人淋病患者的1%～3%，多见于月经期妇女。淋球菌通过血管、淋巴管播散至全身，可表现为轻度或重度疾病。临床表现为发热、寒战和全身不适等。50%～75%血培养阴性。可累及关节，引起脓毒性关节炎；常在四肢关节附近出现皮损，表现为瘀斑基础上出现脓疱、血疱和坏死，呈散在分布，数量通常不多。

五、诊断

应根据流行病学史、临床表现和实验室检查结果进行综合分析，慎重作出诊断。疑似病例为符合流行病学史以及临床表现中任何一项者。确诊病例为同时符合疑似病例的要求和实验室检查中任何一项者。

(一)接触史

患者有冶游史或不洁性接触史，配偶有感染史，与淋病患者(尤其家中淋病患者)共用物品史，新生儿母亲有淋病史。

(二)临床表现

淋病的主要症状有尿频、尿急、尿痛、尿道口流脓或宫颈口阴道口有脓性分泌物等。或有淋菌性结膜炎、直肠炎、咽炎等表现，或有播散性淋病症状。

(三)实验室检查

1.革兰染色涂片

男性尿道分泌物涂片革兰染色，镜下可见大量多形核白细胞，多个多形核白细胞内可见数量多少不等的革兰阴性双球菌，特异性超过99%，敏感性超过95%。革兰染色涂片对宫颈、直肠和咽部感染检出率低，不推荐应用。

2.淋球菌培养

淋球菌培养为确诊试验，可应用于各种临床标本，可明确诊断，并可做药敏试验。

3.核酸试验

可用于检测多种多样的标本，包括宫颈拭子、阴道拭子、尿道拭子、尿液拭子等，通常核酸扩增检测生殖道和非生殖道淋球菌的敏感性优于培养。

六、鉴别诊断

淋菌性尿道炎应与沙眼衣原体性尿道炎相鉴别。女性淋菌性宫颈炎应与沙眼衣原体性宫颈炎鉴别。由于淋菌性宫颈炎可出现阴道分泌物异常等症状，因此还应该与阴道滴虫病、外阴阴道念珠菌病和细菌性阴道病鉴别。

七、治疗

（一）治疗原则

应尽早确诊，明确临床类型，明确有无耐药，明确是否合并衣原体或支原体感染；应及时治疗，治疗方案或药物应正确、足量、规则；应严格考核疗效并追踪观察；应同时检查和治疗其性伴侣。

（二）一般注意事项

未治愈前禁止性行为。注意休息，有并发症者须维持水、电解质、碳水化合物的平衡。注意外阴局部卫生。

（三）药物治疗

头孢曲松 250 mg 单次肌内注射在尿道和直肠感染的治愈率为99.2%，咽喉部感染的治愈率为98.9%；目前推荐使用单剂 250 mg 头孢曲松治疗单纯性宫颈、尿道和直肠淋球菌感染；同时，还有一些替代方案。

八、预防

(1)进行健康教育，避免非婚性行为。

(2)提倡安全性行为，推广使用安全套。

(3)注意隔离消毒，防止交叉感染。

(4)认真做好患者性伴的随访工作，及时进行检查和治疗。

(5)执行对孕妇的性病检查和新生儿预防性滴眼制度(0.5%红霉素眼膏，外用1次)，防止新生儿淋菌性眼炎。

(6)对高危人群定期检查，以发现感染者和患者，消除隐匿的传染源。

（吴振涛）

第三节　生殖器念珠菌病

生殖器念珠菌病主要包括妇女念珠菌外阴阴道炎、男性念珠菌性龟头炎和尿道炎。

一、流行病学

生殖器念珠菌病多见于20~30岁妇女,妊娠期患病率可以增多1倍,有报道75%的育龄妇女一生中至少有过1次阴道念珠菌病病史。其中45%的妇女可能有重复感染史。口服避孕药、糖尿病、免疫缺陷及长期使用抗生素、环境因素、营养情况等皆与此病发病有关。

与阴道念珠菌病发病有关的诱因很多,主要有以下3种。

(一)妊娠与口服避孕药

妊娠妇女极易患念珠菌性阴道炎,发病率为30%~40%,口服避孕药者也有同样情况。其原因可能与雌激素水平有关。因雌激素的作用可使阴道上皮细胞内葡萄糖含量增加,从而使阴道的pH升高,可上升至pH 6.5(正常阴道pH 4.5)。儿童或绝经期妇女。因阴道上皮细胞内糖原含量减少,故一般不易患念珠菌病。

(二)糖尿病及营养因素

糖尿病也是常见病因之一。研究发现糖尿病患者粒细胞对白念珠菌的杀伤作用减弱,其原因可能单纯为营养因素。大量口服抗生素能诱发阴道念珠菌病,可解释为大量抗生素对细胞的抑制,使利用糖的能力下降。同时抗生素使正常菌群的平衡被破坏,也加重了酵母菌的生长及致病力。此外,抗生素的存在还抑制了抗体的合成及吞噬过程,使念珠菌更易侵入组织而致病。

(三)机体免疫力的下降

阴道念珠菌病常发生于机体免疫功能下降者。研究表明,患阴道念珠菌病的妇女血液循环中抗念珠菌抗体的滴度比未感染者高。且参与反应的主要是分泌型IgA。另外,那些患复发性念珠菌性阴道炎的妇女,可能产生念珠菌的特异的抑制淋巴细胞。这种抑制淋巴细胞可阻止淋巴细胞对念珠菌的免疫反应。

阴道念珠菌病主要有下列几种传染途径。

1.性接触传染

性接触是生殖器念珠菌病的主要传播方式。

2.间接接触传染

接触污物,如便盆、浴池等可造成间接传染。

3.产道传染

在分娩时,患有念珠菌性阴道炎的产妇的产道内念珠菌可传染给新生儿。

4.子宫内传染

妊娠妇女子宫颈部念珠菌感染羊膜、羊水,可感染胎儿整个皮肤。

5.肛肠传染

肛肠内念珠菌的带菌率较高,并可污染至女阴,肛交者可直接传染给男性生殖器。有人认为妇女本身的肠道是阴道念珠菌重复感染的主要场所。

阴道念珠菌病感染的原因很多,其中与性生活有关的因素目前已被重视。已发现男性念珠菌性龟头炎日益增高可能与不洁性交有关。

二、病原学

念珠菌属不全菌纲,假酵母目,念珠菌科,芽生,有真假菌丝,有厚壁孢子,无子囊。一般情况下为卵圆形的单壁细胞。常有分隔菌丝,成群分布。革兰染色为阳性。迄今为止,有报道自然界存在270多种念珠菌。其中致病的以白念珠菌为最常见。其次为热带念珠菌和光滑念珠菌,再次是克柔念珠菌、近平滑念珠菌等。其中白念珠菌对人类的危害最大,致病性最强。从阴道中分离出的念珠菌85%～90%是白念珠菌。念珠菌是双相单细胞酵母菌。在人体中,无症状时常表现为酵母细胞型,在侵犯组织和出现症状时,常表现为菌丝型。

念珠菌是一种条件致病菌,主要寄生于口腔、阴道、皮肤等处。根据报道,正常人群白念珠菌带菌率可高达40%,妊娠妇女阴道带菌率可为16%～30%,白念珠菌可长期寄生于人体而不致病,当机体抵抗力下降时可致病。引起其发病必须具备两个条件:一是念珠菌繁殖到一定数量且毒性较大,已超过了机体抵抗力对其抑制的条件下,可乘虚而入致病;二是机体抵抗力下降,不足以抗御念珠菌毒力。

三、临床表现

念珠菌病可发生在人体的皮肤、黏膜及内脏等处,由于部位不同,表现也多种多样。生殖器念珠菌病是指性接触的生殖器念珠菌感染性疾病。

生殖器念珠菌病可表现为多种类型,对于男性而言主要有念珠菌性龟头包皮炎和念珠菌性尿道炎。

(一)念珠菌性龟头包皮炎

男性生殖器念珠菌感染多引起龟头包皮炎。20世纪60年代以来,此病逐渐增多。多因女性伴侣患念珠菌性外阴、阴道炎而被感染,多见于已婚男性。包皮过长、局部潮湿、糖尿病等,都会成为念珠菌繁殖致病的诱因。

带菌者一般无症状和体征。仅在冠状沟处可查到念珠菌。常见的症状是阴茎龟头及冠状沟等处红斑、糜烂,常可在红斑上见到白色奶酪样假膜,患者阴茎发痒,在包皮阴囊中可有黏液脓性分泌物。阴囊受累时,在与阴茎接触面上可见鳞屑红斑样皮疹,刺痒明显。少数患者可表现为急性水肿型包皮龟头炎,包皮水肿明显伴刺痒,可出现小溃疡;伴有细菌感染时,甚至可出现嵌顿。极少数男性在与患念珠菌性阴道炎的妇女性交后,数小时内即出现阴茎刺痒、烧灼感,包皮和龟头潮红。这种症状的出现可能是患者对白念珠菌高度过敏所致。

(二)念珠菌性尿道炎

近年来,随着NGU和淋菌性尿道炎增多及滥用抗生素,患念珠菌性尿道炎的男女也不断增多,应引起高度重视。此类尿道炎临床症状和体征与NGU不易区别,也有个别患者由于反复发作、反复治疗后尿道口局部潮红、周围呈环状干枯。值得一提的是,尿道口有尖锐湿疣的男女患者,往往合并念珠菌感染,此时患者有排尿不适、尿痛等,局部反复出现少许白色分泌物。遇到这种情况要做真菌培养或镜检,以便尽早确诊。

四、实验室检查

生殖器念珠菌病单靠临床表现是不易确诊的,尤其是男性念珠菌性龟头包皮炎和尿道炎、皮疹无特异性,故应做念珠菌的实验室检查。

(一)直接镜检法

男性患者可刮取病损处皮屑少许。必要时取活组织,用10%氢氧化钾溶液或盐水涂片。直接镜检时可见卵圆形的发芽孢子及分隔菌丝,折光性较强,阳性检出率约为60%。若查到大量假菌丝,更说明念珠菌处于致病阶段,因此直接检查对确诊念珠菌的致病性有一定意义。若用荧光直接检查,将标本涂片加标准液处理后,再加抗体荧光等处理。镜下可见假菌丝或孢子呈荧光反应。

(二)染色法

以同样方法取材涂片,固定后革兰染色,置油镜下观察,可找到成群革兰阳性的卵圆形孢子,也可见到假菌丝。此方法的阳性检出率为80%。过碘酸染色假菌丝及孢子呈红色。

(三)培养法

如临床怀疑本病,在涂片检查的同时,可做真菌培养。取标本接种于沙氏培养基上,放入37℃容器内,24~48小时后观察,可见大量白色小而圆的菌落,用接种针挑取少量菌作涂片,革兰染色后,在镜下观察,可见大量芽生孢子,初步可考虑为念珠菌感染,用此方法检查阳性率较高。

(四)发酵实验

念珠菌做发酵实验后,可鉴别是哪种念珠菌,如白念珠菌对葡萄糖及麦芽糖产酸产气,对蔗糖产酸,对乳糖无作用,不水解尿素。

(五)同化实验

念珠菌不同化乳酸、密三糖及硝酸钾。

(六)菌种鉴别

与医学有关的7种念珠菌,必须根据其菌落形态、孢子特征及发酵实验等进行分辨。

五、诊断与鉴别诊断

根据典型的临床表现及阴道检查,一般诊断并不困难。但对症状不明显的男性患者和需确诊本病者,需做实验室检查进行鉴别诊断。

男性生殖器念珠菌病应与下列疾病相鉴别。

(一)慢性龟头包皮炎

患者冠状沟及龟头处可红肿、糜烂、渗液,有灰白色脓性分泌物,有时呈溃疡性渗血渗液等,伴瘙痒,多见于包皮过长及包茎者,可由局部不卫生,导致厌氧菌感染所致。不同于念珠菌病的奶酪样假膜。分泌物镜检无假菌丝。

(二)龟头寻常型银屑病

龟头部可见鳞屑型红斑,鳞屑银白色,大部分患者因已给予外用膏药治疗,主要表现为龟头部红斑。患者一般全身都有同样皮疹,鳞屑镜检无假菌丝。治疗时要详细了解病史和用药史。

(三)阴茎固定性药疹

皮疹初始为黄豆大到鸡蛋大的红斑,边界清,可发生水疱,破后糜烂结痂,可多次复发,每次复发在原有皮疹处出现,也可增多或扩大。患者有药物过敏史,分泌物或皮屑镜检无假菌丝。此外,在鉴别诊断的同时,要注意生殖器念珠菌病常与其他性传播疾病同时存在的情况,尤其要注意淋病及其他原因引起的非淋菌性阴道炎(尿道炎)、尖锐湿疣等。

六、治疗

生殖器念珠菌病,尤其是阴道念珠菌病,80%~90%是由白念珠菌引起的。因此,主要选用针对白念珠菌有效同时对其他念珠菌也同样有效的药物治疗。

(一)治疗原则

(1)无症状带菌者一般不主张特殊治疗。

(2)避免外用类固醇皮质激素,如氟轻松软膏、曲安西龙软膏、皮炎平霜等。

(3)若非需要,不应用抗生素和激素治疗。

(4)治疗期间禁止性交。

(5)性伴侣应追诊检查,患同病者应同时治疗。

(6)患糖尿病等并发症者,应加强对并发症治疗。

(二)治疗方法

1.局部用药

(1)局部用2%~4%碳酸氢钠溶液冲洗,拭干后涂用1%~2%甲紫液。

(2)制霉菌素栓剂,每个含制霉菌素100 000~200 000 U,每晚1个,塞入阴道深部,10~14天为1个疗程。

(3)咪唑类药物,如克霉唑、益康唑、酮康唑等均可使用。男性用霜剂如硝酸咪康唑霜、联苯苄唑霜外涂,每晚1次,共用14天。女性用栓剂,如硝酸咪康唑栓200 mg,每晚1个,塞入阴道,共用14天。

2.全身用药

(1)伊曲康唑胶囊:0.2 g口服。每天2次,共服1天,男性患者0.2 g口服,每天1次,共服7天。

(2)氟康唑胶囊:150 mg,口服1次。

(3)咪康唑:0.15 g口服,每天2次,共服1天。

(4)酮康唑:0.2 g口服,每天2次,共服5天。

上述方法任选一种应用。

3.辅助用药

在外用药或口服药的同时,可用纯中药洗剂,如康洁司乐、双子参洗剂、肤阴洁等局部外洗。这些中草药制剂都有一定的辅助治疗作用。

4.注意预防

注意外阴部清洁、干燥,不用不清洁的盆浴,严禁婚外性行为。对易复发患者,应嘱其性伴侣去医院检查治疗。妊娠妇女发现本病,应及时治疗。一般以局部外用药为主。

(吴振涛)

第四节 非淋菌性尿道炎

非淋菌性尿道炎是指通过性接触而传染的一种尿道炎,在临床上有尿道炎的表现,而在尿道分泌物中查不到淋病奈瑟菌,培养也无淋病奈瑟菌生长,其主要病原体为沙眼衣原体或解脲支原体。

一、流行病学

非淋菌性尿道炎在发达国家和发展中国家极为常见,在很多国家,淋病的发病数逐渐下降,而非淋菌性尿道炎的发病率逐年上升。

我国报告的非淋菌性尿道炎约有一半由沙眼衣原体引起。据全国性病流行病学分析报告,非淋菌性尿道炎的发病率近年呈较快增长势头,统计资料显示,1991—2000年,非淋菌性尿道炎年均增长43.8%,2000年报告病例241 016例,发病率19.33%,居性传播疾病的第二位;2001年报告病例253 116例,发病率20%,超过淋病占各种报告性病的首位。不同地区、不同人群中泌尿生殖道沙眼衣原体感染率有所差别,如性病门诊就诊者中为9%~12%,从事非法性交易妇女中为20%~60%。

二、病因

英国泌尿生殖医学学会(AGUM)修订的《非淋菌性尿道炎的诊疗规范》中的"病原学"部分指出,30%~50%的非淋菌性尿道炎由沙眼衣原体引起,10%~20%由解脲支原体和生殖支原体引起,1%~17%的病例由阴道毛滴虫引起,尚有不到10%的病例由单纯疱疹病毒、白念珠菌、细菌性尿路感染、尿道狭窄以及细菌性阴道病引起。像结核分枝杆菌、金黄色葡萄球菌、大肠埃希菌、肺炎球菌等微生物引起的尿道炎,不属于非淋菌性尿道炎,因为这一类尿道炎一般是不通过性途径传播。

三、发病机制

衣原体抑制宿主细胞代谢,溶解破坏并导致溶解酶释放;代谢产物的细胞毒作用,引起变态反应和自身免疫,这些都会损害细胞。解脲支原体吸附于宿主细胞表面,从宿主细胞膜吸取脂质与胆固醇,引起细胞膜损伤。解脲支原体在泌尿生殖道上皮细胞产生毒性代谢产物,如NH_3对宿主细胞有急性毒性作用。解脲支原体细胞膜有磷脂酶,可直接作用于宿主细胞膜上底物,导致宿主细胞损伤。

四、诊断

(一)临床表现

非淋菌性尿道炎好发于青年,25岁以下约占60%。男女均可发生,国内报告男性多于女性。潜伏期较淋病长,平均为1~3周。男女性患者症状不一样。

1.症状和体征

(1)男性主要临床症状和体征。①尿道分泌物:分泌物多为浆液性,较稀薄,量少。晨起首次排尿前或长时间不排尿可发现尿道分泌物结痂封住尿道口(即"糊口")或污染了内裤。②尿道口红肿:体检时可发现尿道口红肿。③尿痛:多表现为尿道口瘙痒、刺痛或灼热感,时轻时重。但相对淋病而言,疼痛程度较轻。

部分患者可无症状或症状不典型。因此,有相当多的患者在初诊时易漏诊。

(2)女性主要临床症状和体征:常表现得不明显、不特异或无症状。多以宫颈为中心扩散到其他部位。

2. 并发症

(1) 男性并发症。①前列腺炎：多数患者开始即为慢性表现。症状有排尿不适，会阴部、腹股沟部及腰背部的酸胀感或轻微疼痛。急性期有较剧烈的排尿时疼痛感，并向尿道、阴囊和臀部方向放射。可合并有排尿困难和阴茎痛性勃起。直肠坠胀感明显。直肠指诊有前列腺不对称肿大、压痛、变硬或硬结。全身症状少见。②附睾炎：可分为急性和慢性非淋菌性附睾炎。急性较少见，发生率约1%，常与尿道炎症状同时存在，以单侧多见。表现为附睾肿大、变硬，输精管增粗、触痛。慢性时，在附睾尾部可触及硬结和精索增粗。多可因性生活过度和酗酒等诱因引起急性发作。

(2) 女性并发症。①急性或慢性盆腔炎：急性时表现为发热、头疼、食欲缺乏和下腹部疼痛，可同时出现腹胀、恶心、呕吐等消化道不适。体检下腹部有压痛和反跳痛，子宫体有压痛和活动受限，子宫体两侧可触及肿块；慢性时全身症状多不明显，主要表现为下腹部坠胀和疼痛、腰酸及白带增多等。也可出现月经不调、月经量增多等异常。体检子宫体活动受限，一侧或两侧输卵管呈条索状。反复发作可引起输卵管阻塞出现不孕、异味妊娠及流产、早产和死胎等。②前庭大腺炎：在小阴唇和处女膜间的腺体开口处出现潮红、水肿和局部疼痛。严重时可有脓肿。反复发作可形成囊肿，体检能触及肿大的腺管及腺体。③直肠炎：可出现肛门瘙痒、疼痛和黏液脓性分泌物。

(二) 实验室检查

1. 直接涂片检查

分泌物和晨尿沉渣涂片染色镜检，每高倍视野下多形核白细胞多于10个，而又找不到淋病奈瑟菌。

2. 病原体培养

取分泌物或小拭子取出接种培养，可帮助检查沙眼衣原体和解脲支原体。

3. 免疫学检查

用补体结合实验、酶联免疫实验或间接免疫荧光实验检查血清中沙眼衣原体抗体成分。

4. 聚合酶链反应 (PCR) 技术

利用特异的 DNA 引物，检查尿道分泌物的衣原体和支原体。

(三) 诊断要点

(1) 应考虑患者有无不洁性接触史、潜伏期长短及临床表现符合非淋菌性尿道炎的表现。

(2) 注意有相当部分患者可无症状。

(3) 患者分泌物涂片和培养应排除淋病奈瑟菌。

(四) 鉴别诊断

本病需与淋菌性尿道炎鉴别。淋菌性尿道炎潜伏期短，3~5天，多见尿痛和排尿困难，偶见全身症状，尿道分泌物量多，为脓性，分泌物涂片检查，常见多形核白细胞内革兰阴性双球菌，病原体为淋病奈瑟菌。

五、治疗

(一) 初发非淋菌性尿道炎

(1) 多西环素 100 mg，口服，每天2次，连续服用7~10天。

(2) 阿奇霉素 1 g，1次顿服，需在饭前1小时或饭后2小时服用。

(3) 红霉素 500 mg，口服，每天 4 次，连续服用 7 天。或琥乙红霉素 800 mg，口服，每天 4 次，连续服用 7 天。

(4) 氧氟沙星 300 mg，口服，每天 2 次，连续服用 7 天。或米诺环素：100 mg，口服，每天 2 次，连续服用 10 天。

(二) 复发或持续性非淋菌性尿道炎

目前没有特效治疗方案，推荐的治疗方案为：①甲硝唑 2 g，每天 1 次，加红霉素 500 mg，口服，每天 4 次，共 7 天。②琥乙红霉素 800 mg，口服，每天 4 次，连续服用 7 天。

妊娠妇女和哺乳期妇女均可首选土霉素治疗。新生儿患衣原体结膜炎时，可选用红霉素干糖浆粉剂。

(三) 治愈标准

患者的自觉症状消失，无尿道分泌物，尿沉渣无白细胞。判断痊愈时，一般可不做病原体培养。非淋菌性尿道炎经治疗后预后良好，症状消失，无任何后遗症。

六、预防

非淋菌性尿道炎也是较常见的性传播疾病，预防的原则和淋病是一致的。

（吴振涛）

第五节　生殖道衣原体感染

女性生殖道衣原体感染主要为沙眼衣原体感染，是常见的性传播疾病。在发达国家沙眼衣原体感染占性传播疾病的第一位，我国沙眼衣原体感染率也在升高。沙眼衣原体有 18 个血清型，分别为 A、B、Ba、C；D、Da、E、F、G、H、I、Ia、J、K；L1、L2、L2a、L3。前 4 个血清型主要与沙眼有关，后 4 个可引起性病性淋巴肉芽肿。与泌尿生殖道感染有关的是中间 10 个血清型（D～K），尤其是 D、E、F 型最常见。沙眼衣原体主要感染柱状上皮及移行上皮而不向深层侵犯，可引起宫颈黏膜炎、子宫内膜炎、输卵管炎，最后导致不孕、输卵管妊娠。D～K 型沙眼衣原体除引起生殖道感染外，还可引起尿道炎、直肠炎、肝周围炎、眼包涵体结膜炎及新生儿肺炎等。

一、传播途径

成人主要经性交直接传播，很少经接触患者分泌物污染的物品等间接传播。若孕妇患沙眼衣原体感染，胎儿或新生儿可通过宫内、产道及产后感染，经产道感染是最主要的感染途径。衣原体感染的高危因素：多个性伴侣、新的性伙伴、社会地位低、年龄小（15～21 岁）、口服避孕药等。衣原体感染者常伴有淋病，10%～50% 的衣原体感染者可发现淋病奈瑟菌。

二、发病机制

衣原体的生长繁殖周期有两个生物相。原体存在于细胞外，无繁殖能力，传染性强；始体存在于细胞内，繁殖能力强，但无传染性。衣原体进入机体后，原体吸附于易感的柱状上皮细胞及移行上皮细胞，在细胞内形成吞噬体，原体在吞噬体内变成始体，进行繁殖，继而转化为原体，随感染细胞的破坏而释放出来,再感染周围细胞。衣原体感染后,机体产生体液免疫及细胞免疫,免疫反应具有防御及保护作用,但同时也可导致免疫损伤。衣原体感染的主要病理改变是慢性炎症造成的组织损伤,形成瘢痕,可能与衣原体外膜上的热休克蛋白60及脂多糖诱导的迟发型变态反应有关。

三、临床表现

本病多发生在性活跃人群,潜伏期1~3周,临床特点是无症状或症状轻微,患者不易察觉,病程迁延,常并发上生殖道感染。临床表现因感染部位不同而异。

(一)宫颈黏膜炎

宫颈管是衣原体最常见的感染部位。70%~90%衣原体宫颈黏膜炎无临床症状。若有症状表现为阴道分泌物增加,呈黏液脓性,性交后出血或经间期出血。若伴有尿道炎,出现排尿困难、尿急、尿频。检查见宫颈管脓性分泌物,宫颈红肿,黏膜脆性增加。

(二)子宫内膜炎

30%~40%宫颈管炎上行引起子宫内膜炎,表现为下腹痛、阴道分泌物增多、阴道不规则少量流血。

(三)输卵管炎

8%~10%宫颈管炎可发展为输卵管炎。2/3输卵管炎为亚临床型,长期轻微下腹痛、低热,久治不愈,腹腔镜见输卵管炎症较重,表现为盆腔广泛粘连。由于输卵管炎症、粘连及瘢痕形成,沙眼衣原体感染的远期后果可导致异位妊娠及不孕。

四、诊断及鉴别诊断

由于沙眼衣原体感染无特征性临床表现,临床诊断较困难,常需实验室检查确诊。

(一)细胞学检查

临床标本涂片后,行Giemsa染色,显微镜下在上皮细胞内找到包涵体,方法简便、价廉,但敏感性及特异性低,WHO不推荐作为宫颈沙眼衣原体感染的诊断手段。

(二)沙眼衣原体培养

诊断沙眼衣原体感染的金标准,敏感性和特异高,但耗时、费钱、需一定的实验设备,限制了临床应用。取材时注意先用1个棉拭子擦去宫颈口的黏液及脓液,再用另一个棉拭子伸到宫颈管内转动或用小刮勺刮取细胞,放入试管中送检。

(三)沙眼衣原体抗原检测

应用针对沙眼衣原体外膜蛋白或脂多糖的抗体检测抗原,是目前临床最常用的方法。沙眼衣原体抗原检测包括:①直接免疫荧光法,敏感性80%~85%,特异性95%左右;②酶联免疫吸附试验,敏感性60%~80%,特异性97%~98%。

(四)沙眼衣原体核酸检测

PCR及LCR(连接酶链反应)敏感性高,细胞培养阴性时亦能检出衣原体DNA,但应防止污染而致的假阳性。

(五)血清抗体检测

对诊断无并发症的生殖道感染价值不大,但在输卵管炎或盆腔炎时血清抗体可明显升高,方法有补体结合试验、ELISA及免疫荧光法。

五、治疗

由于衣原体的发育周期独特,细胞外的衣原体,对抗生素不敏感,细胞内的衣原体对抗生素敏感,因此,选用的抗生素应具有良好的细胞穿透性。此外,衣原体的生命周期较长,抗生素使用时间应延长或使用半衰期长的药物。

(一)沙眼衣原体宫颈黏膜炎的治疗

推荐方案:多西环素 100 mg,每天 2 次,连服 7～10 天或阿奇霉素 1 g,单次顿服。可选用方案:米诺环素 100 mg,每天 2 次,共 10 天;或四环素 500 mg,每天 4 次,共 2～3 周;或克拉霉素 500 mg,每天 2 次,共 10 天;或红霉素碱 500 mg,每天 4 次,连服 7～10 天;或氧氟沙星 300 mg,每天 2 次,连服 7～10 天;或左氧氟沙星 500 mg,每天 1 次,连服 7～10 天。以上药物除红霉素的疗效稍差外,其余药物疗效相似。

(二)沙眼衣原体盆腔炎的治疗

选用多西环素 100 mg,每天 2 次,连服 14 天;或氧氟沙星 300～400 mg,每天 2 次,连服 14 天。同时加用其他治疗盆腔炎的抗生素。

(三)性伴侣治疗

性伴侣应进行检查及治疗。患者及性伴侣治疗期间均应禁止性生活。

(四)随访

由于沙眼衣原体对所推荐的治疗方案较少耐药,治疗后短期内(<3 周)不建议为观察疗效而进行衣原体检查。因女性衣原体重复感染较多见,可于治疗后 3～4 个月进行衣原体的筛查。但若症状持续存在,怀疑再感染或未依从治疗或红霉素治疗后,应考虑微生物学随访。

六、沙眼衣原体感染合并妊娠

妊娠对沙眼衣原体的病程影响不大,但沙眼衣原体感染对妊娠有影响,尤其是分娩时能经产道感染新生儿。未治疗的沙眼衣原体感染孕妇所分娩的新生儿中,20%～50%出现新生儿眼结膜炎,10%～20%在 3～4 个月内出现沙眼衣原体肺炎。此外,孕期沙眼衣原体感染可引起流产、早产、胎膜早破、低体重儿以及产后子宫内膜炎。因此,对高危孕妇应进行沙眼衣原体的筛查,尤其是妊娠晚期。若发现沙眼衣原体感染应进行治疗。孕妇禁用多西环素及氧氟沙星。推荐应用红霉素碱 500 mg,口服,每天 4 次,连服 7 天;若不能耐受红霉素,应用阿莫西林 500 mg,每天 3 次,连服 7 天。红霉素碱 250 mg,口服,每天 4 次,共 14 天;或阿奇霉素 1 g,单次口服。治疗后 3 周复查衣原体。对母亲患沙眼衣原体感染的新生儿应密切观察,一旦发现沙眼衣原体感染,立即治疗。红霉素每天 50 mg/kg,分 4 次口服,连服 14 天。

七、小结

沙眼衣原体在女性主要感染柱状上皮和移行上皮,与淋病奈瑟菌感染的特点相同,最初导致宫颈黏膜炎及尿道炎,出现黏液脓性宫颈炎及尿道炎的症状和体征。感染可向上蔓延,引起子宫内膜炎及输卵管炎,甚至导致严重的盆腔粘连,继而引起不孕或异位妊娠。沙眼衣原体感染的特点是临床过程隐匿、迁延、症状轻微。由于症状不明显,临床诊断比较困难,通常需要实验室检查。衣原体培养是诊断的金标准,但不实用,临床应用较多的是衣原体抗原检测以及核酸检测。治疗主要采用阿奇霉素、多西环素,还可选用米诺环素、四环素及氧氟沙星等。

(吴振涛)

第六节 生殖道支原体感染

成人支原体感染的病原体可分为人型支原体（MH）与解脲脲原体（UU）、生殖支原体（MG）、发酵支原体，可引起泌尿道、阴道、子宫颈及子宫内膜感染，如尿道炎、盆腔炎、阴道炎、前列腺炎及肾盂肾炎等，并可致不育症及早产。

对阻碍 DNA 复制的喹诺酮类药物，如左旋氧氟沙星、司帕沙星等敏感。

一、病因及发病机制

支原体包括支原体属和脲原体属（旧称解脲支原体或分解尿素支原体），是一种无细胞壁的特殊微生物，因而可变形、无法被革兰方法染色、且可抵抗以细胞壁为靶点的抗生素。

人型支原体、解脲脲原体（图 20-1，图 20-2）和生殖器支原体在一定条件下可引起泌尿生殖系统感染，正常人尿道中有时也有解脲脲原体，故认为其致病性与血清型有关。发现血清 4 型 UU 与 NGU 有关。

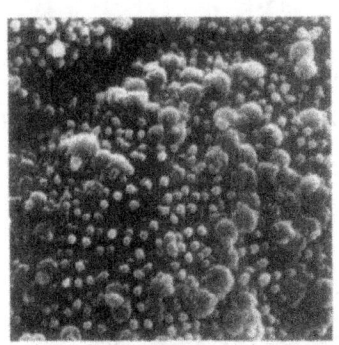

图 20-1　扫描电镜显示解脲脲原体黏附于子宫内膜
伴有 UU 或 MH 的子宫内膜均可分离出解脲脲原体及人型支原体，子宫内膜培养和免疫荧光检查亦可检出之

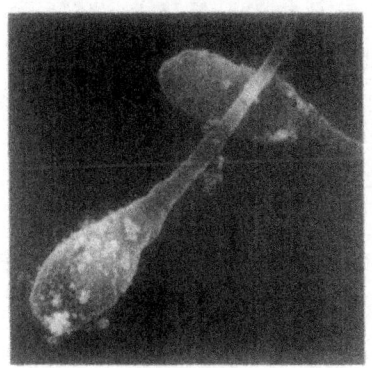

图 20-2　解脲脲原体黏附于人类精子
免疫荧光检查和培养不伴有炎症

其致病机制可能是通过吸取宿主细胞膜的胆固醇与脂质作为营养物质,并产生一些有毒的代谢产物,如神经毒素、超氧离子等,使宿主细胞受损。

解脲脲原体可通过黏附在精子表面而影响精子运动,引起不育,并可分解尿素产生大量氨,其具有细胞毒作用,也可促使结石的形成。

二、临床表现

脲原体属、人型支原体和生殖支原体与疾病的关系见表 20-1。

表 20-1 脲原体属、人型支原体和生殖支原体与疾病的关系

	脲原体属	人型支原体[a]	生殖支原体[b]
男性尿道炎	+	－	+
前列腺炎	±	－	±
附睾炎	±	－	－
尿路结石	+	－	－
肾盂肾炎	±	+	－
细菌性阴道炎	±	±	－
宫腔炎	－	－	+
盆腔炎症性疾病	－	+	+
不育	±	－	±
绒毛膜羊膜炎	+	±	－
自发性流产	+	±	－
早产/低体重儿	+	－	－
子宫内发育迟缓	±	－	－
产后/流产后发热	+	+	－
生殖系统外疾病(包括关节炎)	+	+	+

－无联系或因果关系;+因果关系,±无因果关系证据,但有统计学证据;a 传统培养法无法区分 UU 与 UP;b 生殖支原体培养困难,临床证据少。

泌尿生殖道感染临床症状多样且影响因素众多。女性发生宫颈炎和阴道炎时主观感觉常不明显,而男性对尿道感染则很敏感并易受心理暗示、尿道畸形、龟头包皮炎、性交等因素影响。

(1)非淋菌性尿道炎:30%～40%的患者主要由 UU 及 MH 引起。临床资料也表明 MG 是 NGU 的病因之一。其尿道炎与衣原体感染尿道炎相似。

(2)附睾炎:MH、UU 可引起附睾炎。

(3)Reiter 病:病因大多数为衣原体,但 MH、UU 和 MG 的作用还不十分清楚。

(4)前列腺炎:所报道 60 例慢性前列腺炎患者中 10%检测到人型支原体,但相匹配的正常对照组中无一例发现。有人用 PCR 技术在前列腺炎的前列腺活检组织中,4%发现生殖器的支原体,其致病作用尚有争议,而且表明在慢性前列腺炎中的作用是极小的。

(5)细菌性阴道病:患者的阴道标本检测出人型支原体。

(6)盆腔炎:人型支原体可能是盆腔炎的病因,但没有证据支持 UU 是有类似作用。

(7)男女不育:UU阳性的精液精子少,且UU吸附精子上,影响对卵细胞的穿透能力,可妨碍受精卵的发育及种植。不育夫妇生殖道UU分离阳性率高于生育正常夫妇。此外,MG亦可引起盆腔炎,继发不孕。

三、实验室检查

(一)UU培养

常用培养基为牛心浸液或蛋白胨,并含1‰新鲜酵母浸液、10%～20%动物血清及0.5%氯化钠,还可加葡萄糖和精氨酸以促进MH和MG生长,加入尿素以供UU代谢,青霉素抑制杂菌。

初步鉴定包括典型颗粒状或"煎蛋样"菌落、Dienes染色观察和生化试验,并可用荧光或免疫酶法直接对菌种鉴定。

(二)血清学诊断试验

酶联免疫吸附试验(ELISA)敏感性高,微量免疫荧光法(MIF)具有快速特点。

(三)生物学方法

DNA探针的敏感性稍差,但特异性高。聚合酶链反应(PCR)的敏感性、特异性均高。

四、实验室检查评价

支原体培养及药物敏感试验的临床指导意义不大。对于致病性最强的MG,目前没有临床检测方法;对于有致病性的UU与无致病性的UP,临床培养检验法不能区分;MH在尿道、宫颈的致病性尚不明确。实践中不能为使病原学转阴而持续治疗。

解决目前困境的方法是发展分子生物学技术以检测MG,区分UU和UP,并对UU进行基因型分析、定量和细胞内感染检测。UU是条件致病菌,在宿主细胞内寄生是其致病的关键,因此临床上可通过搜集尿道或宫颈脱落细胞、洗涤离心并试图洗脱细胞表面寄生的UU来判断其是否参与临床致病。

五、诊断依据

对支原体感染的诊断应根据临床特征及实验室检查结果作出。

既往规定,当尿道、宫颈拭子涂片及前列腺液检查白细胞计数分别超过4个/HP、30个/HP、10个/HP时,可诊断为炎症。由于目前临床上存在对支原体过度治疗,且仍无改良诊断方法,所以仍强调上述标准的应用,但应知道这种检查方法的敏感性并不高。

六、鉴别诊断

鉴别诊断同衣原体感染。

七、治疗

(一)治疗原则

基本方案同衣原体感染。

(二)治疗措施

由于UU缺乏细胞壁,故β-内酰胺类抗生素对其无效。四环素类、喹诺酮类、大环内酯类抗生素为治疗 UU 感染的首选药物,但耐药菌株不断增加。有条件时做支原体的培养及药物敏感试验,寻求最敏感的药物。常用药物:多西环素,第 1 次 0.2 g,以后每次 0.1 g,2 次/天,10～14 天;米诺环素,第 1 次 0.2 g,以后每次 0.1 g,2 次/天,10～14 天;交沙霉素,0.2 g,4 次/天,10～14 天;红霉素,0.5 g,4 次/天,10～14 天;阿奇霉素,1 g,一次顿服,饭前 1 小时或饭后 2 小时服用;克林霉素,0.15～0.30 g,3 次/天,10～14 天;环丙沙星,0.52 g/d,10～14 天。

妊娠期间建议用红霉素或阿奇霉素,儿童(<45 kg)可用红霉素 50 mg/(kg·d),分 4 次口服,或克林霉素 10～20 mg/(kg·d)。

现推荐我国治疗 NGU(MPC)方案,见表 20-2。

表 20-2 我国治疗 NGU(MPC)方案

分类	方案
初发 NGU (MPC)	多西环素 100 mg,口服,2 次/天,连服 7～10 天;或阿奇霉素 1 g,一次顿服,需在饭前 1 小时或饭后 2 小时服用;或红霉素 500 mg,口服,4 次/天,连服 7 天;或琥乙红霉素 800 mg,口服,4 次/天,连服 7 天;或氧氟沙星 300 mg,口服,2 次/天,连服 7 天;或米诺环素 100 mg,口服,2 次/天,连服 10 天
复发 NGU (MPC)	尚无有效的治疗方案,可用甲硝唑 2 g,单次口服,加红霉素 500 mg,口服,4 次/天,共 7 天;或琥乙红霉素 800 mg,口服,4 次/天,连服 7 天
孕妇 MPC	禁用多西环素和氧氟沙星,可用红霉素 500 mg,口服,4 次/天,共 7 天;或红霉素 250 mg,4 次/天,共 14 天;或琥乙红霉素 800 mg,口服,4 次/天,共 7 天;或阿奇霉素 1 g,一次顿服

美国 CDC 推荐的治疗方案:①口服红霉素 500 mg,4 次/天,共 7 天;不能耐受者改为 250 mg,4 次/天,共 14 天;②阿莫西林 500 mg,3 次/天,共 7 天;③对配偶进行治疗。近年来对支原体感染已日渐转为用多西环素 100 mg,2 次/天,共 7 天;或阿奇霉素 1 g,单剂口服。这已成标准方案被广泛接受。

八、判愈标准与随访

治疗结束 1 周应随访复查。治愈标准是症状消失、尿道分泌物涂片中多形核白细胞≤4/HP,并进行病原体复查。持续性或复发性 NGU 给予复治。

在治疗失败的病例中,完成治疗后不足 3 周所做的支原体培养试验的价值尚不清楚,因为支原体数量较少,可能出现假阴性结果。另外,对治疗成功的病例,完成治疗后<3 周进行的非培养检测,有时可因持续排泄已死亡的病原体亦可出现假阳性。

九、预防

(1)避免婚外性行为。
(2)使用避孕套有部分预防作用。
(3)淋病患者同时使用其他有效药物防止衣原体或支原体感染。
(4)对性伴侣同时进行治疗。

(吴振涛)

第七节 阴虱病

阴虱病是由寄生于人的阴毛和肛门周围体毛上的阴虱叮咬其附近皮肤,从而引起瘙痒的一种传染性皮肤病。

一、病原体

病原体为阴虱,属寄生于人体的三种虱之一。阴虱是卵圆形灰色寄生虫,体宽而短,长 1.2～2.0 mm。有三对足,前足细长,后足呈钩形巨爪。常以其巨爪紧握住阴毛和肛毛,也可爬在皮肤上,似淡黄色或灰色斑点。阴虱以口器刺入皮肤吸食人血而生活,吸饱血后呈棕红色。阴虱是虱子的一种,产卵于人的阴毛根部。成虫虱体如芝麻大小,它在用其喙器刺入人的皮肤吸取血液时,即把人的皮肤咬伤,又将其有毒唾液注入人体,还边吸血边排粪,故引起阴部皮肤瘙痒及炎症反应。阴虱也同其他虱病一样,还可传播回归热及斑疹伤寒等传染病。

二、传染源

阴虱病患者和带虫者。

三、传播途径

(一)直接传播

本病多经性接触传播,且多与其他性传播疾病如滴虫病、尖锐湿疣、生殖器念珠菌病、梅毒和淋病等并存。

(二)间接传播

通过污染的内裤、被褥、马桶坐垫或坐便器等间接接触传染,较少见。

四、临床表现

主要发病部位在阴毛和肛门周围,皮肤被阴虱叮咬后,可出现高出皮面的红色丘疹,患者感瘙痒,经搔抓往往继发湿疹或毛囊炎。少数患者在股内侧或躯干处还可见蚕豆大至指头大的青灰色或淡青色的青斑,不痒,压之不褪色。这是由于阴虱吸血时,使人的皮肤微量出血,加上阴虱唾液中的色素使人的血红蛋白变为绿色而形成的。这种青斑可在阴虱杀灭后继续存在数月之久。在耻骨部皮肤或阴毛区查见阴虱或虱卵即可确诊。

五、治疗

(一)一般疗法

剃除阴毛,内衣、内裤及洗浴用具煮沸消毒,避免性生活,以免传染他人。

(二)外用疗法

(1)0.01%二氯苯醚菊酯溶液:这是一种高效低毒杀虫剂,一次外搽使阴毛全部湿润,3天后洗净即可。此药对阴虱卵也有杀灭作用,对人体无害。但应注意防止误食或误入眼及黏膜。

(2)25%～50%的百部酒精浸液,每天外搽2次,连续3天,再用温米醋涂搽,以破坏阴虱卵与阴毛之间的黏着物,可使阴虱卵易被除去。

(3)25%的苯甲酸苄酯乳剂、1%的升汞酒精、1%的六氯苯霜、10%的硫黄软膏或优力肤霜等也均可杀灭阴虱。

(4)10%的硫黄炉甘石洗剂或5%的氧化氨基汞软膏可搽皮损处。

(5)如有继发感染,可局部外用抗生素软膏。

如用上述方法治疗后7～10天,又有新的虱卵出现,应重复治疗1次。此外,患者往往同时染上其他一种或几种性传播疾病,因此还应同时对其做有关方面的检查。性伴侣需同时检查治疗以防再次感染。

六、预防

预防阴虱病首先是要杜绝卖淫嫖娼和性乱,还要搞好个人卫生,勤洗澡,勤换衣。如发现阴虱患者除及时治疗外,还应追踪传染来源,特别是对其性伴侣,应予以检查治疗。对患者使用的衣物、床上用品和污染物应煮沸灭虱或用熨斗熨烫。

(吴振涛)

第八节 滴 虫 病

滴虫病是由阴道毛滴虫所引起的疾病。主要导致女性生殖系统病变,也可通过性交传给男性。

一、病原学

寄生在人体的毛滴虫有三种,即阴道毛滴虫、人毛滴虫和口腔毛滴虫,分别寄生在泌尿生殖系统、阴道和口腔内。典型的阴道毛滴虫呈梨形或卵圆形。虫体前端有五颗排列成环状的毛基体,从其上发出4根前鞭毛和1根后鞭毛及波动膜。阴道毛滴虫只有滋养体而无包囊期。以二分裂或多分裂方法增殖。滋养体在体外生命力强,具有感染性。阴道毛滴虫有其特殊的生长条件,其最适的温度为32～37℃,最适的pH为5.5～6.0。阴道毛滴虫属兼性厌氧寄生原虫。

二、临床表现

(一)症状

其感染后的潜伏期为4～28天。

(1)白带增多:为主要症状,典型的呈白色泡沫状白带,若合并感染,白带为黄绿色脓性白带,有恶臭。

(2)外阴瘙痒,灼热感,性交疼痛,或有虫爬和蚁走感。

(3)尿道痒感或烧灼感,严重时出现尿频、尿急、尿痛、终末血尿。

(4)不孕:滴虫能吞噬精子、阻碍乳酸生成,加之阴道内有大量分泌物存在,一方面影响精子的存活及活动力;另一方面稀释精子而引起不孕。男性生殖系统滴虫感染中,前列腺的滴虫感染率为25%～70%。而输精管滴虫性炎症可导致输精管梗阻而引起少精或无精。

(二)体征

女性阴道及宫颈黏膜红肿,常有散在红色斑或草莓状突起;阴道后穹隆有大量液性或脓性泡沫状分泌物。男性患者可见龟头及包皮水肿、充血、黏膜增厚或溃疡形成。

三、诊断

(1)病史:配偶有滴虫病或有患者衣物接触史。

(2)有上述临床表现及体征。

(3)实验室检查:用悬滴法、涂片染色法或培养法,在分泌物或尿道中可找到阴道毛滴虫。

四、治疗

(一)局部用药

本病多局部用药治疗。

(1)用1%乳酸或0.5%醋酸溶液或1:5 000高锰酸钾溶液或中药冲洗阴道,每天1次。

(2)甲硝唑200 mg、乙酰胂胺1片、卡巴胂200 mg、曲古霉素10万U栓剂,于冲洗阴道后或每晚塞阴道1次,10天为1个疗程。

(二)全身用药

甲硝唑每次200 mg,每天3次,共7天,男女均可服用。治疗期间禁止性交,勤洗、换内裤。

(吴振涛)

参考文献

[1] 李翔宇,刘春芬,何春峰.临床皮肤性病诊断与治疗[M].武汉:湖北科学技术出版社,2023.
[2] 刘岸.皮肤生理学[M].南京:南京大学出版社,2022.
[3] 刘影.临床常见皮肤疾病预防与诊治[M].上海:上海交通大学出版社,2023.
[4] 郭长青,周鸯鸯,郭妍.中医皮肤针疗法[M].北京:中国医药科学技术出版社,2022.
[5] 赵理明,赵培栋,赵小宁.常见皮肤病诊疗图谱[M].沈阳:辽宁科学技术出版社,2023.
[6] 陈友义,黄黎珊.实用皮肤与形体美容[M].北京:中国中医药出版社,2022.
[7] 唐红利,盛宇,孙丽梅.实用皮肤性病诊疗学[M].北京:中国纺织出版社,2023.
[8] 康旭,李红毅.中医皮肤外科学[M].北京:中国中医药出版社,2022.
[9] 叶兴东,朱慧兰,王建琴.常见皮肤病诊疗规范[M].广州:中山大学出版社,2023.
[10] 吴志华.现代皮肤科学[M].北京:人民卫生出版社,2022.
[11] 靳培英.皮肤血管炎类疾病诊断与治疗[M].北京:人民卫生出版社,2022.
[12] 周澜华.中医治疗皮肤病临证用药备要[M].北京:学苑出版社,2023.
[13] 黄宁.萧氏中医皮肤科学术流派经验[M].福州:福建科学技术出版社,2023.
[14] 李二来.美容皮治疗技术[M].北京:北京科学技术出版社,2022.
[15] 王少军.皮肤病实用中医外治法[M].广州:广东科学技术出版社,2022.
[16] 翁丽丽,万文蓉.中医皮肤病临证心悟[M].北京:中国中医药出版社,2023.
[17] 杨慧兰,高兴华.现代病毒性皮肤病学[M].北京:北京大学医学出版社,2022.
[18] 茅伟安,茅婧怡.临床皮肤病中西医结合诊疗手册[M].北京:科学出版社,2022.
[19] 郝江华.常见损容性皮肤病诊疗新技术[M].兰州:甘肃科学技术出版社,2023.
[20] 张卫华.临床皮肤性病治疗精要[M].北京:科学技术文献出版社,2022.
[21] 朱光也.现代皮肤病与性病诊治[M].北京:科学技术文献出版社,2022.
[22] 叶兴东.手部湿疹的诊断与治疗[M].北京:北京大学医学出版社,2023.
[23] 李邻峰,李妍.接触性皮炎的诊断与治疗[M].北京:北京大学医学出版社,2023.
[24] 李妍,李邻峰.特应性皮炎的诊断与治疗[M].北京:北京大学医学出版社,2023.
[25] 杨敏,陈玉迪.荨麻疹的诊断与治疗[M].北京:北京大学医学出版社,2023.
[26] 张锡宝,马鹏程.维甲酸类药物皮肤科应用理论与实践[M].广州:暨南大学出版社,2022.
[27] 辛德辉.皮肤科疾病诊断与治疗方法[M].北京:中国纺织出版社,2021.

[28] 徐丹,吕乐春,起珏.皮肤病诊疗指南图文解读[M].昆明:云南科技出版社,2021.
[29] 陈洪铎.皮肤性病学[M].北京:人民卫生出版社,2021.
[30] 王鹏,符磊,陈浪.皮肤科医师处方手册[M].郑州:河南科学技术出版社,2021.
[31] 陶凯,郭锐,高中玉,等.皮肤激光美容与治疗图解[M].沈阳:辽宁科学技术出版社,2021.
[32] 万俊增.实用皮肤病性病图谱[M].北京:人民卫生出版社,2021.
[33] 党林,马珊珊,周瑾,等.新编皮肤性病学[M].开封:河南大学出版社,2021.
[34] 杨志波.中医皮肤性病学[M].上海:上海科学技术出版社,2020.
[35] 杨斌,王刚.皮肤美容技术与实践[M].北京:科学出版社,2023.
[36] 甘泉,杜曾庆.幼儿急疹的诊断与治疗[J].医师在线,2021,11(27):26-27.
[37] 郭丹丹,钱佳燕,黄子慧.芦可替尼联合羟基脲治疗原发性血小板增多症引起多发性皮肤结核一例[J].中国麻风皮肤病杂志,2023,39(11):822-825.
[38] 王静,李娜,马光辉,等.臭氧水疗联合药物治疗接触性皮炎2例[J].现代医药卫生,2022,38(17):3051-3052.
[39] 孙刚,朱晓辰,顾军,等.反向银屑病的诊断及治疗进展[J].实用皮肤病学杂志,2022,15(3):170-173.
[40] 韩阳,李智昊,张铎,等.二氧化碳激光联合外用药物治疗甲真菌病的系统评价[J].临床皮肤科杂志,2023,52(3):135-140.